国家治理丛书
GUOJIAZHILICONGSHU

转型中的监管型国家建设

——基于对中国药品管理体制变迁（1949-2008）的案例研究

刘　鹏／著

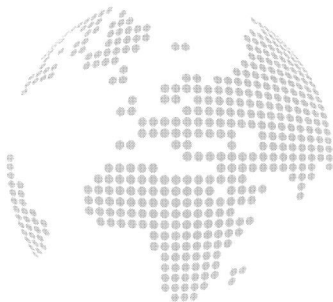

中国社会科学出版社

图书在版编目（CIP）数据

转型中的监管型国家建设：基于对中国药品管理体制变迁
（1949—2008）的案例研究/刘鹏著. —北京：中国社会科学
出版社，2011.8

ISBN 978-7-5004-9846-9

Ⅰ. ①转⋯ Ⅱ. ①刘⋯ Ⅲ. ①药品管理—监管制度—
研究—中国 Ⅳ. ①R954 - 44

中国版本图书馆 CIP 数据核字（2011）第 098620 号

责任编辑 储诚喜
责任校对 王雪梅
封面设计 大鹏工作室
技术编辑 王炳图

出版发行 中国社会科学出版社
社　　址 北京鼓楼西大街甲 158 号　　邮　编 100720
电　　话 010 - 84029450（邮购）
网　　址 http://www.csspw.cn
经　　销 新华书店
印　　刷 北京君升印刷有限公司　　装　订　广增装订厂
版　　次 2011 年 8 月第 1 版　　印　次　2011 年 8 月第 1 次印刷
开　　本 710×1000　1/16
印　　张 26　　　　　　　　　插　页　2
字　　数 416 千字
定　　价 50.00 元

编委会名单

主　　编：何包钢（澳大利亚迪肯大学国际和政治学院）

王海明（北京大学哲学系）

王绍光（香港中文大学政治学系）

学术委员会：何包钢（澳大利亚迪肯大学国际和政治学院教授）

周文彰（国家行政学院教授）

王绍光（香港中文大学政治学系教授）

王海明（北京大学哲学系教授）

赵剑英（中国社会科学出版社研究员）

房　宁（中国社会科学院政治学所教授）

赵汀阳（中国社会科学院哲学所研究员）

张千帆（北京大学法学院教授）

高全喜（北京航空航天大学法学院教授）

姚　洋（北京大学中国经济研究中心教授）

王春光（中国社会科学院社会学所教授）

李良栋（中共中央党校政法部主任）

许章润（清华大学法学院教授）

赵树凯（国务院发展研究中心研究员）

杨　龙（南开大学周恩来学院教授）

国家治理丛书总序

当代中国国家治理与其他国家治理的根本区别在于，她是大国治理，涉及十三亿人口的安全、生存需要，及其社会秩序和公正。大国治理面临着一个有限的社会资源与大规模需求之间的矛盾，一个在工业化进程中充满着冲突日益尖锐的巨型社会，其头等要务是治理失业、贫困和腐败。在国际舞台上，中国面临着空前的挑战，世界上缺少对中国的深度的、同情的了解，造成了很多不必要的误解和压力。中国的生存和竞争力取决于其政府治理能力的高低。

国家治理需要重新想象和重新建构，努力建构中国和世界的新型关系，协调政府、市场与社会之间的关系，改变"城乡分治、一国两策"的治理体制，消除造成城乡、农工不平等的体制性障碍，实现人人平等的权利。国家治理要形成一种以普遍平等和全面公正为价值导向、以权利限制权力和责任规范权利为基础的民主型治理模式，加速户籍、就业、医疗、社会保障、农村土地等相关制度的改革，避免一种治理质量较低的"权贵勾结型国家"治理模式，实现民主施政。

本丛书立足全球，着眼于民族的伟大复兴，以创建当代宪政文明为目标，重构以人本为基石、谋求大国治理之逻辑。它旨在：

1. 总结中外国家治理之经验、艺术和规律；

2. 发展和提升中国政治科学，特别是建立以治理为基础、富有中国特色的政治科学；

3. 在实证基础上验证和发展大国治理理论；

4. 让世界了解中国学者的声音，了解大国治理的丰富经验。

何包钢

2011 年 5 月 5 日

澳大利亚迪肯大学国际和政治学院

序

　　从柏拉图、亚里士多德开始，国家问题一直是政治学中永恒的大问题。因为是大问题，很多有关国家的讨论是大而化之，在非常抽象的层面争论国家干预是否必要，国家应该采取何种形态。这类漫无边际的讨论往往"大"而无当，附加值极低。国家研究应该而且可以更深入、更细致一些，所谓"大处着眼，小处入手"，因为现代国家本身就是个不断演化的多面体。

　　在现代社会，国家无处不在，如影随形。婴儿一出娘胎就会得到一份国家颁发的出生证明；到一定年龄，必须办理一个附有独一无二号码的身份证；上学要么是公立学校，要么是国家认可的私立学校；吃的东西要符合国家订立的食品检验标准；住的房子要符合国家订立的建筑标准；社会秩序由国家警察维持；有收入必须依法向国家财政纳税；买东西的商铺必须由国家发放营业执照；出国要拿本国的护照、要得到相关国家的签证；去世了还得国家发一份死亡证明。在世界上不少地方，国家还会过问私宅后院可不可以晾衣物，大人可不可以将小孩独自留在家中，厨房能不能改建为卧室，餐馆从何处取水实验活鱼，垃圾要不要强制分类，母亲生产后父亲是否可以休产假，什么地方可以抽烟、什么地方不准抽烟……

　　说起来，传统国家似乎很残暴，但它只管征税、募兵之类的事，基本上就是"守夜人"的角色。除此之外，对一般老百姓而言，真是"天高皇帝远"。而现代国家涉入的领域则无所不包、无远弗届；人们几乎一举手、一投足，都有专门的法规和机构加以约束。这究竟是好事还是坏事？从现代国家开始形成，学者们就争论不休；至今依然是众说纷纭。不过，难以否认的是，在那些秩序井然的社会，国家治理能力都相对比较强；在那些杂乱无章的社会，国家治理能力都相对比较弱。

　　国家治理能力说到底就是麦克·曼（Michael Mann）所说的"国家基础权力"。麦克·曼区分了两种类型的政府权力：专制权力（despotic power）与基础权力（infrastructural power）。专制权力指的是政府精英"无须与市民社会群体进行正常协商"就可以实施的权力，① 它以其强制程度和广泛性来衡量。这种权力可以非常宽泛；在非民主环境下也许毫无节制；但是在民主制度下，它往往受到程度不同的限制。大量关于国家的研究只关注国家的专制权力，集中讨论"民主"政权与"非民主"政权的差别，似乎除了专制权力，国家就没有其他权力。

　　实际上，不管是哪类政权，国家都必须具备一定的基础权力。国家的基础权力以其有效性来衡量。根据麦克·曼的定义，"基础权力指的是政府实际上能够深入市民社会，并在整个管辖领域内合理地贯彻其政治决定的能力"。② 如果一个所谓"国家"完全不具备这种能力，它就不是完整意义上的国家。今天的索马里、乍得就属于这种情况。还有一批所谓"失败国家"也或多或少属于这种情况。在今天的西方国家，我们可以看到这种基础权力最为强大的政府，其深入民众日常生活的能力远远超过了历史上任何政权和任何当代第三世界政权。相比之下，其他时代和其他地区的政府或许更专制和更无情一些，但它们往往在深入人们的经济社会生活方面遇到巨大的困难。而在当今西方国家中，政府的基础权力几乎无处不在，以至于那里的民众很难找到"一块现代政府的基础权力未曾触及的隐匿之地"。③ 我从20世纪90年代初便开始强调"国家能力"就是基于这个观察。

　　我认为现代国家的基础能力可以分解为八个方面，即认证能力（对自然人与法人相关基本事实进行识别、确认）、强制能力（对外保卫政权和领土完整，对内维护社会秩序）、汲取能力（建立现代公共财政，从资金上保证国家各项机制的正常运作）、濡化能力（树立以国家认同与公民平等为特征的核心价值体系）、监管能力（为保护人和自然对市场和社会进行规范和限制）、统领能力（对国家工作人员和国家机关加以规范和限

　　① Michael Mann, "The Autonomous Power of the State: Its Origins, Mechanisms and Results," in *States in History* edited by John A. Hall (Oxford and New York: Blackwell, 1986), p. 113.

　　② Ibid. , p. 114.

　　③ Ibid. .

制，使国家工作人员尽职、廉洁，使整个国家机器统一协调）、再分配能力（用再分配降低各类社会风险，维护社会稳定）、学习—适应能力（面对环境变化等因素造成的种种不确定性时，一个制度发现和纠正现有缺陷，接受新信息，学习新知识，尝试新方法，应对新挑战，改进制度运作的能力）。

"治国犹如栽树，本根不摇，则枝叶茂荣"（《贞观政要》）。这八种国家基础权力就是治理现代国家的"本根"，每一方面都值得进行深入细致的研究。遗憾的是，到目前为止，我们对每个方面都知之甚少。

在这个意义上，刘鹏的新著令人欣喜。他的理论兴趣是国家基础权力，但他选择的切入点却是一个很少引起政治学界重视的研究对象——药品安全监管。这就是"大处着眼、小处入手"。

人人都会生病，生病就要吃药。如果药本身有问题，不仅治不了病，还可能危及人的健康以致生命。因此，药品质量关乎每个人的切身利益。近年来，通过媒体报道，药品安全问题引起了广泛的公众关注，人人似乎都很关心它。然而，稍微查一下文献就会知道，有关药品安全监管的文章大多发表在诸如《中国药房》、《中国药事》、《中国药业》这类药品专业刊物上，社会科学者、政治科学者几乎忽略了这个领域。不过，药品安全监管绝不是药学专家就可以包揽的，它涉及经济、社会、政治、法律等其他很多领域。比较一下各国的情况或一国不同时期的情况，这一点应该非常清楚。刘鹏的新著也清楚表明了这一点。如果把药品安全监管放到更宽的视野里观察，我们甚至可以说，药品安全监管的水平不仅可以反映国家对经济、社会的监管能力，还可以反映国家对其机构及其工作人员的统领能力。

在这本书中，刘鹏运用档案、文件资料、深度访谈和参与式观察等方式，追溯了中国药品安全监管的变迁史［即从"指令型体制"（1949—1977）到"发展型体制"（1978—1997），再到"监管型体制"（1998年至今）］。这可以看作是新中国成立后国家基础权力一个重要侧面的发展路径。不仅如此，他还提出了解释制度变迁的三大理论假设，并验证了他所提出的关键解释变量——"政企事利益共同体"，对中国监管型国家的兴起提出了自己独特的政治经济学解释。对一位刚出道的年轻学者而言，这是了不起的成就。

　　苏辙的《新论中》说得好："欲筑室者先治其基。基完以平而后加石木焉，故其为室也坚。"刘鹏之所以能拿出这部有分量的书稿，是因为他在中山大学政治与公共事务管理学院受过比较规范的本科和硕士学术训练，打下了良好的治学基础。2005 年，他来到香港中文大学政治与公共行政学系攻读博士学位，那时我正在进行有关监管型国家的研究。在此之前，他的研究兴趣偏重乡村治理，并对它已驾轻就熟。然而，进入香港中文大学后，他很快调整了研究重点，开始研究药品安全监管问题。这对他来说是一个全新的领域，需要熟悉浩如烟海的中外文献，掌握新的概念、分析框架、研究方法。令人欣喜的是，由于功底扎实，他很快进入角色，不仅三年内在我的指导下完成了博士学位，并且在毕业之前已在重点学术刊物上发表了很有见地的论文。因此，毕业后，他顺利进入中国人民大学公共管理学院这个富有活力的学术团体。现在，他的博士论文几经修改后终于成书，实在是可喜可贺！我对此颇为骄傲。希望他的研究能够与已有研究进行有意义的对话和交流，深化我们对于中国政治与公共管理的认识，推动中国政治与公共管理的经验研究和理论建构。

王绍光

2011 年 5 月 9 日星期一

于香港吐露湾

目　录

第一章

导　论

　　自从近代商业经济在西方世界兴起以来，政府与市场之间的关系就成为了政治经济学研究中恒久不变的话题。几百年来，人类在处理政府与市场之间关系的过程中形成了早期的自由放任主义、中期的指令计划主义、后期的积极干预主义等三种不同的模式，到了 20 世纪 80 年代以后，不同国家都不约而同地选择了更加中间性质的监管型国家（Regulatory State）模式。有趣的是，处于有待成熟市场经济阶段和发展中国家行列的中国也加入了这样一个全球性的革新过程，晚近以来的中国监管改革究竟能够怎样为监管型国家这一目前人类社会主流的政经治理模式提供更加丰富的内涵呢？

　　以上所提供的是本书研究的宏观图式，也是本书研究的理论主旨所在。在本章中，笔者将试图从以下三个方面对本研究的背景和概要做出基本交代：首先，结合研究背景和已有研究成果，提出本研究的经验困惑（puzzle）以及核心研究问题；其次，在论证逻辑上阐释本研究案例选择——药品安全监管领域的原因、代表性和合理性，从而为本书由经验个案研究延伸到理论关照提供支持；最后，向读者提供一个包括研究路径、研究方法、研究过程等部分在内的综合型研究设计，并简要介绍本书研究框架。

一 研究困惑及问题的提出

　　传统的比较政治经济学建立在对资本主义与社会主义经济制度、民主与独裁的政治制度及其相互之间关系比较研究基础之上，随着苏联解体和东欧剧变，以及第三波民主化浪潮的兴起，一批新比较政治经济学者根据国家对于市场经济的干预程度，区分出了私有秩序（private ordering）、独立审判（independent judge）、监管国家（regulatory state）以及国家所有（state ownership）四种政治经济治理模式，并认为监管型国家是一种以较大的国家管理成本来换取较小的私有制无序成本的治理模式选择[①]。

　　正如一些学者所论述的，20 世纪 80 年代以前世界上只有美国能够被称之为监管型国家，通过监管来实施管理控制只是美国的特殊道路，其他国家往往更多的是采取国有化的方式[②]。因此，早期学术界有关监管的研究大都集中于规范研究而非经验性的比较研究，并先后得出了公共利益理论、利益集团理论、监管政治理论、制度主义理论以及观念推动理论等不同学说。而到了 20 世纪 80 年代以后，监管型国家的政治经济治理模式在欧洲、东亚、拉美以及苏东国家都逐渐得以拓展，这就使得针对监管型国家的兴起和特征的比较研究逐步成为可能。综合来看，监管型国家的特征主要包括以下几个方面：政府的目标在于纠正市场失灵，维护有效竞争；政府不直接介入经济过程，而运用政策工具进行调控；政府与产业的关系相对独立，呈现出多元主义特征；政府成为市场经济的裁判员，而不再是运动员；政府监管机构的运作不同于传统意义上的立法、司法和行政机构，具有更强的独立性、专业性和科学性；该国国内市场逐渐对外开放，

[①]　Simeon Djankov, Edward Glaeser, Rafael La Porta, Florencio Lopez-de-Silanes and Andrei Shleifer (2003), The New Comparative Economics, *Journal of Comparative Economics*, Vol. 31, pp. 595 – 619.

[②]　David Vogel (2003), The Hare and the Tortoise Revisited: The New Politics of Consumer and Environmental Regulation in Europe, *British Journal of Political Science*, Vol. 33, Part 4, pp. 557 – 580.

对国外产业竞争者也实行国民待遇。①

与美国式的监管体系建立在自由放任主义基础之上不同的是，欧洲国家的监管改革大多起始于以国有化和积极干预为特征的积极型国家（positive state），东亚与拉美部分国家的监管革新则建基于以推动经济高速发展为目标、以直接制定产业政策为工具、以庞大的经济性官僚为依托的发展型国家（developmental state）之上，而俄罗斯和部分东欧国家的监管改良则更多是建立在消灭市场经济、完全有政府主导控制经济生活的指令型国家（command state）的基础上，四种不同历史起点的国家类型在监管型国家的形成原因和运作特征上都存在一定的差异。如何对这四种不同类型国家监管改革的动力、阻力、特征以及效果展开共性与差异的比较研究，成为新比较政治经济学中的一个重要的研究议题。

然而，关键的问题在于，这四种国家的类型划分是否就能够概括所有监管型国家建设过程中的经验与问题呢？答案是否定的，中国的改革即是一个例外。20 世纪 90 年代中期以来中国所推行的包括政企分开、打破垄断、弱化行业管理、建立一系列相对独立的监管机构和垂直管理等加强中央权威、提升国家监管能力的一系列改革，以强化国家对市场经济的驾驭能力，正在逐步向一个建立在市场经济基础之上的监管型国家过渡。然而，从类型划分上看，中国向监管型国家转型的历史起点具有一定的特殊性，一方面从 1949 年新中国成立到市场化改革之前，中国政府在经济领域内的治理模式主要借鉴了苏联式的指令主义模式，在大部分时间里对国民经济采取了高度集中的指令型计划经济模式，然而由于中国社会的工业化基础远远落后于苏联，而且中国工业企业数量多，规模小，因此中国的

---

① 主要参考文献包括：Christopher Hood and Oliver James（1996），*Regulation Inside British Government：The Inner Face of the Regulatory State*? London：Department of Government，London School of Economics，Discussion Paper No. 2；Majone，G.（1997）．"From the Positive to the Regulatory State. Causes and Consequences of Changes in the Mode of Governance"，*Journal of Public Policy*，17（2）：pp. 139 – 167；John Braithwaite（2000），The New Regulatory State and the Transformation of Criminology，*British Journal of Criminology*，40：pp. 222 – 238；Moran，Michael（2002），"Review Article：Understanding the Regulatory State"，*British Journal of Political Science*，Vol. 32：pp. 411 – 412；Jordana，Jacint and David Levi-Faur.（eds）（2004）．*The Politics of Regulation：institutions and regulatory reforms for the age of governance*，Cheltenham，UK；Northampton，MA，USA：Edward Elgar，pp. 8 – 9。

计划经济模式又带有鲜明的分权性和地方性①；另一方面，从 20 世纪 70
年代末推行市场化改革以来，中国政府又推行了一条类似于日本和韩国战
后以来的发展型国家的政治—经济治理模式，即推动经济高速发展成为政
府经济政策的最重要目标，中央政府以直接制定和推行产业政策的方式来
引导和推动国内经济发展，但是由于所有制结构以及政经体制的差别，中
国的以放权让利和地方分权为特征的分权式发展型国家（decentralized de-
velopmental state）道路与日本、韩国等又具有一定的差异。因此，无论从
哪个角度来看，以上总结的四种国家类型都无法准确地描述中国向监管型
国家转型的历史起点的特征。

　　因此，基于以上的分析，本书所要直面的经验困惑以及需要解答的核
心研究问题是：处于指令型计划国家和分权式发展型国家阶段的中国，为
何在 20 世纪 90 年代中期以后开始推行监管改革，践行一种新的监管型国
家的政经治理模式？中国的监管型国家建设过程中遭遇到了哪些结构性的
障碍因素？建基于指令型计划经济与分权式发展型国家基础上的中国监管
型国家具有怎样的独有特征？虽然就以上的三个研究问题，已有的关于中
国监管型国家的研究都有零星论述，但仍然缺乏深度的系统性研究，所提
供的解释类型也具有其各自的不足之处②，而且大都限于跨产业的比较以
及经济性监管的考察。为了弥补已有研究的不足，本书决定选择一个比较
典型的社会性监管——药品安全监管作为研究案例，并从制度变迁史的角
度进行切入，以期得出更加具有解释力的诠释。

二　研究案例的选择：药品安全监管

　　承上所述，在论证逻辑上，本书接下来需要回答的一个问题是：为什

---

　　①　有关中国与苏联式计划经济模式的差异，钱颖一和许成钢曾经用企业组织理论中的有关
学说，将苏联式的计划体制归类为典型的 U 型层级制结构，即政府部门的划分和国有企业管理完
全按照职能和专业化的"条条"原则进行，而将中国的计划体制视为一种独特的 M 型层级制机
构，即由中央和地方对国有企业进行共同管理，共同分享其利润和收入。参见钱颖一、许成钢
《中国的经济改革为什么与众不同》，载《经济社会体制比较》1993 年第 1 期，第 29—40 页。
　　②　具体的文献总结和评论请参见本书第二章。

么本书要选择药品安全监管作为考察监管型国家在中国兴起的考察案例?
为何药品安全监管对于解读中国监管型国家的兴起具有实证分析与理论阐
释上的双重典范意义?笔者认为,药品安全监管不仅是研究工业化社会中
社会性风险监管的典型案例,也是中国监管改革中走在最为前列的领域之
一,因此成为研究中国监管型国家兴起,尤其是社会性监管改革的典型
案例。

从西方工业社会发展历史来看,药品安全监管的兴起是社会性监管政
策的最早形式之一。在美国,早在19世纪中期各个州就开始立法对食品
及药物纯度进行规例,1906年国会先后通过肉类制品检验法案(Meat In-
spection Act)和纯食品药物法案(Pure Food and Drug Act)赋予了联邦政
府农业部化学局对肉类食品以及药品安全监管的权力,并成为后来美国历
史上第一个监管机构——食品药品管理局(Food and Drug Administration,
FDA)的前身[1];在英国,随着工业革命的开展和医药工业的飞速发展,
从19世纪末开始地方政府就开始对药品质量和纯度进行监督,1941年英
国国会通过了《药房和药品法》(Pharmacy and Medicine Act),后来由于
受到"反应停"药害事件的冲击,又于1964年成立了药品安全委员会
(Commission on Safety of Drugs,CSD),负责对药物上市前的临床试验和
生产过程以及上市后的不良反应进行监督管理[2];在德国,由于20世纪
60年代的"反应停"事件引起了社会的广泛关注,同时随着1968年联邦
德国成为世界第二大药品出口国,1969年政府根据公众意见制定了一部
严格的保护消费者利益的《药品法》,并经过长时间的辩论于1978年正
式生效,授权联邦医药产品监督管理局(BfArM)和联邦血清与疫苗管理
局(Paul-Ehrlich-Institute,PEI)对药品的安全和有效性进行监管[3];在日
本,早在1889年当时的政府就颁布了《医药售卖条例》(Handling and

---

① Thomas A. Bailey, Congressional Opposition to Pure Food Legislation, 1879 – 1906, *The American Journal of Sociology*, Vol. 36, No. 1 (July, 1930), pp. 52 – 64.

② John Abraham (1995), *Science, Politics, and the Pharmaceutical Industry: Controversy and Bias in Drug Regulation*, London: UCL Press. 关于 CSD 的具体职能,可参见 D. Mansel-Jones, The Role of the Committee on Safety of Drugs, *British Medical Bulletin*, Vol. 26, No. 3, pp. 257 – 259.

③ Arthur A. Daemmrich (2004), *Pharmacopolitics: Drug Regulation in the United States and Germany*, Chapel Hill: University of North Carolina Press.

Sales of Medicine)，1943 年颁布《药事管理法》（The Pharmaceutical Af-
fairs Law），并经过多次修改至今，现在的药政管理部门主要为厚生劳动
省（Ministry of Health，Labor and Welfare，MHLW）下设的药品与医疗器
械局（Pharmaceuticals and Medical Devices Agency，PMDA）。[1] 由此可见，
由政府介入对药品质量的管理，是工业社会中制药技术的复杂以及医药产
业的迅速发展、导致药品安全隐患增加，从而给公众健康带来更多不确定
风险因素的必然结果，同时也与一系列突发性的药害事件密不可分。

根据世界卫生组织（WTO）的定义，药品监管体制（Drug Regulatory
Regime）的主要目标在于政府部门根据具体的标准对药品生产、采购、
进出口、流通、供应、售卖、广告以及临床试验等环节进行管理，以便确
保药品的质量、安全有效和产品信息的准确性[2]。与中文语境下的研究及
其有限的局面相比，英文世界中对于食品药物监管体制的研究成果十分丰
富，由于牵涉产业发展、科学研究与政府管理三方面的复杂互动，不仅包
括医学、药学、化学等自然科学家，而且还吸引了法学、政治学、经济学
和公共卫生等众多社会科学家的加入，许多颇有深度的研究成果不断出现
在《食品与药物法律杂志》（Food and Drug Law Journal）、《美国公共卫
生杂志》（American Journal of Public Health）、《新英格兰医学杂志》（New
England Journal of Medicine）、《监管与治理》（Regulation & Governance）
以及《法律与经济学杂志》（Journal of Law and Economics）等学术期刊
上，以"自由至上主义"为鲜明特色的美国卡都研究所（CATO Institute）
所举办的《监管》（Regulation）杂志也成为食品药物监管不同观点交锋
的重要阵地，已经成为一门跨越自然科学、社会科学和管理科学的综合
显学。

以研究最多的美国食品药品监管为例，早期的一些研究更多的是对美
国进步时代（progressive era）以及罗斯福新政时期（New Deal）食品药

---

[1] Japan Pharmaceutical Manufactures Association (2006), *Pharmaceutical Administration and Regulations in Japan*, available at http：//www. jpma. or. jp/english/parj/pdf/2006. pdf.

[2] World Health Organization (2003), *How to Develop and Implement a National Drug Policy* (second edition), p. 47, full text available at http：//www. who. int/entity/management/background_ 4b. pdf.

品监管历史的再现[①]，直到 20 世纪 70 年代以后开始出现一些从监管政策
角度的学术研究作品，例如彼得·特明（Peter Temin）在其著作《服好
你的药》（*Taking Your Medicine*）着重分析了 80 年代以后美国国会在 FDA
对医药产业的监管过程的功能和角色，并对 FDA 与产业集团之间的利益
博弈进行了精彩分析[②]；英国药品社会学家约翰·亚伯拉罕（John Abra-
ham）在其著作中对英美两国药品政府监管的百年演进过程进行了详细的
梳理，并从政治、产业与科学三者互动的角度考察了两国药品监管制度的
异同及其背后的监管国家建设逻辑[③]；法学学者巴肯（Ilyse D. Barkan）对
《1906 年纯食品药品法案》通过的历史过程进行了深入的分析，他认为该
法案的通过并不是政府维护公共利益的胜利，而是产业界为了应对欧洲国
家因为产品质量问题对美国产品的联合抵制而不得不妥协的结果，换而言
之，从本质上看产业界推动了监管制度的建立（Industry Invites Regula-
tion）[④]；而同样是以 1906 年的法案为研究对象，经济学者罗尔（Marc T.
Law）和利伯坎（Gary D. Libecap）则提出了一个更为全面的解释框架，
他们结合 19 世纪末、20 世纪初食品药品产业的发展以及全国性市场的形
成等历史环境，通过对立法过程中支持和反对的利益群体的诉求和博弈过
程的考察发现，公共利益、商业利益和官僚或新闻利益在该法案的形成过
程中都扮演了一定的角色，没有任何一种力量能够在最后的角逐中占据绝
对优势[⑤]。

---

①　Oscar E. Anderson (1958), *The Health of a Nation: Harvey Wiley and the Fight for Pure Food*,
Chicago: University of Chicago Press; Charles O Jackson (1970), *Food and Drug Legislation in the New
Deal*, Princeton, N. J: Princeton University Press; John B. Blake (1970) (eds.), *Safeguarding the
Public: Historical Aspects of Medicinal Drug Control*, Baltimore: Johns Hopkins University Press.

②　Peter Temin (1980), *Taking Your Medicine: Drug Regulation in the United States*, Cambridge,
Mass: Harvard University Press.

③　John Abraham (1995), *Science, Politics, and the Pharmaceutical Industry: Controversy and
Bias in Drug Regulation*, London: UCL Press.

④　Ilyse D. Barkan (1985), Industry Invites Regulation: The Passage of the Pure Food and Drug
Act of 1906, *American Journal of Public Health*, Vol. 75, No. 1, pp. 18 – 26.

⑤　Marc T. Law and Gary D. Libecap, "The Determinants of Progressive Era Reform: The Pure
Food and Drug Act of 1906", in Edward L. Glaeser and Claudia Goldin (2006) (eds.). *Corruption
and Reform: Lessons from America's Economic History*. Chicago: University of Chicago Press, pp. 319 –
342.

除了对近代监管体制建立的原因进行研究及辩论之外，监管政策本身的范式及其风格特征也是学者们关心的议题。例如，有学者对美国食品药物监管中的"零风险监管"（Zero-risk Regulation）进行了比较深入的研究，认为该特征已经成为美国国会和 FDA（食品药品管理局）的政策传统和组织文化的一部分[①]；另外一些学者则以一度流行的成本—收益分析法（Cost-benefit analysis）对美国食品药物监管体系进行合理性分析，并指出现有监管政策的不足与效果异化[②]；还有学者对 FDA 的食品药物监管因缺乏对称的信息而无法跟上高速发展的专业化速度和水平，显示出 FDA 监管能力的不足[③]。哈佛大学肯尼迪政府学院的丹尼尔·卡彭特（Daniel P. Carpenter）教授曾经运用统计和数学建模等定量研究方法，对美国药品监管中的政治过程予以解释。他在一篇考察新药审批过程的论文中发现，FDA 的新药审批过程实际上是监管机构在学习动因（learning incentive）与政治动因（political incentive）之间进行平衡的结果：一方面 FDA 意图维护其在科学家、医生以及社会公众面前的声誉和地位，另一方面 FDA 还需要面对来自产业界和疾病患者倡导组织的游说压力，因此必须在两者之间予以平衡和妥协。他还发现，FDA 减慢审批新药所带来的政治压力和成本，更多的是由疾病患者倡导组织而非产业界所带来的[④]。在另一篇分析药品上市后风险管理的文章中，他深刻地指出 FDA 在药品监管过程中扮演的是守门员（gatekeeper）的角色，因此其一贯将主要资源放在药品上市前的审批过程，而一旦药品进入市场之后（post-mar-

---

① Henry G. Grabowski, John M. Vernon (1983), *The Regulation of Pharmaceuticals*, Washington: American Enterprise Institute for Public Policy Research, pp. 2 – 4; Henry. I. Miller (2000), *To America's Health: A Proposal to Reform the Food and Drug Administration*, Stanford, California: Hoover Institution Press, p. 18.

② Sanford H. Roth and Allen Mackenzie (1984), Drug Development, Guidelines and the Food and Drug Administration, *Annals of Internal Medicine*, Vol. 101, Issue. 1, pp. 125 – 127; Tomas Philipson, Ernst R. Berndt, Adrian H. B. Gottschalk and Eric Sun, *Cost-Benefit Analysis of the FDA: The Case of the Prescription Drug User Free Acts*, Working Paper, available at http: //web. mit. edu/cbi/publications/JPubE_ Philipson. pdf.

③ Richard L. Wolgemuth (1998), Realizing the Promise of the US Food and Drug Administration Modernization Act, *Clinic Therapeutics*, Vol. 20, Supplement 3, pp. 26 – 31.

④ Daniel Carpenter (2004), The Political Economy of FDA Drug Review: Processing, Politics And Lessons for Policy, *Health Affairs*, Vol. 23, No. 1, pp. 52 – 63.

keting），企业公司的应对监管的行为发生变异，使得 FDA 难以有足够的资源和能力去防范药品上市后的风险。[①]

此外，除了对美国的研究之外，学者们对药品安全监管的研究主要集中在欧洲、德国、日本、印度等国家和地区[②]，甚至出现全球化研究的趋势。例如，戴维·沃格（David Vogel）就在一篇学术论文中分别以欧盟、美国和日本的药品审评体制改革为例（如欧盟将药品监管权从各个成员国中剥离出来统一集中行使），分析了近年来西方发达国家药品监管出现全球化趋势的三大根源：欧盟体系的迅速发展、欧洲和美国产业界要求加快药品审评速度的政治压力以及药品审评日益国际化的趋势[③]。然而，美中不足的是，虽然有关药政管理的研究范围比较广，但至今仍然缺乏对各国不同药政管理体系进行系统、全面的比较和类型分析。

从西方发达国家的药品安全监管发展的历史来看，以城市化、工业化和全球化为核心特征的现代化过程，使得药品研究、生产、销售的过程更加集约化、产业化和快速化，药品使用过程中的复杂性大大增加，市场化浪潮迫使企业不得不以追求利润最大化为目标，在一定范围内具有了规避政府监管的强大动机，从而致使药业发展过程中的风险系数大大增加，药害事件的爆发更加频繁，这些都是导致国家必

---

① Daniel Carpenter (2006), Reputation, Gatekeeping and the Politics of Post-marketing Drug Regulation, *Virtual Mentor* (Ethics Journal of American Medical Asscociation), Vol. 8, No. 6, pp. 403 – 406.

② 相关参考文献包括：G. Dukes (1985), *The Effects of Drug Regulation: A Survey Based on the European Studies of Drug Regulation*. Lancaster, England/Boston: MTP Press; John Abraham and Graham Lewis (2000), *Regulating Medicines in Europe: Competition, expertise and public health*, London; New York: Routledge; Arthur A. Daemmrich (2004), *Pharmacopolitics: drug regulation in the United States and Germany*, Chapel Hill: University of North Carolina Press; Japan Pharmaceutical Manufactures Association (2006), *Pharmaceutical Administration and Regulations in Japan*, available at http: // www. jpma. or. jp/english/parj/pdf/2006. pdf; World Health Organization (1988), *The World Drug Situation*, Geneva: World Health Organization; Anant Phadke (1998), *Drug Supply and Use: Towards a Rational Policy in India*, New Delhi: Sage Publications; Najmi Kanjix, Anita Hardon, Jan Willem Hanmeijer, Masuma Mamdani and Gill Walt, *Drugs Policy in Developing Countries*, London and New Jersey: Zed Books Ltd。

③ David Vogel (1998), The Globalization of Pharmaceutical Regulation, *Governance*, Vol. 11, Issue. 1, pp. 1 – 22.

须以监管的形式介入药品的安全与有效的监管当中，以便有效地减少大规模的药害风险。因此，药品安全监管是工业化社会中社会性风险监管的典型案例。

虽然中国的药政管理实践起始于 20 世纪 40 年代，但是有关药品质量管理体制的研究却寥若晨星。1949 年以前，胡宣明的《中国公共卫生之建设》、陈方之的《卫生学与卫生行政》以及俞松筠的《卫生行政概要》三部著作都对民国政府时期的药品监管体制有零星记述①，但限于当时药政管理体制尚不完善，所记述的大都是一些规范性的概要。1949 年以后，随着苏联药学组织学的传入，以药品管理中的生产、分配、组织结构以及社会因素为研究对象的药事管理学逐渐兴起，从 1954 年到 1964 年，全国各个药学院系普遍建立了药事组织学教研室和课题组，开设药事组织学课程。虽然从 20 世纪 60 年代中期以后，药事管理学被迫取消，但从 1980 年开始，卫生部、国家医药管理局和少数药学院系开始重新举办药事管理干部培训班，1985 年华西医科大学药学院正式在本科生课程中开设"药事管理学"课程，并编写第一本药事管理学讲义②，一些药事管理学的研究成果散见于《中国药事》、《中国药业》、《中国卫生法制》、《中国医药报》以及《医药经济报》等报刊③，这一阶段比较著名的药事管理学者包括吴蓬、刘良述、李超进、唐国裕、苏怀德等人④。

药事管理学研究的开展为药品安全监管研究提供了丰富的素材和有益的启发，但由于其仍然带有强烈的药学专业色彩，所关注问题的视角比较狭窄，对药品安全监管的研究仍然十分粗略。基于这种局限，另一些具有社会科学背景的学者开始分别从经济学、法学和行政学的角度对中国药事

---

①　胡宣明：《中国公共卫生之建设》，亚东图书馆 1928 年版；陈方之：《卫生学与卫生行政》，商务印书馆 1934 年版；俞松筠编著：《卫生行政概要》，正中书局 1947 年版。

②　吴蓬、刘良述：《药事管理学的兴起和发展》，载《华西药学杂志》1988 年第 2 期，第 117—120 页。

③　宋华琳、邵蓉：《药事行政法研究论纲——背景、方法与框架》，载《中国药房》2000 年第 2 期，第 83—84 页。

④　可以参考李超进主编，吴蓬、唐国裕副主编：《药事管理学》，人民卫生出版社 1988 年版；吴蓬：《药事管理学》，人民卫生出版社 1993 年版；刘良述主编，国家医药管理局科技教育司组织编写：《药事法规解说》，中国医药科技出版社 1996 年版；苏怀德主编：《药事管理知识》，中国医药科技出版社 1996 年版。

管理体制进行研究，例如由于 80 年代以后实行医药行业管理体制的缘故，当时的国家医药管理局与中国社会科学院工业经济研究所曾经就医药行业管理体制改革问题进行过多次合作，包括邱靖基、余晖以及张永建等一批经济学者借助于这样的机会对中国药品行业管理体制改革进行了比较初步的实证分析与考察，并提出了一系列的政策建议，其中又以余晖的研究最为深刻。①

余晖借助于制度经济学中关于制度变迁的动力学理论和分析工具，以 1998 年前各相关利益集团药业政府管制制度的偏好为分析基础，对中国药政管制制度形成的结构性障碍进行了深入分析，较为成功地解释了为什么当时行政分散、地方分权的药政体制能够得以继续维系，并提出"未来的药业政府管制是以一个不受医药行业利益及地方利益干扰，有充足行政经费的中央集权式药政机构为主体的行政法体系"②。此后，他还对 1998 年药品监管体制改革之后的省以下垂直管理改革做过比较研究，认为长期以来的党政不分、政企不分或政资不分以及公共财政制度的缺失是导致垂直管理改革效果不佳的根源。③

应该说，余晖的研究至今看来仍然具有很强的解释力，开创了国内从管制经济学研究药品监管体制的先河。但是，余晖的研究仍然有一些不足之处留待后来的研究者提高和改进：首先，正如余晖本人所承认的，"本项研究的不足之处很多，最明显的是关于利益集团的制度偏好的证明缺乏足够的证据"④，从某种意义上看他的研究仍然属于一种规范意义上的探

---

① 他们的代表作包括：邱靖基、刘纪鹏、王明轩、陈文定、李洪生：《我国医药行业的现状与发展问题——对沪赣闽医药行业的调查》，载《中国工业经济》1986 年第 12 期，第 17 页；邱靖基：《关于建立新型医药行业管理体制的探讨》，载《中国工业经济》1995 年第 12 期，第 10—13 页；余晖：《中国药业政府管制制度形成的障碍分析》（上）、（下），载《管理世界》1997 年第 5、6 期，第 126—135、87—97 页；余晖：《利益集团与中国政府药业管制制度的建立》，载《经济管理》1997 年第 9 期，第 43—46 页；张永建：《药品监管呼唤长效机制》，载《中国质量万里行》2005 年第 12 期，第 62 页等。

② 余晖：《中国药业政府管制制度形成的障碍分析》（上）、（下），载《管理世界》1997 年第 5、6 期，第 126—135、87—97 页。

③ 余晖：《监管权的纵向配置——来自电力、金融、工商和药品监管的案例研究》，载《中国工业经济》2003 年第 8 期（总第 185 期），第 14—23 页。

④ 余晖：《中国药业政府管制制度形成的障碍分析》（下），载《管理世界》1997 年第 6 期，第 87—97 页。

索性研究，虽然搭建了一个十分有力的解释框架，但由于其无法提供充足的实证材料支撑，从而使该研究的科学性和说服力大打折扣；其次，余晖的研究无法解释 1998 年的监管体制改革，基于他的分析，他认为"要建立这样一种对大多数社会成员有利的政府管制制度，在近期甚至今后很长一段时期内，都没有成功的希望"①，然而在此文发表后半年时间之后的新一轮国务院机构改革却克服了各种利益集团的阻挠，将原来政企合一、多头分散、地方分权的药事管理体制逐步过渡为政企分离、集中统一、垂直管理的新型监管型体制。虽然 1998 年的改革并没有从根本上完全厘清药品管理体制中的诸多问题，但相对于以前混乱的药业管理体制确实是一个进步，在这样的事实面前，该研究的解释力显得比较有限；最后，余晖对于中国药业监管体制改革中的阻力机制分析缺乏宏观的历史视野，他认为制约药业管制体制改革进程的主要阻力来源于政企合一、政事合一的利益集团，应该说这种分析结论是很具有深度和解释力的，然而在笔者看来，利益集团阻挠只是中国长期以来的指令型体制和分权式发展型体制的历史惯性的具体体现之一，并不能完全解释中国药业监管体制改革中所遭遇到的阻力因素。而且按照余晖的逻辑，1998年的改革在很大程度上已经改变了原来的政企高度合一、政事高度合一的管理体制，中国药业管理体制改革中的最大阻力理应已经扫除，然而为什么在国家药监局成立之后，中国的药品安全监管体制仍然存在很多的瓶颈性制约因素，这些因素远非一个利益集团的解释所能概括的。在笔者看来，要解释这些中国药监体制改革过程中的结构性阻力因素，必须从更加宏观的指令型体制和分权式发展型体制中去挖掘更加结构性的根源。

除了产业经济学者们之外，另一个比较关注中国药品监督管理体制改革研究的群体是行政法学者，由于药事法属于行政法的一个重要分支部门，一些具有药学背景的行政法学者对药事行政法研究予以了一定的关注，比较突出的学者包括宋瑞霖、胡元佳、邵蓉、

---

① 余晖：《中国药业政府管制制度形成的障碍分析》（下），载《管理世界》1997 年第 6 期，第 87—97 页。

宋华琳等人①，其中又以宋华琳的研究最为深入。结合自己独特的药学与法学训练背景，宋华琳从 1999 年开始对中国药品监管体制改革予以全方位的关注，曾经就药事组织立法、《药品管理法》的修改、药品不良反应监管、药品标签和说明书以及药品临床试验阶段的权利保护等具体问题进行过比较深入的研究②，这相对于以前抽象、笼统地分析药品监管政策而言是该领域研究深化的重要标志。然而，囿于学科视野的局限，宋华琳的早期研究作品更多只是一些随笔或政策性的思考，晚近的研究在学术研究规范上虽然有了很大的提高和改善，但仍然偏重于从行政法学角度对药品监管进行规范研究和分析，强调药监政策改革的合法性，而在某种程度上忽视了对生动鲜活的药监改革的实证研究，以及对药监政策改革背后的国家建设逻辑的分析。

由此看来，一方面，西方工业发达国家的发展历史表明，药品安全监管是现代工业社会中风险监管的典型案例，能够集中地反映政治、科学与产业三者之间错综复杂的利益关系，成为公众利益与商业利益集中博弈的角斗场；而另一方面，在中国药品安全监管的研究领域中，描述性和对策性的研究报告比较多，而符合严格学术规范意义上的、解释性和探索性导向的学术论文乏善可陈，从监管角度来研究的佳作更不多见，因此中国药品安全监管仍然是一块亟待开发的研究处女地。

由于本书最为核心的研究问题并不只想停留于药政管理层面的探讨，而是意图以药监改革为案例来分析中国监管型国家建设背后的动力与阻

① 代表作品包括宋华琳、邵蓉：《药事行政法研究的背景、方法与框架》，载《中国药房》2000 年第 2 期，第 83—84 页；宋瑞霖：《中国入世与药品监督管理》（提要），载《中国药师》2002 年第 7 期，第 413 页；宋瑞霖：《对我国现行药品管理制度的初步反思》，载《中国药房》2004 年第 9 期，第 523—525 页；胡元佳、宋瑞霖、邵蓉、王一涛：《国内外药事法规概况及其发展趋势》，载《中国药师》2004 年第 7 期，第 890—892 页；宋华琳：《药品不良反应与政府监管制度改革——从安徽欣弗事件引发的思考》，载《法学》2006 年第 9 期，第 12—18 页。

② 代表作品包括宋华琳、邵蓉：《健全与完善我国药事组织立法断想》，载《云南大学学报》（法学版）1999 年第 3 期（总第 53 期），第 99—101 页；文先林、宋华琳、文波：《〈药品管理法〉的修改完善之我见》，载《中国药业》2000 年第 2 期，第 5—6 页；宋华琳：《药品不良反应与政府监管制度改革——从安徽欣弗事件引发的思考》，载《法学》2006 年第 9 期，第 12—18 页；宋华琳：《药品标签和说明书：药品信息披露的关键》，载《中国处方药》2007 年第 8 期，第 34 页；宋华琳：《保护，是前提，也是本质——"药物临床试验中的权力保护"的探讨》，载《中国处方药》2007 年第 9 期，第 36 页。

力，因此药监改革对于中国监管型国家建设的重要意义也必须明确。首先，国家介入药品质量管理在计划经济时代也存在，并不是推行市场经济以后才出现的新鲜事物，在计划经济时代国家不仅通过药政部门对国有企业和医院的用药质量进行管控，而且通过各种行业管理部门以直接国有化的形式控制制药售药企业的生产和经营流程，从根本上消灭企业作为市场主体的利益产生机制，使得企业不必以追求市场利润为代价来降低药品质量。这种高度管控的机制在药业发展引入市场竞争机制以后发生了根本性的变化，过度竞争的医药产业发展格局使得市场竞争主体具有强烈的逃避和违反国家质量管控的动机，客观上迫使国家必须改革原有的药品安全监管的方式和体制。因此，相对于其他市场化改革以后才出现的经济性监管领域而言，药品安全监管更加具有历史的可比性，因而更适合用来进行历时性的历史比较分析，从而折射出中国监管型国家建立和建设过程背后的国家建设逻辑。

另外，从 20 世纪 90 年代中后期以来的中国政府监管改革过程来看，药品监管改革无疑是中国监管改革中最具有代表性的部门和领域之一。从计划经济体制到社会主义市场经济阶段，医药行业的定位经历了从"社会主义福利事业"向"竞争性产业"的转变，在 90 年代中后期已经变成了一个市场化程度较高的竞争性产业。与电力、铁路、电信等垄断性产业相比而言，医药产业的市场化程度较高，市场经济的弊端暴露得更为充分，监管改革的力度也较大。1998 年 3 月推行的国务院机构改革，在原来的国家医药管理局、卫生部药政管理局和国家中医药管理局的基础上成立新的国家药品监督管理局，为直属于国务院的副部级机构，是国务院主管药品监督的行政执法部门，将卫生部的药政药检职能、国家医药管理局的药品生产流通监管职能以及国家中医药管理局的中药监管职能统一交由国家药品监督管理局，而将国家医药管理局原来所担负的制定医药行业发展战略、对医药经济进行宏观调控等行业管理职能转移给国家经贸委①，同时推进监管部门与所办企业在制度上的正式分离，将其下辖的直属企业单位正式剥离，药监部门不再对上述企业

---

① 《国家药品监督管理局职能配置、内设机构和人员编制的规定》，载《中国药师》1998 年第 2 期，第 49—50 页。

具有人事任免权和企业管理权，正式实现了监管者与监管对象在制度上的彻底分开，并明确要求负有监管职能的各直属单位，除可以开展与药品监管直接有关的科研活动外，一律不得从事其他创收性活动①，一个由第三方组成的质量监管体系粗具雏形。这些强有力的改革举措，从政企或政事分开的力度的角度来看，都是典型意义上的监管型政府的建设过程（regulatory state building），因此能够比较完整地反映中国监管型国家的建设逻辑和过程，能够更加充分地展现其中的动力机制和阻力因素，也就成为了研究中国监管型国家建设过程中一个不可多得的典型案例。

需要补充说明的另一个重要问题是，本书为什么要采用困难相对较大、涉及变量更多的全国层面、而非地方某级（例如省、市或县）层面作为本研究的分析层面（level of analysis）？最为重要的一个原因在于药监政策改革本身的特点与其他监管领域存在着很大的差别，从1998年开始的中国药监改革的最主要发动者（initiator）是国务院和国家药监局，改革过程自始至终都带有强烈的自上而下（top-down）色彩，而且集权型改革推行的结果，使得很多重要的药品监管权（如药品注册、药品标准制定）都集中上收到中央一级，省级部门仍然掌握较少的中央委托的审批权和注册权，而省级以下部门更多的只是药监政策的执行机构，几乎没有太多的审批权。分析研究这种集权色彩浓厚的监管改革，如果单纯以地方某个层级作为分析单位，很有可能出现的结果是无法追根溯源地探讨改革的动力机制问题，即使研究分析做得再为精细，也是只见树木，不见森林②。另一个重要原因在于，由于药品管理工作在地方政府的工作议程中只是一个相对细微的非主流项目，药监部门在地方政府中的位置也相对较低，同时自身也缺乏信息资料整理意识，导致有关地方层面的、公开的药监资料和数据更

---

① 编辑部：《夫济大事必以人为本——努力建设一支新时期的高素质药品监督管理队伍》，载《中国医药报》2000年1月11日第一版。

② 在这一点上，南开大学法学院宋华琳博士给予了一些宝贵的建议与启发，谨此致谢。

加有限①，因此仅仅从研究可行性以及资料的可获取性角度来看，选取地方层面作为药监改革的分析单位也是不可取的。

三 研究路径与方法

缘于研究问题本身的特点，本研究更多的是运用历史制度主义的分析视角和研究路径，对 1949 年以后中国药品质量管理体制变迁进行描述性的整理和解释性的分析。根据政治学者皮尔森（Paul Pierson）以及斯克切波尔（Theda Skocpol）的总结，相对于政治学上的行为主义与理性选择导向的模型构造而言，历史制度主义在特征上主要强调以下三个方面：强调一些不仅仅为学者、而且为广大社会公众所关注的宏大的、本质性的研究问题；看重时间历史因素在制度变迁中的作用（take time seriously），钟情于对制度的起源以及时间顺序的研究；着重分析宏观历史背景对制度形成的作用，以及制度与政策过程的组合效果，而非某一项单独机制的后果。② 基于历史制度主义的这种鲜明特征和本书研究问题的特点，本研究主要采用了历史比较、文献搜集、焦点访谈、二手数据分析以及局部的参与观察等研究方法。

政治学中的历史比较分析方法（historical comparative analysis），主要是指通过对人类社会比较普遍的政治现象进行历时性（time-series）或跨区性（cross-section）的比较观察和分析，从中提炼和抽象出一些特定的解释变量，并通过阶段化（peroidization）和反事实推理（counterfactual reasoning）的方式控制其他干扰变量，来达到由核心的自变量解释因变量的目的的一种研究方法。正如政治学者利伯曼（Evans S. Lieberman）在十分精彩的一篇论文中所提到的那样，历史比较方法可以通过运用制度起

---

① 最为明显的例证莫过于截至 2008 年，地方药监部门已经成立 7—8 年时间，但至今没有一个省的药监部门出版过任何专门的地方药品监督管理年鉴，一些有关药监的信息和数据依然是散落在地方的综合年鉴、卫生年鉴、工业年鉴，以及国家药监部门出版的《中国药品监督管理年鉴》中，有关地方的食品药品监管信息资料的正式出版物很少。

② 编辑部：《夫济大事必以人为本——努力建设一支新时期的高素质药品监督管理队伍》，载《中国医药报》2000 年 1 月 11 日（1925 期）第一版。

源、制度变迁、外部因素剧变（exogenous shock strategy）以及他因分析（rival causes strategy）等四种策略，将历史的制度分析阶段化，进而排除其他干扰变量因素的影响，从而达到因果分析的研究目的[①]。本研究的设计与操作与这种研究分析的思维逻辑十分吻合，即先是根据体制基础、管理风格、政策工具以及管理导向等主要特征向度（characteristic dimension），把近 60 年来的中国药政管理史区分为三个阶段，以此来昭示出自变量的变化。然后根据所抽象出来的解释变量在三个阶段的具体状态，为制度在阶段之间的变化提出事后型的解释（post-effect interpretation），同时将适当的他因分析（例如有关中国监管型国家的政治动因、市场推动、官僚改革以及国际因素的四种解释）贯穿进入研究过程之中，以有效排除其他因素的干扰，从而建立起自变量与因变量之间的有效因果联系。

在具体的研究类型上，历史比较方法又可以分为案例研究（case studies）、有限案例的系统比较研究（systematic comparisons of a limited number of cases）以及整体性的统计分析研究（global statistical analysis），其中在案例研究部分，又可以细分为：（1）利用已有理论的解释型案例研究；（2）提出假设（hypothesis-generating）的案例研究；（3）理论证伪（theory-infirming）的案例研究；（4）理论验证（theory-confirming）的案例研究；（5）异常案例（deviant case）研究等。[②] 根据这样的规范分类标准，本研究应当属于提出假设型和理论验证型案例研究的综合类型范畴，即通过对 1949 年中国药政管理史的制度变迁分析，提出解释这种制度变迁的三大研究假设，并在验证研究假设的基础上证实核心解释概念——政企事利益共同体的合理性，从而为从政治经济学上为解读中国监管型国家的兴起提供新的线索。

基于本书所选择的案例的特征，本研究主要采用了以下几项具体的研究方法来获取经验材料：（1）文献资料搜集：在研究的过程中，笔者先后利用香港中文大学中国研究服务中心（Universities Service Center, CU-

---

① Evans S. Lieberman (2001), Causal Inference in Historical Institutional Analysis: A Specification of Periodization Strategies, *Comparative Political Studies*, Vol. 34, No. 9, pp. 1011 – 1035.

② Tom Mackie and David Marsh, The Comparative Method, in David Marsh and Gerry Stoker (eds.) (1995), *Theory and Methods in Political Science*, New York: St. Martin's Press, pp. 173 – 188.

HK）中所保存的中国县级以上的药品监督管理年鉴、卫生志、医药志、
医药工业年鉴等资源①，广州中医药大学图书馆所保存的近 20 年以来的
《中国医药报》、《健康报》、《中国药事》、《中国药业》以及《中国药房》
等报刊资源②，《医药经济报》、年度药品监督管理工作会议文件，广东省
档案馆的历年医药工作档案，中国食品药品监督信息网、丁香园网站、西
部药学论坛以及鸭绿江学术论坛网站等的相关评论和电子文档，对新中国
成立以来有关药政管理工作的公报、年鉴、地方志、文件、档案以及相关
的专业性报刊报道进行地毯式的搜集。（2）二手数据分析（secondary-da-
ta analysis），主要通过搜集相关的药品监督管理年鉴、卫生统计年鉴、医
药工业统计年鉴等数据库资料中的二手统计数据，并对这些数据的历年性
和跨区性频次变化及趋势进行比较和解释。由于相关变量数据的难以获取
性，本研究并没有采用更多的统计学上的回归分析，特别是对跨区域之间
的比较变量分析研究无法实现，遗憾只能留待以后获取数据之后弥补。
（3）深度访谈（in-depth interview），在研究过程中笔者先后对与药监管
理体制改革相关的官员、学者、行业协会领导、企业家、医生、新闻记者
等 30 余人进行了集中的深度访谈，访谈对象来源包括国家食品药品监督
管理局、广东省食品药品监督管理局、深圳市食品药品监督管理局、佛山
市食品药品监督管理局（SFDA）、湖南省衡阳市食品药品监督管理局、
SFDA 南方医药经济研究所、清华大学、南开大学、中国社会科学院工业
经济研究所、中国社会科学院食品药品发展与监管研究中心、中国药科大
学、广东药学院、国药集团、中国医药商业协会、广药集团、中山大学第
一附属医院、中山大学附属第三医院、中山大学光华口腔医院、《南方周
末》、《财经》杂志社、《中国处方药》、《医药经济报》等机构。值得注
意的是，本书还通过中国食品药品监督信息网、丁香园网站、西部药学论
坛以及鸭绿江学术论坛等专业性网站，在网络上与一些不知真实姓名的药
监系统公务员和药企管理人员就中国药监体制改革有过深入交流。由于客
观条件的限制，访谈的效果参差不齐，但基本上达到了研究设计的原初目
标。（4）局部的参与式观察（participatory observation），由于条件的局限

---

① 感谢香港中文大学中国研究服务中心全体工作人员的辛勤劳动。
② 感谢广州中医药大学图书馆徐女士的热心介绍和帮助。

以及关注的研究问题的特征，笔者无法获得在药监部门进行较长时间参与式观察的机会，只是在访谈期间在某省和某市食品药品监督管理局有过不到半个月的短期参与式观察，参与了部分的相关法律条文的意见征询以及一线的药监执法工作，对基层药监机构的运行有了一些感性的体验，这也成为本书研究资料和研究灵感的重要来源。

四 本书框架与研究发现

基于以上所交代的论证逻辑，全书在行文框架上可以分为以下七章：第一章为全书的导论部分，即提出全书研究的问题，并对研究案例的选择进行交代，同时阐明研究的路径、方法以及获取实证材料数据的途径，最后对基本的研究发现进行归纳总结；第二章为理论背景和文献综述部分，首先从比较政治的视野出发，对自由放任主义国家、积极型国家、发展型国家和指令型国家四种不同的国家类型向监管型国家转变的动力和特征进行分类比较。接下来，将研究语境切换到中国研究，对西方学者从政治经济学角度有关改革开放以后中国国家定位的争论进行梳理，并对已有的有关中国监管型国家研究的相关研究分析进行评述，以此作为本书所要对话的对象。

从第三章开始，本书用三章的篇幅分别对中国药业质量管理体制中的三个历史阶段——指令型体制（1949—1977）、发展型体制（1978—1997）和监管型体制（1998年至今）进行实证分析，并以本书的核心分析概念——政企事利益共同体作为三个阶段转换的线索贯穿始终，以医药产业中的生产、销售以及使用中的三个环节作为分析场景，以医药产业管理过程中的相关政府、企业与事业单位作为分析主体，对三个阶段的特征以及阶段转换动力机制进行分析。需要着重指出的是，本书的主要重点放在解释中国医药质量管理体制从发展型体制转向监管型体制的原因及动力分析，认为发展型体制下所引发的过度竞争迫使传统的政企事利益共同体关系瓦解，从而导致国家对医药质量管控方面出现三大危机，监管型体制的建立正是为了缓解这三大危机而应运而生的。通过主体部分的这三章的写作，笔者意图展现出一个比较完整的制度变迁链条，以此作为反映中国自 1949 年以来政经治理模式的缩影。

正如前文所提及的，本书除了分析制度变迁的动力机制之外，也十分看重目前中国监管型国家过程中所出现的阻力机制，本书第六章就着重处理这一问题。该章以 1998 年以后的中国药品安全监管体制建设为例，中国政府试图建立一个监管型国家的基本逻辑，也揭示出了中国从一个分权式发展型国家向社会主义监管型国家转变过程中的一些结构性制约因素，导致监管改革在执行过程中出现了一些令政策制定者意想不到的后果，包括冲突的监管意愿、高昂的监管信息获取成本、行政色彩浓厚的监管风格、寻租导向严重的监管腐败、滞后的监管基础设施建设等。这些问题的背后，都是由于中国旧有的政治经济治理模式中某些结构性的因素所导致的，因此本章将对这些有可能导致监管失灵的结构性因素进行深入挖掘，并对正在转型中的中国监管型国家建设如何能够尽快由"监管基础制度的建立"的初级阶段迈向培育"优质监管"模式的更高阶段进行前景展望。

文尾的终篇第七章，对全文的论证过程进行简要的回顾，并对第一章中提出的核心研究问题提出自己的答案，首先，集中阐释为什么"政企事利益共同体"能够成为解释中国独特式的"指令型国家——发展型国家——监管型国家"制度变迁轨迹的核心概念，同时将该解释概念重新置放于比较视野之下，指明其相对于其他四种不同解释类型的长处，并与其他四种不同类型的国家进行比较；其次，本章将试图证明为什么可以使用"转轨监管型国家"这一概念来描述和总结中国建设监管型国家的核心特征，同时对这一概念的内涵和外延予以清晰界定，并指出其解释的适用范围；最后，本章将简明扼要地总结本研究所可能的贡献以及不足之处，并列出下一步应当继续深入研究的方向。

正如本章第一部分所述，本书的研究问题所要解决的研究任务包括三个层面：为中国监管型国家的兴起提供政治经济学上的解释；分析中国监管型国家建设道路上的结构性阻力因素；对中国监管型国家的特征进行类型学上的定位。本书通过选择新制度主义的研究路径，并综合运用历史比较、文献搜集、焦点访谈、二手数据分析、局部的参与观察等研究方法，针对所提出的三大研究问题，初步得出以下基本发现与结论：

第一，政企事利益共同体（the interest community of government，enterprise and unit）的状态是决定中国处于指令型国家（command state）、分权式发展型国家（decentralized developmental state）以及监管型国家（regulatory state）阶段的基本因素。由于分权式发展型国家所带来的过度竞争，直接导致政企事利益共同体瓦解，从而引发国家对于药品质量管控在管控意愿、管控信息能力以及管控基础设施建设方面的三大危机，由于监管型国家的治理模式能够较好地缓和以上三大危机，最终促使了监管型国家在中国的形成。

第二，由于受到长期计划经济体制和传统发展模式的影响，处于转型时期的中国监管型国家建设仍然面临着五大结构性阻力因素，包括因为强大的产业发展关怀导致冲突的监管意愿、过度竞争的产业格局所带来的高昂监管信息获取成本、指令型计划经济的惯性所引致的行政色彩浓厚的监管风格、缺乏制约与参与的监管权力机构诱发寻租导向严重的监管腐败，以及地方发展主义与监管集权主义所导致的孱弱的监管基础设施建设。

第三，处于转型阶段的中国监管型国家在整体上仍然是一个转轨监管型国家（transitionary regulatory state），其具体特征包括：监管者由企业型官僚组成，往往采用政监合一的管治模式；监管对象的产业结构处于过度竞争状态，以中小企业为主，社会风险直接来源于失范的市场竞争行为而非现代化所带来，并通过一些半公开、半透明的灰色方式来影响监管政策；监管过程带有强烈的产业发展导向，强调保护生产者和经营者的利益，在监管工具使用上具有行政主导的特点，在监管风格上依然需要依靠运动式和网络型的群众性监督，社会公众对于监管过程的参与度比较低。这种转轨监管型国家主要是相对于成熟市场经济之上监管型国家而言的，同时也是中国长期以来指令型国家和分权式发展型国家特征与监管型国家初级阶段特征的混合产物，因此又可以被称之为"混合型监管"（Mixed Regulation）[1]。

---

[1]　刘鹏：《混合型监管：政策工具视野下的中国药品安全监管》，载《公共管理学报》2007年第1期，第16页。

第二章

文献述评与研究设计

正如第一章所交代的基本框架所提示的，本研究的核心研究问题是以药品监管为个案，探究监管型国家的治理模式在当代中国兴起的原因，并对中国监管型国家的特征进行归纳总结。因此，从文献述评的角度来看，本书将主要聚焦于对两方面的文献进行全面梳理：首先，本书将监管型国家的兴起与特征置放于比较政治学的背景下，着重分析四类不同类型的国家走向监管型国家的动因与特征，以此建立研究中国监管型国家兴起的参照系统；其次，从中国研究领域来看，本书将着重从政治经济学的角度分析不同学者对于改革开放以来中国的国家形态定位的相关争论，并对运用"监管型国家"范式进行分析的相关文献进行梳理和点评。

一　政府监管的一般理论和规范研究

在中文世界中，由于受到外来著作翻译的影响，加之不同研究者的研究重点差异，因此对于英文 regulation 存在四种不同的译法，但所指向的客观实体基本一致，因而本书不做深究，统一沿用"监管"的译法①。早

---

① 从中文翻译来看，regulation 目前有四种不同的译法，一般而言，政府管理部门和行政学家们多称之为"监管"，意在强调政府的监督作用而非直接行政命令；自由派经济学家们则偏爱"管制"，突出 regulation 对于自由市场经济运行的影响；法学家们则习惯称为"规制"，他们更加看重regulation 必须以法律法规作为其正当性和合法性的来源，我国香港和台湾地区则更倾向于使用"规管"，一些台湾版的早期译著甚至将 capitalist regulatory state 译为"资本主义纪律导向国家"（参见詹鹢著，姜雪影、李定健合译：《推动日本奇迹的手——通产省》，经济与生活出版事业股份有限公司 1985 年版）。限于篇幅所限，本书不就译法问题进行深究，并统一沿用"监管"的译法。

期的监管研究主要限于经济性监管（economic regulation）范畴，即主要指"政府运用一系列惩治性手段，采取强制性措施，以期达到修正个人与企业经济行为的目标"[1]。在某些学者看来，早期监管型国家的雏形可以一直追溯到19世纪甚至更远的时期[2]，例如学者安东尼·奥格斯（Anthony Ogus）就发现早在英国的都铎王朝时期，当时的王室就曾颁布了超过300部法令法规，对贸易、雇用、农业发展以及土地使用等经济事务进行规范管理[3]，从某种意义上，这种有别于古典自由放任（laisser-faire）的经济治理模式已经可以被视为现代监管型国家的滥觞。

　　从19世纪末20世纪初开始，随着古典自由放任式的经济发展模式逐渐暴露出了寡头垄断、外部性明显等负效应，而传统的立法和司法机构对于日益专业、复杂的经济和社会事务也显得力不从心，因此美国政府开始逐渐通过建立一系列的独立、专业的监管机构来干预市场经济，早期的监管型国家在美国得以建立，由此引发了西方社会科学界对于监管问题的研究热潮。正如美国芝加哥大学的埃瑞克·波斯纳（Eric A. Posner）教授所指出的：在美国，没有哪一个主题的研究能够像监管这个领域一样，引发了经济学家、法学家和政治学家的高度关注[4]，有关的研究文献也是汗牛充栋、浩如烟海，但综合起来看，监管型国家的特征主要包括以下几个方面：政府的目标在于纠正市场失灵，维护有效竞争；政府不直接介入经济过程，而运用政策工具进行调控；政府与产业的关系相对独立，呈现出多元主义特征；政府成为市场经济的裁判员，而不再是运动员；政府监管机构的运作不同于传统意义上的立法、司法和行政机构，具有更强的独立性、专业性和科学性；该国国内市场逐渐对外开放，对国外产业竞争者也

---

① Margot Priest, W. T. Stanbury and Fred Thompson, "On the Definition of Economic Regulation", in W. T. Stanbury (eds.) (1980), *Government Regulation: Scope, Growth, Process*, Montreal: Institute for Research on Public Policy, p. 5.

② P. W. J. Bartrip (1983), "State Intervention in Mid-Nineteenth Century Britian—Fact or Fiction", *The Journal of British Studies*, Vol. 23, No. 1, pp. 63 – 83.

③ Anthony Ogus (1992), "Regulatory Law: Some Lessons from the Past", *Legal Studies*, 12 (1992), pp. 1 – 19.

④ Matthew D. Alder and Eric A. Posner (eds.) (2001), *Cost-benefit Analysis: Legal, Economic, and Philosophical Perspectives*, Chicago, Illinois: University of Chicago Press.

实行国民待遇[①]。而到了 20 世纪 60 年代，美国政府的监管政策发生了重大的变化，传统的以反垄断、确保有效竞争的经济性监管（economic regulation）政策逐渐式微，而以维护公共健康、公共安全，保障基本人权以及增进社会福利的社会性监管（social regulation）逐渐兴起，使得学者对这两种不同的监管形式进行了进一步区分（参见表 2—1）。

表 2—1 经济性监管与社会性监管的差异比较

	经济性监管	社会性监管
理论基础	纠正市场失灵	克服传统法制过于机械的缺陷
政策目标	确保竞争性的市场条件	限制可能危害到公共健康、公共安全或社会福利的行为
政策工具	市场准入控制；价格调控；产量调控	制度设置；确立标准；奖惩机制；执行系统
政策对象	公司企业行为	个人、公司企业以及基层地方政府行为
案例	电信、航空、邮政等网络型产业	药品食品安全、控制环境污染；生产和交通安全

资料来源：Lester M. Salamon (eds) (2002)，*The Tools of Government：A Guide to the New Governance*，Oxford；New York：Oxford University Press，pp. 117 - 186. 值得注意的是，还有的学者认为除了监管风险之外，社会性监管的内容还应当包括对社会公平的监管（fairness regulation）以及民族性建设的监管（nation-building regulation），参见 Peter N. Nemetz，W. T. Stanbury and Fred Thompson (1986)，Social Regulation in Canada：An Overview and Comparison with the American Model，*Political Studies Journal*，Vol. 14，Issue 4 (June 1986)，pp. 580 - 603.

---

① 主要参考文献包括：Christopher Hood and Oliver James (1996)，*Regulation Inside British Government：The Inner Face of the Regulatory State*? London：Department of Government，London School of Economics，Discussion Paper No. 2；Majone，G. (1997)．"From the Positive to the Regulatory State. Causes and Consequences of Changes in the Mode of Governance"，*Journal of Public Policy*，17 (2)：pp. 139 - 167；John Braithwaite (2000)，The New Regulatory State and the Transformation of Criminology，*British Journal of Criminology*，40：pp. 222 - 438；Moran，Michael (2002)，"Review Article：Understanding the Regulatory State"，*British Journal of Political Science*，Vol. 32：pp. 411 - 412；Jordana，Jacint and David Levi-Faur. (eds) (2004)．*The Politics of Regulation：institutions and regulatory reforms for the age of governance*，Cheltenham，UK；Northampton，MA，USA：Edward Elgar，pp. 8 - 9.

由于学科视野存在一定的差异，不同学科的学者对监管的研究角度也存在一定的区别。相对而言，经济学家更关注监管与市场的关系及效率比较，法学家则喜欢探讨监管政策的正当性和合法性，政治学家则对监管政策的议程设定（agenda-setting）以及政治利益交换过程更感兴趣，然而，无论是从哪个学科的研究角度出发，学者们关注的问题都具有某些共通之处：政府监管从何而来？政府监管的基本目标是什么？在监管过程中，不同的相关利益主体是如何互动的？对于市场经济而言，政府监管是否真的是不可缺少的？相对于自由市场经济和国有化控制，监管型国家是否是一种新型的社会经济治理模式？围绕着这些基本的问题，不同的学者给出了不同的答案，也产生了一些精彩的学术争论。基于对有关文献的阅读与分析，笔者将有关监管及监管型国家的研究区分为以下五类，即公共利益理论、利益集团理论、监管政治理论、制度主义理论以及观念推动理论。

（一）公共利益理论（Public Interest Theory）

由于监管型国家最初发轫于对自由放任主义的弥补，因此一些学者认为政府监管能够有效地通过纠正市场失灵（market failure），维护社会公共利益，这也是监管型国家能够存在的正当性所在[①]。在他们看来，市场经济在三个方面存在巨大的缺陷，即市场垄断、外部性以及信息不对称，而这些缺陷是不能仅仅依靠市场本身所能克服的。

例如，由于技术原因而导致的自然垄断型产业在某种程度上扭曲了市场竞争的基本原则，使得资源配置无法达到帕累托最优（Pareto efficiency），并导致消费者强行承担不必要的成本和风险，市场竞争对于改善这

---

① Barry Mitnick (1980), The Political Economy of Regulation, New York: Columbia University Press; Stephen Breyer (1982), *Regulation and Its Reform*, Cambridge: Harvard University Press, 1982; Thomas K. McCraw (1986), *Prophets of Regulation*, Cambridge: Harvard University Press; Ernest Gellhorn and Richard J. Pierce Jr. (1987), *Regulated Industries in a Nutshell*, St. Paul: West Publishing Company; Roger Sherman (1989), *The Regulation of Monopoly*, Cambridge: Cambridge University Press; Cass Sunstein (1990), *After the Rights Revolution: Reconceiving the Regulatory State*, Cambridge: Harvard University Press; Anthony Ogus (1994), *Regulations: Legal Form and Economic Theory*, Oxford: Oxford University Press.

种状况无能为力①，必须借助于公共权力来防止垄断，优化竞争，这就是所谓的"推动竞争的监管"（pro-competition regulation）；其次，由于市场竞争所带来的外部性（externalities）或溢出性（spillovers）无法在市场条件下内在化，市场价格无法将外部性所带来的正效应或负效应体现出来，因而也需要借助于政府力量来讲外部性内在化②；最后，古典经济学所设定的交易双方完全出于信息对等的理想状态，在现实生活中几乎是不存在的，尤其是对于像食品药品安全、医疗服务质量等一些专业性很强的领域，消费者几乎处于完全的信息不对称状态③，因此政府可以作为独立于商人和消费者之外的第三方机构，强化对交易中信息拥有处于弱势地位的群体的信息转移，从而缓解因信息严重不对称（Asymmetric Information）而带来的社会经济问题。

公共利益理论对于监管型国家的兴起具有一定的解释力度，特别是对于一些社会性监管（social regulation）领域的改革具有很大的启发，然而公共利益理论没有提供一个有关公共利益的确切概念，也没有解释清楚为什么政府会将公共利益而非其他的目标置于政策议程的优先地位，特别是在一些社会公众与政客缺乏健全的委托—代理关系的发展中国家，是什么机制推动政府监管在为实现公共利益而前进。此外，政府监管并非解决市场失灵的唯一途径，一方面市场可以通过自身的调整来最大限度地修复其失灵所带来的缺陷，另一方面政府监管本身也是需要成本，并担负一定风险的。换而言之，公共利益理论并没有向我们确切的证明，为什么政府监管是纠正市场失灵的最佳方式。

（二）利益集团理论（Interest Group Theory）

从 19 世纪末到 20 世纪中叶，公共利益理论都一直主导着监管领域的

---

① Roger Sherman (1989), *The Regulation of Monopoly*, Cambridge: Cambridge University Press, p. 3.

② Stephen Breyer (1982), *Regulation and Its Reform*, Cambridge: Harvard University Press, 1982, pp. 23 – 26.

③ Michael R. Darby and Edi Karni (1973), Free Competition and the Optimal Amount of Fraud, *Journal of Law and Economics*, Vol. 16, No. 1 (April, 1973), pp. 67 – 88; Jill J. McCluskey (2000), Game Theoretic Approach to Organic Foods: An Analysis of Asymmetric Information and Policy, *Agricultural and Resource Economics Review* 29, pp. 1 – 9.

研究，直到 20 世纪 70 年代，以美国芝加哥经济学派（Chicago school）、弗吉尼亚学派（Virginian school）为代表的一批学者开始对公共利益理论的基本假设提出一系列质疑，他们认为，作为监管对象的企业对于政府监管有着强大的影响力，而作为监管者的政府本身也是具有自利动机的，因此他们预言，所有的政府监管都是基于利益集团对于监管的需求而产生的，而存在自利动机的监管机构也迟早会被利益集团所控制或俘获①，因此这种利益集团理论也被称为"监管的俘获理论"（capture theory of regulation）。

1971 年，经济学家乔治·施蒂格勒（George Stigler）发表了一篇题为《经济监管的理论》的论文，一针见血地指出"运用公共权力或资源能够提升某些经济集团（例如产业组织或行业协会）的经济地位，这正是政府监管的需求来源，而政府也能够通过政治过程赋予利益集团获得相关的监管政策，这就是政府监管的供给过程"、"经济监管理论的核心使命就是发现监管过程的受益者或受害者，政府监管的具体形式以及对社会资源分配的影响"②，他甚至把政府监管视为政府与产业利益集团的一种利益交换过程，这种观点奠定了利益集团理论的基本框架和基调，但没有解释利益集团俘获监管者的具体原因和机制。

利益集团理论的进一步发展是由另一名芝加哥学派的经济学家佩尔兹曼（Sam. Peltzman）完成的。他在 1976 年发表的一篇论文中强调，被监管产业之所以具有俘获监管者的强大动力，根源于监管者拥有如何分配垄断利润的权力，因此相关的利益集团具有巨大的利益动机去影响垄断利润的分配，此外作为监管者的政府也可以通过各种形式参与这个分配过程。被监管企业之间的利益分化越严重，竞争越激烈，它们与监管者进行谈判的合力就越弱，因此必须通过建立各种产业组织和行业协会机构来与政府进行分利协商③。他的论证将关注点由监管政策的结果转向监管政策的过

---

① W. Viscusi Kip, John M. Vernon, Joseph E. Harrington, Jr. (1995), *Economics of Regulation and Antitrust*, Boston: The MIT Press, p. 34.

② George J. Stigler (1971), "The Theory of Economic Regulation", *Bell Journal of Economics*, Vol. 2, p. 3.

③ Sam Peltzman (1976), "Toward a More General Theory of Regulation", *Journal of Law and Economics*, Vol. 19, No. 2, pp. 211 – 240.

程，进一步深化了利益集团理论的理论解释。此外，一些学者还进一步发展出了一些变相的俘获学说，例如"生命周期理论"（life-cycle theory）认为监管机构在建立初期往往能够比较独立地行使监管权力，而到后期则逐渐被利益集团所俘虏[1]；"合谋理论"（conspiracy theory）则假定政府监管机构自建立开始就一直被利益集团所俘虏[2]，等等。

　　相形之下，利益集团理论的优势十分明显，它打破了原有的"监管者无私论"的幼稚假设，并能够比较好地解释不同社会经济系统下监管失灵（regulatory failure）的现象，然而这个理论并非无懈可击。首先，它将政府监管机构假设成为一个几乎完全被动接受产业集团游说的组织，忽视了政府相对于利益集团而言的自主性和主动性；其次，它几乎将政府利益完全等同于与货币相关的经济利益，并用相关的数据来自圆其说，存在以偏赅全之嫌，实际上政府的自利逻辑是多个层面的，包括权力巩固、公共权威、选票最大化以及国际竞争等；最后，按照利益集团理论的解释逻辑，既然监管对于监管者和监管对象都是有益的，那么双方都应该支持加大监管力度，然而从 20 世纪开始许多国家都进行了一场以"放松监管"（de-regulation）的改革运动，即政府与产业集团都希望能够减少不必要的监管，这似乎与该理论的自利性假设存在一定的冲突。此外，一些学者还批评该理论缺乏实证研究的支撑，例如著名的法律经济学家理查德·波斯纳（Richard A. Posner）就曾经撰文批评利益集团理论的六大不足，例如解释范围过于宽泛、经验研究的非系统性、经济性监管的效果难以界定、相关的数据并不能很好地适用于成本—收益分析等。[3]

　　[1] Ross D. Eckert (1981), "The Life Cycle of Regulatory Commissioners", *Journal of Law and Economics*, Vol. 24, No. 1, pp. 113 - 120; David Martimort (1999), "The Life Cycle of Regulatory Agencies: Dynamic Capture and Transaction Costs", *Review of Economic Studies*, Vol. 66, Issue 4, pp. 929 - 947.

　　[2] Fred M. Westfield (1965), "Regulation and Conspiracy", *The American Economic Review*, Vol. 55, No. 3, pp. 424 - 443; Robert W. Harbeson (1967), "Railroads and Regulation, 1877 - 1916: Conspiracy or Public Interest", *The Journal of Economic History*, Vol. 27, No. 2, pp. 230 - 242.

　　[3] Richard A. Posner, "Theories of Economic Regulation", *The Bell Journal of Economics and Management Science*, Vol. 5, No. 2, pp. 352 - 355.

（三）监管政治理论（Regulatory Politics Theory）

虽然公共利益理论与利益集团理论对于监管起源的解释大相径庭，但是他们在一个问题上有着惊人的一致：无论是为公共利益服务，还是为利益集团所俘获，作为监管者的政府本身似乎只是一个被动的角色，至多是实现其他行动者利益的舞台和工具。这种假设过于简化了国家在监管过程中的角色和功能，引发了一些政治学和公共行政学者对监管政策过程中国家定位的重新反思，一种旨在突出国家自主性、并调和公共利益理论和利益集团理论的监管政治理论应运而生。

与前两种理论不同的是，监管政治理论认为国家在监管过程中能够保持其相对的自主性和独立性，政府监管既不是单纯服务于纯粹的公共利益，也不会完全被利益集团所俘获，而是在公共利益、利益集团以及自身利益之间寻求某种策略性平衡（strategic balance），监管会随着成本与收益在不同利益之间的分配状况而呈现出不同的类型。例如，美国著名的政治学者詹姆斯·威尔逊（James Wilson）就曾经根据监管政策的成本与收益在不同利益群体之间的分布状况，将监管政治区分为四种类型即多数主义政治（majoritarian politics）、利益集团政治（interest group politics）、代理人政治（client politics）以及企业家政治（entrepreneurial politics）。在他看来，利益集团学说描述的只不过是其中的一种类型而已。此外，他还提醒我们，除了公众和利益集团之外，一些其他的利益主体如政治家、官僚以及技术专家也对监管过程有着十分重要的影响[1]。

除了规范研究之外，另外一些学者还通过实证研究也发现了国家自主性在监管政策过程中的作用。例如，马克·罗尔（Marc T. Law）和加里·利伯坎（Gary Libecap）两位学者就曾经以美国《1906年纯食品药物管理法案》的立法过程为个案，发现联邦政府意图通过建立监管体系来增加自身的预算、编制以及权威方面资源的逐利要求对该法案的通过起到了很大的作用[2]；而学者史蒂文·沃格尔（Stephen K. Vogel）则通过对日

---

[1]　James Q. Wilson (1980)，*The Politics of Regulation*，New York：Basic Books，pp. 357 – 394.

[2]　Marc T. Law and Gary Libecap (2004)，*The Determinants of Progressive Era Reform：The Pure Food and Drugs Act of* 1906，available at http：//www. nber. com/books/corruption/law-libecap4 – 1 – 05. pdf.

本的电信产业监管改革的研究发现，"政府主体从来就没有从一个中立的
角度来进行社会利益的仲裁"、"它们在监管过程中明显带来意识形态倾
向和政治考量"、"在满足相关利益集团诉求的同时，他们也在盘算着自
己的政策议程"。① 这些实证研究都充分证明监管政策在本质上就是国家
政治逻辑的行动体现。

表 2—2   监管政治的四种不同类型

成本—收益分布状况	监管政治类型	个　案
两者均分散分布	多数主义政治	美国《1891 年谢尔曼反垄断法案》的通过过程
两者均集中分布	利益集团政治	美国《1886 年贸易法案》的通过过程
成本分散分布 收益集中分布	代理人政治	美国《1992 年处方药使用者费用法案》的立法过程
成本集中分布 收益分散分布	企业家政治	美国《1966 年汽车安全法案》的立法过程

　　监管政治理论的提出，启发着我们对另一些问题的思考：国家在监管
政策过程中究竟发挥了怎样的作用？为什么同一个政府在不同领域的监管
政策存在很大的差别？政府是如何将所谓的公共利益换算成自身利益的？
在怎样的条件下，国家能够真正扮演一个协调相互冲突的社会利益关系的
中立力量？所有的这些问题，对于研究监管的本质都具有十分重要的意
义。然而，持监管政治理论的人，必须对如下的几个问题提供比较清晰的
答案，才有可能成为一种比较具有解释力的理论：在一个国家系统内部，
究竟谁能够代表国家利益或政府利益，立法、行政、司法机构，还是相对
独立的监管机构？如果说它们其中的任何一个都能够代表，那么政府利益
与官僚利益又有何区别？监管过程中的成本与收益分布的集中度或分散度
如何准确衡量？即使我们承认政府在很多时候是不会被利益集团所俘获

---

① Steven K. Vogel (1996), *Freer Markets*, *More Rules*: *Regulatory Reform in Advanced Countries*, Ithaca and London: Cornell University Press, p. 268.

的，那又如何让我们信服政府始终能够在众多的利益集团的游说面前保持自主性？换而言之，在有效地克服了公共利益理论和利益集团理论的极端走向之后，监管政治理论似乎给我们提供了一个更为模糊不清、捉摸不定的答案，其对经验现象的解释力和预测力显得更为孱弱，如何更为明确和清晰地界定和分析监管政治过程中的策略性平衡，是监管政治理论走向进一步完善的方向。

（四）制度主义理论（Institutionalism Theory）

无论是利益集团理论，还是监管政治理论，他们在方法论上都具有鲜明的理性选择（rational choice）主义色彩，而从 20 世纪 80 年代开始，随着新制度主义（neo-institutionalism）的逐渐兴起，一些学者开始对这种基于化约主义（reductionism）之上的理性选择方法提出挑战，他们更倾向于把政治行为看作是个体与制度互动的结果。在新制度主义者看来，作为一种政治行为的政府监管，既不是由单纯的公共利益观所推动，也不是不同集团之间利益谈判的结果，而是特定制度环境下的必然产物，各个行动主体的偏好都是由一定的制度环境所塑造出来的[①]。因此，研究政府监管的起因及过程，正式的制度安排、组织结构以及非正式的文化观念、历史传统等，都必须成为不可或缺的考察因素。

例如，学者雷恩·汉切（Leigh Hancher）和迈克尔·墨朗（Michael Moran）就曾经在一篇关于经济性监管研究的论文中提出，我们不能简单地根据对公共利益以及私人利益的人为区分来研究监管，而应当从一个制度化的视角出发，对各种各样行为主体在制度化的"监管空间"（regulatory space）中的相对位置进行研究。从某种意义上看，包含着制度安排、组织资源、价值观念以及历史传统等要素在内的"监管空间"，是制约着

---

① James G. March and Johan P. Olsen (1984), The New Institutionalism: Organizational Factors in Political Life, *American Political Science Review*, Vol. 78, No. 3, pp. 734 – 749; Brian Levy and Pablo T. Spiller (eds.) (1996), *Regulations, Institutions, and Commitment: Comparative Studies of Telecommunications*, Cambridge: Cambridge University Press; Julia Black, New Institutionalism and Naturalism in Socio-Legal Analysis: Institutionalist Approaches to Regulatory Decision-making, *Legal & Policy*, Vol. 19, Issue 1, pp. 51 – 93.

监管行为过程的根本因素①；学者克莱夫德·谢灵（Clifford D. Shearing）也提出除了传统的理性选择视野之外，人们还应当以一种更为结构性的构造主义（constitutive perception）的观念来看待监管的概念和过程②；马奇（G. Majone）和史蒂芬·乌鲁克（Stephen Woolock）则以监管型国家在欧盟的兴起的经验研究表明，除了国内的制度因素之外，国际之间的监管竞争（regulatory competition）也会成为影响监管改革的结构性变量③；而还有一些学者则用历史制度主义（historical institutionalism）的方法，将监管过程中的法律规章视为一种具有自我完善性的系统（autopoietic system）加以研究④。

制度主义监管理论启发我们将眼光转移到对各种行为主体背后的结构性因素的考察，赋予监管行为之外的宏观制度环境以自变量涵义，极大地扩充和丰富了监管理论研究的内容。但是，如同新制度主义理论本身一样，制度主义监管理论也受到了来自多方面的批评，例如"制度环境决定监管"的论调不能解释为什么在相类似的制度因素影响下，监管改革仍然呈现出很大的差异性，欧盟不同国家的监管改革比较就是生动的明证；过分强调将宏观的社会制度环境作为分析对象，忽视了对个体组织或微观制度机制（mechanism）的分析，使得制度主义理论学解释监管创新上缺乏较有说服力的论证；此外，制度主义理论无法为一些诱发监管改革

---

① Leigh Hancher and Michael Moran (1989), "Organizing Regulatory Space", in Leigh Hancher and Michael Moran (eds.), *Capitalism*, *Culture and Economic Regulation*, Oxford: Clarendon Press, pp. 271 –299.

② Clifford D. Shearing (1993), "A Constitutive Conception of Regulation", in P. Grabosky and J. Braithwaite (eds.), *Business Regulation and Australia's Future*, Canberra, ACT: Australian Institute of Criminology.

③ G. Majone (1996), *Regulating Europe*, London: Routldge; Stephen Woolock (1996), Competition among Rules in the Single European Market, in William Bratton (eds.), *International Regulatory Competition and Coordination: Perspectives on Economic Regulation in Europe and the United States*, New York: Oxford University Press, pp. 289 –322.

④ Gunther Teubner (1987), *Autopoietic Law: A New Approach to Law and Society*, Berlin, Walter de Gruyter; W. H. Clune, "Implementation as An Autopoietic Interaction of Autopoietic Organizations", in Gunther Teubner and A. Febbrajo (eds.) (1992), *State*, *Law and Economy as Autopoietic Systems: Regulation and Autonomy in New Perspectives*, Milan: Giuffre; Michael King (1993), "The Truth about Autopoiesis", *Journal of Law and Society*, Vol. 20, No. 2, pp. 218 –236.

的偶然性危机事件因素提供合理的位置，因而使得其难以解释一些突变性的监管改革。[①]

（五）观念塑造理论（Idea Force Theory）

从整体上看，前面四种理论都具有浓厚的结构功能主义色彩，都没有将思想性的价值观念纳入研究的考察范围，而 20 世纪 80 年代后许多西方国家开始行动的一场放松监管的改革运动，促使人们对监管有了更进一步的思考，一些学者提出这场监管改革运动与其说是由一系列的结构因素决定的，不如看作是源自知识阶层的一系列价值观念所触发的。[②] 例如，有学者研究发现，美国里根政府时代的放松监管改革并不是相关利益集团游说的结果，而是一些经济学家和知识分子提出的以牺牲少数生产商利益来使得广大消费者群体获益的经济理性主义（economic rationalism）所引发的[③]，而欧洲国家的改革也不例外，新古典主义经济思想的复兴起到了很大的作用。[④] 他们坚持认为，虽然政客官僚能够对这些思想观念进行某种程度的重塑，但他们至少在公共场合运用大众媒体，用这些思想观念来为自己政策的合理性进行辩护。[⑤]

---

① 例如，在美国社会性监管的发展历史上，本书将要研究的案例领域——药品安全监管就是体现危机事件触发监管改革的最好例证之一。1937 年发生的导致 105 人死亡、248 人受到严重伤害的"万灵磺胺"（Elixir Sulfanilamide）药品中毒事件直接推动了 1938 年《联邦食品、药物和化妆品法案》（The Federal Food, Drug and Cosmetic Act of 1938）的通过；1962 年国会通过的《柯弗瓦—哈里斯药物修正案》（The Kefauver-Harris Drug Amendments）也是直接受到了当年发生在欧洲的"反应停"药害事件（thalidomide event）的影响。参见 Paul M. Wax (1995), Elixirs, Diluents and the Passage of the 1938 Federal Food, Drug and Cosmetic Act, *Annals of Internal Medicine*, Vol. 122, Issue 6, pp. 456 - 461; McFadyen RE (1976), *Thalidomide in America: A Brush with Trage-dy*, Clio Medica, Vol. 11, Issue 2, pp. 79 - 93。

② Christopher Hood (1994), *Explaining Economic Policy Reversals*, Buckingham, Philadelphia: Open University Press, pp. 19 - 36; Richard A. Harris and Sidney M. Milkis (1996), *The Politics of Regulatory Change: A Tale of Two Agencies*, New York: Oxford University Press, p. 18.

③ Martha Derthick and Paul J. Quirk (1985), *The Politics of Deregulation*, Washington D. C.: Brookings Institution, pp. 237 - 259.

④ Edited by Helen Wallace and William Wallace (1996), *Policy-making in the European Union*, Oxford: Oxford University Press, pp. 22 - 24.

⑤ Edited by Peter A. Hall, *The Political Power of Economic Ideas: Keynesianism across Nations*, Princeton, N. J.: Princeton University Press, pp. 361 - 391.

当大部分学者都把眼光盯着理性选择、制度约束等结构性因素的时候，观念推动理论的学者们则另辟蹊径，将监管过程中的意识观念因素挖掘出来，让人觉得耳目一新，它的贡献和价值显而易见，启发人们对意识观念因素在监管改革中所起的软性作用予以更多的重视和关注。然而，该理论最致命的缺陷则在于很难证明意识观念因素的自足性，即如何证明意识形态观念相对于利益选择、制度规范等因素而所具有的相对独立性；而且，该理论不能解释为什么有些意识观念能够开花结果，变成现实的政策，而另一些意识观念则只能被束之高阁，无法兑现为政策选择。

表 2—3　　　　　　　　　　五种有关监管理论的比较示意表

监管理论类型	主要的观点	存在的问题
公共利益理论	政府监管是弥补市场失灵，实现公共利益的一种有效的政策选择	对公共利益的界定缺乏共识 很难证明监管者为什么要将公共利益置于优先 很难证明监管是克服市场失灵的最佳途径
利益集团理论	政府监管是由一些相关的利益集团主导形成，并为利益集团服务或俘获	忽略了相对于利益集团的政府自主性的考量 将监管者的利益缩窄为商业货币利益而非政治利益 很难解释 80 年代以来许多国家所发生的放松监管（de-regulation）的运动
监管政治理论	政府监管既不是为了实现公共利益，也不是为利益集团所俘获，而是一种在公共利益、利益集团和自身利益之间的平衡妥协	很难界定代表政府利益的主体究竟是谁 很难将政府利益与官僚利益区分开来 很难衡量监管过程中的成本及收益分布的分散度

监管理论类型	主要的观点	存在的问题
制度主义理论	正式的制度安排、组织结构以及非正式的文化观念、历史传统等，都必须成为不可或缺的考察因素	无法解释在相同的制度环境下监管改革存在的差异 忽视了对个体组织或微观制度机制的分析 无法解释由一些危机事件导致的突发性监管改革
观念推动理论	政府监管是监管者和知识分子观念塑造的结果，相关利益集团的压力并非至关重要	很难将经济利益与观念推动的作用区分开来 很难证明是观念塑造，还是制度推动 不能解释不同的意识观念的不同命运和遭遇

以上研究更多的是从规范研究的角度来对监管行为进行考察，并先后得出了公共利益理论、利益集团理论、监管政治理论、制度主义理论以及观念推动理论等学说，值得注意的是，以上五种理论都只是有关监管研究领域中的宏观理论，是对有关监管现象最一般意义上的理论探讨，而更多的中观或微观理论，例如公共选择理论、第三方风险理论以及私有化黑洞理论等，则主要是对某一国家或产业的实证研究的产物，因此并未一一列出。然而，从比较政治学视野下对监管型国家兴起的背景、机制以及具体特征的比较型经验性研究则不多见。下文将以历史经验分析为线索，对人类历史上自由放任国家、积极型国家、发展型国家以及指令型国家四种不同类型向监管型国家过渡的背景、机制及其各自不同的特征进行比较性的分析，从而为中国监管型国家建设的研究提供一个宽广的视野和准确的定位。

二 比较政治学视野下的监管型国家建设

20世纪70年代末以前，由于监管型国家的治理模式主要局限于美国，因此有关的理论研究以及经验研究大都带有较为强烈的美国色彩，比较研究的视野也就无从谈起。70 年代末期以来，随着去国有化运动（de-nationalization）在另一些国家的开展，自由市场经济模式的色彩日趋增强，许多国家都必须面对如何在一个去国有化、放松监管以及全球化背景下有效管理社会经济事务的难题，以重新监管（re-regulation）为导向的监管型国家治理模式，开始逐渐在全球范围得以扩展，一场所谓的"全球监管革命"（global regulatory revolution）方兴未艾。根据学者迈克尔·墨朗的概括，监管型国家的特征包括：政府介入经济活动的目标定位于修正市场失灵，维护有效竞争以及减少社会风险；介入经济活动的方式从直接的市场干预转变为间接的政策调控；政府相对于产业利益具有相对的独立性，国家与市场的关系特征是多元主义（pluralism）而非合作主义（corporatism）；在市场经济中，政府的角色是裁判员而非运动员；国内市场对于海外企业开放，经济民族主义（economic nationalism）色彩减弱①。本书的问题是，为什么各种政治经济发展模式不同的国家都不约而同地选择了监管型国家的治理之道？现代监管型国家在不同类型国家兴起的原因有哪些共同点和区别？在保留监管型国家的基本核心特征的同时，他们各自的监管风格具有怎样的鲜明特征？本节将从比较行政学视野出发，对四类比较典型的国家的监管型国家建设进行分析比较。

（一）美国：从自由放任主义（laissez-faire）到监管型国家

19 世纪 70 年代以前，由于自由放任的古典经济思想在美国几乎被奉为圭臬，因而政府对社会经济生活的干预几乎维持在零水平，而主要依靠一些社区组织和同业公会来进行自律。虽然到了 19 世纪中期，一些州政府已经开始立法对铁路价格费率、掺假食品和药物等一些事项进行管理，但联邦政府仍然没有担负任何实际的监管职能。这种现象直到 1870 年前后才得以逐渐改变。1871 年前后，为了遏制当时日益严重的铁路行业垄断行为，美国中西部地区的四个州的议会联合起来，制定了一系列后来被称之为"格吉兰法律"（Granger Laws）的法案，其中的三个州还建立了

---

① Michael Moran (2002), "Review Article: Understanding the Regulatory State", *British Journal of Political Science*, Vol. 32: pp. 411 – 412.

相应的强势监管委员会机构，并授权给它们限定最高的收费费率。这种限制自由市场竞争中的垄断行为的法律，从一开始就受到了来自铁路产业的反对与抵制，并引发铁路企业向联邦法院提起违宪诉讼。1877 年，美国联邦最高法院先后对五个相类似的案例作出类似判决，认定州政府有权力对该州的铁路以及其他与公众利益密切相关（affected with a public interest）的行业进行立法监管，这被视为美国普通法最早对垄断行为进行监管的尝试。后来，随着国内反垄断工作的日益繁重与超出州界，1887 年国会通过了州际贸易法案（Interstate Commerce Act），宣布设立州际商务委员会（Interstate Commerce Commission，ICC），赋予其监管铁路行业制定和执行公平合理收费政策的职能，美国近代史上第一个监管机构由此诞生①。

　　由于工业革命的发展、中下阶层社会运动的推动以及进步党人的努力，在随后被称之为美国历史上"进步时代"（Progressive Era）的近三十年时间里，一系列涉及监管领域的法案和机构纷纷得以颁布或成立，掀开了美国历史上监管改革运动的大幕，例如 1890 年美国国会通过了著名的谢尔曼反垄断法（Sherman Antitrust Act），奠定了后来美国政府鼓励竞争、反对垄断的基本政策；1906 年通过的赫伯曼法案（Hepburn Act）极大地提升了州际贸易委员会的监管权力；1906 年先后通过的肉类制品检验法案（Meat Inspection Act）和纯食品药物法案（Pure Food and Drug Act）赋予了联邦政府农业部化学局对肉类食品以及药品安全监管的权力，并成为后来美国食品药物管理局（Food and Drug Administration，FDA）的前身；1913 年通过的联邦储备法案（Federal Reserve Act）使得后来鼎鼎大名的美国联邦储备委员会（Federal Reserve Board）得以成立，并扩大了联邦政府对金融产业的监管权力；1914 年联邦贸易委员会法案（Federal Trade

---

　　① 研究以铁路运输行业为主线的美国近代监管体制起源，可以参考：Lee Benson (1955)，*Merchants, Farmers and Railroads: Railroads Regulation and New York Politics*，1850 - 1887，Cambridge：Harvard University Press；Edward C. Kirkland (1967)，*Industry Comes of Age: Business, Labor and Public Policy* 1860 - 1897，Chicago：Quadrangle Books，chapter 3 - 6；George H. Miller (1971)，*Railroads and the Granger Laws*，Madison：University of Wisconsin Press；Thomas K. McCraw (1984)，*Prophets of Regulation: Charles Francis Adams, Louis D. Braneis, James M. Landis, Alfred E. Kahn*，The Belknap Press of Harvard University Press，pp. 57 - 79。

Commission Act）和克莱顿反垄断法案（Clayton Anti-trust Act）先后获得通过，不但建立起了一个重要的经济性监管机构——联邦贸易委员会（Federal Trade Commission，FTC），而且大大加强了美国政府在反垄断政策方面的执行力度。此外，担负搜集和公布公司企业相关信息职能的联邦商务与劳工部公司局（Bureau of Corporations，Department of Commerce and Labor）于 1903 年成立，负责对各州及企业公司林业资源开发行为进行监管的国家林业机构（National Forest Service）也于 1905 年成立①。直至 1920 年前后，美国联邦政府设立的各类监管机构数量已经达到 15 个之多。

　　除了成立专门的监管机构来监察社会经济领域可能对社会产生危害的行为之外，进步时代的美国还通过以下方式来加强国家建设：建立专业化的官僚系统和文官制度；通过法律进行反垄断行为，阻止公司规模过大；对工会力量予以支持；在局部领域，甚至直接通过国有化的方式来控制。到 20 世纪 20 年代前后，一个现代监管型国家正在取代前现代意义上的"法院 + 政党"式国家（a state of courts and parties）②，成为美国走向工业社会后所创造的新治理模式。

　　如何理解这 40 年里社会经济治理模式的迅速转变，一直是美国历史学界和社会科学界探讨的热点话题。无论是强调公共利益推动的观点，还是坚持利益集团俘获的学说，大部分学者都承认监管型国家兴起背后是具有深刻的结构性原因的，即工业革命和商业经济发展导致大型公司经济（corporate economy）的兴起，侵害了传统的自由放任竞争原则，从而引发一系列经济与社会问题，迫使美国对旧有的政府治理模式进行反思与改革。③

　　虽然早在 18 世纪末，工业革命就在美国的一些局部地区得以开展，但直到 1865 年南北战争结束之后，工业革命才开始在美国得以全面进行。

---

　　① Marc Allen Eisner（1993），*Regulatory Politics in Transition*，Baltimore and London：The Johns-Hopkins University Press，p. 30.

　　② Stephen Skowronek（1982），*Building A New American State：The Expansion of National Administrative Capacities* 1877 - 1920，Cambridge：Cambridge University Press，pp. 19 - 36.

　　③ Marc Allen Eisner（1993），*Regulatory Politics in Transition*，Baltimore and London：The Johns-Hopkins University Press，p. 29.

从 19 世纪 60 年代晚期到 90 年代的 30 年时间里，美国的国民生产总值以年均 2% 的速度高速增长，工业制造业占国民经济的比重从起初的 33% 上升为 53%①，从一个落后的农业国一跃成为强大的工业国。工业革命不但大大推动了生产技术的发展和更新，使传统的手工业向现代化的大工业迈进，而且加速了商业经济发展的节奏，并且催生了统一的全国性市场。生产技术与商业环境的巨大变化，使得原有的以中小企业为主的公司组织形式变得极不适应，生产、运营和组织成本都直线上升。为了适应新的商业环境，一些州的中小企业开始通过纵向或横向联合及合并的方式扩大规模，降低成本，实现规模经济效应，直至最后逐渐发展成为垄断寡头企业托拉斯，当时尤以铁路和电报行业最为突出。根据资料显示，从 1882 年到 1887 年，标准石油托拉斯（Standard Oil Trust）、美国棉油托拉斯（American Cotton Oil Trust）、全国亚麻油托拉斯（National Linseed Oil Trust）以及蒸馏酒与饲牛业托拉斯（Distillers and Cattle Feeders Trust）等大型垄断组织先后成立。从 1897 年到 1904 年短短七年时间里，美国全国共有 4227 家公司通过合并成为 257 家新公司，包括诸如美国钢铁公司（United States Steel）以及万国收割机公司（International Harvester）等大名鼎鼎的巨头企业。到了 1904 年，全美已经有大约 300 家托拉斯组织。经历了这种大规模的整合之后，在 20 世纪初，占全国总数 1% 的公司的生产量，已经占到全国工业总产量的 45%②，这与工业革命前多、小、散、乱的产业格局形成了鲜明的对比。

公司经济的兴起，尤其是大型垄断托拉斯的相继建立，破坏了自由竞争经济的平静气氛，导致了一系列前所未有的经济和社会问题。以铁路公司为例，为了获取高额的垄断利润，铁路寡头们用"回扣"的办法，吸引和稳住大客户，同时通过抬高小城市运费、支线铁路运费和散货商品运货费用的方法，来补贴其向大客户支付"回扣"的损失。更为让政府头

① Rober Higgs（1987），*Crisis and Leviathan: Critical Episodes in the Growth of American Government*，New York: Oxford University Press，pp. 79 - 80.

② Thomas K. McCraw，"Rethinking the Trust Question"，in Thomas K. McCraw（1981）（eds.），*Regulation in Perspective: Historical Essays*，Cambridge: Harvard University Press，p. 32；Lewis L. Gould，"The Progressive Era"，in Lewis L. Gould（1974）（eds.）*The Progressive Era*，Syracuse，N. Y.: Syracuse University Press，p. 2.

疼的是，铁路寡头们还经常通过价格联盟的形式操纵市场价格，客观上使所有依赖于铁路运输的重要资源都被垄断控制，中小农场主和农民成了垄断商业的牺牲品，所创造的大部分财富被卷入了寡头的腰包；又如制药公司，为了赢得当时日益扩大的医药市场，制药商们一方面以各种方式虚构夸大药品的疗效，并通过铺天盖地的欺骗性广告讹诈消费者，另一方面还以保护商业秘密为名，在所谓的"专利药品"（patent medicine）制造过程中大肆掺假和偷工减料，严重危害了公众的用药安全①。所有的这些垄断行为产生的经济和社会问题，限于政府不能干预市场经济的金科玉律，联邦和州政府只能作壁上观，无可奈何。

公司经济所导致的一系列经济和社会问题，逐渐恶化和扩展成为全面性的政府治理危机。最直接的后果就是导致社会各个阶层贫富差距的扩大，1890年全美最富有的1%家庭拥有这个国家51%的财产，而最贫穷的44%的家庭所拥有的财富只占到全国的1.2%。爆发于1893年的经济萧条，更是让本已严重的经济社会问题雪上加霜。巨大的贫富悬殊，激化了各个社会阶层之间的矛盾，农民、产业工人、中小企业家等社会群体纷纷通过农业协会、工会、商业协会以及妇女组织等各种社会组织力量，并以发动罢工、游行抗议以及组织游说的方式要求州和联邦政府出面对产业界进行立法监管，对社会资源进行再分配，以保护社会中下阶层的利益，一些新闻媒体也通过各种"揭露黑幕"（muckracking）运动的报道，揭露产业界谋取超额利润的阴暗面，广大的中产阶级也呼吁扩大社会福利政策所涵盖的范围，一场前所未有的社会危机已经降临②。

在强大的社会舆论压力下，为了应对日益严重的经济和社会危机，并对劳工和农民的抗争运动有所回应，一些州开始着手对本州内的公司进行监管。1907—1908年，有15个州建立了经济管制委员会，对工业、商业和金融业进行监管，范围从铁路、电报、电话、煤气等公用事业延伸到保险、肉类加工、食品药品生产等民生领域，而联邦一级政府的监管改革则

---

① Philip J. Hilts（2003），*Protecting America's Health：The FDA，Business and One Hundred Years of Regulation*，New York：Alfred A. Knopf，pp. 19 – 34.

② Steven J. Diner（1998），*A Very Different Age：Americans of the Progressive Era*，New York：Hill and Wang，pp. 14 – 29.

如前文所述，主要集中在反垄断、改革关税和银行制度、征收所得税等方面①。在经历了这样一个剧烈的动荡时期之后，监管型国家的治理模式才艰难地应运而生。

关于监管型国家在美国建立的这段历史，美国政治学者马克·埃斯纳（Marc A. Eisner）曾经有一个比较全面的分析框架（参见图2—1）。由于早期的监管体制是建立在自由市场经济基础上、并以鼓励有效的自由竞争为目的的，因此他把这个时期美国的监管体制称之为"市场体制"（market regime）。在笔者看来，他的这一分析框架的基本逻辑链是经济结构变化——社会利益分化＋社会思潮铺垫——落后的治理模式——新的治理机制。这是一种典型的结构功能主义的分析思维。

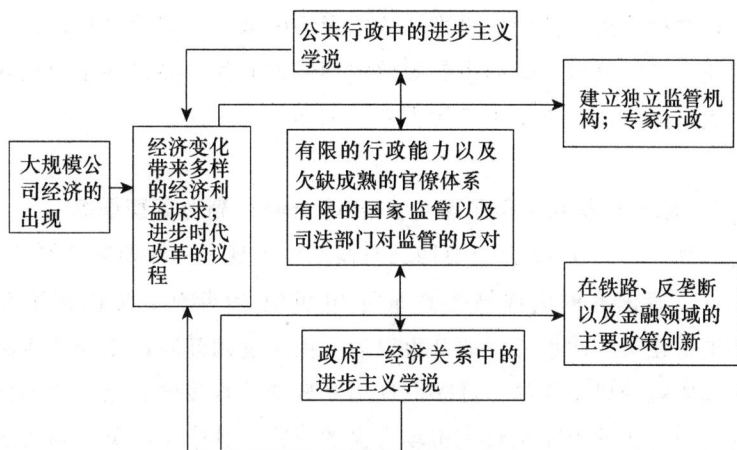

图2—1　美国监管型国家中的市场体制（market regime）

资料来源：Marc Allen Eisner（1993），*Regulatory Politics in Transition*，Baltimore and London：The Johns-Hopkins University Press，p. 28.

也有一些学者运用经济学上的成本—收益方法，从理性选择角度来解释监管在美国的兴起。如爱德华·盖斯勒（Edward L. Glaeser）和安德鲁·史莱佛（Andrei Shleifer）两位学者就单纯从经济效率角度分析，认

---

① 王希：《美国进步时代的改革：兼论中国制度转型的方向》，载胡鞍钢、王绍光、周建明主编：《第二次转型：国家制度建设》，清华大学出版社2003年版，第134页。

为政府监管能够取代之前农业经济时代的私人诉讼（private litigation）的主要原因有三方面：第一，监管者往往比法官具有更大的动力去推动成本高昂的调查，以便确定违法规则的行为，因为监管者具有更强的专业水平和职业精神；第二，监管者可以通过代表诉讼原告的共同利益，来简化民事诉讼程序或克服搭便车的问题；第三，与民事诉讼的事后补偿机制相比，监管往往更加着眼于事前预防。有趣的是，文章基于对公司企业的理性选择分析，运用成本—收益分析方法，提出了这样一种模型，即监管法律执行的最佳策略依赖于该法律所能够抵制相关强大利益集团的能力。文章认为，这个模型可以解释为什么从 1887 年到 1917 年，监管能够取代自由放任、事后严厉惩罚（strict liability）和惩治疏忽（negligence），而成为美国最重要的法律执行手段。① 总而言之，无论是结构功能主义视角，还是理性选择方法，他们似乎都承认监管型国家在美国的兴起，是一种因自由放任主义失灵而应运而生的有效治理模式，其最终目的在于从部分程度上克服自由放任式资本主义所带来的弊端。

（二）欧洲：从积极型国家（positive state）到监管型国家

虽然欧洲各国在 19 世纪晚期的时候已经出现了一些监管体制的雏形，但大规模监管国家的出现仍然要等到 20 世纪 70 年代，原因在于在此之前，特别是在第二次世界大战结束以后，由于受到苏联计划经济体制所取得的重大成就的启示缘故，许多欧洲国家选择了直接国有化、计划化、福利化甚至极权化的道路来解决市场失灵的问题，其中又以英国和法国最为典型。

例如在英国，1946 年工党政府首先将英格兰银行收归国有，职能变为按照政府要求制定国家金融政策，并于 1947 年 1 月颁布了《煤矿国有法》，开始了煤炭工业国有化的步骤，之后钢铁工业、运输工业和煤气行业等部门也逐渐被政府收购。这股国有化浪潮一直持续到 70 年代末，并迅速扩展到飞机制造业、宇航工业、汽车制造业、造船工业和石油工业等。与之相对应的，在政府层面，除了建立起中央经济计划部（The Cen-

---

① 　Edward L. Glaeser and Andrei Shleifer (2003), The Rise of the Regulatory State, *Journal of Economic Literature*, Vol. XLI, pp. 410 – 425.

tral Economic Planning Staff)、经济计划局（The Economic Planning Board）和全国工业部门国民生产顾问委员会（The National Production Advisory Council on Industry）等综合性经济部门之外，还成立了国家石油公司、宇航公司和造船公司等部门经济管理机构，大部分重要的工商业部门都变成了国有企业。[①]

相形之下，法国则经历了相对较长的三次国有化浪潮。第二次世界大战刚刚结束之际，为了尽快恢复国民经济，法国政府在电力、金融、煤炭、石油、核能、交通等部门掀起了第一次国有化浪潮，使得国有企业数量从战前的 11 家剧增到 103 家。20 世纪 70 年代中期以后，第二次国有化浪潮再次席卷法国，通过这次国有化运动法国政府掌握了三分之一的钢铁部门企业，并以入股的方式对一些军用工业公司实行国有化。80 年代初期，密特朗总统上台执政以后，颁布了新的国有化法令，再次掀起国有化高潮，国有化方向也逐渐扩展到金融和一些竞争性行业，例如有 39 家银行和 5 家最重要的工业集团被收归国有。到 1982 年底，法国国有企业的投资总额已经占到全国投资总额的 36%，净资产占全国净资产总额的 28%，出口额占全国总额的 23%，成为欧洲各国国有化程度最高的国家[②]。此外，除了英、法两国之外，联邦德国、意大利、奥地利以及西班牙等欧洲国家都加快推动国有化进程，到 1985 年它们国有企业占经济总产出的比重分别上升为 12%、20%、18% 和 12%。

然而，大规模的国有化和计划经济改革，不但没有很好地解决市场失灵的问题，反而还滋生了一系列社会经济问题。由于国有企业的多重身份，使得其必须同时兼顾经济目标、政治目标和社会目标，导致国有企业的经济效益不断下滑，例如 1980 年法国国有企业的亏损总额为 36 亿法郎，1984 年则剧增到 240 亿法郎，这还不包括当年政府财政拨款 130 亿法郎的补贴。巨大的亏损黑洞只能由政府财政经费补贴，使得各国政府的财政不堪重负，例如英国政府 1979—1980 年度对煤炭、铁路、钢铁行业

① Andrew Pendleton (1997), The Evolution of Industrial Relations in UK Nationalized Industries, *British Journal of Industrial Relations*, Vol. 35, Issue 2, pp. 145 – 172.

② Emmanuel Chadeau, The Rise and Decline of State-Owned Industry in Twentieth Century France, in Pier Angelo Toninelli (eds.) (2000), *The Rise and Decline of State-Owned Enterprise in the Western World*, Cambridge, UK; New York: Cambridge University Press, pp. 185 – 207.

的补贴额度就达 18 亿英镑，1984—1985 年度更是增加到了 40 亿英镑；在瑞典，1975—1982 年政府拨付给国有企业的财政补贴达到近 70 亿美元；而在法国，1982 年政府补贴国有企业的金额超过了 500 亿法郎。除了经济问题之外，国有化浪潮也暴露出了一些在政治和社会方面的弊端，根据学者马奇的总结，这些弊端包括国有企业经营者被政客或商会所俘获、冗员过多、经营者缺乏清晰和连贯性的经营目标、不同部门国有企业之间缺乏协调等①。所有的这些经济、政治和社会问题，不仅极大地削弱了政府调控宏观经济的能力，而且引起了有关社会组织和民众的不满，一些右翼政党也纷纷提出去国有化的改革主张。

在这样的艰难时局下，欧洲各国政府纷纷开始掀起了一场民营化（privatization）的浪潮，原有的国有企业纷纷被私有化和市场化。例如在英国，1979 年随着保守党战胜工党夺取执政权，以民营化和精简政府为核心特征的撒切尔主义（Thatcherism）改革路线得以推行，即通过出售国有资产、放松监管、鼓励民间部门特许投标和合同承包的形式参与公共服务的提供等形式，打破国有企业垄断，引进市场竞争力量，减少政府的行政干预和政府对国有企业的财政补贴支出。英国钢铁公司、英国天然气公司、英国航空公司、希斯罗机场以及一批军工企业都相继被私有化。虽然在早期，工党对这一改革持反对态度，到 90 年代之后，由于民营化改革确实起到了减轻财政负担、促进国家经济发展的效果，因而也逐渐接受了这一改革主张②；在法国，80 年代中期右派执政联盟上台之后，去国有化运动开始拉开序幕，一些三年前刚刚收归国有的公司企业又被重新卖给投资商人，一些重要的行业如金融、电信、航空、电力、煤气等行业的国有企业也纷纷通过出售股份、资本重组等方式转换成为民营企业，虽然后来的左翼政党上台使得民营化速度减缓，但民营化的总趋势依然锐不可当③；在意大利，1992 年政府开始着手将国有企业改组成为股份公司，由财政部掌握股权，并授权财政部经营这些国有股份，同年 10 月又成立了

① Giandomenico Majone (1997), "From the Positive to the Regulatory State. Causes and Consequences of Changes in the Mode of Governance", *Journal of Public Policy*, Vol. 17, Issue 2, p. 149.

② Organization for Economic Co-operation and Development (OECD) (2004), *France: Charting A Clearer Way Forward*, Paris: OECD, pp. 10 – 21.

③ Ibid. .

私有化委员会，推行国有企业私有化，将国有股份按照最高价或者公开拍卖的方式出售给私人，大批银行、保险、电信公司等都纷纷转换为民营企业[①]。除此之外，奥地利、联邦德国、葡萄牙、比利时、西班牙、希腊、荷兰、瑞典等欧洲国家也在不同程度地推行了私有化运动。

　　有趣的是，民营化运动改革并没有完全将政府干预从市场经济领域驱逐出去，而是将政府干预以重新再监管（re-regulation）的形式加以重塑。此外，虽然在经济性监管领域更多的是放松监管，但是在社会性监管领域确实存在某种强化的趋势。例如在英国，70年代就已经建立起来的监管机构包括独立广播局（Independent Broadcasting Authority，1972）、民航总局（Civil Aviation Authority，1972）、健康和安全委员会（Health and Safety Commission，1974）、平等机会委员会（Equal Opportunities Commission，1976）以及种族平等委员会（Commission of Racial Equality，1976），而在80年代以后又建立了电信业办事处（Office of Telecommunications，1984）、天然气供应办事处（Office of Gas Supply，1986）、水务办事处（Office of Water Services，1989）以及电力监管办公室（Office of Electricity Regulation）等，这些机构都在某种代表政府对民营化之后的产业界进行依法监管；而在法国，随着第一个监管机构——国家信息自由委员会于1978年成立，一系列监管组织如信息及文档获取委员会（1978）、消费者安全委员会（1983）、限制过度竞争委员会（1986）以及保险业监管委员会（1989）相继得以建立[②]；在意大利，国会、经济财政部、企业与证券交易委员会、产业管理部门以及审计法院都成为监管改制后的国有企业经营行为的重要主体。值得注意的是，前述的一些欧洲国家都无一例外地建立了一整套与私有化相对的监管体系。

　　如何准确理解欧洲国家这种"国有化—民营化—再监管"的政治—经济模式的变化过程呢？学者马奇（G. Majone）认为从1970年以来，在欧洲各国，传统意义上以征税和财政支出等再分配职能为主要特征的积极型国家逐渐转变为以制定规则为主的监管型国家，他总结了积极型国家的

---

　　① Organization for Economic Co-operation and Development (OECD) (2001), *Regulatory Reform in Italy*，Paris：OECD，pp. 15–46.

　　② Giandomenico Majone (1994)，"The Rise of the Regulatory State in Europe"，*West European Politic* Vol. 17，Issue 3，pp. 83–84.

三大功能：收入再分配、宏观经济调控以及市场监管，尤其是通过大规模的国有化或公有制经济的形式来直接履行国家经济职能，而认为监管型政府更多的是通过建立第三方、相对独立和专业的监管机构来实现政府管理经济的职能，因此他将这个过程界定为一个从积极型国家向监管型国家转变的过程，并将其各自不同的特征进行了比较（参见表2—4），而约翰·布莱斯怀特（John Braithwaite）则认为监管型国家治理模式在欧洲的兴起，改变了传统的国家—社会关系，是一种新型的国家治理社会的有效模式（参见表2—5）。

表2—4　　　　　　　　积极型国家与监管型国家的特征比较

	积极型国家（Positive State）	监管型国家（Regulatory State）
主要职能	社会再分配，宏观经济调控	纠正市场失灵
政策工具	征税（或借贷）与公共支出	制度设计
政治冲突的主要领域	预算的分配	对制度设计的审查与控制
参与机构	议会，政府各部门，国有企业，福利机构	议会专门委员会，独立的监管机构与委员会，司法机关
主要的行为主体	政党，公务员，公司团体	单一议题的社会运动，监管者，专家，法官
政策模式	自由裁量	受到制度和法律的严格限制
政策文化	合作主义	多元主义
政治责任	直接的	间接的

资料来源：Giandomenico Majone（1997），"From the Positive to the Regulatory State. Causes and Consequences of Changes in the Mode of Governance"，*Journal of Public Policy*，Vol. 17，Issue 2，p. 149.

表 2—5　　　　　　三种国家形态的国家—社会关系比较

	守夜人国家 （19 世纪）	积极型国家 （1945—1970）	监管型国家 （1980—　）
掌舵	市民社会	国家	国家
划桨	市民社会	国家	市民社会

资料来源：John Braithwaite（2000），The New Regulatory State and the Transformation of Criminology, *The British Journal of Criminology*，Vol. 40，Issue 2，pp. 222 – 225.

　　更进一步值得思考的问题是，推动欧洲各国从积极型国家向监管型国家转变的基本动力有哪些呢？从现有学者们的文献研究成果来看，监管型国家在欧洲兴起主要有三方面的原因：

　　第一，由于传统的国有化形式的衰落导致的大规模私有化运动，从而改变了政府监管的手段和内涵。墨朗就曾经详细地分析过监管型国家在英国的形成原因，结果发现在私有化改革的早期，许多政治人物和社会大众认为监管机构的建立只是一个过渡性的权宜之计，而到后来日益发现许多刚刚私有化的企业都是大型垄断企业，因而不会受到市场竞争的有效制约，同时这些产业不仅对消费者、而且对国家安全都有着重要的意义，另外这些产业的社会外部性效应都十分强烈，因此政府对于私有化的产业仍然必须要负有监管的责任，并逐步认同监管型国家的兴起并不只是一个过渡阶段，而是一个稳定的治理形式[1]，马科斯·缪勒（M. M. Muller）则通过对德国的监管改革分析也得出了类似的结论。[2]

　　第二，欧洲一体化进程的推进，使得欧盟各国的国内和国际的监管政策更加相互依赖，导致各国之间的监管竞争（regulatory competition）日益激烈。马奇曾经有一个有趣的分析，他认为由于欧盟组织一直为预算体系不够稳定、资金来源不够充裕的问题所困扰，因此很希望通过增强推动各国监管体制改革，建立起跨国公司更愿意接受的一套集中的监管体系而非

---

[1]　Michale Moran（2001），The Rise of the Regulatory State in Britain, *Parliament Affairs*，Vol. 54，No. 1，pp. 26 – 27.

[2]　Markus M. Muller（2002），*The New Regulatory State in Germany*，Birmingham：University of Birmingham Press.

12 个国家的分散体系，以此来扩大自己的影响力。但同时他又认为，这种论断只能解释欧盟组织的动力，而不能解释为什么各个成员国愿意遵从，基于此种考虑，他又提出两种关于成员国方面的假设，即一是国际政府间监管合作十分困难，存在财政、信息、协调等方面的障碍，二是许多领域监管政策的制定和执行都需要很高的技术与行政裁量权，这两方面都决定了通过成员国各自的监管合作，成本会比较高昂，因此借助于欧盟组织显然是一条更为理性的选择。① 此外，还有一些学者通过类似的国别比较研究和产业领域研究，也得出了类似的结论。②

　　第三，审计体系的建立推广以及社会丑闻的披露，使人们深刻感受到现代风险社会（risk society）的来临。20 世纪 90 年代中期以来，以绩效审计、风险审计为主要形式的审计体系在欧洲各国纷纷得以建立，在内容上除了原有的财务审计之外，还涌现出了环保审计、管理审计、医疗审计、教育审计、民主审计以及科技审计等，有学者甚至将这种现象称之为"审计爆炸"（audit explosion）③。审计爆炸的来临，使得大量企业、医院和学校内部的财务欺诈和亏空现象得以暴露，一些具有轰动效应的社会丑闻（如教育腐败、医疗事故、核反应堆泄漏、食品药品安全事件等）不断被披露曝光，社会公众更切身地感受到生活在因市场经济、先进科技和多头行政等现代性所带来巨大风险之下，也就是德国社会学家贝克（Ulrich Beck）所界定的"风险社会"④。为了应对这种日益严峻的风险挑战，

---

　　① Giandomenico Majone (1994), "The Rise of the Regulatory State in Europe", *West European Politic*, Vol. 17, Issue 3, pp. 85 – 92.

　　② 国别比较研究可以参考 Adrienne Héritier, Christoph Knill and Susanne Mingers (1996), *Ringing the Changes in Europe: Regulatory Competition and the Transformation of the State: Britain, France, Germany*, Berlin, New York: Walter de Gruyter; 产业领域研究，以本书要研究的药品监管为例，可以参考 Graham Lewis and John Abraham (2001), The Creation of Neo-liberal Corporate Bias in Transnational Medicines Control: The Industrial Shaping and Interest Dynamics of the European Regulatory State, Vol. 39, No. 1, *European Journal of Political Research*, pp. 53 – 80; John Abraham and Graham Lewis (2000), *Regulating Medicines in Europe: Competition, Expertise and Public Health*, London, New York: Routledge.

　　③ Michael Power (1994), *The Audit Explosion*, London: Demos, pp. 1 – 8.

　　④ Ulrich Beck (1992), *Risk Society: Towards A New Modernity*, London, Newbury Park, California: Sage Publications.

社会公众、消费者组织和国际组织纷纷要求加强政府对社会风险的监管能力[1]，一些学者也纷纷提出风险监管（risk regulation）的有关理论和对策[2]，因此欧洲国家的一些政府监管机构，特别是社会性监管机构，被赋予了更多的权力、资源和责任，从这个意义上看，社会性监管本身就是一种风险监管。例如，有学者将监管型国家与风险社会的概念联系起来，通过对英国及欧盟国家的涉及9个领域的社会性监管改革进行了全面的类型分析（包括职业安全、防止狗袭、食品与饮用水中的杀虫剂污染问题等），区分出了监管体系环境（regulatory regime context）与监管体系内容（regulatory regime content）两个概念，总结出了社会性监管体系形成的三大驱动原因，分别包括"市场失败动因"、"公众舆论动因"和"利益动因"，以及社会性监管体系应对风险程度所做出的六大制度性反应，包括推迟（delay）、单一的反驳（simple rebuttal）、组织重构（organization re-orientation）、放弃服务（service abandonment）、签订条约（protocolization）以及提前自我辩护（Prebuttal）。[3]

除了考察监管型国家在欧洲兴起的共性之外，一些学者还把研究目光瞄准了监管型国家在欧洲各国的差异性问题研究上。他们认为用相对简单的"监管型国家"的概念根本不足以反映出欧洲各国在政经治理模式上的重要差异，而必须考虑到不同国家与产业之间的差异。例如马克·萨切

---

[1] David Vogel (2003), The Hare and the Tortoise Revisited: The New Politics of Consumer and Environmental Regulation in Europe, *British Journal of Political Science*, Vol. 33, Part 4, pp. 557 – 580.

[2] 相关的参考文献包括: Stephen Breyer (1993), *Breaking the Vicious Circle: Toward Effective Risk Regulation*, Cambridge: Harvard University Press; Christopher Hood, Henry Rothstein, Rober Baldwin, Judith Rees and Michael Spackman (1999), Where Risk Society Meets the Regulatory State: Exploring Variations in Risk Regulation Regimes, *Risk Management*, Vol. 1, Issue 1, pp. 21 – 34; Christopher Hood, Henry Rothstein and Robert Baldwin (2001), *The Government of Risk*, *Understanding Risk Regulation Regimes*, Oxford: Oxford University Press; David Vogel (2001), *The New Politics of Risk Regulation in Europe*, London: London School of Economics and Political Science, available at http://www.lse.ac.uk/collections/CARR/pdf/Disspaper3.pdf; R. E. Lofstedt (2003), The Precautionary Principle: Risk, Regulation and Politics, *Process Safety and Environmental Protection*, Vol. 81 Issue B1, pp. 36 – 43.

[3] Christopher Hood, Henry Rothstein and Robert Baldwin (2001), *The Government of Risk*, *Understanding Risk Regulation Regimes*, Oxford: Oxford University Press.

（Mark Thatcher）就根据所有制结构、垄断经营或自由经济、重新监管的法规以及决策权的定位四个特征，将欧洲各国的监管型体制（regulatory regime）区分出了五种类型，分别是公有制体制、公共服务半自由化体制、混合型经济竞争体制、保护竞争体制以及自由竞争体制，并将这些类型的差异归因于各国在监管改革中所体现出来的思想观念、利益以及制度三方面的不同①。此外，他还在随后的一篇文章中，从相对于民选政客的相对独立性、与监管对象的关系及其决策过程三个角度，对英国、法国、德国和意大利四个主要欧洲国家的独立监管机构（Independent Regulatory Institution）进行了比较分析，发现四国在以上三方面所表现出来的监管风格（regulatory style）具有一定的差异。②

综上所述，监管型国家在欧洲的兴起，既有各国内部经济体制改革的原因，也有外部欧盟组织力量推动的因素；既有打破垄断、保障有效竞争的经济性考量，也有防范社会风险、保护公众安全的社会利益诉求。虽然监管型国家也存在政治责任容易缺失、监管者易被俘获、监管风险难以估测等种种弊端③，但到 20 世纪末左右，一个比较成形的监管型国家体系在大部分欧洲国家得以有效建立，成为治理市场经济和风险社会的有效模式。

（三）东亚和拉美国家：从发展型国家（developmental state）到监管型国家

前述的美国和欧洲国家都属于典型意义上的早期发达资本主义国家，其监管型国家的建立过程是由一系列社会经济结构性因素所决定的。有趣的是，一些新兴工业发达国家以及发展中国家也从 20 世纪 80 年代末开始，也不约而同地选择了监管型国家的治理模式，其中又以起始于发展型

---

① Mark Thatcher (2002), Analyzing Regulatory Reform in Europe, *Journal of European Public Policy*, Vol. 9, No. 6, pp. 859 – 872.

② Mark Thatcher (2002), Regulation after Delegation: Independent Regulatory Agencies in Europe, *Journal of European Public Policy*, Vol. 9, No. 6, pp. 954 – 972.

③ C. Graham, Is There A Crisis in Regulatory Accountability? in Robert Baldwin, Colin Scott and Christopher Hood (eds.) (1998), *A Reader on Regulation*, Great Clarendon: Oxford University Press, pp. 482 – 522.

国家的东亚和拉美地区国家的转变最为典型。

在东亚地区，从 20 世纪 50 年代到 70 年代中期，日本经济经历了一个高速增长的发展时期，1956—1973 年的 18 年时间，日本经济平均增长率为 9.7%，其中 1966—1970 年的 5 年间平均增长率达到了 11.6%，在整个 60 年代日本经济的年平均增长率高达 11.1%，明显高于同时期美国与西欧国家的发展速度。80 年代以来，虽然日本的经济速度有所放缓，但直到 90 年代早期以前都仍然保持了较快的增长速度，创造了世界经济史上前所未有的经济奇迹，这使得日本模式在很长的一段时间内成为政治经济学的研究热点，其中最为典型的解读是日本研究专家查曼斯·约翰逊（Chalmers Johnson）所提出的资本主义发展型国家（capitalist developmental state）模式。

约翰逊通过对日本最重要的经济管理部门——通产省（Ministry of International Trade and Industry，MITI）的发展历史和特征的个案研究，发现战后日本经济的发展道路既不是走基于自由市场经济基础上的美式监管体制之路，也不是完全模仿西欧式的国有化和积极干预，更不是实行苏联式的部门集中管理与计划经济模式，而是依靠一种介乎以上三者之间的发展型模式，其核心特征包括：推动经济高速发展成为政府经济政策的最重要目标；政府以直接制定和推行产业政策的方式推动国内经济发展；政府对于市场经济发展所起到的作用不是监管（regulate），而是引导（guideline）；拥有庞大的经济官僚系统，政府官员与公营企业的管理人员高度混同；政府、产业与工会利益高度整合的合作主义（corporatism），容易形成全社会朝共同目标奋斗的发展合力；实行经济民族主义（economic nationalism），保护本国产业发展[①]。这种发展型模式体现在具体的经济政策上表现为制订具体的经济计划、出台宏观的财政和金融政策、推行企业国有化、严格限制外国直接投资以及外货进口、大力扶植新兴产业和出口产业等。正是在这种政府的直接干预和强力推动下，日本在相对较短的时期内寻找到自身发展的比较优势，并在尊重市场经济的基本原则下，尽可能地动用和集中一切资源，服务于国家产业发展的整体目标，从而实现了

---

① Chalmers Johnson (1982)，*MITI and the Japanese Miracle：The Growth of Industrial Policy*，1925 - 1975，Stanford，California：Stanford University Press，pp. 3 - 34，305 - 363.

国民经济的高速增长。

　　另一位知名的社会学家彼得·伊文斯（Peter Evans）则对发展型国家的特征及其成功原因做了更进一步的分析。他通过对韩国、巴西和印度三个国家的新兴技术市场发展的比较研究发现，韩国的经济发展速度之所以高于巴西和印度，其根源在于韩国的政府与企业家精英之间形成了内在一致性和紧密联系。这种发展型国家的模式一方面为新兴企业提供资本和实施领导，另一方面又要放松对企业的控制力度，他认为，正是这种介于帮助与松绑之间的微妙平衡、被他称之为"嵌入的自主性"（embedded autonomy）的政经治理特质，在政府与企业建立良好的分工协作机会的同时，又不致使国家政权过多介入市场与社会网，从而推动了发展型国家模式在推动经济发展上的成功。①

　　正如伊文斯研究中所提及的，东亚地区的韩国也选择了一条类似于日本的发展型国家模式，同样取得了国民经济快速发展的奇迹。为了摆脱当时的经济困境，韩国政府于1962年颁布了"一五"计划，决定引入以自由企业为基础的、政府对重要经济部门进行直接干预或间接诱导的"受指导的资本主义体制"（guided capitalist economy）或"政府起主导作用的混合经济体制"，将国家实现工业化的目标置于市场经济理性基础之上，其主要的经济政策包括制订和推行经济发展五年计划，全力推动政府经济目标的完成和实现；国家直接投资和建设大型的重点投资建设项目；根据产业政策制定大量的法规和应急措施；建立类似于日本通产省的经济企划院，统一管理全国所有的经济政策以及经济部门机构；推行出口导向的贸易政策等等。② 在这些政策的有力推动下，从1962年开始，韩国经济走上了高速增长的轨道，其中1962—1966年、1967—1971年以及1972—1976年三个五年计划期间的经济增长率分别

---

　　① Peter Evans (1995), *Embedded Autonomy: States and Industrial Transformation*, Princeton, New Jersey: Princeton University Press.

　　② Richard Luedde-Neurath, State Intervention and Export-orientated Development in South Korea, in Gordon White (eds.) (1988), *Developmental States in East Asia*, Basingstoke: Macmillan Press in association with the Institute of Development Studies, University of Sussex, pp. 68 – 112; Alice H. Amsden (1989), *Asia's Next Giant: South Korea and Late Industralization*, New York: Oxford University Press, pp. 3 – 25.

达到 8.5% 、9.7% 和 10.2% ，创造了举世瞩目的"汉江奇迹"。[①] 此外，新加坡、中国台湾地区也纷纷践行发展型模式的道路，都实现了经济增长率的高速增长。[②]

无独有偶，位于南半球的大部分拉美国家从 20 世纪 30 年代到 80 年代也选择了一条发展型国家的道路[③]，但是与东亚国家采用的是出口替代（Export Substitution）战略不同的是，大部分拉美国家采取的是进口替代（Import Substitution）战略，即在政府的宏观指导和直接干预下，通过建立和发展本国的制造业，实现对进口制成品的替代，以达到加快工业化进程和减少对国外经济依附的目的。自 20 世纪 30 年代以后，一些主要的拉美国家如阿根廷、巴西、智利、哥伦比亚、墨西哥等均采取了由关税保护作支柱，以公共投资为刺激手段，辅之以进口数量限制和外汇管制为政策基础的进口替代战略。在近半个世纪的时间里，这种以进口导向为主要特征的工业发展主义（industrial developmentalism）在拉美国家获得了一定的成功，1951—1960 年、1961—1970 年和 1971—1980 年三个十年里，拉美国家的 GDP 平均增长率分别达到了 5.1% 、5.4% 和 5.7% ，巴西、墨西哥等国家的平均增长率甚至突破了 7% 。[④] 此外，在另一部分学者看来，部分非洲国家在发展意愿与经济发展绩效上也同样具有某些发展型国家的特征，并成为巩固非洲国家民主发展和重建国家政权的有效工具。[⑤]

[①] 朴昌盛：《韩国产业政策》，上海人民出版社 1998 年版，第 4—6 页。

[②] Huff W. G. (1995), The Developmental State, Government and Singapore's Economic Development since 1960, *World Development*, Vol. 23, No. 8, pp. 1421 – 1438; Martin Perry, Lily Kong and Brenda Yeoh (1997), *Singapore: A Developmental City State*, Chichester, New York, Wiley.

[③] Peter H. Smith, The Rise and Fall of the Developmental State in Latin America, in Menno Vellinga (eds.) (1998), *The Chaning Role of the State in Latin America*, Boulder, Colo: Westerview Press, pp. 51 – 73.

[④] James W. Wilkie, Carols Alberto Contrearas and Chirstof Anders Weber (eds.) (1993), *Statistical Abstract of Latin America*, Los Angels: UCLA Latin American Center, p. 30.

[⑤] Thandika Mkandawire (2001), Thinking About Developmental States in Africa, *Cambridge Journal of Economics*, Vol. 25, No. 3, pp. 289 – 314; Kehinde Olayode (2005), *Reinventing the African State: Issues and Challenges for Building a Developmental State*, Paper for the 11th General Assembly of the Council for the Development of Social Science Research in Africa, available at http://codesria.org/Links/conferences/general_ assembly11/papers/olayode.pdf.

　　对于诸如东亚和拉美这样的后发展国家而言，发展型国家的道路顺应了他们在经济发展上赶超战略的需求，有利于其找准自己在国际经济体系中的比较优势，并能够在较短的时期内集聚较多的资源，从而推动国民经济的快速发展。然而随着外部经济环境的变化，这一经济发展和治理模式的缺陷也逐渐暴露出来，如长期以经济增长为优先目标容易导致忽视经济质量的提高与社会问题的治理；高速的经济增长以维护生产者利益为基础，而忽视了对消费者利益的保护；政府与企业利益高度关联，官商勾结和金权政治的腐败现象严重；出口或进口导向的产业政策使经济增长高度依赖单一的国际或国内市场，等等，最终一并爆发出来，终结了持续已久的经济增长神话。例如日本经济自 1992 年以来持续低迷，平均增长率仅为 0.9%，整个 90 年代中有七年时间的经济增长率低于 1%，1997 年仅为 0.2%，1998 年甚至变成负增长；而一直强劲增长的韩国经济，也因 1996 年一些大型企业的倒闭和 1997 年亚洲金融危机的冲击而受到重创，1998 年的经济增长率变成 -6.7%，大批企业和银行破产倒闭，约有 150 万人加入到失业大军中。

　　经济危机的爆发，迫使东亚国家对长期以来的发展型国家模式进行反思，并加速了其经济体制变革的步伐。在日本，从 1994 年的细川护熙政府开始，一场规模浩大的监管改革运动逐渐开始推行，其目的旨在将原有的主要保护生产者利益的、政府主导（state-led）的经济增长模式逐步转变为保护消费者利益的、市场主导（market-led）模式，为了达到这一目标，日本政府在电力、电信、石化、金融、航空等传统意义上政府重点扶持的行业实行放松监管的改革，逐渐降低民间资本进入的门槛，并在原有的政府部门基础上，通过重组和新建一批相对独立于产业利益之外的监管机构，来斩断政府与企业之间原有的利益联系，更好地保护消费者的权益，而政府的主要职责从引导经济发展方向逐渐转向对企业进行有效的监管①。值得注意的是，与美国与欧洲国家不完全相同的是，日本在建立监管体系的过程中，更多强调的是监管部门相对于产业的独立性，而非政治

　　① Organization for Economic Co-operation and Development（OECD）（1999），*Regulatory Reform in Japan*，Paris：OECD，pp. 26 – 46.

和政府部门层面的独立性①，因此大部分产业都实行的是政监合一甚至政府部门直接出面监管，一些学者甚至据此认为，从欧美意义上的监管型国家来看，日本甚至算不上一个严格意义上的监管型国家。②

1997 年的金融危机也更加坚定了韩国政府推动民营化和监管改革的决心。由于韩国与国际货币基金组织（IMF）签订协议，承诺包括货币、汇率、贸易、财政等宏观领域以及资本自由化、金融部门结构调整、企业结构改革等微观领域的经济结构调整，同时对原有的监管体制进行改革，首先是对金融监管体制进行大幅度改革，成立只属于国务院的金融监督委员会，后又改设金融督察院，将原来分属于韩国银行、财政部、银行监督院、保险监督院、证券监督院等各类监管职责统一转移到金融监督委员会以及金融监督院及其附属的证券期货委员会，由其统一负责监管；在电信领域，除了继续通过拍卖韩国电信公司的股份来推动电信产业的私有化之外，还大大加强了 1992 年成立的韩国通讯委员会（KCC）作为监管机构的职责和权力，有效保护用户的权利；在电力领域，1999 年工商能源部（MOCIE）公布了韩国电力工业改革计划，决定分三阶段对国有垄断的韩国电力公司（KEPCO）实施民营化改革，同时修改电力事业法案，进一步对作为监管部门的工商能源部的职能和责任界定清楚；另外在航空、铁路等领域，韩国政府也循序渐进地推行了一系列的监管改革③。韩国之所以能在不到两年的时间里，很快地摆脱金融危机所带来的阴影而重新走上了经济增长的道路，与其民营化之后比较到位的监管改革是分不开的。

相形之下，拉美国家的经济危机来得更早，持续的时间也更长。由于

---

① 例如学者沃格尔（S. K. Vogel）通过对英国和日本的监管改革比较研究发现，日本的许多监管部门与原来的部省机构保持着十分密切的关系，例如大藏省、外务省、厚生省等部门都下辖着众多的监管委员会，虽然首相对于监管委员会的领导具有任命权，但在实际的任命过程中，各个部省机构拥有着很大的决定权力。从总体上看，相对于英国而言，日本政府监管体系的意识形态基调是管理型的，监管原则是战略性而非程序性的，监管的目标是发展而非效率，政府与产业之间的联系是参与式而非完全独立的，官僚自治权的程度相对较高，参见 Steven K. Vogel（1996），*Freer Markets，More Rules：Regulatory Reform in Advanced Industries*，Ithaca and London：Cornell University Press，p. 209.

② Lonny E. Carlile and Mark C. Tilton（ed.）（1998），*Is Japan Really Changing Its Way?：Regulatory Reform and the Japanese Economy*，D. C.：Brookings Institution Press，p. 5.

③ Organization for Economic Co-operation and Development（OECD）（1999），*Regulatory Reform in Korea*，Paris：OECD，pp. 28 – 32.

20 世纪 70 年代大部分拉美国家过度依赖政府推动的"负债发展"政策以推动进口替代工业化,各国政府的财政赤字居高不下,经济发展速度逐渐放慢。从 20 世纪 80 年代开始,大部分拉美国家的经济发展陷入了低迷不振的状态,整个 80 年代甚至被称为拉美国家"失去的十年",以经济增长停滞、通货膨胀严重、外债负担沉重为特征的债务危机爆发。在债务危机的冲击下,拉美国家的宏观经济急剧动荡,通货膨胀率达到了历史上的最高水平,甚至出现了大规模的恶性通货膨胀,经济发展模式改革迫在眉睫。

为了应对债务问题所带来的经济危机,从 1985 年开始,大部分拉美国家开始逐渐抛弃传统的政府主导下的进口替代战略,并着手向市场化和自由化的结构性改革转变,即强调国际收支政策改革(实际汇率、贸易自由化以及外国直接投资)、财政政策改革(财政纪律、公共开支优先项目以及税收政策)、竞争政策改革(私有化、较少国家干预、产权改革以及建立监管机构等)和金融自由化改革。进入 90 年代之后,在"华盛顿共识"(Washington Consensus)的影响下,拉美国家推进了更大规模的新自由主义经济改革,即实现贸易自由化、消除外汇管制、更大规模地私有化等,这些改革使得拉美经济在短期内获得了恢复性的增长。①

自由化的经济改革浪潮同样没有将国家在经济发展中的角色完全湮没。特别是在经历了 1994 年墨西哥的金融危机之后,许多拉美国家开始反思将原来的国有经济直接交由滥用市场权力的私人经营的做法,一些国家开始相继设立一些监管机构来防止和克服市场失灵所可能带来的消极后果②。从 1988 年到 2002 年间,19 个拉美国家的 12 个产业部门中,负责监管的政府机构从 15 个增加到 134 个,仅仅在 1993—1996 年的四年时间里,就有 60 个新监管机构得以建立③,监管型国家的治理模式在拉美国

---

① Organization for Economic Co-operation and Development (OECD) (1998), *Regulatory Reform in the Global Economy: Asian and Latin American Perspective*, Paris: OECD, pp. 29 – 46.

② Luigi Manzettie, Latin American Regulatory Policies in the Post-Privatization Era, in Luigi Manzetti (eds.) (2000), *Regulatory Policy in Latin America: Post-Privatization Realities*, Coral Gables: North South Center Press, University of Miami; Boulder: Distributed by Lynne Rienner Publishers, pp. 2 – 3.

③ Jacint Jordana and David Levi-Faur (eds.) (2005), *The Politics of Regulation: Institutions and Regulatory Reforms for the Age of Governance*, Cheltenham: Edward Elgar Publishing.

家也逐渐兴起。一些学者曾经对监管型模式在拉美国家的扩散现象进行了研究，提炼出了"国家模式"（national pattern）和"部门模式"（sectoral pattern）两种形成模式，并总结了相应的两种推动改革的机制：政策学习（policy learning）和政策仿效（policy emulation）。他们的研究发现，监管机构的相继建立，并不主要是由外界力量导致的。美国和其他国际组织的影响，只有在对有关产业内部政策主体和倡导者认识的基础上，才能更加凸显；同一产业之间的相互影响似乎更加强烈，即监管改革的机制，更多的是从一个国家的某一产业扩散到其他国家的该产业，而不是同一国家的其他产业。此外，监管改革背景因素还包括：旧有的发展型国家模式的危机；广为开展的经济改革、不断加速的地区民主化进程以及国家建设所碰到的问题，而监管改革的目的主要是为了解决由于过度自由化、进口导向经济所带来的债务危机和恶性通货膨胀等巨大问题。①

结合以上对东亚和拉美地区国家从发展型国家向监管型国家转变的历程，我们可以抽象出一些共同的规律：都经历了一个从发展型国家—放松监管与经济自由化—重新监管—监管型国家的过程；监管政策的导向由生产者导向逐渐转向消费者导向；发展型模式的长期积弊所引发的经济与财政危机成为引发改革的催化剂；重新建立的独立监管体系都带有强烈的发展型国家色彩，仍然相对比较重视政府部门与公营企业的作用；监管改革的目标在于引入和维护有效竞争，减轻政府财政负担，化解经济危机。

（四）俄罗斯和东欧国家：从指令型国家（command state）到监管型国家

无论是欧洲的积极型国家模式，还是东亚和拉美的发展型国家模式，都可以被视为一种基于市场经济基础之上的国家强干预模式，即虽然在宏观层面上政府对社会经济的发展负有强大的指导、干预和再分配作用，但是在微观层面上仍然是依靠市场机制作为配置生产资源的基础性手段。然而，在 20 世纪 20 年代末之际，以苏联为典型代表的共产主义国家却建立

---

① Jacint Jordana and David Levi-Faur（2005），The Diffusion of Regulatory Capitalism in Latin America: Sectoral and National Channels in the Making of A New Order, *The Annals of the American Academy of Political and Social Science*, Vol. 598, No. 1, pp. 102 - 124.

起了一套几乎完全消除市场机制、而完全依靠国有化和政府集中计划控制的指令式经济管理体制，随后该模式又随着冷战共产主义阵营体系的建立而扩散到东欧国家，并在随后的半个世纪里取得了令人瞩目的经济增长规模，这就是苏联以及东欧国家所建立起来的指令型国家模式。

1928年，以斯大林为核心的苏共领导人开始建立高度集中管理的计划经济体制，并宣布推行第一个五年计划，这种指令式计划管理体制在30年代得到确立与强化，其核心的特征包括计划的目标和任务由国家集中确定、计划任务以指令方式下达给各经营单位、以计划指标完成程度作为考核企业成果的根本尺度等。此外，在管理组织体制方面，苏联的工业按照部门管理的原则，实行三级管理制（部—总管理局—企业）或两级管理制（部—企业），国家通过各个经济部垂直领导全国企业；在计划管理方面，实行高度集中的计划管理体制，计划权限高度集中在中央计划机构，下达计划任务的范围包括国民经济的一切部门，计划指标多达上千种；在物资供应方面，实行国家计划分配，仅有很少的企业有独立性的物资供应体制，物资供应主要通过调拨制、集中计划供应制、地方计划供应制等渠道进行；在价格管理方面，实行高度集中的价格管理体制，大量生产或大批量生产的产品价格均由苏联政府决定，其余产品价格实行分级管理；在企业的经济核算方面，实行国家计划范围内的经济核算制，企业的经济核算是有限的、不完全的；在劳动工资方面，实行按照工人的熟练程度、工作性质和劳动条件等因素确定的等级工资制[①]。总之，在这样一种指令式的计划经济模式下，中央政府通过自上而下的行政强制计划对国民经济发展具有绝对的主导控制权，地方政府和企业几乎没有任何生产和经营独立权，而异化为高度集中的部门管理体制的末梢，市场经济几乎完全被消灭殆尽，这种模式也可以被称之为政治—经济关系中的指令型国家。

这种高度集中的计划经济管理体制，在工业化初级阶段有利于集中力量加强基础工业和新兴工业部门的建设，因而促进了苏联国民经济的迅速

---

① R. W. Davies, The Management of Soviet Industry, 1928 – 1941, in William G. Rosenberg and Lewis H. Siegelbaum (eds.) (1993), *Social Dimensions of Soviet Industralization*, Bloomington and Indianapolis: Indiana University Press, pp. 105 – 123; R. W. Davies, The Management of Soviet Industry, 1928 – 1941, in William G. Rosenberg and Lewis H. Siegelbaum (eds.) (1993), *Social Dimensions of Soviet Industralization*, Bloomington and Indianapolis: Indiana University Press, pp. 105 – 123.

发展，使之在较短的时间内实现了国家的工业化。1937 年，苏联完成了
第二个五年计划，其工业产值比 1913 年增加了 7 倍，从战前占欧洲的第
四位跃居为欧洲的第一位，世界的第二位，到 1950 年第四个五年计划完
成之后，苏联的工业产值比 1913 年增加了 12 倍，已经完全从一个落后的
农业国转变为先进的工业国。这种工业化的奇迹，曾经令西方世界惊叹不
已，并一度为一些发展中国家所效仿，客观上还刺激了战后初期欧洲国家
的国有化运动。此外，从 40 年代中期开始，由于共产主义国家阵营的建
立，苏联的指令式计划经济模式还被复制到了波兰、捷克斯洛伐克、匈牙
利、保加利亚等东欧国家，有力地推动了这些国家的工业化进程。[①]

　　然而，随着工业化进程的推进和工业生产规模的扩大，高度集中的指
令型计划经济模式的弊端逐渐暴露出来，以政府与企业关系为例，计划体
制没有把国家利益与企业利益比较好地结合起来，一方面企业往往隐藏生
产能力，压低国家计划任务，另一方面却竭力多占用国家的生产基金，造
成物资浪费严重，此外企业在执行计划过程中，经常弄虚作假，应付计划
指标，而对实际经营成果漠不关心。此外，计划体制还带来了管理体制效
率低下、运转不灵、管理官僚化等。这些弊端使得一年苏联的经济增长速
度虽然很快，但经济发展质量却一直不高，进而又反过来影响了原有的高
速发展，从 50 年代中期开始，苏联的五年计划开始出现无法顺利完成的
情况，国民经济增长率不断下降，国民经济效率指标也明显下降。

　　因而，从 50 年代后期开始，苏联政府开始对原有斯大林时代的高度
集权计划体制进行改革和调整。1965 年 9 月，苏共召开中央全会，决定
推行计划工作和经济刺激的新体制，即在保留国家计划体制基本不变的前
提下，适当扩大地方和企业的经营自主权，有限度地引入利润刺激机制，
在劳动报酬中贯彻物质利益原则，以提高地方、企业和职工的生产积极
性。新体制的改革，取得了一些效果，但并没有从根本上避免指令型计划
体制的一些根本缺陷，企业的生产积极性依然乏力，因此在随后的近二十
年时间里，苏联的经济增长率仍然没有摆脱连年下降的趋势，同时社会民
众的基本生活水平却在不断下降，这就直接触发了苏联 80 年代的经济体

---

　　① Michael Bleaney（1988），*Do Socialist Economies Work? The Soviet and East European Experience*，Oxford：Basil Blackwell，pp. 18 – 24.

制改革。

1986 年苏共二十大召开，会议确认了戈尔巴乔夫提出的在经济上"加速发展"的战略方针，并公布了关于政治、经济体制改革，特别是关于经济体制改革的一系列决定，要求改进经营管理机制，扩大企业自主权，逐步打破高度单一的公有制经济体系，并于第二年颁布了《根本改革经济体制的基本原则》，要求国家对经济的管理从主要依靠行政方法转向依靠经济方法，并要求所有企业在两年内完成向新体制的过渡。然而，虽然戈尔巴乔夫的经济改革触及了指令式模式的一些本质，但由于多年以来的积弊很深，而且与其配套的政治体制改革走向失败，使得他的经济改革计划也不得不流产，与苏联一起消失在历史的舞台上。

1991 年底，苏联正式宣布解体，一场经济领域内的、大规模的私有化运动开始在俄罗斯叶利钦政府的推动下进行。12 月，俄罗斯总统叶利钦签署了《关于加快国有和市政资产私有化的总统令》，同时公布了《俄罗斯国有和地方企业私有化纲要基本原则》并组建了国有资产管理委员会，专门负责私有化工作。从 1992 年 7 月到 1994 年 6 月，俄罗斯政府确定将数万家国有和地方企业通过私有化证券的方式进行无偿私有化，全俄工业、农业、科技部门应实行私有化的 3 万多家企业注册成立了股份公司，商业、餐饮和服务行业中企业的私有化率分别达到了 75.4%、66.3% 和 76.4%；从 1994 年 7 月到 1996 年 12 月底，俄政府开始用现金形式向私人、外资出售国有资产和股权，其目的是通过转让已私有化企业中仍然保留的国有股份，来增加增幅的财政收入，这一阶段的改革使得部分人利用对银行的控制权或特殊关系，大量廉价收购国有资产，极大地促进了私人财团的迅速膨胀，少数控制铁路、电信、石油等国民经济命脉行业的金融寡头得以形成，"私有化"寻租的腐败现象泛滥。经过这一阶段，俄罗斯私有企业的产值已经占国内生产总值的 70% 以上。

由于采用了所谓的"休克疗法"（shock therapy），在短短的五年多时间里，俄罗斯就几乎在所有的行业和领域基本实现了私有化，传统的指令式计划经济模式所赖以生存的公有制经济基础荡然无存，指令型计划经济本身也随之完全解体，取而代之的是一个由工商业寡头所垄断和控制的不完善市场经济体系。具有讽刺意味的是，大规模的经济私有化改革不但没有使俄罗斯摆脱经济形势急转直下的局面，从 1992 年到 1996 年，俄罗斯

的国民生产总值以年均 10% 负增长的速度急剧下降，而且还引发了联邦
政府权威下降、国有资产严重流失、社会贫富差距悬殊、腐败盛行、治安
恶化等种种政治和社会问题，就连一些原来极力鼓吹私有化的西方学者也
为此大跌眼镜，认为一个能力孱弱的国家是无法有效保障市场经济的基本
自由的，私有化后的当务之急是重建一个能够维护市场和社会基本秩序的
政府①。因此，从 1997 年开始，政府和社会公众都开始反思急速私有化
过程中存在的种种问题，其中最为重要的一个方面就是缺乏监管体系来控
制股份和证券的买卖，由此产生的“监管黑洞”（regulatory black hole）
的问题给工业金融寡头以可趁之机，而使得许多不知情的普通投资者蒙受
巨大损失。

从 1997 年开始，俄罗斯政府开始停止原有的大规模的私有化脚步，
改为有选择地、部分地、经过充分研究和论证地对国有资产进行资产拍卖
和重组。虽然推进私有化仍然是政府政策的重要目标，但这一阶段的私有
化与过往的私有化已经发生了重大的变化：其重点从平均分配国有资产转
为将投资与改造相结合；私有化的形式更加灵活多样，招标、租赁、拍卖
等均可，而不像以前的“一卖了之”；政府从股份出售的收入中提取部分
用于建立国民的社会保障制度；在铁路、电信、石油等行业领域建立了一
批政府监管机构，加强对私有化过程中的少数产业寡头的监督和控制②。

普京总统就任以后，在推行私有化过程中更加注重对其的监管和制
约，以防止前一阶段私有化恶果的重演。2001 年 4 月，普京政府出台了
一个规模巨大的私有化举措，计划于 2001 年上半年出售由国家控股的 19
家大型企业的股份。与以往私有化不同的是，在对这些企业进行拍卖时，
联邦政府的国有资产部都应该对企业财务状况进行调查，提出私有化协
议，对出售企业的理由和时间进行论证，此外为了防止失去国家对涉及国
民经济命脉产业的大型企业的控制权，政府在当年度的财政预算案中还对
可以进行私有化改革的企业进行了限制，凡法定资本超过限制数额的超级

① Stephen Holmes（1997），What Russia Teaches Us Now：How Weak States Threaten Freedom，*The American Prospect*，Vol. 8，Issue. 33，pp. 30 – 39；Francis Fukuyama（2004），The Imperative of State-Building，*Journal of Democracy*，Vol. 15，No. 2，pp. 17 – 31.

② Organization for Economic Co-operation and Development（OECD）（2005），*Russia：Building Rules for the Market*，Paris：OECD，pp. 83 – 114.

企业都将被禁止拍卖。

随着私有化向纵深方向进行，俄罗斯的监管改革逐渐迈出脚步，刚刚成形的监管体系仍存在着千疮百孔的问题，例如监管腐败严重、地方监管机构被俘获、监管的法治程度较低、监管机构之间缺乏协调等。2003 年，在世界银行对各国监管质量评估报告中，俄罗斯的监管质量指数（Regulatory Quality Index，RQI）得分仅为 - 0.3 分，在 190 个参评的国家和地区中排名 107 位①，处于较靠后的位置。但是，在后私有化社会（post-privatization）里建立起一套相对独立、专业、高效的监管体系，已经成为俄罗斯经济改革的共识性目标，监管型国家的治理模式正在俄罗斯不断生根发芽，成为其治理市场经济和社会危机的重要手段。

通过回顾苏联和俄罗斯半个多世纪的政治经济发展史，我们可以总结俄罗斯从一个指令型国家向监管型国家转型的历史逻辑，以及为什么在 21 世纪初，一种以监管体系和手段为主要特征的治理体系能够在俄罗斯经济改革中站稳脚跟：指令型的计划经济模式完全窒息了市场经济的活力，扼杀了企业作为微观主体的能动性，使得苏联经济发展陷于效率低下的困境；接下来的"休克式"私有化改革试图通过在短时期内改变所有制结构的方式，来消除指令型模式的积弊，重新向市场经济过渡，然而却矫枉过正，忽视了国家力量对私有化过程的适当介入与控制，导致新的经济和社会问题丛生；进入 21 世纪以后，俄罗斯政府吸取历史教训，试图在继续推动私有化过程、扩大市场化改革的同时加强国家对私有化、市场化过程的监督和管理，既推动俄罗斯国内经济向成熟的市场经济社会发展，又要保障国家相对于产业利益集团的自主性和独立性，维护社会公平正义。因此，从这个意义上看，监管型国家在俄罗斯的建立，本质上是在后私有化社会里俄罗斯国家政权的重新建立过程。此外，一些学者还通过研究发现，部分中欧及东欧国家在私有化浪潮之后也出现了监管改革的浪潮，但其监管体系仍然带有很强的传统社会主义色彩，与西欧国家的监管

① D. Kaufmann, A. Kraay, and M. Mastruzzi (2003): *Governance Matters III: Governance Indicators for* 1996 - 2002, World Bank, World Bank Policy Research Working Paper 310, available at http://www.worldbank.org/wbi/governance/pubs/govmatters2001.htm or http://humandevelopment.bu.edu/dev_ indicators/show_ info.cfm? index_ id = 124&data_ type = 1, 2011 年 6 月 1 日最后访问。

型国家具有显著的差异，并总结出了技术与财力限制、意识形态、全球化、欧洲一体化、分权化改革、政策学习以及监管俘获七方面因素来进行解释。[①]

通过分别对以上四种不同类型国家，分别在各自不同的历史时期建立监管型国家治理模式的比较分析，我们可以归纳出它们向监管型国家模式转变的各自原因，以及主要的特征（参见表2—6），从中可以得出不同国家的具体监管风格（regulatory style）与该国的历史经验、政治环境和经济发展具有很大的关系。除了表2—6中所列出的它们各自的区别之外，监管型国家治理模式在不同类型国家的兴起也具有一些共性：监管模式兴起的根本原因在于市场经济中的企业力量对国家的治理能力构成了某种挑战；监管改革一般都是由特定的经济、财政或社会危机所触发的；监管改革的目的在于建立或重建国家对于市场经济的掌控能力，避免市场失灵，防范社会风险，并试图在计划与市场之间找到某种平衡等。

表2—6　　四种不同类型国家向监管型国家转变的原因及特征比较

国家类型	典型代表	兴起的原因	主要特征
自由放任主义国家	美国	公司经济的兴起使得自由放任主义失灵	通过成立独立、专业的监管机构来干预市场，旨在促进有效竞争，平息社会危机
积极型国家	欧盟国家	·民营化运动 ·欧盟力量的推动 ·现代风险社会的来临	建立相对独立于企业之外的监管机构来打破国有垄断，防范社会风险，保障国家安全

① Markus M. Muller and Jurgen Dieringer (2000), Economic Transformation in Central and Eastern Europe: Towards A New Regulatory Regime? *Journal of European Public Policy*, Vol. 7, Issue 4, pp. 650 – 662.

国家类型	典型代表	兴起的原因	主要特征
发展型国家	东亚、拉美国家	发展型模式的积弊引发经济和财政危机；政府通过放松监管来缓解危机，并通过重新监管的方式防范市场失灵	· 重新建立的独立监管体系都带有强烈的发展型国家色彩 · 仍然相对比较重视政府部门与公营企业的作用，采用政监合一的模式 · 监管改革的目标在于维护有效竞争，推进产业发展，化解经济危机
指令型国家	俄罗斯、东欧国家	用过度私有化来纠正指令型模式，结果带来了"监管黑洞"：经济、政治和社会危机爆发	· 限定私有化的产业范围；重建监管机构，对重点行业的私有化进行监督控制 · 削弱少数工业及金融寡头的垄断力量 · 监管体系的运作质量较低

有趣的是，如果我们分别以市场调节和政府统制作为一条连续光谱的两端，那么，美国早期的自由放任主义经济就是将市场调节作用发挥到最大程度的一种极端类型，政府统制的因素降到了最低水平；欧洲式的积极型国家虽然也适当引入了政府计划与国有化的调节形式，但其在很大程度上仍然是将其当作纠正市场失灵的手段，市场调节仍然是这一政经治理模式中基础性的资源配置机制；而为了能够在较短时间内实现国家的工业化，加速经济发展，东亚和拉美国家的发展型国家模式则更为重视发挥政府计划与公营企业在资源配置中的作用，市场经济只是作为一种微观企业层面的调节机制（mechanism）在发挥作用；苏联式的指令型国家模式则与自由放任主义刚好完全相反，将政府计划模式的作用推至一个极端水平而成为一种政府统制（governmental control）模式，无论是在宏观还是在微观层面，市场调节的作用都几乎被完全消灭；而本书所要涉及的核心政经治理模式——监管型国家则可以被视为一种协调市场调节与政府统制关系的中间形式，一方面承认市场调节在资源配置过程中的基础性地位，另

一方面通过设立相对独立、专业的监管机构，来代表国家对市场调节进行再控制，避免因完全民营化、市场化后所带来的市场失灵问题（参见图2—2）。如果结合20世纪的各国发展历史，我们就可以看到一幅有趣的画面，即四种政经治理模式都出现了向中间的监管型模式聚拢的趋势，虽然它们各自的历史起点、政经环境和具体特征存在一定的差异，但作为一种兼具市场与计划的特征、能够有效驾驭和治理市场经济的政经治理模式，监管型国家的政经治理模式已经在全球范围内得以初步确立和实践。

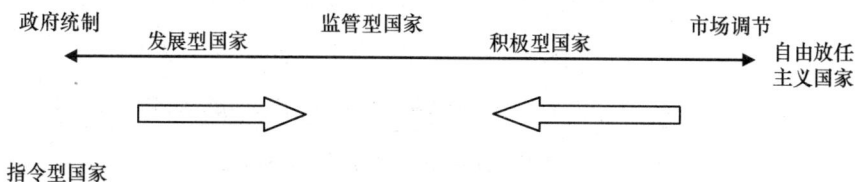

图 2—2　五种不同的政经治理模式的相对位置比较

同样基于对人类历史上出现过的政经治理模式的比较研究，一批比较经济学家也得出了类似倾向的结论。传统的比较经济学（comparative economics）是建立在对资本主义与社会主义经济制度比较研究的基础之上，随着苏联解体和东欧剧变使得社会主义经济制度走向瓦解，比较经济学似乎已经失去了原有的研究对象。在这种背景下，一批比较经济学家在著名的《比较经济学期刊》上撰文指出，一种好的经济制度必须能够比较好地实现对产权的有效保护，而对产权安全的威胁主要来自于无序（disorder）与专制（dictatorship），因此人类社会任何一种经济制度的设计都必须在控制无序与独裁之间寻求某种平衡。而后，他们根据因私有制掠夺侵害（private expropriation）而导致的社会福利损失以及因国家掠夺侵害（state expropriation）而导致的社会福利损失为衡量标准，总结出了四种不同的政经制度的理想类型（参见图2—3），即私有秩序（private ordering）、独立审判（independent judge）、监管国家（regulatory state）以及国家所有（state ownership）。四种不同的治理模式在以上两个衡量标准中间具有各自不同的损益值，构成了一条连续的光滑曲线。此外，他们还将这四种理想类型还原到历史过程之中，历史地解释了独立司法以及监管国家的起源过程，并将其扩展到动态视野下的制度移植（transplantation of institutions）。

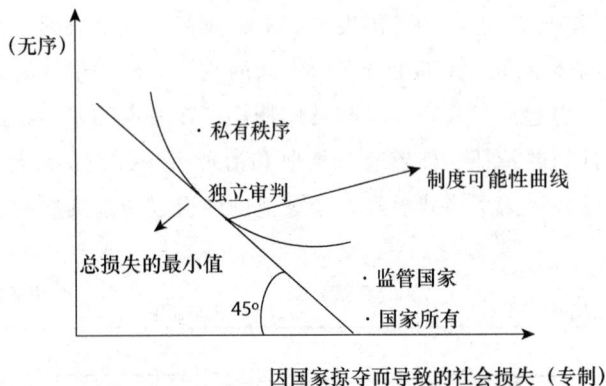

图 2—3 新政治经济学中的制度可能性曲线

三 改革开放时代中国的国家定位：政治经济学的争论

比较视野下的文献研究回顾，是为了更好地为本书的研究论题找到一个比较准确的参照系。在完成对以上五种理想类型的政经治理模式的历史回顾和特征总结之后，我们不禁要问，近 60 年来中国发展和治理经验的历史坐标在何处？中国案例的经验到底是以上五种类型中的一种，还是几种类型的有机混合，抑或是完全不同于以上五种类型中的一种新类型？如何理解和解释这种政经治理模式的转换过程以及历史特征？这些问题是任何研究中国社会政治—经济治理的学者均必须直面的基本问题。有趣的是，如果说改革开放前学者们关于以上问题的回答尚且能够达成基本一致的话，那么在市场化改革开始后的改革开放时代，学者们对于这些问题的答案则开始出现分歧，一场深刻而有趣的政治经济学争论已经逐渐展开。对这场改革开放时代中国国家定位的争论的系统整理，有助于我们从更为广阔的政治经济学的角度来理解中国监管型国家的定位与特征。

（一）发展国家派 (developmental state)

持发展国家派观点的学者充分肯定政府在中国经济发展中的角色和地位，认为中国政府，尤其是地方政府不仅成为深化改革的动力来源，而且形成了一种以发展为最大利益取向的经济主体。与新古典经济学家的论点不同的是，他们认为中国政府不但能够适应新的市场经济环境，而且能够在建立市场体制的过程中发挥强大的引导作用，因此将国家描绘成为一股推动市场经济转型的正向动力。

例如，戈登·怀特（Gordon White）就借助于对东亚的发展型国家模式的分析，认为中国经济的高速发展是一个完全由政府强势介入和引导的过程，政府与市场的关系已经不再是经典马克思主义意义上的零合关系（zero-sum relationship），而是具有某种分工和配合的功能，据此，他认为中国与朝鲜都是典型的社会主义发展型国家（socialist developmental state）。与资本主义发展型国家不同的是，社会主义发展型国家更多的是依靠行政计划指令以及国有化的方式来推动国家经济的超常规增长，市场调节只是一种辅助手段[①]；倪志伟（Victor Nee）于 1985 年通过对福建两个郊县 30 个自然村的 624 户样本调查发现，经济改革后农村干部的经济收益并不比普通家庭快，他进而推断社会主义国家的市场转型将导致政治资本的贬值和人力资本的升值，并认为国家社会主义（state socialism）由再分配的转型导致了新的以市场为核心的机会结构（opportunity structure），这种机会结构的变化使得创办企业、获取经济收益成为除去官僚制晋升之外的另一重要途径，这就可以解释为什么地方政府干部热衷于推动当地经济发展，从微观层面上为中国的发展型国家提供了很好的诠释[②]。

戴慕珍（Jean Oi）通过对苏南和山东农村的研究，提出地方国家法团主义（local state corporatism）和分权式的发展型国家（decentralized developmental state）的概念，来解释地方政府推进乡镇企业快速发展的

---

① Gordon White（ed.）（1988），*Developmental States in East Asia*，Basingstoke：Macmillan Press in Association with the Institute of Development Studies，University of Sussex，pp. 12 - 24.

② Victor Nee（1989），A Theory of Market Transition：From Redistribution to Markets in State Socialism，*American Sociological Review*，Vol. 54，No. 5，pp. 663 - 681.

强大动力。一方面，从经济角度看，实施放权让利改革之后，地方政府可以通过税收、贷款等方面的政策倾斜，推动乡镇企业的经济发展，从而为地方政府创造更多的收入来源；另一方面，从政治角度看，地方企业的发展所带来的经济增长，能够成为地方官员晋升的重要政绩，因而，地方政府与乡镇企业的利益高度一体化。从实际效果来看，建立在汲取和升迁动力基础上的地方干预行为，对于推动地方经济发展而言，更多的是一种正面效果。在她看来，这种地方所有制的最大后果，是推动了中国农村经济自 80 年代以来的快速起飞①。华尔德（Andrew Walder）在其另外一篇文章中也表达了类似的观点，并从更高的政治经济学高度对仅有私有产权的确立才能推动经济增长的观点进行了反驳，认为集体产权同样可以推动经济增长②。社会学家林南也用某种发展主义的眼光来看待中国的地方政府，并提出了"地方市场社会主义"（Local Market Socialism）的概念，即用"政治上的社会主义、经济上的市场体制以及文化上的地方网络"来概括中国地方政府的特征，不过他似乎更加偏重从社会文化方面的因素来看待地方政府的行为逻辑，认为地方的发展型行为并不仅仅是因为财政体制上的改革，同时也是地方社会网络资源推动的结果。③

此外，布莱切（Marc Blecher）还通过对河北和四川两个不同地方政府的角色的研究，区分出企业型国家（entrepreneurial state），认为一些地方政府直接从事与企业相关的融资、登记、生产采购和销售等盈利活动，对经济发展的介入程度超过了发展型国家的范围，以帮助地方官员个人获取更大的利益。换言之，发展型国家是推动和培育市场竞争环境，而企业型国家则直接从事市场的盈利性活动④。达科特（Jane Duckett）则通过对天津市房地产和商业投资体制改革的个案分析发现，在经济改革过程中，

① Jean Oi (1992), Fiscal Reform and the Economic Foundation of Local State Corporatism, *World Politics*, Vol. 45, No. 1, pp. 99 - 126; Jean Oi (1995), The Role of the Local State in China's Transitional Economy, *The China Quarterly*, No. 144, pp. 1132 - 1159.

② Andrew Walder (1995), "Local Governments as Industrial Firms: An Organizational Analysis of China's Transitional Economy", *American Journal of Sociology*, Vol. 101, No. 2, pp. 263 - 301.

③ Nan Lin (1995), Local Market Socialism in Action in Rural China, *Thoery and Society*, Vol. 24, No. 3, pp. 301 - 354.

④ Ibid.

中国的地方官员一方面会参与商业竞争中的风险投资行为，从而使政府所办的企业获取一定的市场利润和份额，另一方面官员的这种商业行为的生产性色彩明显强于掠夺性，也就是说，地方政府从事盈利活动的动机并不完全在于为官员个人谋利，而是为整个官僚集体谋利①。在这种体制下，地方官员既有强大的支持市场改革的动力，而不像波兰和苏联等国家一样成为抵制改革的阻力。她的这一模型似乎可以解释为什么中国的市场转型能够比较顺利地进行。

（二）监管国家派（regulatory state）

与前两派主要着眼于对中国政府干预市场经济的效果进行评价不同的是，监管国家派的学者则更关注政府本身在市场化改革中的角色和功能是否发生本质变化。他们主要围绕着 20 世纪 90 年代中期以来中国所推行的一系列加强中央权威、提升国家能力的改革来展开，认为在国内外双重因素的推动下，中国的国家建设取得了卓有成效的成就，已经逐渐发展成为一个市场经济基础之上的监管型国家。相对于发展型国家，监管型国家在体制上做到了政企相对分离，对经济活动的直接干预较少，宏观监管较多，微观控制较少；相对于掠夺式国家，监管型国家具有更强的自主性，能够摆脱利益集团俘获和地方政府的干扰。

最早敏锐地观察到这一现象、并在中国研究中提出这一概念的是舒秀文（Vivienne Shue）。在一篇以河北省辛集市为研究对象的文章中，舒秀文发现，在市场经济的影响下，虽然城市居民个人和社区组织的自由都有所增加，但是并不意味着政府权力的下降。恰恰相反，在一些经济性事务，例如土地使用审批、城市规划、个体户贸易以及维护社会治安秩序方面，政府权力的范围和强度都有所增加。另外，通过历史的比较，她还发现，从 1979—1990 年，辛集地方政府的机构设置越来越专业化、复杂化、全面化。因此，她把这种现象称之为"国家的蔓延"（state sprawl），并据此认为改革开放时代中国地方政府正在逐渐变成一个建立在市场经济基础

① Jane Duckett (1998)，*The Entrepreneurial State in China: Real Estate and Commerce Departments in the Reform Era in Tianjin*，New York: Routledge, pp. 153 – 176.

之上的监管型政府。①

从中央政府层面看，杨大利（Dali Yang）通过对财政金融体制改革、禁止军队经商、政务公开的实行、反腐倡廉以及一些横向责任机制的建立（如人大、审计署等）等几个方面来描述中国试图进行国家政权重建的过程。在"中国复兴论"和"中国崩溃论"中，作者似乎发现了中国发展的第三种可能：经济自由化会继续，政治多元化仍然难以实现，政府在缩小规模、减少干预的同时，却重新加强了财政、社会安全和信息的控制，一个既有限、又有效的新型政府可能会成为中国政府现代化的目标。② 王绍光通过对煤矿生产安全监管政策的研究，也认为一个建立在法制、高效、独立基础上的监管型政府正在取代旧式的全能式政府，成为新的治理模式，其具体的特征包括政府不再直接干预生产、监管者本身也需要受到监督和限制、建立一系列独立的监管机构、监管手段的现代化等。③

美国学者皮尔森（Margaret M. Pearson）则通过对中国六大经济命脉产业（证券、信息产业、保险、民航、电力和银行）监管方式的研究发现，中国目前的政经体制处于"发展型模式"（developmental model）向"独立监管模式"（independent regulator model）转变，虽然从制度因素来看，原有政府部门和委员会机构的持续影响、较低的行政等级地位、监管过程的碎片化（regulatory fragmentation）可能导致的监管性掠夺（regulatory grab）都使得监管机构的有效性大打折扣；从观念规范因素来看，领导者关于国家必须控制战略产业的观念、组建新的有盈利前途的"国家优胜企业"（national champion）以及对某些社会和分配目标的承诺等也降

---

① Vivienne Shue, "State Sprawl: The Regulatory State and Social Life in a Small Chinese City". In Deborah Davis, Barry Naughton, Elizabeth Perry, and Richard Kraus (1995) (eds.), *Urban Spaces in Contemporary China: the Potential for Autonomy and Community in Post-Mao China*, New York: Cambridge University Press, pp. 90 – 112.

② Dali Yang, "Rationalizing the Chinese State: The Political Economy of Government Reform", In Chien-min Chao and Bruce Dickson (2001) (eds.), *Remaking the Chinese State: Strategies, Society, and Security*, London, New York: Routledge; Dali Yang (2004), *Remaking the Chinese Leviathan: Market Transition and the Politics of Governance in China*, Stanford: Stanford University Press.

③ Shaoguang Wang (2006), "Regulating Death at Coalmines: Changing Mode of Governance in China", *Journal of Contemporary China*, Vol. 15, No. 46, pp. 1 – 30.

低了监管机构的效率，但是国务院通过机构重组，将监管机构从原有的政府部门中分离出来，通过建立国资委、确立事业单位级别、将监管机构提高到部委级行政级别等来加强监管机构的独立性。①

谭伟强和杨大利对于中国食品安全监管的研究，是研究中国监管型国家中为数不多的以社会性监管为研究对象的成果。通过分析近年来日渐严重的中国食品安全问题，他们试图来分析在中国这样一个在由传统向现代转型的国家环境下建立监管型国家的过程、特征和效果。他们认为，近年来一系列监管机制在中国的逐步建立，主要的原因包括：日益严重的社会问题使中央领导感到压力；市场经济的不确定性使得消费者利益保护问题逐渐突出；以及一系列社会丑闻事件的触发。作者以 2004 年安徽阜阳奶粉事件为例，分析了当前中国食品安全监管体制的不足：第一，监管权力机构的分散化（fragmentation）降低了监管机构有效获取食品信息的能力，并弱化了各个监管机构之间的工作合作，各个机构之间有着不同的监管和检测体系标准；第二，加强监管、保障公众健康与发展地方经济、解决地方就业之间存在着一定的矛盾，严格的市场准入和监管执法将会给地方社会的就业带来很大的压力；第三，监管机构，特别是地方的监管部门，由于分税制改革后带来的预算不足问题，导致他们必须依靠发证照和加大罚款力度来补充财政资源的不足；第四，监管者的权力制约与腐败问题；第五，农村与城市之间的监管二元化分割的问题。②

除了一般学者的研究之外，一些国际组织也纷纷对中国近年来的监管改革表示极大的关注，例如如果从建立集权和独立的监管机构（building regulatory institutions）的角度来看，经济合作与发展组织（OECD）也认为中国近年来的一些改革，与 OECD 国家的所倡导的监管型政府改革十分类似③；而世界银行则通过与中国政府合作的方式，直接参与到中国国内

① Margaret M. Pearson (2005), The Business of Governing Business in China: Institutions and Norms of the Emerging Regulatory State, *World Politics*, Vol. 57, pp. 296 – 322.

② Waikeung Tam and Dali Yang (2005), Food Safety and the Development of Regulatory Institutions in China, *Asian Perspective*, Vol. 29, No. 4, pp. 5 – 36.

③ Organization for Economic Co-operation and Development (2005), *China in the Global Economy: Governance in China*, Paris: OECD Publisher, pp. 275 – 300.

的电力、金融、环保等方面的监管改革的研讨与政策设计。①

基于以上的观点交锋，可以有以下两个基本判断：在目标指向上，中央政府更倾向于被认为是发展型和监管型的，而地方政府掠夺型色彩似乎更加浓厚；在时间序列上，从80年代到90年代初，地方政府的发展性特点比较突出，直至90年代中期实行分税制等改革之后，地方政府财政收入锐减，而支出义务并没有明显减少，因此破坏性开始逐渐凸显。为了消除因地方政府掠夺行为和市场经济负效应而带来的经济过热、腐败严重、环境恶化、社会不稳定等弊端，90年代末期以来，中央政府又试图通过各种途径加强了对地方政府和企业行为的监管力度，从而表现出某些监管型国家的特征。

四　监管型国家：中国经验研究的概述与评价

海外学者们的观点争论折射出中国目前国家转型的多面性，而从本研究的角度看来，虽然我们不能就中国是否已经建成监管型国家仓促定论，但是从20世纪90年代中期以来，中国由指令型国家向监管型国家转型的趋势是真实存在的，这样的判断主要基于以下三个理由：第一，有关监管型国家的定义和争论较多，但其共同的一点在于强调国家承认市场机制在经济发展中所发挥的基础性作用，同时在市场经济面前国家的角色是一个代表公共利益的、中立的仲裁者，而非直接介入市场经济活动的参与者，或者代表某一特殊利益集团的代理者。因此，衡量一个国家是否采用监管体制的一个操作性指标在于政府与企业等市场主体是否存在合一的关系，也即政府与企业、监管者与监管对象是否在体制上是分离的。从中国目前的监管改革来看，除了一些关系到国计民生的重要产业（例如铁路、烟草、邮政等）之外，其他大部分的产业基本上已经做到了政府与企业在体制上的正式分离，一些传统的自然垄断行业（如电力、电信、石油等）

---

① 例如2003年9月世界银行与中国国家电力监管委员会联合举办了"中国电力监管体制改革国际研讨会"，同时对于中国银行、证券、保险等金融行业的监管改革，世界银行也发挥了很大的影响作用。

虽然不同程度地存在行政垄断现象，但毕竟在体制上已经基本上完成了政府与企业的分离，一批跟企业没有任何直接制度联系的行业监管机构（如电监会、工业和信息化部、能源局、银监会）得以纷纷建立，这些都可以用来证明中国建立监管型国家的现状和趋势。

其次，从政府介入经济生活的方式上看，监管型国家在宏观政策上逐步由原来的直接干预变为间接调控，而在企业活动的微观管理上由原来的全面控制变为重点监管。从 20 世纪 90 年代中期以来，随着国有企业开始推行现代企业制度改革，国家对于国有企业的干预更多的开始通过股份制中最大股东的身份来进行，而对于一般产业发展的管理则主要开始向制定产业政策、加强宏观调控方面转移。从微观方面来看，除了少数重点行业之外，国家已经不再直接干预企业具体的市场经营活动，而是开始通过法律的形式来引导和约束企业的市场行为，将企业行为的外部负效应最小化，从而弥补市场机制的不足，有效维护公平竞争和公共利益。

最后，从管理工具上看，监管型国家更多是采用经济和法律手段，通过运用包括经济奖惩、特许制度、技术标准、信息提供、界定产权、使用补贴、绩效标准等多种政策工具来实现监管而非行政管控的目标。从整体上看，目前中国各个产业领域的监管立法工作均已在不同程度上展开或实现，囿于历史传统的影响，行政手段虽然在监管过程中仍然具有一定的影响，但从整体上看已经呈现出逐渐弱化的趋势。以上所提及的各种政策工具在各个监管领域都开始逐渐得以使用，单一的行政命令管控正在被多元的监管工具组合所代替。有基于此，本书认为，虽然目前中国的监管型国家建设并没有一蹴而就，但这种转型的趋势是客观存在的。

从政治经济学的研究角度来看，监管型国家治理模式直到 20 世纪 90 年代末才开始在中国的市场经济改革中兴起，因此有关的学术研究成果尚不多见，这与"监管热"在当代中国政府改革中的盛行形成了鲜明的对比。同时，由于监管是一个涉及不同产业和不同地区的概念范畴，因此相关的研究成果也比较分散，基本上出于一种群体性的盲人摸象状态，尚难对中国监管型国家的全貌和一般逻辑进行深入挖掘。从总体上看，已有的研究文献主要集中在以下三个主题：第一，中国由传统的指令型国家向监管型国家转变的原因或动力有哪些；第二，中国式的监管型国家具有哪些比较鲜明的特征；第三，制约中国进一步走向现代监管型国家的结构性因素有哪些。

（一）中国监管型国家兴起的四因说及其不足

中国为什么会出现向监管型政府转变的发展趋势呢？研究中国监管政策的学者从各自不同的角度和案例提出自己的假说或解释：第一，政治动因说，即认为监管型国家的建立源于中央政府回收地方权力、重建自身权威、加强自身的政治正当性的政治需求。

相对于其他的解释而言，政治动因说的优势在于能够从比较深层次的政治层面来分析监管型国家的建立逻辑，但它的解释带有很强的境遇性和化约主义（reductionism），即在特定的时期具有比较强的解释力，而在特定时期过后其解释力则明显消退，例如它显然不能解释为什么在党的第三代领导集体权力巩固之后以及第四代领导人顺利执政以来，当中央政府在财政、金融、人事任免、司法审判等各方面的权力有所回收的时候，这种监管型国家建设的趋势仍然在继续。

第二，市场推动说，即认为市场经济改革弱化了中国政府对国民经济和社会治理的控制能力，迫使政府重建原有不成熟的国家政权体系，转变治理模式，实现其成功驾驭市场经济的改革目标。例如杨大利认为急剧变化的经济环境是推动中国实施监管改革的最重要结构性因素，市场经济使得国有企业风光不再，传统的依靠国有企业解决经济发展和社会问题的套路不再万能，客观上刺激政府加强自身的权威和能力建设，以便驾驭市场经济和管理复杂的社会事务[①]；马小英和朗拿度·奥托兰诺（Leonard Ortolano）则通过对中国环境保护监管政策的研究发现，市场经济体制的推行，使得各类企业都必须尽可能地追求利润最大化和成本最低化，因而不可避免地在环境保护上尽量逃避社会责任，以便降低生产成本，扩大市场占有率。中国经济的高速增长完全是以生态环境全面恶化作为代价的，这

---

① Dali Yang (2004), *Remaking the Chinese Leviathan: Market Transition and the Politics of Governance in China*, Stanford: Stanford University Press, pp. 25 – 64.

就使得一系列环保监管改革政策的出台变得十分迫切[①]；吕晓波则着重以食品与药物安全监管为研究个案，认为发展型模式下政府既当运动员又当裁判员，所带来的市场化和地方保护主义成为企业偷工减料、商业欺诈和降低标准的温床，而原有的国家体系几乎完全丧失了约束企业的失范行为的能力，因而必须通过建立监管型模式的方式来净化市场竞争秩序[②]；香港学者卢佩莹（Becky P. Y. Loo）基于对中国电信监管史的分期研究表明，中国电信监管体制的改革是建立在政府意愿、市场需求以及国际游说三方面因素的综合平衡基础之上的，其中从 2000 年以来，市场化因素的作用已经明显超过其他两方面因素，成为推动中国电信产业监管改革的最重要动力[③]；英国学者菲利普·安德鲁斯—斯皮德（Philip Andrews-Speed）是中国能源监管政策的专家，他强调在市场化的环境下，政企不分的能源管理体制使得国有能源企业出现利润下滑、债台高筑、管理层虚报利润并侵吞利润等现象，中央政府希望通过建立政企分开、统一管理的能源监管体制来遏制以上的弊端[④]；中国学者高世楫、秦海也认为推动中国监管体系改革的动力源自于 90 年代后兴起的对电力、电信、铁路以及民航等垄断行业的大规模市场化改革[⑤]。

受到其他国家向监管型政府过渡的历史经验的启发，市场推动说十分敏锐地抓住了改革开放以来中国经济发展中最鲜明和本质的变化，并着重强调建基于计划经济之上的是国家面对市场化改革的种种不适应症，具有较强的分析解释力度。然而，由于市场化改革是一个涉及范围很广的范畴，不同产业部门之间的市场化程度存在很大的差异，有些产业的问题在

① Xiaoying Ma& Leonard Ortolano (2000), *Environmental Regulation in China: Institutions, Enforcement, and Compliance*, Lanham: Rowman &Littlefield, pp. 1 – 12.

② Xiaobo Lv, "*Beyond Developmental State: Food and Drug Safety and the Rise of Regulatory State in China*", Paper prepared for the Annual Meetings of the Association of Asian Studies, New York, March 27, 2003.

③ Becky P. Y. Loo (2004), Telecommunications Reform in China: Towards An Analytical Framework, *Telecommunications Policy*, Vol. 28, Issue 9 – 10, pp. 697 – 714.

④ Philip Andrews-Speed (2004), Energy Policy and Regulation in the People's Republic of China, The Hague: Kluwer Law International, p. 171.

⑤ 高世楫、秦海：《从制度变迁的角度看监管体系演进：国际经验的一种诠释和中国改革实践的分析》，载《洪范评论》第 2 卷第 3 辑（2005 年 12 月），第 44 页。

于充分市场化后导致的过度竞争，而另一些产业则主要是不完全市场化后所引发的垄断问题，这种市场化程度的差异造就了各种不同产业之间监管改革的不同特征。因此，直接用市场推动来解释中国监管型政府的形成过程，存在着过于泛化、并缺乏中间过渡变量的问题，而从某种意义上讲，具体的产业结构因素可能具有更加具体的说服力。

第三，官僚改革说，即认为"东欧剧变"、亚洲金融危机以及非典疫情等一系列危机事件，促使新兴技术官僚阶层不断开始反思旧有国家体制的弊端，并迫使它们反思本国制度建设的弱点与不足，从而成为了推动政府改革的强大动力。例如，王红英从国家偏好与国家能力两个角度对亚洲金融危机对中国金融监管改革的影响进行了全面分析，她发现虽然推进改革进程与保持社会稳定存在一定的冲突关系，但是亚洲金融危机之后，中央领导人和政府官员基于对脆弱的金融系统可能招致的金融风险有了更深刻的认识，因而下决定通过加强中央银行的独立性、加速国有银行向真正意义上商业银行转变以及培育成熟规范的资本市场等方式来加强对金融系统的有效监管[1]；保罗·席尔（Paul Thiers）则对 2003 年非典疫情爆发的具体案例进行分析，认为此次公共卫生危机暴露出了中国政府原有的公共行政系统无法适应风险社会到来之后的社会事务管理，中央领导人和政府官员决定以此为改革契机，大幅度推动公共卫生管理和医疗机构监管体制的改革，加强地方政府的问责性以及信息公开的透明度建设[2]；谭伟强与杨大利在有关食品安全监管的论文中也提到，包括 2004 年安徽阜阳奶粉事件在内的一系列的食品和产品质量安全丑闻事件遭到媒体曝光，使得中央政府与有关监管部门面临强大的社会舆论压力，因此在客观上迫使有关政府官员对食品安全监管体制存在的弊病进行反思[3]；谭自湘对中国的互联网监管体制的发展做了历史与制度的分析，他发现推动中国互联网监管体制从分散型的多头管理走向集中管理的重要动力在于，互联网技术的迅

---

[1] Hongying Wang (1999), "The Asian Financial Crisis and Financial Reforms in China", *The Pacific Review*, Vol. 12, No. 4, pp. 537 – 556.

[2] Paul Thiers (2003), Risk Society Comes to China: SARS, Transparency and Public Accountability, *Asian Perspective*, Vol. 27, No. 2, pp. 241 – 251;

[3] Waikeung Tam and Dali Yang (2005), Food Safety and the Development of Regulatory Institutions in China, *Asian Perspective*, Vol. 29, No. 4, pp. 5 – 36.

猛发展和趋于集中，使掌权的技术官僚阶层充分意识到多头管理体制所引发的弊端，已经影响到政府在国家安全、经济调控和社会管理等多方面的基础能力①。

从深层次分析，官僚改革说与其说是对监管型国家兴起的一种原因分析，不如说是一种行动者分析或过程分析，即强调系列危机性事件所暴露出来的管治危机，迫使具有改革倾向的技术官僚阶层发动监管改革，推动监管型国家的建设。这种解释往往能够比较好地解释突变性的监管改革，但也存在一个致命的弱点，即一方面将官僚集团视为一个行为整体，忽视了因为不完善的委托—代理关系而造成的官僚集团内部的利益冲突对监管权力配置的影响，因而过于简化；另一方面这种解释忽视了官僚集团改革的自利逻辑，即假定官僚集团完全是为了追求公共利益，缓解监管危机，这显然无法解释一系列的监管腐败现象。

第四，国际因素说：即认为监管型国家治理模式在中国的兴起，并不仅仅是单纯的国内因素推动的结果，也是一定国际环境的产物。在经济全球化的时代下，中国监管型国家的建设不可能摆脱全球监管改革浪潮的影响。例如，杨大利重点分析了中国加入世界贸易组织与监管改革之间的关系，作为当前全球经济一体化市场竞争规则的最集中体现，世贸组织对其成员国组织在政府透明度、行政一体化水平以及法治程度等方面都有所规范，这就给中国政府的监管改革注入了强大的外部推动力，其中最为典型的就是计划经济时代下工业行业管理部门的撤销和一系列监管机构的建立，据此他对加入世贸组织后的中国监管国家建设持审慎乐观（cautious optimism）的态度②；彼特曼·波特（Pitman B. Potter）则着重对申请加入世界贸易组织对中国国内法制建设的冲击进行了研究，他发现为了扫清加入世界贸易组织的障碍，中国政府对国内的法律、法规、规章及规范性文件展开了大规模的清理工作，一些技术性较强的具体行业的监管法规更是直接从世贸组织那里直接引进，以便使国内有关经济领域的规范性制度能够与国际接轨，市场化和监管法制建设通过这样一个学习过程（learn-

① Zixiang（Alex）Tan（1999），Regulating China's Internet：Convergence toward A Coherent Regulatory Regime，*Telecommunications Policy*，Vol. 23，pp. 261 – 276.

② Dali Yang（2002），Can the Chinese State Meet Its WTO Obligations? Government Reforms，Regulatory Capacity and WTO Membership，*American Asian Review*，Vol. XX，No. 2，pp. 191 – 221.

ing process）逐渐在中国扎根①；于宏源则通过对中国各个部委参与《联合国气候变化框架公约》签署过程中的利益协调过程研究发现，国际环保机制和建立国际环保机制的过程改变了政府制定政策的行为，使各个不同部门之间的利益在某一层面上达成了共识，加速了中国环境保护监管体制的进一步国际化②。

　　国际因素说打破了从相对孤立和静止层面来研究中国监管改革的桎梏，大大拓展了中国监管型政府的研究视野，对于一些带有全球性特征的产业的监管改革过程具有很强的解释力度。然而，国际因素说必须直面的一个问题是，在全球化浪潮席卷每个产业领域的今天，为什么有的产业或领域面临很大的监管改革压力，而另一些产业或领域则能比较好地化解国际环境带来的冲击？这是否说明，政府在面对国际环境所带来的压力方面具有某种过滤阀的机制，并且可以适当利用国际舆论压力来为自身已定的政策议程提供正当性，从而出现某种"国际因素国内化"（domesticalization）的现象？

　　综上所述，有关中国监管型国家兴起的四种解释，各自都有一定的解释力度，也有着各自的不足之处（参见表2—7）。基于这种对已有文献的全面考察，本书以药品安全监管为分析个案，试图总结出超越以上四种解释的第五种解释——利益共同体瓦解说，即监管型政府在中国的兴起，并不是政治动因、市场推动、官僚改革或国际因素等单一因素所决定的，而是在面对发展型模式所导致过度竞争之后，进而引发计划经济体制下政府、企业单位和事业单位三者利益共同体瓦解之后的历史产物。本书将努力证明，相对于以上四种解释，政企事利益共同体瓦解说对于监管型国家在中国的兴起，特别是社会性监管在中国的发展，具有更强的解释力度。

---

① Pitman B. Potter (2001), The Legal Implications of China's Accession to the WTO, *The China Quarterly*, Vol. 167, pp. 592 – 609.

② Hongyuan Yu (2004), Global Enviroment Regime and Climate Policy Coordination in China, *Journal of Chinese Political Science*, Vol. 9, No. 2, pp. 63 – 78.

表 2—7　　　　关于中国监管型国家兴起的四种解释及其特征与不足

解释类型	主要观点	不足之处
政治动因说	监管型国家的建立源于中央政府回收地方权力、重建自身权威、加强自身的政治正当性的政治需求	带有很强的境遇性，在特定时期过后其解释力明显消退；带有很强的化约主义色彩，不能解释政治领导人权力巩固以来，这种监管型国家建设的趋势仍然在继续
市场推动说	市场经济改革弱化了国家对国民经济和社会治理的控制能力，迫使政府重建原有不成熟的国家政权体系，转变治理模式，实现其成功驾驭市场经济的改革目标	不能有效地解释产业之间因为市场竞争程度不同而导致的不同的监管问题；存在着过于泛化、并缺乏中间过渡变量的问题
官僚改革说	一系列危机事件，促使新兴技术官僚阶层不断开始反思旧有国家体制的弊端，并迫使它们反思本国制度建设的弱点与不足，从而成为了推动政府改革的强大动力	将官僚集团视为一个行为整体，忽视了因为不完善的委托—代理关系而造成的官僚集团内部的利益冲突，过于简化；忽视了官僚集团改革的自利逻辑，无法解释一系列的监管腐败现象
国际因素说	监管型国家治理模式在中国的兴起，并不仅仅是单纯的国内因素推动的结果，也是一定国际环境的产物。在经济全球化的时代下，中国监管型国家的建设不可能摆脱全球监管改革浪潮的影响	不能很好地解释同样面对全球化影响的产业和领域，监管改革存在的巨大差异；不能清楚地论证就是国内问题国际化，还是国际因素国内化

（二）中国监管型国家的特征及结构性阻力分析

自从 1998 年以来，中国政府先后进行了三次政府机构改革，政府体系中原有的一些行业管理部门纷纷实现体制上的政企分离，取而代之的是一系列的政府监管机构纷纷成立（参见表 2—8），使得中国政府的监管体系有了更大的发展，监管已经成为当代中国经济体制和政府管理改革的热门话题。按照学者马英娟的总结，中国目前承担监管职能的机构主要有四类：（1）国务院组成部门，例如铁道部、卫生部、环境保护部等；（2）国务院部委管理的国家局，如国家邮政局、国家食品药品监督管理局、烟草专卖局等；（3）国务院直属机构，如国家质量监督检验检疫总局、国家安全生产监督管理总局；（4）国务院事业单位，如中国证监会、保监会、电监会、银监会等。① 其中第一、二类带有较强的历史痕迹，而第三、四类则具有更多的独立性、专业性、科学性等一些现代监管机构的特征。

表 2—8　　　　　1998 年以来中国政府成立的监管机构一览表

机构名称	成立时间	主要职能
国家广播电影电视管理总局	1998 年 3 月	审批县级以上广播电视相关机构的影视作品及广告的节目质量
国家药品监督管理局	1998 年 3 月	依法监管药品、医疗器械的产品质量
劳动和社会保障部	1998 年 3 月	依法行使劳动和社会保险的监督检查职权，监督相关企业执行国家劳动和社会保障政策的情况
中国证券监督管理委员会	1998 年 3 月	依法对证券市场及证券业务活动进行监管
中国保险监督委员会	1998 年 11 月	依法对保险市场以及保险机构的经营行为进行监管
国家工商行政管理总局	2001 年 4 月	市场准入监管；监管流通领域的商品质量
国务院质量监督检验检疫总局	2001 年 4 月	负责质量、计量、出入境商品检验、卫生检验和动植物检疫的监管
国家电力监管委员会	2002 年 2 月	对电力业务的准入实行监管，并对电价、供电安全和电能服务进行监管
中国银行业监督管理委员会	2003 年 3 月	依法对商业银行以及银行业务进行监管
国家食品药品监督管理局	2003 年 3 月	对食品、保健品、化妆品、药品的安全和质量进行监管
国家安全生产监督管理总局	2003 年 3 月	负责安全生产监管
工业和信息化部	2008 年 3 月	对电信和信息服务市场依法进行监管
环境保护部	2008 年 3 月	防治污染，对环境保护政策的执行进行监管
交通运输部	2008 年 3 月	拟订并组织实施公路、水路、民航政策和标准，对有关交通运输以及邮政企业进行监管
住房和城乡建设部	2008 年 3 月	监督管理建筑市场、建筑安全和房地产市场

----

① 马英娟：《政府监管机构研究》，北京大学出版社 2007 年版，第 241 页。

研究中国的监管型国家，仅仅从机构设立的角度来分析是远远不够的，还必须对其的历史过程和实际运转过程进行深度考察。从类型划分上看，中国向监管型国家转型的历史起点具有一定的特殊性，一方面从1949年新中国成立到市场化改革之前，中国政府在经济领域内的治理模式主要借鉴了苏联式的指令主义模式，在大部分时间里对国民经济采取了高度集中的指令型计划经济模式，然而由于中国社会的工业化基础远远落后于苏联，而且中国工业企业数量多、规模小，因此中国的计划经济模式又带有鲜明的分权性和地方性①；另一方面，从70年代末推行市场化改革以来，中国政府又不自觉地推行了一条类似于日本和韩国战后以来的发展型国家的政经治理模式，即推动经济高速发展成为政府经济政策的最重要目标，政府以直接制定和推行产业政策的方式来引导和推动国内经济发展，但是由于所有制结构以及政经体制嵌入性（embedness）的差别，中国的社会主义发展型国家道路与日本、韩国等资本主义发展型国家道路又具有一定的差异。因此，无论从哪个角度来看，以上总结的四种国家类型都无法准确地描述中国向监管型国家转型的历史起点的特征，因而其核心特征也就区别于以上四种类型的国家。

鉴于这种独特的类型定位，除了对兴起的原因进行探讨之外，一些学者和研究机构也把眼光瞄向了对中国监管型国家的特征及结构性阻力的研究和分析上。例如，王绍光曾经在研究煤炭生产安全监管政策的论文中，比较全面地总结了中国"监管型"政府的特征，具体包括：第一，国家不再直接干预生产，而是把目标放在调节经济活动上，以实现特定的社会和经济目标；第二，趋向于把法规或标准正式化为一般性的法律；第三，监管者本身也需要按照法律规定来实施监管活动；第四，经营与监管活动分开，由外界独立的专业机构来依法实施监管；第五，在监管手段上更具

---

① 有关中国与苏联式计划经济模式的差异，钱颖一和许成钢曾经用企业组织理论中的有关学说，将苏联式的计划体制归类为典型的U型层级制结构，即政府部门的划分和国有企业管理完全按照职能和专业化的"条条"原则进行，而将中国的计划体制视为一种独特的M型层级制机构，即由中央和地方对国有企业进行共同管理，共同分享其利润和收入。参见钱颖一、许成钢，《中国的经济改革为什么与众不同》，载《经济社会体制比较》1993年第1期，第29—40页。

现代性，主要的执行方式是规定罚金和刑事惩罚上①。杨大利则认为，中国监管型国家的一个重要特征就是重新加强中央集权，包括实施有利于中央集财的财政和税收体制改革；加强以人民银行为中心的金融体制监管；以及在国土、质量技术监督、工商行政管理等部门实行省以下的半垂直管理体系等。②

此外，即使是在监管国家派内部，学者们在对中国监管型国家特征的观察也是存在分歧的，这些产生分歧的问题主要产生在以下四个方面：第一，执政党和政府对企业的人事控制问题：皮尔森和海尔曼在研究中国的监管型治理的时候，都认为执政党对政府高级官员和企业高层领导的人事控制都是不可忽略的因素，党委组织部门通过干部任免制度（Nomenklatura System）至今仍然垄断着对高级官员和重要企业的高层领导的人事任免权；杨大利和王绍光则认为不能套用西方监管型国家追求政治独立性的标准来分析中国，他们倾向于把这种人事控制看做中央政府加强国家能力重建的一种正面行为，人事控制也可以作为一种监管方式而为监管型国家的建立服务，例如消除地方保护主义、遏制企业俘虏政府官员的行为等。

第二，监管者本身的独立性问题：例如通过对六种网络性产业的研究，皮尔森发现监管机构欠缺独立性，无论是相对于政府部门，还是相对于企业而言，监管机构由于受到政治压力、经济诱导、非正式关系等因素的影响，而使得其独立性大大降低③。同时，她还在后来的一篇论文中总结了制约中国监管型国家建设的三大主要因素，包括监管实权掌握在高于监管机构的领导小组手中、监管机构之间的分散化以及监管机构权力地位的模糊④。而王绍光则通过对煤矿生产安全监管机构改革轨迹的分析，试图证明中国政府已经通过提升行政级别、引入垂直管理、推进政企分开等

---

① Shaoguang Wang, "Regulating Death at Coalmines: Changing Mode of Governance in China", *Journal of Contemporary China*, Vol. 15, No. 46 (February 2006), pp. 1 – 30.

② Dali Yang, Economic Transformation and State Building in China, in Barry J. Naughton, Dali L. Yang (2004) (eds.), *Holding China Together: Diversity and National Integration in the Post-Deng Era*, Cambridge, UK; New York: Cambridge University Press, pp. 120 – 145.

③ Margaret M. Pearson (2005), The Business of Governing Business in China: Institutions and Norms of the Emerging Regulatory State, *World Politics*, Vol. 57, pp. 296 – 322.

④ Margaret M. Pearson (2007), Governing the Chinese Economy: Regulatory Reform in the Service of the State, Public Administration Review, Vol. 67, No. 4, pp. 718 – 73.

手段来提升监管者的独立性，因此其相对独立性已经大大增强。

第三，不同产业的差异问题：杨大利认为从 90 年代以来，无论是财政、税收、金融等经济领域，还是在知识产权保护、环保、质量技术监督和食品药品安全等社会领域，中国政府都在致力于建设一个强大而独立的监管型国家。从这个意义上看，政府的监管行为在领域与行业之间，在一些具体方面可能有些差异，但基本趋势是相同的；而皮尔森则认为领域和行业应当成为考察中国监管型国家的重要变量，她认为政府在对待战略性行业与非战略性行业、支柱产业与非支柱产业的监管上具有很大的差异；中国学者余晖通过对电力、金融、工商和药品监管权的纵向配置对比，发现不同领域监管权的纵向配置模式存在明显差异[①]；余有卿（Yukyung Yeo）在其博士论文中，以汽车和电信产业作为对比，不仅发现中国对非战略性的制造产业进行监管，而且根据产业特点的不同，区分出了两种不同的监管体系，即硬监管（hard regulation）和软监管（soft regulation），并指出中国的监管体系是一种双重监管（double regulation）体系。[②]

第四，经济发展与强化监管之间的关系。皮尔森对经济性监管的研究表明，在国际经济竞争日益激烈的环境下，中国监管型国家的形成并没有摆脱发展型国家打造"民族冠军"（national champion）的行为模式，监管行为仍然带有很强的发展色彩；谭伟强和杨大利则通过对食品安全监管的研究发现，保障食品安全与给地方经济创造就业机会存在一定程度的矛盾。特别是对于地方政府而言，经济发展与监管之间存在某种两难的政策困境（policy dilemma）。

第五，监管失灵的问题。由于转型时期的中国监管改革仍然带有浓重的指令性色彩和发展型特征，因此刚刚开始的监管建设就出现了许多失灵的状况，为此中国国内的一些学者，特别是一些经济学家们，对一些领域的监管失灵及其规避问题进行了政策性的研究。例如周其仁在一个内部研究报告中提到，中国式的监管体制强调垂直型的命令与控制，强调对企业

---

① 余晖：《监管权的纵向配置——来自电力、金融、工商和药品的案例研究》，载《中国工业经济》2003 年第 8 期（总第 185 期），第 14—23 页。

② Yukyung Yeo, *Regulating China's Industrial Economy: A Comparative Study of Auto and Telecom Industires*, Ph. D. dissertation, Department of Government and Politics, University of Maryland, College Park.

市场进入的严格审批，由此带来了催生利益集团、效率低下甚至监管腐败等一系列问题，因此中国的监管改革必须彻底实现政企分离、开放市场、制约政府，以免陷入"管制主义泥潭"①；余晖则从政府监管的微观基础、委托—代理关系、法律环境、职能明确性、监管权的分配以及先进监管技术的实行六个方面指出了中国目前监管失灵问题的根源，并提出了合理性、独立性、公正性、高效性以及职权法定五项原则，作为未来中国政府监管改革的方向②；高世辑与秦海虽然同意周其仁有关"管制主义泥潭"的警示，但他们认为中国的政府监管兴起背景完全不同于美国进步时代的改革和70年代末以来的放松监管运动，因此必须立足于本国的制度禀赋（institutional endowment），考虑到独立监管机构、行业自律组织以及消费者保护组织仍然很不成熟的特点，他们仍然强调政府行政权力在监管过程中的重要性③，同时建议通过"增量改革"的方式，使新成立的监管机构从一开始就遵从公正、透明、专业和诚信的原则，创造中国监管体制建立的初始路径，建构有中国特色的监管体制。④

除了学术研究层面的分析之外，一些国际政府组织也对中国的监管改革予以了极大的关注，对中国建设监管型国家提出了一些有针对性的政策建议。例如 OECD 曾经发表总结报告，比较系统地总结了目前中国监管型国家建设过程中存在的亟待解决的问题，它们包括：第一，政府间监管的协调与连贯性。在许多政策领域，地方政府仍然有很大的监管和执行权力，中国的监管体系高度分权，几乎所有的执法和监管部门的人员都是由省或市级来控制，办公经费也都来自于地方提供，他们对中央政府没有很强的责任机制联系。第二，地方主义与政策执行的偏差。监管体系在人事与财政方面对地方的依赖，很容易导致地方主义以及监管政策执行的偏差。事实上，地方势力对于监管体系的干预已经成为影响监管效率的重要

① 周其仁：《竞争、垄断和管制——"反垄断"政策的背景报告》，载中国基础设施产业政府监管体制改革课题组：《中国基础设施产业政府监管体制改革研究报告》，中国财政经济出版社 2002 年版，第 179—225 页。

② 余晖：《政府管制改革的方向》，载《战略与管理》2002 年第 5 期，第 57—65 页。

③ 高世辑、秦海：《中国特色的"矫正器"》，载《法人》2004 年第 6 期，第 119 页。

④ 高世辑、秦海：《从制度变迁的角度看监管体系演进：国际经验的一种诠释和中国改革实践的分析》，载《洪范评论》第 2 卷第 3 辑（2005 年 12 月），第 9—57 页。

根源。第三，对政策执行缺乏分权与制衡（check and balance）。无论是在国家层面，还是在地方层面，都存在自由裁量权（discretion）过度泛滥的问题。地方政府的自由裁量行为没有办法受到法律的限制，另外法律也没有赋予公民参与和影响监管政策制定的任何权力，使得监管政策容易成为地方政府暴政和敛财的工具。第四，缺乏有效的司法审查（judicial review）。由于司法体制欠缺独立性，中国行政官员很少受到司法责任机制的制约，法院没有权力对行政监管行为进行解释和调查，对于监管政策的最终解释权仍然控制在行政机关手中，法院的判决也存在执行难的问题，因为法官的任免和法院的运作经费都由地方控制。第五，监管行为具有过量性和强侵蚀性（excessive and intrusive），例如企业注册可以在很短的时间内获得通过，频繁地使用行政许可和行政审批已经使得执行问题日益突出，也给政府的行政自由裁量权创造了很大的空间。①

在面临市场经济和全球化的双重挑战下，传统的指令型国家如何通过调整治理结构和方式来适应新的环境？这些调整对中国未来的发展具有怎样的深远意义？这些都是研究监管型国家的学者们所关注的深层次问题。在许多学者还没有完全摆脱所谓"全能主义国家"或"威权主义国家"（authoritarian state）的窠臼的时候，他们敏锐地抓住了一些新变化和新现象，试图修正和更新对中国国家的认识。这种研究倾向是值得充分肯定的，因为任何学科知识的更新总是源于对新的经验现象的解释。

从阐释学的角度来看，监管型国家概念的提出，对20世纪90年代中期以来中国政府实行的一系列改革政策具有一定的解释力度，为正在不断理性化和制度化的中国国家能力建设提供了很好的解释。同时，它也为中国国家未来的发展方向提供了一种可能的预期，对未来中国政治的转型具有一定的参考价值。此外，尤其是在政治经济学方面，它超越了"发展型国家"这一对东亚国家发展类型的传统解释，对比较政治学和发展经济学都具有一定的经验意义。

---

① Organization for Economic Co-operation and Development (2005), *China in the Global Economy: Governance in China*, Paris: OECD Publisher, p. 29.

五 论证思路和研究设计

由于本书的核心研究问题在本质上属于制度变迁研究的范畴，因此本书的研究路径（research approach）选择了新制度主义（neo-institutionalism）。与早期的传统制度主义以及结构功能主义过去强调宏观历史结构的作用以及方法论上的集体主义（methodological collectivism）不同，也相异于行为主义（behaviorism）学派过分强调个人行为的作用以及方法论上的个人主义（methodological individualism），新制度主义认为人类的政治、经济或社会行为受到所处制度环境的影响，但是这种制度环境并非那些整体社会的政治、经济和社会结构，而是直接影响个人行为的"中层"制度层面，因此新制度论可以被定位为一种中层理论（meso-theory）①，在具体分支上，新制度主义又被区分为历史制度主义（historical institutionalism）、理性选择制度主义（rational-choice institutionalism）以及社会学制度主义（sociological institutionalism），即分别强调历史因素对于制度变迁的关键作用、个人的理性选择受制于制度环境、从组织规范及价值角度看待制度变迁②。在新制度主义者看来，已有的政治经济学研究存在变量层次太高或太低，以及变量数目不足的缺陷，而这些缺陷必须依赖新制度主义路径来克服。③

在新制度主义者看来，作为一种政治行为的政府监管，既不是由单纯

---

① Paul J. DiMaggio and Walter W. Powell (1991) (eds.), *The New Institutionalism in Organizational Analysis*, Chicago: University of Chicago Press; David Colander (1996), "New Institutionalism, Old Institutionalism and Distribution Theory", *Journal of Economic Issues*, Vol. 30, No. 2, pp. 433 – 442; Ellen M. Immergut (1998), "The Theoretical Core of the New Institutionalism", *Politics and Society*, Vol. 26, No. 1, pp. 5 – 34; Guy B. Peters (1999), *Institutional Theory in Political Science: The "New Institutionalism"*, New York: Pinter. Hall.

② Peter A. Hall and Rosemary C. R. Taylor (1996), "Political Science and the Three New Institutionalism", *Political Studies*, Vol. 44, No. 5, pp. 936 – 957; Junko Kato: "Institutions and Rationality in Politics—Three Varieties of Neo-Institutionalists", *British Journal of Political Science*, Vol. 26, Part 4, pp. 553 – 582.

③ 郭承天：《新制度论与政治经济学》，载何思因、吴玉山主编《迈入二十一世纪的政治学》，（台北）中国政治学会 2000 年版，第 171—201 页。

的公共利益观所推动，也不是不同集团之间利益谈判的结果，而是特定制度环境下的必然产物，各个行动主体的偏好都是由一定的制度环境所塑造出来的①。因此，研究政府监管的起因及过程，正式的制度安排、组织结构以及非正式的文化观念、历史传统等，都必须成为不可或缺的考察因素，这其中又以所谓的"监管空间"理论（theory of regulatory space）最具代表性。

监管空间理论最初是由英国学者雷根·汉切（Leigh Hancher）和迈克尔·墨朗（Michael Moran）在其所编辑的一本著作的结论部分提出，他们认为不能简单地根据对公共利益以及私人利益的人为区分来研究监管，而应当从一个制度化的视角出发，对各种各样行为主体在制度化的"监管空间"（regulatory space）中的相对位置进行研究。监管空间强调各种监管议题引发公共决策的程度与范围，而从某种意义上看，包含着制度安排、组织资源、价值观念以及历史传统等要素在内的"监管空间"，是制约着监管行为过程的根本因素。他们指出，"监管空间不仅仅聚焦于那些介入监管活动的行为主体，更看重那些推动利益网络出现和发展，以及有助于建立主体间制度性联系的结构性因素"②。该理论提出之后，一批政治学者、社会学者以及法学者都运用该理论来分析一些监管改革的经验现象。③ 一些学者虽然明确指出了该理论的一些局限，但对其分析监管政策

---

① James G. March and Johan P. Olsen（1984），The New Institutionalism：Organzational Factors in Political Life，*American Political Science Review*，Vol. 78，No. 3，pp. 734 – 749；Brian Levy and Pablo T. Spiller（eds.）（1996），*Regulations*，*Institutions*，*and Commitment*：*Comparative Studies of Telecommunications*，Cambridge：Cambridge University Press；Julia Black，New Institutionalism and Naturalism in Socio-Legal Analysis：Institutionalist Approaches to Regulatory Decision-making，*Legal & Policy*，Vol. 19，Issue 1，pp. 51 – 93.

② Leigh Hancher and Michael Moran（1989），"Organizing Regulatory Space"，in Leigh Hancher and Michael Moran（eds.），*Capitalism*，*Culture and Economic Regulation*，Oxford：Clarendon Press，p. 292.

③ Stepehn. Wilks，"Utility Regulation，Corporate Governance and the Amoral Corporation"，in G. B. Doern & Stephen. Wilks（eds.）（1998），*Chaning Regulatory Insitutions in Britain and North America*，chapter 14；Clifford D. Shearing（1993），"A Constitutive Conception of Regulation"，in P. Grabosky and J. Braithwaite（eds.），*Business Regulation and Australia's Future*，Canberra，ACT：Australian Institute of Criminology，pp. 67 – 79；Glenn Morgan & Lars Engwall（eds.）（1999），*Regulation and Organizations*：*International Perspectives*，London；New York：Routledge.

的过程和本质的效度仍然予以充分肯定。①

根据新制度经济学的研究路径，结合监管空间理论的特征，本书的基本分析过程和基本逻辑主要包括以下六个环节：确定被解释项；找出主要的行动者；分析行动者的资源；探讨行动者之间的制度性关系，即对不同阶段的监管空间特征进行概念化（conceptualization）；评估这些制度性联系对于被解释项的影响；政策建议。② 缘于研究问题本身的特点，本书更多的是运用历史制度主义的分析视角和研究路径，对 1949 年以后中国药品质量管理体制变迁进行描述性的整理和解释性的分析。在研究框架上也基本上划分为以下六个步骤来进行：

确定被解释项目。社会科学实证研究的最基本出发点是确定研究过程中的自变量（independent variable）和因变量（dependent variable）。正如前文所概述的，本书所关注的最为核心的研究问题是监管型国家的治理模式为什么会在 20 世纪 90 年代中期以后的中国兴起，而从整个政经治理模式来看，1949 年以来的中国政府为什么会经历一个从指令型国家到分权式发展型国家，再到监管型国家的变化过程？这种政经治理模式的制度变迁，正是本书所关注的被解释变量。具体到本书所研究的药品安全监管领域，作者主要应用政企事体制关系、管理风格、政策工具以及管理导向四个指标（indicator）来区分中国药品安全管理体制的变迁，以便清楚地界定被解释项的时序变化（参见表 2—9）。

第二，找出主要的行为者（actor），即对制度变迁过程中所涉及基本主体进行挖掘和整理。如果以药品安全监管体制为考察案例，那么其间可能涉及的行动者包括监管者和监管对象两大部分，其中监管者包括中央层面的国务院、卫生部、各个医药行业管理部门以及地方层面的政府、卫生行政部门和行业管理部门，而监管对象又可以细分药品生产企业、销售企业以及医疗卫生机构三大部分。从某种意义上看，药品安全监管体制的变迁就是以上政府、企业与事业单位之间的利益关系调整的结果。

---

① Colin Scott（2001），Analysing Regulatory Space：Fragmented Resources and Institutional Design，*Public Law*，Summer，2001，pp. 329 – 353.

② 郭承天：《新制度论与政治经济学》，载何思因、吴玉山主编：《迈入二十一世纪的政治学》，（台北）中国政治学会 2000 年版，第 171—201 页。

表 2—9　　　　中国药品安全管理体制的历史变化（1949 年至今）

	指令型体制 （1949—1977）	发展型体制 （1978—1997）	监管型体制 （1998 年至今）
政企事体制关系	高度合一	相对分离	完全分离
管理风格	以群众监督为主，专业管控为辅	群众监督与专业管控皆弱	以专业监管为主，群众监督为辅
主要的政策工具	劝说教育、政治运动、直接行政干预	行政专营、法律禁止、经济处罚	产品和技术标准、特许制度、信息提供
管理导向	福利和健康 "强管控，弱发展"	产业发展与市场化 "强发展，弱管控"	安全与有效 "强发展，强监管"

第三，分析行动者的各自资源，即对各个主体在一定制度环境下的力量博弈中的偏好和议价能力（bargaining power）。在本书中，中央层面的国务院对于制度改革无疑具有最终的决定权，直接掌管药政管理权的卫生部也占据着很大的优势，而各个医药行业管理部门则凭借政企合一的体制也拥有事实上的药品质量管控权，地方政府、卫生行政部门与行业管理部门也都有着各自不同的诉求，特别是在分权式发展型体制和监管型体制下，它们之间的偏好更是出现了更大的分歧：地方政府追求医药经济的高速发展，卫生行政部门则强调对自己下属的医疗卫生机构利益的满足，而具体的行业管理部门则比较关注下辖的各类国有医药企业的利益。

第四，探讨行动者之间的制度联系，即分析各个行动者在一定资源条件基础之上的行为对于形成制度的意义，这是新制度主义分析中最为核心的部分。从实证研究的分析来看，在 1949—1977 年的药品安全管控体制中，国家通过直接干预企业和医疗事业单位的运作和经营，从根本上消灭企业作为市场主体的利益产生机制，使得企业不必以追求市场利润为代价来降低药品质量，然而这种政府、企业与事业单位利益高度一致的状况是以医药生产的长期滞后发展为代价的，直接导致了 1978 年后的药业管理体制的改革；在 1978—1997 年的药品安全管控体制中，推动医药经济快速发展、使医药产业成为推动经济增长和解决人口就业的重要载体，逐渐压倒安全管控而成为更加优先的政策目标，在这种体制下，推进医药产业的快速发展的目标迫使政府不得不通过放权让利、地方分权以及事业单位企业化改革等方式，来激发企业、地方政府以及医疗机构发展医药产业的积极性，客观上促使政府与企业、企业与事业单位、政府与事业单位之间以及政府内部各个管控主体之间的利益高度一致的情况发生了根本性的变化，导致政府对于药品安全管控在管控意愿、管控信息能力以及管控基础设施建设三个方面出现危机；而从 1998 年开始，为了有效化解因为过度竞争的药业产业格局所带来的产品质量风险，中国政府通过将政府与企业、政府与事业单位从体制上进行分离，将行业管理与质量监管职能进行分离，同时将药品安全监管权集中统一到中央层面的一个部门的方式来协调和平衡产业发展与质量管控之间的矛盾关系，从而重新规范和理清政府、企业与事业机构之间的利益关系。由此可见，正是这种政府、企业与事业单位之间的利益关系状态和结构，成为了药政管理体制改革中各个行动者之间的制度联系，也就是监管空间中的特质要素。

第五，评估制度性联系对于被解释项的影响，即各个行为体之间的制度性联系能够解释研究过程中因变量变化的能力。承接上文的分析，本书所提炼出来的政企事利益共同体的概念究竟能够在多大程度上解释中国监管型国家的兴起：在 1949—1977 年的中国药业管理体制中，由于政府、制药售药企业和医疗事业单位的目标和利益高度一致，政府通过消灭市场机制，使得国家主导下的政企事利益共同体得以建立和强化，因而这种管理模式可以推行以群众监督为主、专业管控为辅的管控风格，可以运用劝说教育、政治运动以及直接行政干预等方式来实施质量管控，以福利和健康为管控导向，并带有强烈的"强管控，弱发展"的色彩。

1978—1997 年的中国药业管理体制中，政府、制药售药企业与医疗卫生机构之间的目标和利益关系发生了较大的分歧，市场机制在药业发展领域得以急剧扩展的同时，也加速了政府、企业与事业机构之间利益共同体关系的松动与瓦解，进而导致国家在药业质量管控出现三大危机。国家在群众监督与专业管控方面都表现出弱化的趋势，同时必须运用行政专营、法律禁止以及经济处罚等方式来改变质量管控弱化的局面，各级政府都以产业发展和市场化作为管理导向，具有鲜明的"强发展，弱管控"的特征。

为了改变药业质量管控中的三大危机，从 1998 年至今，政府用行政的方式强制性地将监管部门、企业与事业单位之间从正式体制上予以分离，同时将药品监管部门的多头化变为一元化，政府在药业管理中的角色逐步由产业发展的推动者变为市场竞争和药品质量的监管者，迫使政府、企业与事业单位之间的利益关系重新构建和制度化，这就使得政府的监管风格逐渐呈现出以专业监管为主，群众监督为辅的特点，并开始运用产品与技术标准、特许制度以及信息提供等现代监管型政府的政策工具来实现监管目标。同时，一方面以保障药品的安全、有效作为监管政策目标，另一方面又通过推行"监、帮、促"的监管方针来试图协调产业发展与质量监管之间的关系，从而表现出强烈的"强发展，强监管"的色彩。

综上所述，从产业发展与质量管控两个维度进行考察，由 1949 年至今，中国的药业质量监管体制分别经历了以上三个明显不同的阶段，分别为"强管控、弱发展"、消灭市场机制的指令型体制（command regime）、"强发展、弱管控"、扩展市场机制的发展型体制（developmental regime）以及"强发展，强监管"、监管市场机制的监管型体制（regulatory regime），而决定中国药业管理体制在这三个阶段变化的根源在于政府、企业与事业单位之间的利益关系状态。更进一步的说法是，指令型国家体制下的政企事利益共同体，在分权式发展型体制下的被迫瓦解，是导致监管型国家模式在中国兴起的原因。

第六，政策建议，即根据学术研究得出的变量之间的分析结果，对实际的政策运行提出改良的建议，这虽然不是学术研究的必须要求，但却是任何一项成功的学术研究的自然逻辑延伸，甚至是检验学术研究结论是否符合真实世界的重要标准。本书提出了三大研究假设（research hypothesis），认为分权式发展型体制导致了指令型国家体制下的政企事利益共同体的松动和瓦解，进而引发了国家对于药品质量管控的三大危机：

第一个研究假设是，在监管意愿方面，分权式发展型体制将发展医药产业经济列为各级政府官员的政绩考核目标，使国家在产业发展与质量管控上产生了角色冲突，从而降低了政府的管控意愿，有损质量管控部门的相对独立性。

第二个研究假设是，在监管信息能力方面，分权式发展型体制不仅使得处于过度竞争状态的医药企业与医疗机构为了维护自身的商业利益也向政府提供大量残缺、不实和迟滞的监管信息，而且也导致横向各个不同管控部门之间的监管信息无法实现有效整合和共享，因而导致国家无法区分和鉴别监管信息的真伪及其有效性，从总体上看，1998 年以前的中国药品质量管控体制在信息的获取和识别上已经基本出于完全失灵的状况。

最后一个研究假设是在监管基础设施建设方面，分权式发展型体制使得国家对于药品质量管控的财政经费投入呈相对下降趋势，只能依靠向企业征收费用解决经费来源问题；基层的药政药检机构关系无法理顺，最终被精简或撤销；药政药检部门的编制人数有限、专业水准较低；质量管控部门的检验检测设备相对落后，甚至连一些企业的条件水平都赶不上，严重制约了质量管控部门查验假劣药品的能力。

值得注意的是，以上三个研究假设的提出并不是平行的，而是具有层递关系的：监管意愿反映的是国家"想不想管"的问题，监管信息表明的是国家"知不知道"的问题，而监管基础设施建设则主要突出国家"能不能管"，三者联结在一起，是一个监管型政府监管经济和社会生活的完整逻辑链条。

因此，从分权式发展型体制所带来的积弊来分析，为了提高中国药品监管体系的监管效能，可以从三个方面推进药监体制改革①：首先，强化监管独立性建设，明晰监管意愿，地方政府应该将促进医药经济发展、加强医药行业管理的职能真正从药监部门中分离出来而划归给发改委等经济职能部门或者行业协会，不能再将招商引资、发展医药经济、兴办医药市场、为医药企业提供服务、搜集医药产业信息情报等非质量监管职能列入对药监部门的日常工作范围之中，不能将地方医药经济的发展速度与对药监部门的支持力度联系挂钩，斩断监管部门与企业合谋的利益纽带。

其次，提高国家监管信息的获取和识别能力，通过制定医药工业发展规划，鼓励和引导企业进行资产重组、兼并合并，并对经营不善的企业实施破产等产业政策，以此提高中国医药产业的行业集中度，优化医药产业的竞争格局。药品监管部门更应当将信息获取和鉴别的重点放在药品质量安全本身方面，包括药品注册环节中申报资料的真实程度、生产环节的原料辅料及其制作过程是否符合 GMP 规范、经营环节的药品运输保存和销

---

① 本书后半部分所提出的阻力因素和政策建议都是从五个方面展开的，这是因为另外两个方面"寻租导向严重的监管腐败"和"滞后的监管基础建设"的因素是 1998 年监管改革之后才相应产生的，因此在本部分并没有做过多讨论。请参照本书第六章相关内容。

售是否符合 GSP 规范以及使用环节中的不良反应报告等，不同层级的药品监管部门应当根据医药的产业链条特征建立有效的监管信息分工体系：国家局应当将监管信息的重点放在对药品的研制、注册和生产多产业中上游链条上，以便从源头遏制弄虚作假、偷工减料的行为；地方监管部门则应当将重点放到完善药品不良反应报告制度以及经营使用等产业下游环节的监管，加强药品上市后的风险监管；同时，建立和强化医药企业和医疗机构药品安全信息网络，将医药企业与医疗机构的药品安全记录与企事业单位的诚信记录进行联网，化"一次性博弈"为"多次博弈"，激励和诱导企业或医疗机构提供真实、有效、及时的监管信息。

最后，优化监管基础设施建设，继续推行没有完成的垂直管理改革，实行药监系统全国统一垂直管理，将药品监管职能完全交由中央政府统管，既能够更好地破除药品监管中的地方保护主义，也不会导致地方政府发展与监管角色的冲突；把药监机构视为政府系统中对工作人员专业素养和学历教育要求较高的部门来对待，加强药监系统公务员的业务再培训，大胆聘用一批卓有成就的医药学专家、法学与公共管理学者作为药监系统的"外脑"，为药监政策的制定、执行和评估提供有效的智力支持；无论是中央财政，还是地方各级财政，应当适时加大对药品监管基础设施建设的财政投入力度，改变目前药监系统因预算内经费不足而必须通过执法罚没款等其他预算外收入来弥补的不正常筹资结构，逐步将各级药监部门的预算内经费占运行总经费收入的比重提升至 50% 以上，确保药监政策的公共性；加大对药品检验设备的投入，改善实验条件，并根据药品检验机构的分工层次不同，引进和添置一批与国际水平接轨的药品检验设备，使全国的省级药品检验机构都能达到《全国药品检验机构基本仪器配备标准》，地市级药品检验机构基本具备一般的检验设备。

以上所述即为本书的研究分析框架，具体内容可以参见图 2—4。从总体上看，有关中国监管型国家建设的实证研究就如同中国的监管型国家建设一样，都还很不成熟。虽然本书并没有奢望通过自己的研究，来推进各个研究方向进程的学术雄心，但在下面的对药品安全监管的研究案例中，本书将运用新政治经济学的研究路径，努力提炼出一种有别于已有解释类型的新阐释类型，全面分析监管型国家，尤其是社会性监管在中国兴起的原因，并比较系统地总结出中国建设监管型国家过程中存在的一系列结构性因素，为监管型国家研究的知识积累作出一点贡献。

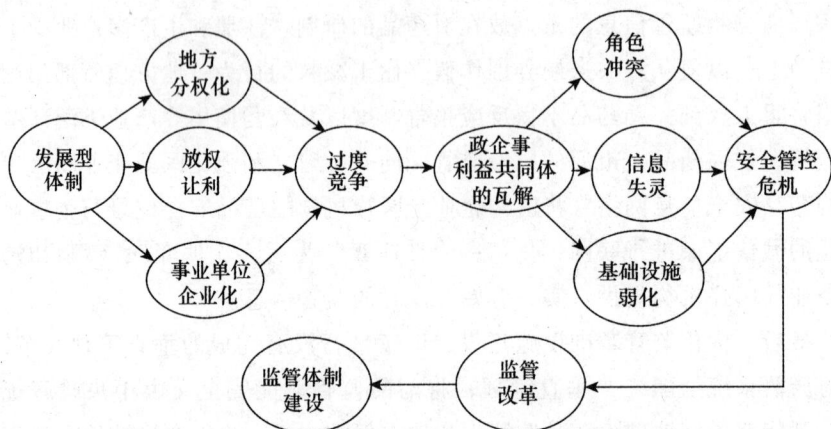

图 2—4 本书的研究分析框架示意图

第 三 章

指令型体制(1949—1977):政企事利益共同体的建立与强化

从药业管理的历史发展来看,药品的管理体制问题从来就不是一个纯粹的药学或者医学问题,而是一个与时代社会的政治、经济和社会环境息息相关的社会性问题,并且同时牵涉一个国家的产业发展与医疗体制两个方面。正如前文所提到的,"政企事利益共同体"是本书分析中国药业质量管理体制变迁的一个核心概念。本章认为,所谓政企事利益共同体,主要是对社会主义公有制和指令式计划经济完全占主导地位下的政府、企业与事业单位独特关系特征的一种概括。在这种体系之下,国家意图通过各种行政与经济手段将企业与事业机构变为国家行政管理体系上的末梢组织,并尽可能地遏制其游离于政府管控模式之外的利益诉求,从而达到有效管控市场和社会的目标。那么,所谓的"政企事利益共同体"具有怎样的核心特征?它的历史形成过程是怎样的?"弱发展,强管控"导向的指令型体制(command regime)又是怎样形成的?它与"政企事利益共同体"之间存在着怎样的内在联系?要比较好地回答这些问题,就必须把文章的分析触角延伸到改革开放前的药品管理体制,对自新中国成立后到改革开放前近30年的药政管理史作一个大致的梳理和分析,以便为后文的论述提供一定的历史背景。

一　同业公会与军事公营化传统：
新中国药事管理体制的起源

新中国早期的药事管理体制主要肇源于两大因素：国民政府时期的同业公会体制；苏区的军事与公营化传统。在民国时期，由于国外大量的剩余医药产品充斥国内医药市场，导致中国民族资本药厂无力竞争，纷纷倒闭，医药产业在国民经济中的地位很低，政府的药政管理受到体制和能力的束缚，基本上流于形式。直到抗战胜利后的 1945 年，国民政府才正式在卫生署的医政处内设置了药政科，而仅有 5—6 人；而从地方来看，在省、市一级只有南京市卫生局设有药政科，北平市卫生局医药科下设药政股 5 人，上海市卫生局的医药管理处下设管药政的第二科约 10 人。药品检验机构也只有一个 25 人的药品食品检验局，设在上海，由卫生部直接领导。[①]

由于政府的药政管理体系十分羸弱，再加上当时大部分的医药生产和销售企业都是非官办的，国民政府实际上更多的是依靠同业公会的行业管理体制来履行药事管理职能的。例如 1927 年上海特别市政府成立之后，清末遗留下来的中西药同业组织改建为同业公会，市政府通过同业公会控制行业的活动，同业公会通过章程、业规来约束和协调同业之间的利益[②]；在广东，据 1938 年统计，全省共有药业同业公会 57 个，大多数为资本雄厚、与政府官员有密切关系的店主所操纵，主要职责包括维护会员店号的权益、调解仲裁经营中的纠纷、配合政府主管部门摊派税捐、查处市场流通的伪劣药品、议定市场价格等[③]；在安徽，1927—1929 年，合肥、芜湖、阜阳等地先后成立药业同业公会，由于其在对同业进行经营指导的同时，还必须"秉承国民政府和商会的指示，在行业中贯彻执行国

---

① 黄树则、林士笑主编：《当代中国的卫生事业》（下），中国社会科学出版社 1986 年版，第 262 页。

② 编纂委员会编：《上海医药志》，上海社会科学院出版社 1997 年版，第 646 页。

③ 广东省地方史志编纂委员会编：《广东省志·医药志》，广东人民出版社 2005 年版，第 197 页。

民政府的法令"，因而带有强烈的政治色彩①。

与国民政府依靠同业公会来管理医药行业不同的是，由于长期处于革命战争环境下，中共在边区时期的药政管理体制带有更加强烈的军事和公营色彩：从生产目的上看，革命根据地和解放区生产的药品和卫生器材，主要供应军需；从生产条件看，解放区的制药厂和卫生材料厂的生产人员，多数是从部队中选调的干部和战士，缺乏系统和专业的技术培训，生产设备严重缺乏，大部分只能依靠传统的中药资源和土法制造一些无机原料药品；从生产和医疗结构上来看，主要的药厂（如光华制药厂、八路军制药厂）以及医院（如陕甘宁边区医院、边区留守兵团野战医院）等都为边区政府所有，如碰到有制售假劣药品的情况，相关的责任人要直接接受军纪的严惩，战时军事色彩十分浓厚；从流通体制上看，1941 年 5 月召开的边区政府委员会卫生工作会议决定实行战时药品专卖制度，规定"各在公私药站所制药品，必须呈交卫生处检查批准，方得发买"②；从管理体制上看，当时主管医药的部门是中央军委总卫生部，在政、军、企、事高度一体化的体制下，由其对药品的生产、供应、价格以及质量监督实行统一管理，在某种意义上，药政管理几乎变成了军事管理的一部分。

虽然在一个解放区内部，医药管理的体制具有高度的一体化色彩，但由于战争年代各个解放区经常处于相互隔离的状态，作为战略物资的药品无法在解放区之间互通有无，因此在相当长的一段时期内，几乎每个根据地和解放区都建立了自己的小化工药厂和药店，例如在东北地区有佳木斯东北制药厂和哈尔滨东北药房；在华北地区有晋冀鲁豫军区卫生材料厂以及中西大药房，在中原地区有前卫制药厂，在华东地区有山东新华制药厂和滨海区医药合作社等。③ 这些药厂和药店大部分都归当地解放区的军队卫生部门管辖，规模小，技术落后，产品结构雷同，质量参差不齐。这种由党政军机关大办公营药业的体制是当时特殊战争环境下的产物。1949年以后，国家党政军机关职能正常化之后，取消了机关的生产经营活动，

---

① 安徽省地方志编纂委员会编：《安徽省志·医药志》，第 227 页。

② 陕西省地方志编纂委员会编：《陕西省志（第七十二卷）·卫生志》，陕西人民出版社 1996 年版，第 122 页。

③ 齐谋甲主编：《当代中国的医药事业》，中国社会科学出版社 1988 年版，第 173—174 页；唐廷猷：《中国药业史》，中国医药科技出版社 2003 年版，第 147—148 页。

但却为后来的医药行业管理体制埋下了伏笔。

二 药政管理基础设施的初步 建立（1949—1952）

新中国成立伊始，缺医少药与药品质量低下两大难题并存，一同困扰着新生的人民政权。由于当时中国的制药工业非常落后，人们防病治病所需的药品多为中草药、中成药以及为数不多的外来化学药品。当时的中成药生产方式多为手工操作，设备简陋，工艺技术落后。西药几乎完全依靠进口，剂型品种单调，产量小，质量差，存在偷工减料、粗制滥造、以伪充真的严重问题，产品质量无人监管，以致舶来品和伪劣药品充斥市场，滥用和吸食麻醉药品和毒品成瘾者较为普遍。

一方面，由于西方国家对新生政权在药品等战略物资供给上采取封锁和禁运的政策，迫使高层领导决心在自力更生的基础上组织药械生产和供应，满足军需和民用；另一方面，由于鸦片毒品泛滥成灾，一般的药品也存在严重的质量问题，不仅对人民的卫生健康构成了潜在的威胁，也是对新生政权能力的巨大考验，而要有效地解决这两个难题，就必须首先建立起一套强有力的国家药政管理体系，同时保存和用原有的同业公会传统。

（一）保留公私并存的所有制结构

1948 年以后，随着解放军占领区域在全国的扩大，原来的解放区军办化工药厂也逐渐进入城市地区，并与国民政府时期遗留下来的制药企业合并重组，并移交地方管理，例如 1949 年东北军区总后勤部卫生部决定将东北制药厂搬迁到沈阳，并改名为东北化学制药厂；晋冀鲁豫军区卫生材料厂于 1949 年 3 月迁入北平，在合并国民政府遗留的卫生材料厂的基础上建立了北京新建化学制药厂；华中军区卫生材料厂则于 1949 年 9 月迁到武汉，1951 年改名为中南军区卫生材料厂，1953 年交由地方管理，改名为武汉制药厂；1950 年，原国民党联勤总部第三补给区广州制药厂的一部分迁往武汉并入中南军区制药厂，余下的组成广东制药厂①。这些从军事体制下转化过来的药厂，是后来中国国有和国营制药企业的雏形。

医药商业也经历了一个类似的变化过程。1949 年 3 月，东北军区卫生部分别筹建了东北医药公司天津分公司和北平分公司，其他解放区也在接管官僚资本与敌产的基础上，陆续建立了公营医药商业。1950 年 4 月，中央人民政府卫生部派孟谦筹建中国医药公司。同年 8 月 1 日，中国医药公司在天津正式成立，统一领导全国的医药商业，直属中央人民政府卫生部领导。1952 年 2 月，政务院财政经济委员会决定，中国医药公司及其所属的分支机构，统一划归中央贸易部的领导，中央卫生部在业务上仍保持指导关系。医药商业领域的统一管理，使得当时的私营制药企业在实际上已经逐渐被政府所控制。

虽然国营生产和销售企业逐渐进入城市，但国民政府时期遗留下来的私营企业仍然在许多方面占有优势。根据卫生部药政处 1950 年的调查统计，当时全国共有公私营药厂 466 所，其中私营厂为 396 所，约占 85%；制药行业的总职工数为 14928 人，其中私营厂为 8376 人，约占 56%。由于公营企业在数量和生产销售水平等方面都不如当时的私营企业，为了保证恢复和发展医药经济，政府并没有马上改造私营企业及其同业公会，而是对其加以积极利用。1950 年 8 月召开的全国制药工业会议规定：公营厂由卫生部门管理，主要生产原料、麻醉剂及生物制品；私营厂由轻工业部门管理，主要生产制剂；公营厂以公营军队、公营医疗卫生机构为主，私营厂以供应私营医疗机构及一般市场需要为主。②

积极利用的必要前提是强有力的控制。为了控制私营企业的生产和供应符合国家计划，一方面政府通过由公营厂负责生产原料的方式，来控制私营厂的制剂生产：没有原料来源，制剂生产只能是一句空话；另一方面，由新成立的中国医药公司统一领导全国的医药商业，控制医药销售渠道：没有国有公司收购产品，私营厂只能走向破产。

由于公营药厂长期处于战时环境，生产带有突击性和任务性，缺乏质

①　齐谋甲主编：《当代中国的医药事业》，中国社会科学出版社 1988 年版，第 176—177 页。

②　中国社会科学院、中央档案馆编：《中华人民共和国经济档案资料选编 1949—1952·综合卷》，中国城市经济社会出版社 1990 年版，第 145—146 页。

量管理体系，而私营药厂也具有盲目投机、广告重利的特点，因而在1950 年 8 月的全国制药工业会议提出"不论公私药厂，都必须减低成本，提高质量"。然而，由于当时的药政部门检测能力有限，会议只能强调要求"各厂应自行检验其出品，保障用药之安全"、"对不合格药品，应予严格取缔"。①

采用这种公私并存的所有制结构的不仅仅是在医药产业领域，作为医药产品制造和使用的终端——医疗机构的管理体制也是如此。1950 年，卫生部公布了《关于整顿全国医院的指示》，组织检查医院工作的专门委员会进行医院的改组，接收和改造教会医院为国有医院，1951 年又先后公布了《医院诊所管理暂行条例》和《组织私人联合医院和门诊部的指示》，由于当时中国的医务人员中有 80%是个体开业行医，为了解决当时缺医少药问题的社会难题，人民政府并没有马上对这些私营医疗机构进行社会主义改造，而是采取了"依靠国家、集体和群众三方面力量举办医疗卫生事业"的指导方针，允许并鼓励个体行医者开业或坐堂行医，并普遍成立"卫生工作协会"，吸收个体行医人员成为会员，政府则通过该协会的个体行医者进行政策传达和业务管理，其中就包括用药安全指导。此外，1950 年卫生部召开了第一届全国卫生行政工作会议，提出要求在城市的每个街道和农村的每个乡都要建立医疗卫生机构，为了实现这一目标，政府在县和区一级建立了全民所有制的卫生院和卫生所，而在农村的乡和城市的街道普遍兴办集体性质的联合诊所，由个体医务人员联合组成，人数不等，但都实行独立核算、自负盈亏、民主管理②。在这种所有制结构下，虽然在部分联合诊所和个体行医者的临床用药过程中出现了零星的药品质量事故，但由于国家对药品价格已经开始实行强力干预的政策，这些医疗机构通过药品进行盈利的空间比较小，因此私营医疗单位通过降低用药质量来谋取利润的现象并不普遍，药品质量事故更多的是因为生产或流通环节造成的。

———————————

① 中国经济论文选编辑委员会编：《1950 年中国经济论文选第五辑》，生活·读书·新知三联书店 1951 年版，第 183—184 页。
② 黄树则、林士笑主编：《当代中国的卫生事业》（下）；中国社会科学出版社 1986 年版，第6 页。

（二）建立新的药政药检体系和药品标准

1949 年 10 月，中央人民政府设立了卫生部，在下辖的医政局内设药政处，包括药政科、企业科、供应科。1952 年，卫生部将原附设于医政处内的药政管理部分进行了改组，成立了药政司，下设药政科、生产供应科和中药科，负责对医药工作的管理，人员增至 20 余人①。仅从机构设置即可看出，当时的药政部门是既管质量监督，又管生产供应。由于当时医药供给严重匮乏，加之抗美援朝战争大大增加了对医药产品的需求，因此恢复医药生产和供给成为当时药政部门的最主要目标，而质量监督工作主要限于查禁烟毒和检验进口药品，对公私营制药企业的质量监管则排到了最后。

"九散膏丹，神仙难辨"，新中国成立前各地的中西药业厂商制售药品既没有质量标准，也没有检测手段和法定检测机构，自制自售，是否合格，仅凭"良心"式的企业自律。1950 年 8 月，卫生部正式建立了药物食品检验所，随后又建立了卫生部生物制品检定所，地方政府也纷纷仿效建立起了相应的检验机构。但是在许多地方，由于药检人才缺乏，私营企业也有抵触情绪，药检机构的成立也碰到了一定的阻力，一些地方的卫生部门（例如北京）在原有的同业公会的基础上，发动成立了私营联合与公助性质、但同时仍然接受卫生部门领导的"制药工业联合检验所"，以此作为半官半民的法定药检机构。截至 1952 年，全国已有卫生部、东北（位于沈阳）、华东（位于上海）、西北（位于西安）、西南（位于重庆）、安徽、云南、南京、广州、武汉等 10 个"药物食品检验所"和济南、青岛 2 个"卫生实验所"，开展食品和药品监督检验工作。②

然而，由于技术力量的有限，当时的药品抽验模式也较为简单，主要是卫生主管机关派出的检查人员在检查过程中认为"必要时"进行的抽验，事先并无一定计划。1952 年卫生部先后颁布了《成药管理暂行条例（草案）》和《中央人民政府卫生部药物食品检验条例（草案）》，分别规

---

① 黄树则、林士笑主编：《当代中国的卫生事业》（下），中国社会科学出版社 1986 年版，第 263 页。

② 周海军主编：《中国药检》，黑龙江科学出版社 1995 年版，第 792 页。

定"各地卫生主管机关对成药之制造厂及贩卖商店,得随时派员检查,并抽取样品化验,被检查者不得拒绝"、"药物及食品之检验机关,必要时得于制造场所征抽物品,以资检验,但须给收据,或照价付款"、"征收检验之药物及食品,不发给检验报告书,但如出品厂商申请发给并照章缴纳检验费者,亦得发给之"。这种药品检验过程中实施的政府与企业间的等价交换原则,显然是跟当时私营企业存在的商品经济有关的。

在市场经济条件下,提高产品质量的压力往往来源于激烈的市场竞争,国家质量标准体系往往只是对产品质量的最低要求,而在高度集中的计划经济体制下,由于企业缺乏这样的市场竞争动力,提高产品质量就变成了国家的重要职能,国家质量标准体系则成为强化生产质量管理、富国强兵的重要工具。例如,苏联就是通过建立一系列的国家质量标准体系,来用外界的力量对计划经济体制下本国产品质量进行监督管理。①

新中国成立初期,因循苏联的模式,中国也开始着手在医药领域制定国家标准。同时,制定新的国家药品标准,既是规范医药生产的需要,更是体现新生政权政治身份的要求。国民政府时期曾于1930年颁布过《中华药典》,但主要是参照美国药典编译的,对中国的适用性不强,后来甚至被批判为"美典至上"②。更为重要的是,制定一部有别于旧式政权的新药典,也是体现新生政权正当性的必要举措,因而编纂新药典也变成了一个政治任务。1950年,卫生部设立了"药典编纂委员会",由卫生部第一任部长李德全担任主任委员,选聘委员42人,通讯委员30人,并确立了编纂方针:"根据医疗上以预防为主的方针,编纂具有中国特色的,大众化、科学化、民族化的新药典。"③ 1952年《中华人民共和国药典》完成定稿,并于1953年出版,客观上对统一药品名称、确定制剂的规格和剂量、药品质量的监督检验以及保障人民用药安全都起到了一定的促进作用。从1953年开始,全国所有的公营药厂和大部分的私营药厂都必须按照新的药典标准进行生产。有趣的是,虽然这部药典自称是"具有中国特色的"、"民族化"的新药典,但由于当时的药政部门几乎由清一色的

---

① Laura B. Forker (1991), Quality: American, Japanese and Soviet perspectives, *Academy of Management Executive*, Vol. 5, No. 4, pp. 63–74.

② 汪殿华:《批判美国药典》,载《医药世界》第5卷第6期(1951年2月),第7页。

③ 齐谋甲主编:《当代中国的医药事业》,中国社会科学出版社1988年版,第276页。

西医专家主导，药典委员会的组成也是留洋回来的西医药专家占尽优势，因此并没有将中药收录进去。①

（三）强化对特殊和进口药品的管理

药政部门集中强化对特殊药品的管理，以化解特殊药品泛滥而可能给新生政权带来的政治风险。1950 年政务院颁布了《关于严禁鸦片烟毒的通令》，严格禁止非法种植罂粟、贩卖鸦片和吸食毒品，并批准了卫生部《关于管理麻醉药品暂行条例》、《关于麻醉药品临时登记处理办法的通令》等，强调凡是私自种植、制造、输入或贩卖麻醉药品及转售他人或非法使用，都是违法犯罪行为，要依法惩处。对于药用的麻醉药品，则由指定的药厂和医药公司负责生产、收购和供应。② 到 1952 年，基本上在全国范围内肃清了麻醉药和毒品的荼毒，化解了因为特殊药品泛滥而可能带来的政治和社会风险。

由于当时医药生产能力有限，相当一部分的药品还需要从国外进口，为此卫生部门还加强了对进口药品的质量检验，以防国外敌对势力利用药品安全对新生政权进攻。当时的文件这样写道："数年来药检工作的经验表明，由资本主义国家输入的药品，其中伪劣药品占的比例较大，如不加强检验，会造成我国经济上的损失和对人民身体健康的不利，因此必须加强检验由资本主义国家输入的药品。"③ 为此，中央政府充实和加强了各口岸药品检验所，将进口药品列为法定检验项目，每批进口药品必须经口岸药检所检验合格，方许可进口使用。④

（四）发动同业公会，在政治运动中整顿医药市场

由于大量的私营工商业组织仍然存在，民国时期遗留下来的同业公会体制在新中国成立初期得以保留，并接受工商联组织的领导。然而，仅仅

---

① 关于这期间医药专家在卫生部的主导性决策地位，参见 David M. Lampton（1977），*The Politics of Medicine in China：The Policy Process* 1949－1977，Colorado：Westview Press，pp. 21－39。

② 钱信忠：《中国卫生事业发展与决策》，中国医药科技出版社 1992 年版，第 791 页。

③ 黄树则、林士笑主编：《当代中国的卫生事业》（下），中国社会科学出版社 1986 年版，第269页。

④ 钱信忠：《中国卫生事业发展与决策》，中国医药科技出版社 1992 年版，第 792 页。

借助同业公会的体制，并无法有效地管理私营医药企业，例如当时的武汉福华药棉厂用废棉花生产医用急救包，使得朝鲜和战场上的志愿军伤员大量出现伤口感染，引起了中央的震动①。结合当时"三反"运动的余波，1952年中共中央发出《关于在城市中限期展开大规模的坚决彻底的"五反"斗争的指示》，要求在全国大中城市，开展大规模的反行贿、反偷税漏税、反盗窃国家财产、反偷工减料和反盗窃经济情报的斗争。各地在"五反"运动中改组了同业公会，吸收了一些在运动中表现积极的人进来。卫生行政部门借助于改造后同业公会的力量，对伪劣药品进行了取缔，加强了医药市场的管理。如上海市卫生局采取措施，共处理伪劣药品案件637起，其中属于国外进口的77起，国内生产的299起，私自制售的261起。在1952年进行药品质量大检查时，该市销毁伪劣药品达30余万斤。南京市新药业同业公会于1951年12月25日，召开了新药业革除陋规、焚毁伪坏药品大会，焚毁伪药1412种。"五反"运动期间，由中央卫生部明确取缔的伪药共计455种，各大行政区1000多种，有力地净化了药品生产和经营秩序。②

利用同业公会和发动政治运动来整顿医药市场的做法，一方面看是为了顺应政治运动的需要，而从另外一方面来看，也是缘于国家药政管理能力的不足。由于当时特定的政治形势，中央的药政部门把有限的精力放在了查禁烟毒以及对进口药品的检验，对一般制药企业的质量监督基本上无暇顾及。虽然各个省从1950年之后就开始相继建立了药政管理机构，但人数编制都仅限3—5人，而且缺乏技术药检机构，而市和地区一级的药政药检机构则直到1956年以后才陆续建立起来。在这种背景下，借助于同业公会可以比较好地利用传统的行业管理资源，发动群众运动则可以形成对私营工商业的强大政治舆论压力，在客观上弥补了国家药政管理能力不足的缺陷。"五反"运动结束以后，相当一部分的私营医药企业都严重受挫，不得不相继走上与公营企业合营的道路。

通过建立药政药检体系、利用同业公会体制与发动政治运动的方式，

①　董辅礽主编：《中华人民共和国经济史》（上卷），香港三联书店有限公司2001年版，第67页。

②　黄树则、林士笑主编：《当代中国的卫生事业》（下），中国社会科学出版社1986年版，第282页。

新生的共产主义政权用了近三年的时间,逐步恢复医药行业的正常生产和销售,并有效地改善了药品的安全性和质量。随着社会主义改造运动即将全面展开,医药行业的管理体制也将面临着重大的转变。

三 政企事利益共同体与指令型
体制的建立(1953—1956)

(一) 计划经济和公私合营

1952 年底,随着社会经济发展逐渐走向恢复和"五反"运动的结束,私营经济开始出现不同程度的经营困难,国民经济对私营工商业的依赖程度开始降低:私营企业工业总产值在国民经济中的比重已经从 1949 年的 63% 下降为 1952 年的 39%[①],中共中央开展社会主义改造运动的条件已经基本成熟。

1952 年 12 月,中共中央提出了过渡时期总路线,提出"国家在过渡时期的总任务是逐步实现国家社会主义工业化,逐步完成对农业、手工业和资本主义工商业的社会主义改造"。1953 年 9 月 8 日,周恩来在政协扩大会议上作《过渡时期的总路线》的报告,提出"最后的改造是取消生产资料的私人所有制,把它变成国家所有制或集体所有制;而逐步改造中的改造,是使生产资料的私人所有制受到限制,成为不完全的私人所有制"[②]。为了更好地落实这一总路线,在苏联模式的影响下,1953 年中国政府开始编制《国民经济第一个五年计划纲要》,主要的工作重点放在两个方面:强调通过优先发展重工业来推动大规模的工业化建设;通过推动公私合营,加速对农业、手工业和资本主义工商业的社会主义改造。

1956 年以前,全国有各类私营制药厂约 500 户,私营医疗器械厂 300 余户,私营西药行、药房有 7000 余户,经营中药材的私商有 10 万余户。[③]在实施"一五"计划的推动下,从 1953 年到 1956 年,医药行业领域掀起

---

① 中国社会科学院、中央档案馆编:《中华人民共和国经济档案资料选编 1949—1952·工业卷》,中国城市经济社会出版社 1990 年版,第 325 页。

② 同上书,第 269 页。

③ 齐谋甲主编:《当代中国的医药事业》,中国社会科学出版社 1988 年版,第 611 页。

了一场声势浩大的公私合营运动，特别是从 1955 年开始，公私合营的速度迅猛加快。1955 年 11 月，北京市原有的 17 间私营制药厂和 13 家卫生材料厂全部并入三间比较大的公私合营厂，在医药批发市场上，通过公私合营运动，私营企业所占的比重从 1952 年的 70% 剧减到 1955 年的 0.53%，几乎可以忽略不计；1955 年 12 月，上海市人民委员会批准上海制药行业 199 家私营工厂走向全面公私合营，通过重组建立了 38 个中心厂、113 个卫星厂，实行行业分部门管理。医药经营业务全面纳入计划轨道，实行医药商品全面统购包销、分级分类管理和三级调拨制度；1956 年 1 月，经过合并调整，广州市原有的 119 户私营中成药厂、店组成 11 家公私合营联合制药厂，并取消了门店，专事生产；在山东省，通过全行业公私合营，"广大农村及县城私营药商多数转入联合诊所，部分转入供销社医药经理部"、"西药业批发业基本由国营医药商业代替"①。到 1956 年 1 月，全国资本主义医药工商业基本上实现了全行业的公私合营。

对医疗机构的统一改造和管理则开始得更早。1950 年，卫生部公布了《关于整顿全国医院的指示》，组织检查医院工作的专门委员会进行医院的改组，并接收和改造教会医院为国有医院，指出其重点是"消灭或减少医疗事故的发生"。1951 年又先后公布了《医院诊所管理暂行条例》、《医院诊所管理暂行条例实施细则》以及《中医诊所管理暂行条例》，并对所有改造后的公立医疗机构实行统筹统支的经营方式，即"医务人员的工资待遇统一由国家发放，医院的收入作为医院经常费开支和补充部分器材设备，剩余的全部上缴国家"②；1952 年，国家对医疗机构的统一改造和管理逐渐推进到县及其以下层面，包括《县卫生院暂行组织通则》、《县属区卫生所暂行组织通则》、《关于县以下卫生基层组织系统编制及任务的规定》等在内的一系列文件得以颁布，将基层卫生组织统一纳入卫

---

① 杨光主编：《北京卫生史料 1949—1990·药政篇》，北京科学技术出版社 1996 年版，第 209、229 页。编纂委员会编：《上海医药志》，上海社会科学院出版社 1997 年版，第 653 页。广东省地方史志编纂委员会编：《广东省志·医药志》，广东人民出版社 2005 年版，第 116 页。山东省地方史志编纂委员会编：《山东省志·医药志》，山东人民出版社 1993 年版，第 311、342 页。

② 王康久主编：《北京卫生史料 1949—1990·医疗篇》，北京科学技术出版社 1994 年版，第 25 页。

生行政部门的管理范围,并规定由各省卫生部门制定各级医院的统一收费标准。由于强调卫生事业是社会福利事业,国家对医疗卫生事业单位实行"全额管理、差额补助"的预算管理体制,医院收费标准一般都低于成本投入,在经营过程中出现的亏损部分由各级财政部门予以差额补助,以保证医疗业务的正常开展。1955年7月,中华人民共和国第一届全国人民代表大会第二次会议通过了《关于1954年国家决算和1955年国家预算的报告》,这个报告第一次正式使用了"事业单位"的称谓,并用以指称那些活动经费由国家财政列为事业项目开支的机关和部门,医疗机构的经费支出以卫生事业费的形式被正式列入到国家的财政预算之中,由此医疗机构作为卫生事业单位的地位得以正式确立。

1955年前后,中国政府在城镇中已经普遍建立起了以机关事业单位干部为对象的公费医疗制度以及以企业职工为对象的劳保医疗制度,由于这两套制度实行的都是政府以及国有企业出资负担为主,因此国家对药品及医疗服务的收费价格都实行了严格的管制,国家公有医疗机构的专职医务人员的工资报酬,由国家供应商品粮,工资由其所在机构负责发放,医务人员的报酬与业务量无关;而在农村,随着农业互助合作和人民公社运动的逐渐发展,个体医生都被组织起来成立了集体性质的卫生所和保健站,保健站的启动资金由各级集体经济拨付,所需药物统一购进,实行保本经营,不能以盈利为目的,医务人员的报酬由其所在的集体经济组织,通过记工分和给予少量现金补贴的形式进行给付。① 农民虽然实行的仍然是自费医疗体制,但在当时国家补贴医疗机构和严格控制医疗服务和药品价格的计划体制下,农民仍然享有事实上的医疗保障。为了保证国家实现药品生产供应计划,各个医疗机构不再生产制剂,只允许配置用量较大的葡萄糖注射液、生理盐水及奴夫卡因等注射液。所有的这些计划式医疗机构管理体制的建立,都使得城乡各级医疗机构没有太多的自主性和盈利动机,成为国家医疗福利政策链条上的末端生产机构。

大规模的公私合营运动完全改变了医药行业管理的所有制结构,而福利化导向的医疗卫生管理体制也大大影响了医疗机构的行为逻辑,到1956年底,全国各地医药企业基本上都实现了全行业公私合营,政府已

---

① 王书城主编:《中国卫生事业发展》,中医古籍出版社2006年版,第157页。

经控制了绝大部分医药企业的所有权和经营权，企业的原料来源、购销途径和利润分配也基本上纳入了政府的计划控制范围，而各级医疗机构的财政收入、服务价格、进药渠道以及人员编制等也纷纷置于卫生部门的行政管理之中。所有制结构和经营模式的这种巨大变化，必然会对原有的药事管理体制产生重大影响，一种建基于社会主义公有制和指令式计划经济之上的政府、企业、事业单位利益共同体粗具雏形。

所谓政企事利益共同体，主要是对社会主义公有制和指令式计划经济完全占主导地位下的政府、企业与事业单位独特关系特征的一种概括。这种体系的核心特征在于担负生产与服务性质企业与事业机构不仅在体制上高度附属于政府部门，而且由于在财务、人事、价格、生产、销售等具体方面的行为都受制于政府部门的严格管控，因而并没有出现相对独立的商业利益诉求，组织运行的逻辑和行为带有很强的政治升迁和行政管理色彩，组织运行的目标也几乎完全被置换为行政组织的目标。在这种体系之下，国家意图通过各种行政与经济手段将企业与事业机构变为国家行政管理体系上的末梢组织，并尽可能地遏制其游离于政府管控模式之外的利益诉求，从而达到有效管控市场和社会的目标。

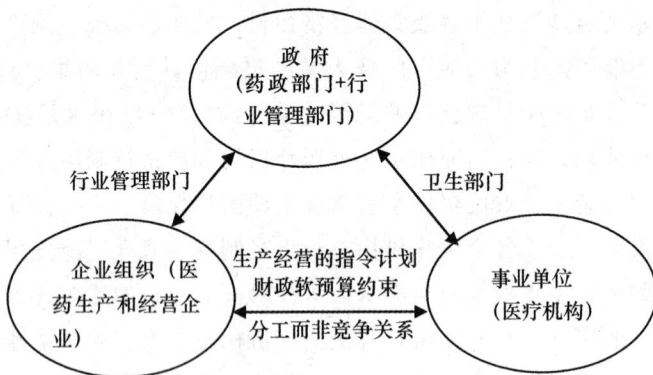

图3—1　政企事利益共同体特征示意图

在本书的研究中，政企事利益共同体的模式主要体现在药政或行业管理部门、制药售药企业以及医疗事业单位之间存在的一种利益高度相关的关系状态，国家不仅通过药政部门对国有企业和医院的用药质量进行管控,而且通过各种行业管理部门以直接国有化的形式控制制药售药企业的生产和经营流程,从根本上消灭企业作为市场主体的利益产生机制,使得企业不必以追求市场利润为代价来降低药品质量。这种利益共同体的特征和管控模式必然外化为某种体制设计,以便为计划经济条件下的行政管控创造可行性条件,这也就是下文要重点分析的中国药业质量管控历史中的"指令型体制"(command regime)。

(二) 指令型体制的基本确立

1953 年以前,由于历史的原因,公营药厂由卫生部门负责管理,而私营药厂则划归当时的轻工业部管理。这种公私分而治之的体制,虽然能够比较好地发挥两种企业的生产积极性,但却无法满足当时要求加强计划经济模式的要求,也给药品埋下了安全隐患。当时的轻工业部部长黄炎培曾经向政务院请示,希望能够将公私药厂的管理统一起来,交由卫生部或轻工业部管理,以便更好地配合计划生产。[①]

社会主义改造运动开始以后,由于公营企业在医药产业中的地位越来越高,而私营企业纷纷通过公私合营的方式转变为国家资本主义形式,原有的分而治之的药事管理体制不再适应这种新的所有制结构。此外,"一五"计划的推行,使得医药工业的发展开始从局部计划走向全面计划,客观上也要求一个强有力的部门垂直管理体系的出现。

因此,为了更好地从产、供、销等产业链条上对医药工业进行计划和控制,从 1952 年年底开始,中央政府逐渐将医药的生产和供应,从卫生部逐步分出,分属于几个部门来管理,以"利于医药行业各专业的发展",卫生部只负责药品认证、制定质量标准等药政工作:1950 年成立的中国医药公司在 1952 年划归商业部领导,将全国的药品商业全部统管起来;1952 年 11 月成立了轻工业部医药工业管理局、化学药品和医疗器械的生产,由卫生部划归轻工业部领导。该局 1956 年划归化工部领导。1956 年 11 月后,医疗器械管理职能从该局分离出来,被划归到第一机械工业部仪器仪表工业局;1955 年 3 月 1 日成立中国药材公司,负责中药

---

① 黄炎培:《请明确划分制药工业辖属关系》(1950 年 3 月 18 日),载《中华人民共和国经济档案资料选编 1949—1952·工业卷》,中国城市经济社会出版社 1990 年版,第 325 页。

的经营管理，由卫生部划归商业部领导。与此同时，地方也成立了相应的管理机构，领导关系也相应地发生了变化。[①]至此，一套仿照苏联模式的部门管理体制在1956年前后基本建立起来：即由中央计划部门领导按职能划分的各部委，而各部委负责监督按行业归属的各国有企业生产活动。而在地方层面，从1956年开始，全国大部分省份的药政部门都先后与本省的医药公司、药材公司合并，成立各省的药政管理局，成为政企合一、集药品监督管理与药品经营管理机构于一身的机构。

随着公私合营的展开和部门管理体制的确立，原有的同业公会体制已经丧失了存在的价值和意义，因而在1956年以后逐渐趋于瓦解：1956年全行业公私合营之后，广东、湖南、山东等省的同业公会全部解散并停止活动；而福建、安徽、云南等省的同业公会则基本上在1957年前后被解散，其职能分解到各个国营专业公司；即使是在私营医药企业最集中的上海，到1958年，所有的医药同业公会都结束了活动，代之以部门管理体制下的各种专业公司对企业生产经营进行直接管理。

与部门管理模式相伴相随的是高度垂直的计划管理体制，其特征是由国家计划委员会统领中央各个具体的工业部门，而具体的工业部门则通过在地方设立各类专业公司，对地方企业的生产经营活动实行垂直统管，以达到在每个行业领域实现国家生产和购销计划的目的，即所谓的"条条管理"。例如在医药生产体制上，当时的化学工业部在全国各大城市设立医药工业公司，对各地一些大型的化学制药和医疗器械企业进行统一管理，企业必须完成中央政府和地方政府下达的生产计划任务；而从当时的医药商业管理体制来看，由于国家的整体经济水平相对比较落后，整个经济运行处于计划管理之下，资源分配和组织供应是按行政区划进行的，没引入药品流通的概念，更多的只是表现为物资流通，其内涵只是简单的药品储存和运输，即按计划经济的要求，去弥补物资需求在时间与空间的差异，这一时期医药商业供应采取按行政区划逐级调拨商品，实行以条条为主、条块结合的体制，由当时的商业部中国医药公司和中国药材公司统一管理计划，统一核算财务，统一安排网点，实行国有三级批发管理体制（参见图3—2），药品采取分类分级计划管理，分层次按系统进行调拨供

---

① 齐谋甲主编：《当代中国的医药事业》，中国社会科学出版社1988年版，第10—11页。

应,其运行的规则是:一级站调拨给二级站,二级站调拨给三级站,逐级调拨,至终端消费。

这种高度集中的体制的基本特征包括:药品流通的决策权集中于各级政府;基本上排斥了流通机制内在要素的自我联动;该机制是风险和利益机制残缺的流通运行机制;药品流通信息主要是按照纵向行政系统传输,为了适应对整个药品流通环节进行指令性的调节,流通信息的搜集、整理、反馈的全过程主要是按照纵向行政系统进行的,流通企业缺乏对市场信息及时反馈的机制。在这样的垂直计划管理体制下,企业几乎完全丧失了生产和经销的自主权,地方政府的积极性也受到很大的压抑,一个"全国一盘棋"的计划性医药产业格局基本形成。

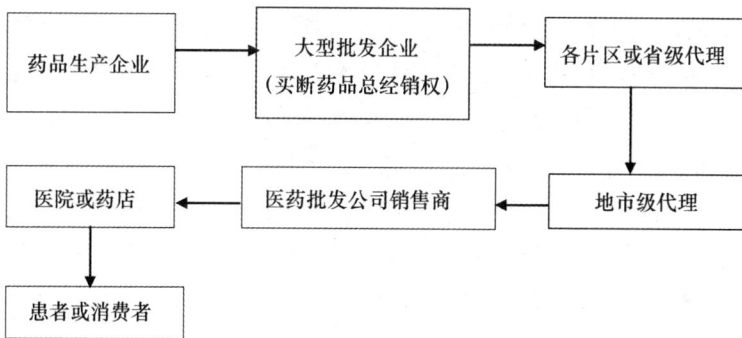

图3—2　传统的三级批发流通模式流程

资料来源:《中国产业地图——医药:2004—2005》,第76页。

由于国家逐渐垄断了工业企业的所有权和经营权,政府和企业体制高度合一,因而企业的质量管理就自然而然地变成了国家行政管理的一部分。新中国成立初期,不论是公营企业,还是私营企业,都没有设置专职人员来从事质量管理工作,也缺乏产品标准与检测手段。从1953年开始,一种由主管部门牵头、在国有和集体企业内部设立质量管理部门的苏联式的质量管理模式,在全国各地开始逐渐推广。从医药生产行业来看,当时的主管部门——轻工业部医药管理局要求所属药厂建立健全生产技术及质量管理制度,全面制定生产操作规程。"首先在国营和公私合营的化学制药工业企业中开始制定药品生产技术及质量管理制度,建立了质量检查机

构，加强了对药品质量的检查和监督"、"东北制药总厂、山东新华制药
厂和上海的国营、公私合营药厂，都建立了质量检查科"①；在广州，"地
方国营广东制药厂和公私合营天心制药厂率先行动，成立了质量监督科
（股），制订原料、辅料、中间体的检验标准和产品的负责期限，并建立
了出厂产品留样观察制度"②。而在医药商业中，"各医药采购供应站和部
分医药采购批发站，开始实行下厂检查"、"由商业部门派出质量检验员，
定期到工厂或是长期驻厂办公"③。

指令型管理体制的另一个重要特征就是质量标准的部门化。虽然作为
国家质量标准的《中华人民共和国药典》已经在 1953 年得以颁布，但当
时的卫生部在 1953 年以后仍然陆续审定了一些药品质量标准，以便促使
已经分离出去的医药工业仍然能够按照卫生部门的标准进行生产，这就是
后来所谓的部颁标准的来源；而具体的主管部门也毫不示弱，1956 年 5
月轻工业部医药局召开全国医药工业技术检查工作会议，要求各地企业加
强在制定生产规范和质量标准方面的探索，为制定轻工业部的部门标准做
准备；可惜几个月之后，医药工业就划归到新成立的化学工业部，1956
年 7 月，化工部医药工业管理局在上海召开全国生产技术交流会，对针剂
等一些主要药品的生产统一了标准和检验方法，并制定了针剂用的原料规
格标准④；而医疗产业器械产品的标准制定工作也在第一机械工业部的推
动下积极展开。

（三）计划经济体制下的药政管理改革

指令型管理体制模式的推行，使得作为药品行政管理部门的卫生部门
逐渐边缘化。从 1953 年到 1956 年的几年间，除了中药业曾经在 1954—
1955 年归属于当时卫生部下属的中国药材公司管理之外，医药产业的四
大组成部分——化学制药业、中药业、药品商业和医疗器械分别由轻工业

---

① 齐谋甲主编：《当代中国的医药事业》，中国社会科学出版社 1988 年版，第 265—
266 页。

② 广州市地方编纂委员会编：《广州市志·医药志》，参见网络版 http：//www．gzsdfz.
org．cn/gzsz/06A/yy/frameest．htm。

③ 齐谋甲主编：《当代中国的医药事业》，中国社会科学出版社 1988 年版，第 438 页。

④ 编辑委员会编：《当代中国的化学工业》，中国社会科学出版社 1988 年版，第 339 页。

部、全国供销合作总社、商业部和第一机械工业部管理，各个部门在自己的行业内都相继制定自己的生产和质量标准，而且都可以对所辖企业的产品质量进行管理和抽查。此外，由于政企高度合一的体制，医药产品的价格由国家统一控制和调整，企业没有定价权，而主管部门的许多官员同时又身兼国有企业的领导职务，企业领导人的活动具有强烈的政治升迁导向而非利润导向，这些使得企业的经营管理都高度依附于各个具体的主管部门，而卫生部的实际药政职能则缩小到制定药品质量标准、监督进出口药品的质量以及对医院药剂的质量进行管理。

为了改变这一被动局面，卫生部门决定以修改药典为突破口，以便对当时日益丰富和多样的药品生产进行质量规范，特别是传统的中药材。在新中国成立初期的几年里，由于当时的卫生部门对于中医药的定位存在一定的争议，国家对于中药的生产和经营都缺乏管理和规范。毛泽东主席敏锐地察觉到，这种以西医药为重点的发展策略，既不符合他早年提出的"面向工农兵、预防为主、团结中西医药工作者"的卫生工作原则，对于当时西医药落后的中国来说，也不是一个现实的选择。为此，1954年，他对当时的中医药工作做出批示"中药应当很好的保护与发展"。

根据毛泽东主席的这一指示，卫生部开始纠正干部中轻视中医中药的思想和不适当的规定。1955年，卫生部成立了第二届药典委员会，准备在药典中加入中药材的规范，聘请委员49人，通讯委员68人，然而这届委员因故未能进行工作。1957年，药典委员会再次改组，改名为"卫生部药典委员会"，7月召开了第二次全体委员会议，决定改版药典，明确提出"要遵循国家卫生工作方针卫生保健事业对于药品的要求，结合我国资源、生产和使用的实际情况，在继承发扬祖国医药遗产和应用现代科学成就的基础上，制定药品的质量标准"的工作原则，并强调要"采取专家与群众相结合的做法"。

在这些原则与方法的指导下，一部比1953年版更具民族性和群众性的药典在1957年问世。例如在收载药品种类中，大大增加了中药材的比例，即使是西药制剂，95%以上都是国产的；在检测手段上，增加了许多对于当时来说比较现实的检验方法，"与1953年版中某些品种的检验方法主要参考国外药典的情况不同"；在药品的具体内容上，规定不但"记述了该药品的功用"，并且"列出注意事项"、"注明其主要副作用和禁忌"，这成为当时中国药典所特有的特征。①

类似的改革还出现在了药检体制领域。1954年，全国省一级的药检机构已经发展到20个药检所和6个药检室。② 1954年6月，卫生部召开了全国药检工作会议，会议认为虽然应当继续加强对进口药品的检验，但强调"各地卫生行政部门可以依据具体情况，对药厂及市场销售的药品进行必要的抽验"、药厂自设的检验机构的药检工作"仅对药厂负责，不能作为最后的法定检验"、"对于那些经常出现质量问题，不注意操作规程的药厂，更应严格检查，促其改进"。③ 在对药品质量高度关注的整体环境下，各地省级药品检验所相继加强了对本省药厂产品的监督检验，一些地方的药检部门干脆对药厂产品实行"完全包干式的出厂检验"，导致部分企业生产成本升高，生产计划任务无法按时完成。在各个行业主管部门的压力下，1956年卫生部发出《关于加强卫生部门药检机构对药厂产品质量监督的通知》的文件，指出："我部认为保证生产质量合格的药品是药厂的责任，卫生部门负责监督检查，因此由药检所实行完全包干式的出厂检验是不妥当的，应改为出厂抽验"，强调"根据药检所的力量及药厂生产计划有目的有重点地进行计划抽验，即并非将药厂生产的所有产品都列入抽验计划"，并规定"抽验仍不收检验费，但抽验样品不再付钱，而由被抽验单位负担"④，即运用财政力量保障药检机构抽验费用的来源，这显然是与当时新建的计划经济特征是联系在一起的。为了强化抽查检验制度，统一药品检验的方法，卫生部又先后两次派工作组队各地药检所以及企业药检机构进行巡回检查。到1957年初，中国的药品计划抽验模式才基本上粗具雏形。

---

① 黄树则、林士笑主编：《当代中国的卫生事业》（下），中国社会科学出版社1986年版，第277—278页。

② 周海钧：《中国药检》，黑龙江科学出版社1995年版，第1页。

③ 同上书，第269—270页。

④ 国家食品药品监督管理局"药品抽验模式"子课题研究组：《药品抽检模式改革研究报告》，全文参见http：//www.315jj.com/article.aspx？articleid=106（2011年6月1日最后访问）。

四　政企事利益共同体的短暂松动："大跃进"时期的药事管理(1957—1960)

经过生产资料所有制的社会主义改造和"一五"计划的推行，到1957年，国营经济、合作社经济和公私合营经济在国民收入中所占的比重，已经从1952年的21.3%上升到92.9%①，受国家统一支配的计划经济模式已经建立起来。原计划要花"相当一段时间"的社会主义改造仅用了四年时间就完成了，这不得不引发了高层领导人的盲目乐观情绪，为"大跃进"的发动埋下了伏笔。

1956年春，在毛泽东和李富春等人的倡议下，周恩来提出了多快好省的社会主义建设方针。同年9月，中共"八大"正式通过了《关于发展国民经济的第二个五年计划的建议的报告》，提出工业产值要增长一倍左右的发展目标。1957年10月，毛泽东提出："我们总是要尽可能争取多一点，争取快一点。"②同年11月，《人民日报》发表社论，首次提出"正确的跃进"、"大的跃进"的口号。1958年3月，毛泽东在成都会议上提出"鼓足干劲，力争上游，多快好省地建设社会主义"的总路线。同年5月，在中共八大二次会议上正式通过了这个总路线及其基本点，轰轰烈烈的"大跃进"运动正式拉开了序幕。"大跃进"运动给当时中国经济治理模式带来的最大变化，就是对新中国成立以来建立起来的政企事利益共同体体制有所触动：为了能够在较短的时间内实现工业规模的快速增长，中央政府必须将一部分权力赋予地方政府，而企业和事业单位也相应获得了一定的生产经营和管理自主权，由此也使得地方政府和企事业单位开始出现一定的独立的利益空间，他们的组织目标和运行诱因也与中央政府产生了局部的分歧。这种政企事利益共同体的短暂松动，直接导致了一些医药企业和医疗机构为了追求速度而片面牺牲质量，从而增加了药政管

---

① 柳随年、吴群敢主编：《"大跃进"和调整时期的国民经济（1958—1965）》，黑龙江人民出版社1984年版，第1页。

② 毛泽东：《做革命的促进派》，载《毛泽东选集》（第五卷），人民出版社1977年版，第472页。

理工作的难度。

(一) 经济分权与蹩脚的计划经济

"大跃进" 运动的基本出发点是在较短的时间内加速国家的工业化进程，然而依靠 "一五" 计划建立起来的高度集中的垂直计划管理体制，使得地方政府的积极性受到很大的打击，当时的高层政治领导人似乎已经察觉到这种 "苏联模式" 体制的弊端。1957 年 10 月，中共八届三中全会通过了《关于改进工业管理体制的规定（草案）》、《关于改进财政体制和划分中央和地方对财政管理权限的规定（草案）》以及《关于改进商业管理体制的规定（草案）》，分别决定把管理工业、财政和商业的部分权力下放给地方和企业，以便发挥地方和企业的积极性，使地方能够成为实现 "超英赶美" 的目标的动力来源。1958 年 2 月，毛泽东在一次会议上提出 "一个工业，一个农业，一个财，一个商，一个文教，都往下放"，地方只要 "有原材料，你就可以开厂；有铁矿，重要有煤炭，就可以搞小型钢铁厂。化学肥料厂、机械厂，各省都可以搞"、"有中央的工业、有省的工业，有专区的工业，有县的工业"、"这样就手脚多，大家的积极性多"①。根据后来的统计，"大跃进" 期间，中央直属的企业有 88% 下放到了省市级政府，地方企业利润的 20% 归地方财政收入②。

在一片下放企业管理权力的声音下，原来属于中央垂直管理以及新建的一批国营医药企业纷纷被下放给地方政府管理。例如始建于 1953 年、后来分别隶属于轻工业部和化学工业部的华北制药厂在 1958 年划归河北省化工厅③；1957 年 11 月上海市医药工业公司由化学工业部改划到上海市化学工业局，而原隶属于中华全国供销合作总社的上海中药材经营处，则于 1957 年底划给了上海市卫生局领导，并改名为上海市药材公司④；1958 年 1 月，西南制药厂从化工部医药管理局划归重庆市第

---

① 《若干重大决策与事件的回顾》（下卷），中共中央党校出版社 1993 年版，第 796 页。

② 何帆：《为市场经济立宪：当代中国的财政问题》，今日中国出版社 1998 年版，第 181—182 页。

③ 编辑委员会编：《华北制药厂厂志 1953—1990》，河北人民出版社 1995 年版，第 12 页。

④ 编纂委员会编：《上海医药志》，上海社会科学院出版社 1997 年版，第 652、657 页。

二工业局领导①；1958年3月，山东新华制药厂由化学工业部下放给山东省化学工业厅②；一直直属于国家化工部的东北制药厂也于1958年6月改由沈阳市化工局领导，随后在1959年又调整为辽宁省石油化工局领导③。

随着大型国有企业管理权限的下放，地方政府成为推动医药生产领域"大跃进"的重要主体，各地开始出现盲目追求高指标，只讲产值、产量，忽视产品质量，出现乱办药厂，滥制药品的混乱现象。例如，在河北省主管部门的计划推动下，华北制药厂的年度抗生素总产量由1958年的91.215吨剧增到1960年231.621吨，西林瓶的年度产量从1958年的13487万支增长到28352万支④；而东北制药厂则提出了"产值增八成，上缴翻一番"的"跃进计划"，后来在地方政府高指标的压力下，又提出了"两本账、三本账、四本账"等翻番计划⑤。

此外，地方政府这一期间获得的不仅仅是企业的领导权，还有一些建设项目的审核批准权，因而一些新建的医药企业，特别是小型企业在各地纷纷上马，军队、医院、大学等非制药机构也纷纷办起了药厂，一时间全国各地和各行各业是"百业兴药"。例如在1958年"大跃进"刚开始后，山东全省大搞"小土群"、"小洋群"，县县办药厂，各行各业共办90多处，导致制药企业剧增，生产计划失控，产品质量严重下降⑥。以当时的青岛市为例，1958年制药单位只有2家，1959年急剧增加到42家，1960年达到73家，生产厂家数量剧增；福建省则在三年期间里大办种植场、养蜂场、药场等共1753个，制药厂58家，引种药材92种，结果仅成功

---

① 西南制药三厂编：《西南制药三厂厂志》，西南制药三厂1987年版（内部发行），第69页。

② 山东省地方史志编纂委员会编：《山东省志·医药志》，山东人民出版社1995年版，第141页。

③ 编纂委员会编：《东药厂志》，东北制药厂1987年版（内部发行），第42页。

④ 编辑委员会编：《华北制药厂厂志1953—1990》，河北人民出版社1995年版，第137、204页。

⑤ 编纂委员会编：《东药厂志》，东北制药厂1987年版（内部发行），第447页。

⑥ 山东省地方史志编纂委员会编：《山东省志·医药志》，山东人民出版社1995年版，第115页。

20 余种①；1957—1960 年的四年期间，安徽省的化学制药工业总产值分别为 113 万元、328.57 万元、805.4 万元和 1760.24 万元，年增长率分别为 113.2%、190.76%、145% 和 118.6%②，每年都要翻一番；云南省则更夸张，1957 年全省的化学药工业总产值只有 448.2 万元，各类针剂产量为 500 余万支，而到 1958 年这两个数字则分别猛增到 1275.5 万元和 1403.5 万支，生产幅度在一年时间里增长了 3 倍③。

为了及时完成高额的生产指标，早日实现赶超的政治目标，一些地方政府还通过改变国有企业利润分配的方式来增加企业的生产积极性。例如在广东省，1958 年以前该省对医药企业实行的是企业奖励基金制度，即规定医药生产和商业企业在完成计划任务之后，分别可以在计划利润中提取 2% 和 1% 的奖励基金，1958 年该省取消了企业奖励基金制度，实行利润留成，医药工业和商业企业的留成比例分别要占到同期利润总额的 8% 和 6.3%，而且留成比例一定五年不变这样使得企业用于发展生产和职工集体福利的奖金随着利润增长而增长，因而增强了地方企业从事"大跃进"生产的积极性：1957 年全省的医药工业总产值为 3214 万元，到 1960 年已经突破 1 亿元④；在吉林省，1958 年 4 月，该省财政厅发出《关于地方企业实行利润分成问题的通知》，要求全省医药工业企业从 1958 年开始实行利润分成，分成比例由主管部门根据企业完成计划指标的情况确定。实行利润分成之后，医药企业获取的可支配的资金大大增加，企业更加踊跃于提高生产总量，全省化学制药工业总产值从 1956 年的 430 万元增长到 1960 年的 1030 万元。⑤

为了配合生产领域的"大跃进"，国营控制下的医药商业也要服务于整个国家发展战略。1957 年 2 月，中央商业部召开第七届全国商业厅

---

① 福建省地方史志编纂委员会编：《福建省志·医药志》，方志出版社 1997 年版，第 7 页。
② 安徽省地方史志编纂委员会编：《安徽省志·医药志》，方志出版社 1997 年版，第 170 页。
③ 云南省地方史志编纂委员会编：《云南省志·医药志》，云南人民出版社 1995 年版，第 114 页。
④ 广东省地方史志编纂委员会编：《广东省志·医药志》，广东人民出版社 2005 年版，第 3、207 页。
⑤ 吉林省地方史志编纂委员会编：《吉林省志·医药志》，吉林人民出版社 1994 年版，第 636 页。

（局）长会议，确定改变条条领导关系，实行政企合一，管理权限适当下放，简化制度，加强地方党政对企业的领导，以发挥地方和企业的积极性。11月，当时的中国医药公司改组成商业部医药贸易局，对各省、自治区和直辖市商业厅（局）的医药局（处）或公司由原来的直接领导关系变为业务指导关系。

为了消化生产企业的物资产品，当时的商业部门提出了"生产什么，收购什么，生产多少，收购多少"、"出去一把抓，回来再分家"的口号[1]，各地一度出现不顾药品质量而盲目扩大收购的倾向。例如在上海，1956年全市西药商业药品购进的总金额为2.1亿元，1960年该金额则直线上升到6亿元，这一数字直到后来的1978年才被超过[2]；山东省青岛市医药公司系统在1956年购进化学药品的总金额为784万元，到1960年陡增到5366万元，增长了近7倍[3]；中药销售方面也是如此，例如广东省汕头地区1957年的中成药纯销售额为80.9万元，到1962年则增长到227.1万元，然而在1963年的清理中，发现有108个品种、价值约169万元的医药商品出现积压，严重滞销[4]。这种统购统销的商业体制，也大大助长了制药企业的盲目生产倾向：生产出来的产品，不论质量如何，均由商业部门统一收购，企业完全不用担心产品的销售问题，因而企业只有增加产量的狂想，而没有改善质量的动机。

为了推动医药生产的发展，自1954年以来被严格纳入国家计划生产的医疗单位药剂生产也逐渐被下放到地方管理，因此从1957年到1958年，各地医院开始大搞药剂生产，医疗机构一方面要完成医疗救治的任务，另一方面也部分地担负起了生产药品的功能。例如，1957年以后，湖北省武汉市各医院自制制剂十分普遍，武汉市卫生局颁布《关于武汉地区医院药房自制制剂的几项暂行规定》，允许部分医院自制各种制剂，

① 丛书编辑部编：《当代中国商业》（上），中国社会科学出版社1987年版，第208页。
② 编纂委员会编：《上海医药志》，上海社会科学院出版社1997年版，第389页。
③ 青岛市史志办公室编：《青岛市志·医药志》，中国大百科全书出版社1996年版，第141页。
④ 汕头市医药联合总公司编志办公室编：《汕头医药志》（内部发行），第84、115页。

可以用于自给，也可以按市价供应①；1958年4月，上海市卫生局规定，区中心以上医院可以配制"临床需要而市场无分供应或供应不足的特殊规格及需新鲜配制的制剂"②；在广西，从1958年开始，广西医学院附属医院、自治区人民医院等较大的城市医院开始生产片剂、注射剂、大输液等，较大的县医院如贵县、桂平、贺县等县医院开始制备普通制剂③。由于设备简陋、技术落后，不少制剂的质量不符合药典要求，在药物配制过程中甚至发生事故。因此，在一些省份例如湖北、湖南，卫生部门先后颁布了有关医院药剂工作的相关规定，并授权药检部门随时派员到各医院检查制剂、配方的配制过程，检验药品质量④；大体上保障了医疗机构的用药安全。

值得注意的是，从表面上看，医药企业和医疗机构追求产量和业务量的动机，是导致"大跃进"期间药品质量下降的主要原因，而从深层次看，导致药品质量下降的根源在于政府系统内部经济分权所带来的负效应。正如黄佩华（Christine P. W. Wong）通过对计划经济时代化肥工业发展史的研究所发现的一样，"大跃进"时期经济分权的目的在于让企业更好地执行中央的经济政策，而不是将真正的决策权交给企业，经济分权的主要对象是省级政府，而不是国有企业本身⑤。造成地方医药产量"大跃进"和质量大后退的始作俑者，是获得一定经济管理权力的地方政府，而不完全是国有企业与医疗单位本身。事实上，即使是在"大跃进"期间，地方政府对于其所属的医药企业和医疗机构仍然享有绝对的行政控制权。因此，不能将这一时期的历史简单地视为政府、企业和事业单位利益

① 湖北省地方史志编纂委员会编：《湖北省志·卫生志》（下），湖北人民出版社1996年版，第789—790页。

② 编纂委员会编：《上海卫生志》，上海社会科学院出版社1998年版，第351页。

③ 广西壮族自治区地方史志编纂委员会编：《广西通志·医疗卫生志》，广西人民出版社1999年版，第301页。

④ 湖北省地方史志编纂委员会编：《湖北省志·卫生志》（下），湖北人民出版社1996年版，第789页；湖南省地方史志编纂委员会编：《湖南省志·医药卫生志》，湖南人民出版社1998年版，第808页。

⑤ Christine P. W. Wong, Central Planning and Local Participation under Mao: the Development of Country-Run Fertilizer Plants, in Gordon White (1991) (eds.), *The Chinese State in the Era of Economic Reform: The Road to Crisis*, Basingstoke: Macmillan, pp. 23 –49.

共同体的瓦解时期，而只能将其视为某种程度的短期松动。

（二）堪忧的医药质量与无力的药政管理

医药产品的质量关系到公众健康，其生产和销售本应当需要十分严格的准入制度，然而由于各地和各行各业的生产技术水平参差不齐，为了完成不切实际的生产指标，不惜以牺牲产品质量为代价，而大购大销的商业体制又使得有质量问题的药品轻易进入流通环节。因此在"大跃进"期间所形成的"百业兴药"的格局，使当时的医药产品质量急剧下降，药害事件的爆发呈上升趋势。例如根据北京市卫生局 1961 年的药检结果显示，北京制药厂产品抽验合格率仅为 59.8%，制药二厂的合格率为74.1%，医药站抽验市售药品合格率为 71.9%，医院制剂抽验合格率为72.7%，均没有达到 80%[①]；在吉林省，1958 年该省的医药产品合格率下降到 61%，在不合格的产品中，新建药厂的产品占 58%，1960 年全省的医药产品合格率比 1957 年下降了 16.3 个百分点[②]；在湖南，"大跃进"期间各地医院大搞药剂生产，由于设备简陋，技术落后，导致大部分制剂的质量不符合要求，甚至在药物配制中发生事故，此外由于当时医药产品积压脱销，给许多游医药贩制售假劣药品留下了空间[③]；在福建，该省医药公司从 1958—1960 年连续三年购进大于销售，购进的药品器材中，大部分是伪劣品，销路欠佳，加上仓储条件差，保管不善，造成大面积的锈损霉变[④]。

然而，在当时全国人民鼓足干劲、超英赶美的政治大气氛下，特别是在"大跃进"前期，当时的卫生部政治官员的力量已经胜过了医药专家，基本主导了整个国家的医药政策，因此药政部门不敢过多地干预混乱的医药市场，以免被指责为"打击人民群众日益高涨的生产积极性"、"宗派

---

① 杨光主编:《北京卫生史料 1949—1990·药政篇》，北京科学技术出版社 1996 年版，第107 页。

② 吉林省地方史志编纂委员会编:《吉林省志·医药志》，吉林人民出版社 1994 年版，第647—649 页。

③ 湖南省地方史志编纂委员会编:《湖南省志·医药卫生志》，湖南人民出版社 1988 年版，第 807—808 页。

④ 福建省地方史志编纂委员会编:《福建省志·医药志》，方志出版社 1997 年版，第 7 页。

主义"、"生产力进步的妨碍者"①,有些地方的卫生部门甚至还提出"药政工作要为大跃进生产服务"等类似口号②,因而直到后来的 1959 年,医药产品质量低劣的弊端才随着各地不断爆发的药害事件逐渐显现出来③。

为了配合"大跃进"中各地方的生产热潮,卫生药政部门决定在国家标准和卫生部标准的基础上,鼓励各省制定自己的生产标准。从新中国成立以来,各省在药品生产时均统一执行 1953 年版的《中国药典》,没有制定地方标准。1954 年,上海根据当地的药品生产情况,把《中国药典》未收载的药品标准制定为《上海市药品标准规范》,从而首次出现了药品地方标准。1960 年,卫生部下发了关于各地大力开展药品标准工作的通知,要求各地开始收集和制定地方性的药品标准。在这种政策背景下,各省纷纷开始着手制定地方药品标准,这就成为后来药品地方标准的滥觞。以广东省为例,经过两年多时间的收集,1962 年 12 月,广东省卫生厅编印了《广东省药品标准暂行规定(第一册)》,收载西成药 113 个品种,中成药 16 个品种④。

为了整顿当时混乱的医药市场,中共中央于 1959 年 7 月 13 日批转了卫生部党组《关于药品生产管理及质量问题的报告》,规定"今后没有经过卫生行政部门批准,非制药单位不准制造药品,没有经过严格检验的药品,不准收购或者在市场出售。明确卫生部应会同有关部门加强药品生产

---

① David M. Lampton (1977), *The Politics of Medicine in China: The Policy Process 1949 – 1977*, Colorado: Westview Press, p. 77.

② 例如在 1958 年 10 月,北京市西城区二龙路街道由几位家庭妇女发起建立了二龙路药厂,在当时被称为制药"小土群"的典型之一,当时的北京市公共卫生局不仅没有对其的生产质量进行严格监管,反而与北京市医药公司一起对其进行"积极扶持指导"。参见杨光主编《北京卫生史料 1949—1990 · 药政篇》,北京科学技术出版社 1996 年版,第 474 页。

③ 这期间混乱的医药产销和管理形势还可以从当时广为报道的新闻典型——《为了六十一个阶级弟兄》中的山西省平陆县民工食物中毒事件可见一斑。一方面,投毒人张德才能够十分轻易地弄到剧毒物质——砒霜,反映出当时特殊药品管理的极大漏洞;另一方面,六十一个民工救命所急需的特效药为二巯基丙醇,本来是一种特种药品,后来国营药厂可以生产,变成了一种普通药品。而为了拿到这种普通药品,居然需要一路惊动北京的中央部门,可见当时基层社会中缺医少药的情况。

④ 广东省地方史志编纂委员会编:《广东省志 · 卫生志》,广东人民出版社 2003 年版,第 561 页。

的管理"。同月30日卫生部、化工部、商业部联合颁发了《关于保证与提高药品质量的指示》，指出"大跃进以来有些药品由于质量不好，已经危及人民的健康，主要原因是管理混乱，制度破多立少，原材料质量降低，对质量检查放松"，文件提出要恢复健全药品检验机构、严格检验制度等具体措施①。然而，由于"大跃进"运动的高潮尚未完全结束，加上"大跃进"前期积累的效果逐渐爆发出来，这些所谓的措施都只能是形同虚设，混乱的医药产销状况并没有得到根本扭转，直到1961年局面才开始有所改变。

五　政企事利益共同体的重新强化："大跃进"之后的整顿与调整（1961—1965）

"大跃进"中的超赶型发展战略，引起了包括积累与消费比例、工农业比例、工交内部比例等在内的国民经济的失调。农业发展受到了极大的限制，工业发展虽然在产值产量上有所上升，但发展质量却急剧下降。为了摆脱国民经济日益严重的困境，从1960年8月中共中央发出《关于全党动手，大办农业、大办粮食的指示》，到9月中共中央提出要对国民经济实行"调整、巩固、充实、提高"的"八字"方针，再到1961年中共中央在庐山召开工作会议，开始实现了全面调整国民经济的转变。"大跃进"之后的一系列调整与整顿工作，客观上对"大跃进"以来逐渐松动的政企事利益共同体进行了重新强化，指令型体制下一些强有力的质量管控政策相继得以恢复和提升。

（一）企业管理权上收和驻厂代表制度

"大跃进"期间，地方政府为了完成赶超指标，盲目扩大生产规模，导致工业经济质量急剧下降，这不得不促使中央重新审视地方分权的政策。1961年，中共中央决定调整经济管理体制，规定经济管理大权应当

---

① 网络学习教材《中外药事管理发展概况》，参见 http：//222.80.180.36/media_ file/2005_ 02_ 26/20050226170741. doc（2011年6月1日最后访问）。

更多地集中到中央和中央局，所有生产、基建、物资、劳动、收购、财务工作都要执行"全国一盘棋"、"上下一本账"，地方不得层层加码。9月，在集中讨论工业问题的庐山工作会议上，中共中央发出了《关于当前工业问题的指示》，提出"要改变过去一段时间权力下放过多、过散的状况，实行高度的集中统一的领导"、"从全国来说，在最近的两三年内，工业管理的权力应更多地集中在中央（包括中央局）一级，对人力、物力和财力进行统一安排"、"就地区来说，也必须把过去下放过多的权力集中到省、市、自治区一级"。

在这种政策背景下，从 1962 年开始，根据当时的国家经委关于调整94 个企业隶属关系的决定，一些"大跃进"期间下放到地方的大型制药企业纷纷开始被重新划归中央各个主管部门。例如，1958 年被下放到河北省化工厅的华北制药厂被重新划归化学工业部医药管理局管理[①]；东北制药总厂于 1962 年由辽宁省化工局管理改由化学工业部直接领导[②]；在山东省，山东新华制药厂改由化工部医药司领导，其余"大跃进"期间兴办的中小药厂则转归省政府领导[③]。此外，在医药商业领域，1962 年 5月，中国医药公司重新恢复了建制，对各个省医药公司的条条领导关系也重新得以建立，以便对当时混乱的医药市场进行统一整顿和管理。

随着医药企业经营管理权的上收以及医药市场的统一管理，管理原有的集权式的部门管理体制逐渐复兴，地方基层政府及产销企业原有的巨大积极性逐渐受挫。部门管理体制重新赋予了中央政府强大的行政干预力量，"大跃进"期间"百业兴药"的混乱局面也得到了比较明显的改善。从 1962 年起，各地的"小土群"制药厂纷纷开始通过关、停、并、转的方式进行逐级整顿，根据当时的统计，1964 年全国一共关停并转了 114个不符合办厂条件、不能保证产品质量的中小药厂[④]，仅江苏省的制药厂

---

① 编辑委员会编：《华北制药厂厂志 1953—1990》，河北人民出版社 1995 年版，第 12 页。

② 编纂委员会编：《东药厂志》，东北制药厂 1987 年版（内部发行），第 42 页。

③ 山东省地方史志编纂委员会编：《山东省志·医药志》，山东人民出版社 1995 年版，第480—481 页。

④ 齐谋甲主编：《当代中国的医药事业》，中国社会科学出版社 1988 年版，第 30 页。可查的另外一个数据是 125 家，参见编纂委员会《当代中国的化学工业》，中国社会科学出版社 1988年版，第 342 页。

家数量就从 1958 年的 129 家下降为 1962 年的 33 家，到 1963 年更是减少到 14 家[①]，另外还压缩了四川抗菌素工程等基本建设项目，"大跃进"期间全国各地乱办药厂的情况得到了初步的遏制。

虽然不符合生产条件的中小药厂被相继取消，但大型国有制药企业的产品质量管理同样令人堪忧。因此，1961 年 5 月 17 日，中共中央转发了卫生部、化学工业部和商业部三部党组《关于加强药品生产和质量管理问题的报告》，决定由卫生部对当时的华北制药厂（石家庄）、东北制药厂（沈阳）、东北第六制药厂（沈阳）、哈尔滨制药厂、大连制药厂、南京制药厂、太原制药厂、西安制药厂、西南制药厂（重庆）、上海第二制药厂、上海第三制药厂、上海第四制药厂、上海五洲制药厂、杭州民生制药厂、武汉制药厂、北京制药厂、山东新华制药厂等 17 个人数在 1000 人以上的较大制药厂派遣驻厂代表，以便"对所在药厂的生产、质量等基本情况进行了解，协助药厂改进质量、健全制度"。

1963 年 3 月，在推行驻厂代表制度一年多以后，中共中央再次批准了卫生部、化工部党组关于卫生部派驻药厂代表工作的报告，指出"卫生部派驻药厂代表，应受卫生部和省（直辖市、自治区）卫生厅（局）的双重领导，负责对所在药厂生产的药品品种、质量、数量，特别是质量进行检查、监督，并协助药厂搞好生产，严格监督药品质量，不合格药品不得出厂"、"凡药品出厂，除检验合格外，由厂长和驻厂代表共同签字"、"驻厂代表应该按月向卫生和化工部门报告工作情况"[②]。7 月，中央又批准了卫生部、商业部对中西药品、医疗器械的经营管理体制问题联合提出的报告，规定"卫生系统的药政局（处）长或副局（处）长，根据干部条件，可以兼任同级药材公司或医药公司的总经理或副经理；各级中、西药公司的经理和副经理，根据干部条件，也可以兼任同级药政局

---

① 齐谋甲主编：《当代中国的医药事业》，中国社会科学出版社 1988 年版，第 30 页。可查的另外一个数据是 125 家，参见编纂委员会《当代中国的化学工业》，中国社会科学出版社 1988 年版，第 342 页。

② 杨光主编：《北京卫生史料 1949—1990·药政篇》，北京科学技术出版社 1996 年版，第 13—15 页。

（处）长或副局（处）长"①。由此看来，建基于政企事利益共同体之上的指令型管理体制的对企业的强力管控色彩体现得淋漓尽致。

规范新药审批制度也是这一时期的一个改革亮点。1955 年以前，药政机构只是按照《中华人民共和国药典》的规定执行监督管理的任务，不实行新药审批制度。从 1956 年开始，特别是在"大跃进"期间地方药品标准开始出现之后，各省、自治区和直辖市纷纷开始实行新药审批制度，例如上海市于 1956 年就开始接受医药企业的新药报批，并于 1957 年正式建立了新药审批和临床试验制度，当年即审批新药 33 种，"大跃进"三年的审批新药数量剧增，分别为 152、124 和 148 种②；1959 年 10 月，湖南省卫生厅颁发了《关于制订药品标准的暂行办法》和《关于新产品审批及临床试验暂行办法》，明确新药的定义为"制药单位没有生产过的品种或药厂虽已生产但药典、部颁标准和省标准都未收载的品种"，并规定所有新药产品必须经卫生部门批准后，方能正式生产③；1969 年，陕西省卫生厅下发了《陕西省中西药品新产品审批办法》，对新药的试制、试验和审批做出了规定④。然而，由于"大跃进"期间各地掀起乱办药厂的热潮，许多省级以下的地方卫生部门也纷纷开始掌握新药审批权，一些非药政部门例如化工、轻工、冶金、军队等也可以审批新药，导致了"新药不新，劣药泛滥"的局面。

为了规范新药审批权的配置，1963 年 8 月，卫生部发出《关于加强药政管理和医疗器械生产管理工作的通知》，该通知明确提出"对药品标准和医药新产品标准的审批权应集中在省、市、区一级的卫生厅、局（包括天津、武汉、广州、重庆、西安、沈阳六个市），不得下放"⑤。同年 10 月，卫生部、化学工业部和商业部三部联合下达了《关于药政管理

---

① 黄树则、林士笑主编：《当代中国的卫生事业》（下），中国社会科学出版社 1986 年版，第 266 页。

② 编纂委员会：《上海卫生志》，上海社会科学院出版社 1998 年版，第 345 页。

③ 湖南省地方史志编纂委员会编：《湖南省志·医药卫生志》，湖南人民出版社 1988 年版，第 799 页。

④ 陕西省地方史志编纂委员会编：《陕西省志·卫生志》，陕西人民出版社 1996 年版，第 645 页。

⑤ 杨光主编：《北京卫生史料 1949—1990·药政篇》，北京科学技术出版社 1996 年版，第 18 页。

若干规定》，分别对药品生产、新产品审批、药品标准、成药、药品供应、药品使用、药品检验、特殊药品管理以及药品广告宣传等方面做出了规定，成为自1949年以来中国关于药政管理的第一个综合性法规文件。该文件首次规定了新药的定义和新药临床、生产审批的具体要求。这些都体现出在当时的计划经济条件下，政府部门意图直接通过国家行政力量以及政企合一的体制来改善药品质量的管理模式特征。值得注意的是，虽然省级政府在新药审批上拥有一定的权力，尤其是在药品由临床试验转向上市阶段有着十分重要的权力，但是如果一种新药需要在全国或者跨省区范围流动，还是必须经过卫生部审批①，换言之，省级政府只能审批在本身销售流动的药品，一旦涉及全国性范围的计划流通，中央政府仍然牢牢掌握着控制权，这与改革开放以后省级政府就可以审批全国性药品形成鲜明对比。

　　与药政管理体制重新得到加强如影相随的是药检体制的改革。在50年代药品抽验工作的基础上，中国药品抽验工作在60年代初期取得了一些进步。1961年经中共中央批转的卫生部、化学工业部、商业部党组《关于加强药品生产和质量管理问题的报告》中规定："各级药品检验所（室）应建立健全专业检验和群众性质量监督的制度，并采取到厂抽验或送所检验等办法，积极帮助药厂提高质量，改进生产"②，提出了两个结合的原则，即专业检验与监管对象的"群众性质量监督"相结合、主动抽验与被动接受送验相结合。1963年颁布的《关于药政管理的若干规定（草案）》则规定："药品检验所必须对中西药品生产、供应部门和医疗单位的药品和制剂，进行定期和不定期抽验，被抽验单位不得拒绝（抽验凭药品检验所收据报销，免收检验费）。"随后，卫生部发布了《关于药品检定所工作若干规定（草案）》，除归纳和重申了以往在抽验工作方面的一些成功做法外，在抽验重点方面，增加了"临床反映有质量问题的品种"；在对抽验不合格药品的处理方面，强调了药检所应提出"初步处理意见"，卫生行政部门应对不合格药品作出处理。另外，在药检所的机

---

① David Lampton (1978), Administration of the Pharmaceutical, Research, Public Health and Population Bureaucracies, *The China Quarterly*, No. 74 (June, 1978), pp. 385 – 400.

② 国家食品药品监督管理局 "药品抽验模式" 子课题研究组：《药品抽检模式改革研究报告》，全文参见 http：//www. 315jj. com/article. aspx? articleid = 106 (2011 年 6 月 1 日最后访问)。

构设置上，到 1964 年，除了西藏之外，全国各省、自治区、直辖市都建立起了省一级药检所，有些地区还建立起来了地（市）一级的药检所，1960 年湖北省潜江县率先成立了全国第一个县级药检所，至此一套从中央到省、地（市）、县四级全国药检网络初步建立起来。

针对"大跃进"期间医疗机构制剂管理比较混乱的局面，卫生部门也开始着手对医疗单位的药剂管理工作进行整顿。1962 年 9 月，北京市公共卫生局下达文件要求各医院在贯彻《北京市医院工作意见》中，对药房工作实行"四定"，既定任务、定规模、定人员、定制度，并于 1963 年 4 月颁布了《北京市药剂科（室）工作制度》和《处方制度》，首次对医院药房的规范管理提出了依据①；1963 年 12 月，上海市卫生局正式颁发《上海市医院药剂工作暂行规定》，规定各医院药剂科必须"根据医疗需要，及时调配处方；制备和供应质量合格的药物，监督用药情况，促进合理用药"，同年市卫生局还颁布了《上海市医院制备大针剂操作规程（草案）》，并对医院自制制剂进行整顿，并规定医院新制剂需报市卫生局审批后方可制备使用②；1964 年，广西召开药政管理工作会议，提出要加强对医院制剂的管理，医院未做过的新制剂，必须实现做好研究试验工作，经有关药品检验部门的检验合格之后方可用于临床③。在这些地方管理规定的基础上，1964 年 9 月，卫生部颁布试行版的《关于医院药剂工作的若干规定（草案）》，强调各级医院必须成立药剂科，并规定"凡不合格的药品，不得用以调配处方和加工制剂，不合格的制剂，不得配发使用"、药剂科要开展药品的快速检验，设立专职或兼职的药品质量检查员，建立和健全药品分析检验制度，切实保证药品质量、"有关药品质量的检验监督工作，受当地药品检验所的业务指导"④。所有的这些行政规章制度，都使得医院药剂安全工作开始逐渐有章可循，医院制剂质量也开

---

① 杨光主编：《北京卫生史料 1949—1990·药政篇》，北京科学技术出版社 1996 年版，第 254—255 页。

② 编纂委员会编：《上海卫生志》，上海社会科学院出版社 1998 年版，第 351 页。

③ 广西壮族自治区地方史志编纂委员会编：《广西通志·医疗卫生志》，广西人民出版社 1999 年版，第 301 页。

④ 杨光主编：《北京卫生史料 1949—1990·药政篇》，北京科学技术出版社 1996 年版，第 277—286 页。

始有所好转。

通过推行驻厂代表、建立新药审批制度、改革药品检验模式以及加强对医院药剂工作的管理等一系列药政管理制度，曾经有所松动的政企事利益共同体关系得到了进一步强化，也使得当时的医药产品质量逐渐得到改善。例如，从当时公布的药品抽检合格率来看，北京制药厂的产品出厂合格率由 1961 年的 59.8% 上升为 1964 年的 96.2%，北京制药二厂则由74.1% 上升为 92.3%[①]，吉林省 1965 年的药品合格率则比 1960 年提高了24.9 个百分点[②]，而四川省成都市药检所的送检和抽检结果表明：1964年的药品不合格率为 33.2%，到 1965 年则下降到 14.1%[③]。

（二）试办"托拉斯"体制：强化指令型体制的尝试

虽然通过上收大型企业的管理权和淘汰部分中小企业，"大跃进"期间形成的混乱的医药生产和销售局面得到了初步改善，但由于长期以来的条块分割体制，当时的医药生产和销售依然比较混乱，特别是 20 世纪 50年代以来建立起来的斯大林式工业管理模式，在经济规模越来越大的背景下，弊端逐渐凸显出来：运用行政手段对企业生产进行管理，忽视价值规律的作用，形成了多头领导、条块分割、分散管理的局面，导致各地工业生产重复建设严重。到 1964 年，全国工业企业数达到了 16.11 万个，全国独立核算工业企业固定资产原值达 971.4 亿元，是 1950 年的 7.5 倍，工业总产值占社会总产值的比重已经达到 51.3%[④]，这些都表明工业在当时国民经济中已经逐渐处于主导地位，并具有一定的社会化大生产水平，客观上要求建立专业化协作的工业管理模式。为了顺应工业发展形势的需要，消除这种体制的弊端，从 1960 年开始，当时中央的一些领导人如刘少奇、邓小平等就开始酝酿借用西方托拉斯组织的管理经验以及苏联等社

---

① 杨光主编：《北京卫生史料 1949—1990·药政篇》，北京科学技术出版社 1996 年版，第479、485 页。

② 吉林省地方史志编纂委员会编：《吉林省志·医药志》，吉林人民出版社 1994 年版，第647 页。

③ 四川省医药卫生志编纂委员会编：《四川省医药卫生志》，四川科学技术出版社 1991 年版，第 46 页。

④ 柳随年：《中国社会主义经济简史》，黑龙江人民出版社 1985 年版，第 323 页。

会主义国家试办托拉斯的经验，来对原有的工业管理体制进行改革。

1960 年春，中央在讨论"二五"计划后三年的规划时，提出了组建托拉斯的问题。到 1963 年经济形势逐渐好转的时候，中央便决定对工业管理体制进行改革，并在工业、交通系统组织托拉斯式的专业公司。1964 年 7 月，中共中央、国务院批转国家经委党组《关于试办工业、交通托拉斯的意见的报告》，提出"当年由中央各部试办的第一批工业、交通托拉斯共有十二个，其中全国性的九个，地区性的三个"，其中就包括化学工业部所属的医药工业公司。9 月，国家经委正式批准化学工业部试办中国医药工业公司，公司对全国制药工业实行集中统一领导，成为统一核算单位和独立的计划单位，在接管了全国 187 个工厂的基础上，成立了天津、沈阳、上海、南京、杭州、广州、武汉、长沙和重庆 9 个分公司，并下辖山东新华制药总厂和开封制药总厂 2 个总厂，北京制药厂等 12 个直属厂以及 5 个研究设计院。在国家经委试办的 12 个托拉斯中，"医药托拉斯"是集中程度最高的一个。至此，全国化学制药工业由原来多部门、多级管理、多头经营，改变为产、供、销、人、财、物六统一的全国性制药工业经济实体①，其宗旨是强调集中统一管理，对整个行业进行统一规划，按地区布点，减少重复建设。

医药托拉斯产生的历史背景是与"大跃进"期间各地滥办药厂、药品质量下降、危害群众用药安全的形势分不开的。由于"大跃进"以来的发展惯性，中央、省、市、专区、县、公社、大队都办有药厂，化工、轻工、冶金、商业、农业、水产、学校、部队、公安劳教等各行各业也都拥有自己办的药厂。当时的化学工业部医药司司长龙在云积极地向化学工业部党组、国家经委反映当下医药工业混乱的现状，提出在医药行业也试办"医药托拉斯"。刘少奇批阅了相关文件，最后同意由化学工业部负责试办"医药托拉斯"，并作出具体指示：一是要实行管理集中以解决医药工业管理"散"的问题；二是要变行政管理办法为经济管理办法；三是要严格质量管理，"私自生产和销售有害人民健康的药品者，以及上级支持人要负刑事上的责任"。刘少奇还对"医药托拉斯"作出特别批示：

---

① 齐谋甲主编：《当代中国的医药事业》，中国社会科学出版社 1988 年版，第 181—183 页。

"只此一家，别无分号"①。

托拉斯成立为统一集中质量管理创造了良好的条件。由于托拉斯体制对医药生产实行统一式的集中计划管理，并对原材料和产品供销实行统一调拨，全行业实行统一核算，药厂的利润全部上缴国家，虽然在一定程度上影响了地方和企业的积极性，但却遏制了原有的不顾质量而盲目开办药厂的不良倾向。托拉斯在各省、市、自治区设立公司，实行双重领导。各生产厂家如果没有得到托拉斯的允许，无权自作主张将淘汰下来的旧生产设备卖给其他厂家，而必须全部销毁，在一定程度上堵住了重复生产或制售假药的源头。此外，由于当时国家的支持，托拉斯对凡是收集在药典里的品种，有权自行决定生产，无须再经卫生部门审批②，而卫生部门的职能则主要限于事后的质量检验和检查，药品管理再次回归到高度统一的指令型体制下。

针对当时仍然混乱不堪的医药质量，成立伊始的中国医药工业公司还配合药政部门的整顿，组织了全系统的质量大检查，"各企业党委每月讨论一次质量问题，每年组织一次质量大检查"、各地"在主要原料药品种中开展同品种质量评比活动，制定了高于药典标准的优级品标准"、"总结和推广上海黄河制药厂消灭混药、差错、异物混入、成批退货和保证不合格品的经验，健全各项质量管理制度"。由于"医药托拉斯"统一要求药品生产必须具备规范的工艺流程、操作规程和岗位操作法，健全了药厂的化验室和质量监督机构，从而保证并稳定了药品的质量，结果整顿效果显著：1965年1—9月，在各厂生产的2015个可比产品中，与上年相比，有97%的产品质量保持稳定和提高，质量事故、返工退货大大减少③。

在当时的计划经济体制下，试办"医药托拉斯"是国家在总结过度经济分权教训的基础上，对医药生产和质量进行集中的计划管理的一次

---

① 王玉珍：《一代药界骄子的心路》，《中国保健策划网网刊》第3期（2006年8月），全文参见 http：//www.bjmgcn.net/zz_ show.asp？id＝777（2011年6月1日最后访问）。

② 胡文华：《托拉斯与建立集中统一的医药管理体制》，载《中国医药报》1996年8月27日第七版。

③ 编辑委员会编：《当代中国的化学工业》，中国社会科学出版社1988年版，第342—343页。

有益尝试，比较好地兼顾了提高医药产量和保证药品质量之间的关系，也是强化指令型体制下政企事利益共同体的有效举措。然而，这种高度集中的管理体制却损害了地方政府的利益，一些工业经济相对比较发达的地方（如上海、江苏、山东、北京）等对上收企业的做法有很大的不同意见，对企业也存在统得过死的问题，再加上托拉斯的体制是从发达资本主义国家借鉴而来的，在政治上被一些保守的人指责为"复辟资本主义"，因而在1966年"文化大革命"开始之后就逐渐受到批判，直至1969年最终被正式撤销。

六 "文化大革命"期间的药事
管理（1966—1976）

"大跃进"之后的整顿与调整，使国民经济发展的速度和质量都有所提高，却损害了地方政府和部分国有企业的利益，也引起了毛泽东的不满。因此，他希望通过发动群众政治运动的方式，来阻止刘少奇、邓小平等人所进行的所谓一系列激进的经济改革。1966年的《五·一六通知》，正式宣告了"文化大革命"的开始，要求"全国人民动员起来"，"彻底揭露和清洗资产阶级路线和代表人物"。在当时这样的政治气氛下，原有的药事管理体制被当作是"资产阶级在医药领域的白专路线"而逐步废除。

（一）"托拉斯"体制的终结与乱办药厂的重演

"文化大革命"开始之后，"托拉斯"体制成为了受批判的对象。林彪在1966年12月党中央的一次会议上提出，要大批工交战线的"右倾"错误，声称"工交战线有严重的阶级斗争"，"工交系统的文化大革命必须大搞"。从1966年底开始，作为当时最为典型的托拉斯公司——中国医药工业公司被戴上了"复辟资本主义的工具"的帽子，各项生产、销售和质量管理制度逐渐被废除，并于1969年9月被正式撤销公司建制。几年前所建立起来的分公司和直属厂又开始陆续地分离出来，重新划归地方管理。例如，华北制药厂于 1970 年被划归给河北省化工局[1]，东北制药厂在 1970 年交由辽宁省石油化学工业管理局革委会管理[2]等，药品生产、经销和质量管理的权力重新分散到各级地方政府。此外，1970 年，化工、石油、煤炭三个部合并为燃料化学工业部，全国医药工业管理机构只保留了 8 人的医药小组[3]。

在这种重新分权的背景下，许多地区和单位开始回复到"大跃进"时期的状况，不按国家规定，不经有关部门的批准，擅自开办药厂，在全国又一次出现乱办药厂的混乱局面。据不完全统计，全国挂起制药厂牌子的单位就有 2600 多个，有些药厂不具备生产药品条件，却盲目生产药品，与正规药厂争原料、争设备、争任务，冲击了国家计划[4]。由于政治运动的冲击，药厂的规章制度被破坏，生产过程中投料不计量，不按规程操作。许多药厂的检验科和化验室一度被撤销，产品质量失去保证。有的小药厂粗制滥造，甚至制造假药混进市场，坑害患者。不少药厂由于生产不能正常进行，管理混乱，连年亏损，1967 年全国的化学药品产量比 1966 年下降 10%，1968 年又比 1967 年下降 9.8%[5]，人民群众的用药安全问题开始无法得到有效保障，药品质量事故在各地频频发生。

"文化大革命"期间百业兴药的混乱局面的产生，是与当时的政治氛围分不开的。以军队为例，1966 年林彪寄给毛泽东以及军委总后勤部的《关于进一步搞好部队农副业生产的报告》，毛泽东阅后，于 5 月 7 日给林彪写了一封信。信中说："只要在没有发生世界大战的条件下军队应该是一个大学校，即使在第三次世界大战的条件下，很可能也成为一个这样的大学校，除打仗以外，还可做各种工作"、"这个大学校，学政治、学军事、学文化，又能从事农副业生产，又能办一些中小工厂，生产自己需要的若干产品和与国家等价交换的产品"[6]。这一指示发出之后，全国的

---

①　编辑委员会编：《华北制药厂厂志 1953—1990》，河北人民出版社 1995 年版，第 12 页。

②　编纂委员会编：《东药厂志》，东北制药厂 1987 年版（内部发行），第 42 页。

③　齐谋甲主编：《当代中国的医药事业》，中国社会科学出版社 1988 年版，第 185 页。

④　同上。

⑤　编辑委员会编：《当代中国的化学工业》，中国社会科学出版社 1988 年版，第 345 页。

⑥　中共中央文献研究室编：《建国以来毛泽东文稿》（第十二册），中央文献出版社 1990 年版，第 53—54 页。

军队企业积极开展生产药品，仅山东一省就有济南爱民制药厂、济南益民制药厂、青岛鸿雁制药厂、红星制药厂、潍坊益群制药厂等 11 家军办药厂，另外还有莱西、周村、小营和薛城制药厂 4 家小型军办药厂，后来转交地方管理①。

与"大跃进"期间的乱办药厂不同的是，"文化大革命"期间农村地区兴办药厂的情况更为普遍，这与当时的卫生工作方针有直接的关系。1965 年 6 月 26 日，毛泽东主席在《对卫生工作的批示》中批评当时的卫生部是"城市老爷卫生部"，并提出"把医疗卫生工作的重点放到农村去"的"六·二六指示"。1968 年，毛泽东又批示在全国范围推广湖北省长阳县乐园公社的合作医疗经验。为了配合这一卫生工作方针，解决农村地区合作医疗中的用药紧缺问题，各地卫生部门纷纷提倡"一根针、一把草"，大搞以卫生院为中心、以"三土"（土医、土药、土法）和"四自"（自采、自种、自制、自用）的原则为特征的中草药群众运动，一些新办的土药厂应运而生。仅仅福建一省，1970 年全省新办的土药厂就有906 个，其中公社办的有 182 个，大队办的有 724 个②，这些土药厂大都缺乏必须的设备和技术人员，产品质量低劣，对人民群众的健康构成了严重的威胁；在江西省，到 1970 年，全省制药厂或土药厂已经达到 3988个，其中地、市、县级 115 个，公社大队级 3873 个③；在四川省，由于不顾条件地要求各县在兴办合作医疗中自给 100—300 种药材，导致各县不顾条件，盲目种植和生产中药材，质量一落千丈④；而在云南省，则爆发了曾经轰动一时的"白药事件"：云南白药的处方本属国家机密，而在"文化大革命"早期的乱办药厂热潮中，云南白药的处方和制造工艺不断扩散，许多部门竞相设厂生产，一些不法分子乘机种植、制造和销售假药，严重影响了云南白药的质量和声誉⑤；广东省的情况则更为糟糕，

---

① 山东省地方史志编纂委员会编：《山东省志·医药志》，山东人民出版社 1995 年版，第116 页。

② 福建省地方史志编纂委员会编：《福建省志·医药志》，方志出版社 1997 年版，第 8 页。

③ 江西省地方史志编纂委员会编：《江西省志·卫生志》，黄山书社 1997 年版，第 292 页。

④ 四川省地方史志编纂委员会编：《四川省志·医药卫生志》，四川辞书出版社 1995 年版，第366 页。

⑤ 云南省卫生厅编：《云南卫生通志》，云南科技出版社 1999 年版，第 518 页。

"如注射用葡萄糖粉,1967 年优级品率为 92.26%,1971 年下降到零"、
"异物混入事故也是惊人的,药品里经常发现有铁丝、玻璃屑、苍蝇、蚊
虫、死老鼠和脏手套等"①。此外,一些"大跃进"期间兴办、后遭关停
的小药厂在各地各部门又开始陆续恢复生产,囿于有限的生产条件,许多
药厂的产品质量根本无法得到有效保障,一些省的药品质量合格率甚至下
降到 50% 以下②,严重威胁着群众的用药安全。例如在江苏省,1970 年
全省各地未经主管部门批准的药厂猛增至 60 余家,产品粗制滥造,其中
有一半左右不具备药品生产条件③。

(二) 药政管理体制的废除与重建

可以设想,如果有一套相对严格的药政管理体系,即便各地出现乱办
药厂的情况,人民群众的用药安全还是可以得到基本保障的。然而,不幸
的是,新中国成立近 20 多年逐步建立起来的药政管理体系在"文化大革
命"期间却几乎被废除。在当时反对现代官僚体制的一片声浪中,包括
药政药检机构在内的各个行政职能部门,均被指责为修正主义的"管、
卡、压",大部分的药政药检人员被要求下放到基层锻炼,60 年代初期建
立起来的药政部门驻厂代表制度也被废除,药政药检工作被迫限于停顿状
态,对于当时混乱的医药生产和销售局面束手无策。

以北京市为例,在"文化大革命"刚刚开始的 1966 年 8 月,北京市
医药站质检科即被"砸烂",北京地区各药厂药品检验被迫停顿,驻北京
制药厂的代表及其助理也被当作"管、卡、压"的修正主义分子赶走,
到 1968 年,北京市卫生局药政科仅剩下 2 人,其余人员下到农村开展中
草药群众运动④;在上海,1967 年 5 月,上海市卫生局根据卫生部《关于

---

① 广东省卫生局革委会、燃料局革委会、商业局:《关于加强药品质量管理工作的报告》
[(1972) 粤卫革字第 176 号],广东省档案馆档号 281 - 3 - 46 - 101 - 102。

② 由于从 1967 年开始,各地的药检工作逐渐陷于停顿状态,"文化大革命"期间的药品质
量合格率的统计数据难以查到,只有 1966—1967 年初北京、上海、江苏、山东等省市一些零星
数据。

③ 江苏省地方史志编纂委员会编:《江苏省志·医药志》,江苏科学技术出版社 1995 年版,
第 475 页。

④ 杨光主编:《北京卫生史料 1949—1990·药政篇》,北京科学技术出版社 1996 年版,第
486 页。

批判驻厂代表制度问题的意见》，提出驻厂代表制度应该"彻底批判"、"彻底砸烂"，主张立即撤销这个制度①；而在广东、江西、湖南等省，从1967—1972年，各省卫生厅的药政部门干脆被撤销，医药生产和销售质量监督几乎陷入无政府状态②。

从1972年开始，为了配合当时的计划生育工作，国家计委决定研究制定一个免费供应避孕药和避孕环的办法，再加上出于修订《中国药典》的需要，中央与各省开始陆续恢复药政药检机构。时任国家计委主任的余秋里提出"质量问题是个路线问题"、"产品质量不好，决不是单纯的经济问题，而是一个政治问题，关系到党与群众的关系，关系到巩固工农联盟和无产阶级专政的大问题"③。1972年，国务院转发了卫生部、燃料化学工业部和商业部关于加强药品质量管理工作的报告，要求"各省、自治区、直辖市在精简的原则下，建立和充实药政、药价机构和人员，在生产、收购上建立健全有关规章制度"④，并开始着手对当时因各地乱办药厂而导致的药品质量差的问题进行整顿。1974年4月，燃料化学工业部成立了医药局，各省在各自的燃化部门中也建立了相应的医药工业管理机构。1975年4月，三个部门联合召开了全国医药工业规划和质量管理会议，决定恢复对华北制药厂等38个重点化学医药企业的生产调度工作，"文化大革命"以来过度分散的医药企业管理权逐渐被重新收拢。

例如在湖北省，1973年湖北省卫生局组织恢复后的药政部门对全省药品质量进行大检查，查处不合格注射剂3000万支、片剂约1.2亿片、酊水糖浆剂81万瓶，并向湖北省革委会提出加强药品生产管理的六点建议，对地方国营药厂、大专院校附属药厂、医疗单位所属药厂、县以下的小药厂以及军办药厂的生产销售行为提出了整改建议。在该建议得到批转

① 编纂委员会编：《上海卫生志》，上海社会科学院出版社1998年版，第342页。

② 广东省地方史志编纂委员会编：《广东省志·卫生志》，广东人民出版社2003年版，第558页；江西省地方史志编纂委员会编：《江西省志·卫生志》，黄山书社1997年版，第287页；湖南省地方史志编纂委员会编：《湖南省志·医药卫生志》，湖南人民出版社1988年版，第794页。

③ 广东省卫生局革委会、燃料局革委会、商业局：《关于加强药品质量管理工作的报告》[（1972）粤卫革字第176号]，广东省档案馆档号281-3-46-101-102。

④ 中华人民共和国化工部：《中国化学工业大事记》，化学工业出版社1996年版，第249页。

执行之后,湖北省的药品生产质量在 1974 年有所好转,12 个主要原料药生产的优级品率,有 10 个比上年有所提高,平均上升 24. 11%①。而在爆发"白药事件"的云南,从 1972 年开始,省药政部门指定了云南白药厂等 4 家厂家可以从事白药生产,其他单位或个人一律不准生产,并对供销渠道中的假劣白药进行了查处,白药粗制滥造、质量低下的局面得到了初步的改善②。

值得一提的是,虽然在"文化大革命"期间药品的质量经历了一个比较明显的波动过程,但自 50 年代建立以来的低价、面广、福利性的医药卫生体制并没有发生根本性的改变。1973 年,当时美国著名的化学家翟若适博士(Carl Djerassi)曾经应邀到中国来考察计划生育政策的执行情况,他在后来的研究笔记中这样写道③:

> 我曾经造访过广州、上海、苏州以及杭州的一些药店,发现像避孕套、子宫避孕药片以及栓剂等避孕用药,与其他药品一样,都以十分便宜的价格出售(例如 4 美分就可以买到 12 片避孕药片,9 美分可以买到 10 副避孕栓剂,1 美分就可以买到 2 个避孕套)。口服避孕药甚至是免费的,而且用钱是买不到的,可能是因为政府想对其流通和使用过程进行管控。在广州、南京和上海的药店里,几乎很难买到口服避孕药,因为它们很少通过这种零售的商业渠道流通,而是通过医院、公社卫生院和居民委员会等渠道进行发放。无论在哪个城市,当我要掏钱购买任何一款的口服避孕药时,都会被拒收,因为它们都是"完全免费"的。

---

① 六点建议的详细内容是:(1)地方国营药厂应统一由燃化部门管理,医药商业部门附属药厂不能搞药品生产。(2)大专院校附属药厂的生产必须经生产主管部门同意并纳入生产计划。(3)医疗单位所制的药剂只能供本单位使用,不能流入市场。(4)县以下办的小药厂的产品只供本地和本单位使用。(5)军办药厂所生产的药品只能供军队内部使用,不能进入市场。(6)国营药厂的撤销、合并或新建必须报生产主管部门批准。参见湖北省地方史志编纂委员会编《湖北省志·卫生志》(下),湖北人民出版社 1996 年版,第 781—782 页。

② 云南省卫生厅编:《云南卫生通志》,云南科技出版社 1999 年版,第 526 页。

③ Carl Djerassi (1974), Some Observations on Current Fertility Control in China, *The China Quarterly*, No. 57 (Jan. – Mar. , 1974), pp. 42 – 43.

从翟若适的描述中可以看出，当时的政府对于主要医药产品的生产、销售和使用过程仍然是管控得比较严格的，为了保证国家的医疗及人口政策目标得以实现，药品的商业化程度仍然比较低，政府、企业与事业单位之间的利益共同体关系虽然出现了一些松动，但基本上没有根本性的损害，政府对于医药生产经销企业和医疗机构仍然掌握强大的支配权。

另外，从 1972 年开始的药典修订工作，由于其无法对当时汗牛充栋的地方药品提出统一的标准，因而各省、市和自治区卫生部门在 1976 年前后将《中国药典》未收载、而却在本地生产的药品制订了自己的标准，成为继 1964 年前后又一次制定地方药品标准的高潮。例如，陕西省 1962 年的药品标准只收录了 204 种药品，而在 1975 年颁布的新药品标准中共收载了 902 种中西药[1]；湖北省在 1961 年首次颁布的《湖北省药品暂行标准规格》中仅收载了 54 种中西药品，而 1975 年颁布的《湖北省药品标准汇编》则增加到 263 种[2]；而湖南省的药品地方标准收载的西药品种则从 1963 年版的 81 个增加到 1975 年版的 132 个[3]。地方标准队伍的壮大，在计划经济时代下，虽然对各省医药特别是传统中药品种的保护上发挥了一定的积极作用，但随着全国性药品经销市场的逐步形成，却给后来的药品质量和安全控制带来了巨大的挑战。

七 指令型体制：计划经济下的药品质量管理体制特征解读

作为一种兼具伦理要求和产业化要求的特殊商品，药品的管理体制问题已经远远超出了传统医药学研究的范畴，而与一个社会总体的政治、经济和社会环境有着密切的关系。从 1949 年新中国成立到 1976 年"文化大

---

[1] 陕西省地方史志编纂委员会编：《陕西省志·卫生志》，陕西人民出版社 1996 年版，第 650 页。

[2] 湖北省地方史志编纂委员会编：《湖北省志·卫生志》（下），湖北人民出版社 1996 年版，第 794 页。

[3] 湖南省地方史志编纂委员会编：《湖南省志·医药卫生志》，湖南人民出版社 1988 年版，第 815 页。

革命"结束前夕，中国的药品管理体制虽然也经历了跌宕起伏的命运，然而从整体上来看，在长达近 30 年的时间里，这种基于传统的社会主义计划经济基础之上的药品管理体制，基本上保持着一些十分核心的特征，而这些核心特征又是那个时代特定的政治、经济和社会环境的必然产物。

（一）体制基础：政企事高度合一

1949 年新中国成立以后，中国政府即在卫生部门中设立了药政管理机构，代表国家对医药生产和流通进行管理，其职能既包括制定药品的质量标准、审批新药、对药品生产经营和使用单位的药品质量进行监督检验、对特殊药品进行管理等行政管理，也包括对公办药厂的生产和销售的计划经营等行业管理。从 1952 年年底开始，随着所有制社会主义改造的开始，私营药厂纷纷被改造成为国家、集体所有或公私合营，一套政企合一、垂直集中、专业分工的苏联式指令型管理体制成为中国医药产业的管理模式：卫生部门负责药政药检和医院的制剂管理工作；轻工业和化学工业部门负责化学药品的生产管理；机械工业部门负责医疗器械的生产经营管理；商业部门负责药品的供应销售以及中药材的生产经营。按职能划分的各个部委由中央计划部门统一领导，而各部委负责监督按行业归属的各国有企业生产活动。此外，为了提高地方政府和其他部门的生产积极性，从"大跃进"开始，一些地方基层政府和非医药系统的部门也纷纷开始兴办药厂，从而也摇身一变，成为医药行业的实际管理部门之一。在随后的二十多年时间里，虽然各个部门在具体的管理行业划分上发生了一些变动，集中管理的体制有时也会受到地方分权改革的干扰，但这套部门管理体制的核心特征并没有发生本质的改变，即政企高度合一、寓企业质量管理于行政管理之中。

首先，从国家药政管理来看，虽然在医药生产高速发展时期，药政管理部门的权力往往会被其他具体的行业主管部门所削弱，在"文化大革命"早期的四五年时间里还曾经惨遭废除的厄运，但从整体上看仍然对医药企业的质量管理发挥着基础性的作用。特别地，每当中央政府决心对混乱的医药生产和市场进行整顿之时，药政管理往往就会通过强大的行政力量对企业直接进行干预。例如，在 60 年代初开始的整顿药厂过程中，药政部门就运用推行"驻厂代表制度"的形式，将制药企业的质量管理纳入卫生与其他具体主管部门的双重管理之中；在 1963 年整顿中西药品、医疗器械经营管理中，国家明文规定药政部门的主要官员与同级药材或医药公司的经理人员可以交叉任职。

再次，从具体的行业管理来看，在部门管理体制下，各级政府的化工、商业和机械等部门是各类药厂的主管机构，一些公社、街道、学校、医院等也直接投资兴办集体制药厂，成为它们的"婆婆"；主管部门的许多官员同时又身兼国有企业的领导职务，企业领导人的活动往往具有强烈的政治升迁导向而非利润导向，一些主要的国有医药企业如中国医药工业公司、中国药材公司、中国医药公司，它们的身份频繁地在公司与相关部委下属的司局之间来回转换；上级部门往往运用行政权力而非经济刺激来敦促企业管理者加快生产，改善质量；在各个主管部门的强制下，国有和集体医药企业内部设立质量管理机构，部门行政管理意志通过内部的质量管理机构直接延伸到每一个企业；此外，主管部门还通过掌握企业生产和经销的自主权、企业生产所需原料以及销售途径来达到控制企业生产质量的目标，60 年代中期试办医药"托拉斯"，作为医药托拉斯的企业——中国医药工业公司的主要领导都由当时的化工部领导兼任，如化工部副部长张亮兼任公司党委书记，化工部医药司司长龙在云任公司经理，四名副经理也是来自化工部的官员，这是政企高度合一体制的集中体现。

最后，从表面上看，计划经济时代下虽然也存在政企之间的关系，但如果深入地分析，这种政企关系的本质其实是政府内部的关系。例如所有的药事机构设置与变动都是依靠行政命令进行，既没有纳入法制化的轨道，也没有企业利益的体现；每当要出台有关质量管理的政策方针时，都是一大批的相关部委联合发文，对企业质量的监管被异化成为政府部门之间的协调；由于计划经济体制下的企业并没有太强的追求利润的动机，因而"大跃进"和"文化大革命"期间先后出现的两次乱办药厂的局面，归根结底是中央政府与地方政府、政府各个部门之间利益缺乏协调而导致的，即政企高度合一的体制使得地方政府和一些部门最终成为乱办药厂的始作俑者。

但是，从总体上来看，在高度集中、统一的计划经济体制下，医药经济是医药产品生产、调拨中心；工厂只管生产，其产品由医药商业独家收购。医药商业负责医药产品采购、储藏、供应，附设零售补充市场；大部分药品最终由医疗单位使用。相对于经济改革后的情况而言，那时的药品质量比较可靠，即便在"大跃进"、"文化大革命"时期，药品质量一度出现下滑的局面，但其根源并非企业或事业单位单纯追求商业利润，而是源于失当的地方经济性分权以及客观生产条件的限制，从整体上看，计划经济时代下的医药经济长期处于稳定、低迷、短缺状态。

（二）管控风格：以群众监督为主，专业管控与群众监督相结合

新中国成立伊始，由于当时的药政药检部门在人员、技术和资金等资源方面都十分有限，1950 年 8 月召开的全国制药工作会议只能从原则上强调"各厂应自行检验其出品，保障用药之安全"①。在随后的三年里，由于中央药政部门把有限的精力放在了查禁烟毒以及对进口药品的检验，对一般制药企业的质量监督基本上无暇顾及，而地方上的药政部门能力更为薄弱，因而只能借助于发动群众政治运动的方式来达到整顿医药市场的目的，以弥补当时国家药政管理能力的不足。这些都成为后来医药管理体制中群众性质量监督路线的滥觞。

20 世纪 50 年代中期以后，随着部门管理体制的确立，一套源自苏联的医药质量管理制度在国营、集体和公私合营的药厂中纷纷相继得以建立，一些制药工业比较发达的地区（如上海）还建立起了企业内部产品质量标准和检验操作规程等基层管理制度，企业的生产工人、技术员和车间管理员等一线工作人员在药品质量管理过程中扮演了越来越重要的角色。虽然在这一时期，药政部门的能力有所加强，但在药品质量管理的实际过程中，往往被具体行业主管部门的群众质量管理所取代。

在 60 年代初的整顿药厂过程中，群众质量监督路线也扮演了十分重要的角色。从 1961 年开始，卫生部在全国推行驻厂代表制度，专业监管的地位得到增强，但在 1963 年的报告中仍然提出驻厂代表应当"配合药厂加强对职工进行'药品质量第一'的思想教育，开展群众性的质量监督，使专业检验与群众性监督相继结合，以确保药品质量"②。1963 年 10

---

① 中国经济论文选编辑委员会编：《1950 年中国经济论文选第五辑》，生活·读书·新知三联书店 1951 年版，第 183—184 页。

② 杨光主编：《北京卫生史料 1949—1990·药政篇》，北京科学技术出版社 1996 年版，第 14 页。

月，在卫生部、化工部、商业部联合下发的《关于药政管理若干规定》中，明确规定"药品质量监督检验工作，必须认真贯彻药品检验部门的专业检验与医药人员的群众性质量监督相结合的原则"[①]。在随后的试办医药"托拉斯"过程中，中国医药工业公司所属的大部分企业都进一步加强了在50年代建立起来的群众检查与专业检查相结合的"自检"、"互检"和"层检"的"三检制度"，并规定药厂的职工可以直接向各级领导反映质量问题，以确保药品的生产质量[②]。

"文化大革命"期间，群众路线的地位在医药管理中达到了顶峰：作为专业监管代表的药政药检机构纷纷被撤销，驻厂代表制度被当作"修正主义"的"管、卡、要"被加以废除，大部分药政药检技术人员被下放到农村，参与开展采种制中草药的群众运动，"要充分发动群众认药、报药、种药、采药、用药、检药"，群众路线几乎完全取代了专业监管的地位。

因此，从总体上看，以群众监督为主，专业监管与群众监督相结合，是计划经济环境下中国医药管理体制的重要特征。这种特征固然与新中国成立以来所提倡的"群众路线"的政治传统有关，但从深层次来看，也是当时国家弥补药政管理能力不足的策略选择，其赖以存在的体制基础则是当时政企高度合一的部门管理体制。

（三）管控目标：福利和健康

新中国成立初期，新生政权的稳定面临着抗美援朝战争的威胁，西方国家对中国也实行"禁运"政策，因此用于治病救人的药品在当时就成为了重要的战略物资。为了控制这一关系到政权稳固和人民健康的战略物资，当时的政府通过由公营药厂控制私营药厂的生产原料、由国有医药公司控制医药销售渠道的方式来达到统一计划产销和质量控制的目标，并辅以不定期地发动群众运动，以便对制假售假现象保持高压的政治态势，迫使制药售药企业（尤其是私营企业）不敢轻易以牺牲药品质量为代价牟

---

① 杨光主编：《北京卫生史料1949—1990·药政篇》，北京科学技术出版社1996年版，第20页。

② 齐谋甲主编：《当代中国的医药事业》，中国社会科学出版社1988年版，第267—268页。

取利润。

　　1951 年，国家颁布了《中华人民共和国劳动保险条例》，开始初步建立城镇职工劳保医疗制度，国有企业正式职工的医疗费用由企业事业留成资金负担；1952 年 6 月，政务院发出《关于全国各级人民政府、党派、团体及所属事业单位的国家工作人员实行公费医疗预防的指示》，正式确定了城镇公费医疗制度，即国家机关和事业单位工作人员、革命残废军人以及高等学校学生等的医疗费用直接由国家财政预算支出；50 年代末，开始在农村推行合作医疗制度，农民依靠集体和个人共同筹资的方式来解决看病问题。至此，一张同时覆盖城镇和农村的福利性医疗卫生保健网络在中国得以基本建立。为了与这种福利性的医疗保健体系相适应，尽可能降低国家财政在医疗保健方面的不必要开支，医药事业被定位于"人民保健的福利事业"，在医药的生产和销售中，必须坚持"为人民健康服务"、"保本微利"和"质量第一"的原则。

　　在这种管理导向的影响下，国家对医药生产、销售和使用都实行集中的统一计划管理，对原材料和产品供销实行统一调拨，全行业实行统一核算，产品实行国家统一定价，药厂的利润大部分上缴国家，企业没有太多的生产自主权，也没有太强的追求利润的动机，因而也没有必要冒着政治风险去制假售假、偷工减料。此外，政府部门可以以保障人民健康利益的名义，直接对企业的质量管理随时进行干预。虽然在"大跃进"和"文化大革命"期间，各地出现了乱办药厂的局面，药品质量有所下降，但从总体上看，这种以福利和健康为导向的部门管理体制在控制医药产品质量方面成效显著，为中国在计划经济时代所取得的医疗卫生成就立下了汗马功劳。

（四）管控工具：劝说教育、行政指令和群众运动

　　在政企高度合一的体制下，政府各个主管部门就是生产和销售企业的父母亲，因此当自己的儿女不够顺从父母管束的时候，家长则完全可以先通过劝说教育的非正式方式来纠正儿女的不当行为，这种管理方式的典型体现就是长期以来的国有企业内部的思想政治工作制度。

　　例如于 1958 年刚刚建成投产的华北制药厂即设立了党委宣传部，为配合"大跃进"生产的开展，开展了以学习和贯彻"三面红旗"为主要

内容的学习活动，分别对干部、知识分子和工人进行分层次的思想教育工作；"大跃进"后的调整时期，为了整顿混乱的生产局面，主管部门又要求该厂对职工进行艰苦奋斗、勤俭建国和学习《鞍钢宪法》等传统教育，并掀起大搞包括技术革新和技术革命的"技术双革"运动，并开展对学习雷锋和大庆经验等树典型活动，其目的是为了更好地恢复医药生产、提高生产质量①；江苏省常州制药厂则于 1961 年"组织全厂职工学习贯彻'八字方针'和'国营工业企业管理七十条'"，1965 年"在全厂建立和健全了政治宣传员班子，每个组配备政治宣传员一名，车间配备一名指导员，总支配备了干事"，并组织职工学习中央当时有关试办托拉斯的政策精神②，为推行托拉斯体制创造了舆论氛围。应该说，这些软性的劝说教育方式在计划经济时代下，对提高生产厂家的质量意识起到了潜移默化的作用，也成为国家在整顿医药生产和市场方面的重要手段。

当家长苦口婆心地对子女进行劝说教育之后，顺从听话的儿女可能会服膺父母的意志而改变不当的行为，而乖戾倔犟的儿女则依然会我行我素。因此，当软性的思想政治工作方式行之无效的时候，国家就会使出行政指令的杀手锏来直接控制和干预企业。除了"文化大革命"期间以外，在计划经济时代下的大部分时间里，国营和集体医药厂家实行的都是党委负责制，因而各个具体主管部门可以通过党委组织系统对药品生产和经销单位进行人事任免。一旦药厂或医药公司发生质量安全事故，政府部门可以用行政的手段直接免去企业主要领导人的职务，以此来增加企业偷工减料、制假售假的政治风险。除了在人事安排上受到政府部门的控制之外，在财政来源上，国营企业也缺乏独立性。在传统的计划经济体制下，国有企业的资金来源主要通过政府财政渠道划拨，企业的生产计划由主管部门拟定，生产利润大部分也要上缴政府，因此主管部门可以通过掌握企业财政上的这一"入"一"出"以及拟定相应的指令性生产计划，来迫使企业服从，以达到节约成本、改善质量的目的。

此外，与群众监督路线相伴随的是，群众运动在计划经济体制下的药

---

① 编辑委员会编：《华北制药厂厂志 1953—1990》，河北人民出版社 1995 年版，第 267 页。

② 常州制药厂修志领导小组编：《常州制药厂厂志 1949—1985》（1986 年印发，内部发行），第 188—189 页。

品管理中也发挥了一定的作用。新中国成立初期，为了整顿当时混乱不堪的医药生产，政府通过开展"三反"、"五反"政治运动的方式，对医药生产经销单位，尤其是私营药厂药号中的掺假充次行为进行查处。公私合营之后，限于当时捉襟见肘的药政管理能力，政府利用政企合一的部门管理体制，曾经三番五次地通过发动群众生产竞赛运动的方式来达到加强质量管理的目的。例如为了配合"三反"、"五反"运动，东北制药总厂于1952年开展群众性反浪费、无人负责运动以及爱国主义劳动生产竞赛，在60年代中期，按照当时主管部门和中国医药工业公司的要求，厂党委又开展了"以质量求数量，以节约求增产"为目标的增产节约运动；1965—1966年，与整个医药生产系统的其他单位一样，该厂掀起了以"五好"为目标，以质量为中心的比、学、赶、帮增产节约运动，并进行群众性的质量大检查①。而在当时的沈阳第一制药厂，为了配合"大跃进"后的质量整顿，该厂于1960年开展了"以粮钢为中心的优质、高产、多品种、低成本、无事故"的增产节约运动，并掀起了"提高产品质量，学、赶、超名牌"竞赛的高潮；1974—1975年，该厂继续开展了以工业学大庆为基础的"优质、高产、低耗、安全"的劳动竞赛②，以配合国家在当时"文化大革命"后期的医药质量整顿工作。

（五）管控导向："弱发展，强管控"及其成因分析

正如前文所提到的，如果将产业发展与质量管控作为分析中国药业管理体制的两个基本维度的话，我们可以发现，从1949年新中国成立以来到1977年改革开放前的这段时期里，中国医药行业整体上处于一种"弱发展，强管控"的基本状态，一方面，在长达将近三十年的时间里，中国药业自始至终都没有成为一个独立的产业，只是附属于化学工业、机械工业、商业等行业的分支，不但在工业总产值上的增长幅度十分有限③，

---

① 编纂委员会编：《东药厂志》，东北制药厂1987年版（内部发行），第447—448页。
② 编纂委员会编：《沈阳第一制药厂厂志1949—1988》，沈阳第一制药厂1990年版（内部发行），第452—453页。
③ 从1953—1977年，中国制药工业的工业总产值年均增长率仅为3.8%，医药商品的销售总额年均增长率也不到5%，参见秦海《中国药业：管理体制、市场结构及国际比较——中国药业研究报告》（未公开发表）。

而且在生产技术以及药物研发等方面停滞不前。从总体上看，直到 1978 年前后，各种中西药品供应紧缺的品种都仍然在 100 种以上，药品新产品发展缓慢，许多现代新型医疗器械产品在中国还是空白①，中国医药产量不足、人们缺医少药的情况并没有得到根本改变；另一方面，在建基于政企事利益共同体之上的指令型管控体制下，政府将医药与卫生行业视为具有慈善特征的社会主义福利事业，药业管理体制与卫生管理体制高度融合，以健康与福利作为药业发展的基本目标，以计划与行政手段作为药业质量管控的基本手段，因此较好地维持了药品质量的低水平可控性。"大跃进"和"文化大革命"期间出现的乱办药厂和药品质量下滑的情况，其根源并不在于政府、企业、事业单位三者之间发生了根本性的目标冲突，而在于政府系统内部分权配置所带来的负效应以及生产技术和条件的落后。而与后来经济改革之后的情况相比较，当时的药品质量下滑并不算十分严重，一些基本常用药品的质量安全还是能够得到保障的。更为有趣的是，由于政企事利益共同体的基础并没有动摇，指令型体制的基本框架仍然能够得以维系，因而即便是在当时药品质量下降的情况下，政府对处于生产、流通和使用环节的药品质量仍然具有控制的能力，并且往往能够在较短的时间内对原有体制进行重建和强化，"大跃进"之后对药政管理体系的恢复与重建就是最好的例证。

从新中国成立以来到改革开放前的这种"弱发展，强管控"的药业管理导向是由一系列的结构性因素所决定的。首先，社会主义体制下对医药行业的特有定位决定了其管控导向必然强于发展导向。在资本主义社会里，医药行业虽然也同时兼有商业性与公益性两种性质，但其商业性明显较强，药品与其他大多数商品一样，交由市场生产和调控，而在社会主义体制下，尤其是在物质水平比较落后的当时的中国社会条件下，为了建立和维系其低水平、覆盖面相对较广的卫生福利体系，政府不会允许医药行业成为一个具有盈利导向的产业体系，也不会容忍企业与事业单位之间出现激烈的商业竞争，因此对医药行业的准入实行比较严格的限制，对企业的生产经营状况和医院的用药情况进行全方位的管控；其次，政企事高度合一的指令型管理体制决定了政府完全有能力对企业与事业单位的行为进

① 齐谋甲主编：《当代中国的医药事业》，中国社会科学出版社 1988 年版，第 16 页。

行有效的管控，在当时的体制下，企业与事业单位成为行政机构的延伸体，而企业与医疗机构的药品质量管理甚至成为了政府行政管理的一部分，因此在大部分时间里，政府有关部门能够依靠行政手段对企业与医疗机构的药品生产、经销和使用过程进行有效监督管理；最后，高度集中的计划经济体制环境使得作为管控对象的企业与事业单位根本没有强大的谋利动机，由于在大部分的时期内，国家对大部分的制药售药企业与医疗机构实行的都是软预算约束（soft budget constrain）机制，企业与事业单位实行的是全额拨款、差额补助、业务量与个人报酬关系脱钩的管理体制，因此作为行政体系延伸末端的他们，既对推动医药产业的发展壮大没有太强的动机，同时也缺乏通过牺牲药品质量来为自身谋取剩余利润的积极性，也就必然导致"弱发展，强管控"特征的出现。

为什么指令型体制能够较好地实现对药业质量的安全管控呢？从国家管控者本身能力的角度分析，主要有以下三个方面的原因：

第一，指令型体制使得管控者在药业发展过程中的角色明确，没有产生剧烈的角色冲突。由于医药行业在国民经济发展中被定位于一项社会福利事业，而非一项经济性产业，因而国家对于医药行业的基本政策十分明确，即管控为主，发展为辅；质量为主，产量为辅；福利为主，商业为辅；国营为主，其他为辅，而不论是卫生药政部门，还是其他众多的行业分类管理部门，对于医药行业的管理的角色立场基本一致，即服从于以上的国家基本政策，基本上扮演的是一种集所有者、管控者、生产者于一身的综合角色，角色内部之间并不存在剧烈的冲突，从而保证了国家对医药行业质量管理推行管控政策意愿的真实性。

第二，指令型体制能够确保管控者全面和准确地掌握管控对象的相关信息。一方面，从管控者的角度来看，国家同时兼具所有者与管控者的双重角色，对于企业和医疗机构的财务和人事任命拥有绝对的控制权，对于医药产品的生产、经销和使用的产业链条上的各个环节都进行比较严格的全面管控，对于企业的生产成本控制、生产总量计划、销售总量计划、产品质量合格率等信息都有充分的掌握，一旦发现药品质量事故，有关部门能够比较清楚地掌握事故原因、药品流通状态以及相关责任者，并通过行政手段严厉追查相关企业或医疗机构的责任；另一方面，从管控对象来看，由于企业、事业单位不仅在体制上，而且在利益上与行政机构捆绑在一起，医药企业和医疗机构也没有必要冒着巨大的政治风险向管控者提供有关药品的虚假或歪曲信息，其内部也实行比较严格意义上的行政科层制，从生产一线到临床使用，相关的信息在企业和医疗机构内部的流转过程也比较顺畅，这也大大降低了管控者获取相关管控信息的难度。

第三，指令型体制能够使得管控者的基础设施建设得以有效维系，并能够与管控事务的复杂程度基本相适应。一方面，在当时的体制下，由于国家对于医疗和公共卫生的财政投入比例相对较高，作为卫生事业支出里面一部分的药政药检支出也自然水涨船高，药政药检部门的经费来源基本有所保障；另一方面，从现在的观点来看，即使当时的正规化的药政药检基础设施建设也存在诸多不足，但国家还仍然可以有效地通过强有力的行业管理体系、群众路线式的质量竞赛与增产节约运动以及软性的政治宣传教育来弥补国家正规基础设施建设的不足，即政府在产业上游管控的力度比较大，从而在一定程度上减轻了药政部门对产业下游管控的负担。此外，由于当时的医药产业长期处于相对不发达状态，企业的生产工艺、制药流程、流通模式以及医院的临床用药等药政事务都相对比较简单，因而药政部门仅仅凭借较低的技术管控条件，就基本上能够足以应付，即达到一种低水平的质量安全均衡状态。

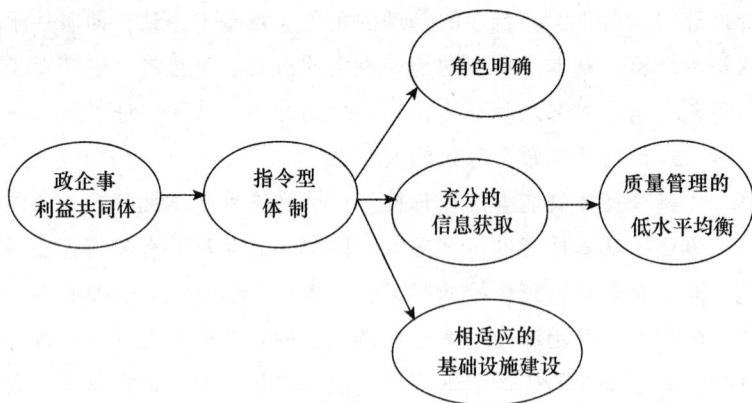

图3—3 1949—1977年中国药品质量管理体制的基本特征

总而言之，计划经济体制下所建立和强化起来的政企事利益共同体，孕育了强有力的指令型药业质量管理体制，该体制能够确保管控者的目标角色明确、拥有强大的信息获取能力以及足够的管控基础设施条件，因而能够促使药品质量保持一种低水平的均衡状态，从而使当时的中国药业管理呈现出某种"弱发展，强管控"的导向特征。然而，这种政企事利益共同体在经济改革之后则开始出现某种程度的裂痕，而原有的低水平均衡管理模式也逐渐呈现出很多弊端，体制变迁（regime transformation）也就势在必行了。

第 四 章

发展型体制(1978—1997):政企事利益
共同体的松动与瓦解

"弱发展，强管控"的指令型管理体制使得新中国成立以后 30 多年以来医药生产一直处于低速增长的状态，医药供应不足的状况并没有得到有效改变，这就使得改革开放之初的政府必须把推动医药工业高速发展、迅速扭转计划经济体制下缺医少药的局面作为一个核心的任务。但是，在药业管理的实际过程中，增加产量与提高质量在某种程度上总是存在着一定的矛盾，尤其是在当时逐步由"以阶级斗争为纲"转移到"以经济建设为中心"的大环境下，推动医药经济快速发展、使医药产业成为推动地方经济增长和解决人口就业的重要载体，逐渐压倒质量管控而成为更加优先的政策目标，一种有别于传统的指令型体制的发展型体制（developmental regime）正在逐渐形成。有趣的是，这种"强发展，弱管控"的发展型体制虽然推动了中国医药产业的快速发展，但由于其遵循了一条以地方分权、放权让利和事业单位企业化为主要特征的"分权式发展"路径，其不可避免带来了医药产业中过度竞争（over-competition）现象的出现。这种无序的过度竞争诱发了企业与事业机构强大的逐利动机，使得政府与企事业机构之间的运行目标和逻辑开始出现巨大的分野，传统指令型体制下所形成的政企事利益共同体逐渐松动并最终走向瓦解，并因此而使得作为药业质量管控者的政府面临着角色冲突、信息失灵以及基础设施弱化三大挑战，政府对于药品质量的管控能力也出现了全面的下降。

一 指令型体制向发展型体制的
过渡阶段(1978—1981)

(一) 管控者权力配置的变化：行业管理权的统一及其与药政管理的分野

1977 年，十年"文化大革命"在阴霾的气氛与混乱的秩序中走向结束，医药生产和药政管理也都处于百废待兴的阶段。虽然从 1972 年开始，药政管理体系已经开始逐渐恢复元气，但是直到"文化大革命"结束，药政部门，特别是省以下的药政部门才开始全面恢复工作；而从医药生产来看，"大跃进"和十年"文化大革命"遗留下来的遍地开花的乱办药厂的局面并没有得到根本改善，各类中西药品在生产供应上严重不足，许多医疗机构长期处于药品供应不足的状态。更为根本的问题是，多头领导、分散管理的部门管理体制依然存在，当时涉及医药领域的主管部门居然有石油化学工业部医药局、商业部医药局、卫生部医药器械管理局以及药政部门等四个部门，而在地方上，各级地方政府和其他非医药系统的部门也纷纷主管着自己的医药制售单位。此外，从 1949 年新中国成立以来，制药业并未真正形成一个独立的经济行业，如化学制药业只是作为化学工业的一个分支存在，医疗器械行业作为机械工业的分支而存在，而医药商业也只是作为商业领域的一个分支而存在。这种非独立的行业属性和定位，使得其管理职能的变化呈现出强烈的分散性、随意性和人治色彩。

为了更加明晰医药业在国民经济中的地位，改变多头领导的部门管理体制，为下一步的整顿药厂工作创造良好的体制条件，卫生部成为医药管理新体制的倡导者。在与其他相关主管部门进行充分协商的基础上，卫生部于 1978 年向国务院提交了《关于建议成立国家医药管理总局的报告》，对体制改革提出了设想。同年 6 月，国务院在总结了医药管理政出多门造成的种种弊端后，批转了该报告，同意成立国家医药管理总局（副部级），直属于国务院、并由卫生部代管，并明确总局的任务是"把中西药品、医疗器材的生产、供应、使用统一管理起来"、"由国家计委单列户头，统一规划，统一计划，统一管理"①。1979 年 1 月，在医药总局的倡议下，"文化大革命"中被相继解散的中国药材公司、中国医药工业公司、中国医疗器械工业公司和中国医药公司正式得以恢复，并统一划归医药管理总局领导，各个省级单位也先后成立了医药管理局或医药总公司，意图将所有其他部门所办药厂收归帐下，这种举措也可以被视为对因"文化大革命"期间松动的政企事利益共同体进行再次强化的努力，为"文化大革命"后下一步的整顿和调整奠定了基础。

在国家医药管理总局的领导下，药业管理在短时期内重新实行了典型的计划经济管理模式，即从药品生产企业的立项审批、发放贷款、品种定点、药品调拨、经济核算，甚至干部任免，均实行高度的统一管理。药品经营也研习了过去的逐级调拨形式，成立药品采购供应站，药厂生产的药品由所在地的医药公司统一收购、统一调拨，医药公司实行以省为单位的经济核算②，而医疗单位的用药来源也基本上直接来源于各国营医药公司，产业链条结构简单，产品流向清楚明了。

国家医药管理总局的成立，标志着医药业在中国国民经济中取得了相对独立的行业地位，原来的多个部门分头管理的体制变成了两套并存的体制：一套是以卫生部药政部门为核心的药品行政管理体制，另一套则是以医药管理总局为代表的医药行业管理体制。但是，由于计划经济体制下政企合一模式的巨大惯性，在实际的药品管理过程中，药政部门经常越俎代庖，履行了某些行业管理的职能，而医药部门也毫不示弱，时常也会取代药政管理的角色。因此，这两套体制和两个部门之间的矛盾和冲突，构成了此后 20 年时间里中国药业管理体制的发展主线，也成为药业管理体制中发展管控与发展导向相互冲突的集中体现。

1978 年成立的国家医药管理总局，虽然从一开始就是由卫生部代管，但其主要工作仍然是由国务院、计委和经委直接领导。由于国家医药管理总局的日常工作涉及大量的生产性和经营性的具体经济事务，跟卫生部门

---

① 《国务院批转卫生部关于建议成立国家医药管理总局的报告的通知》（1978 年 6 月 7 日），载国家医药管理局编：《医药工作文件选编》（1978—1988），中国医药科技出版社 1989 年版，第 9—10 页。

② 曹宝成：《关于药品生产经营秩序有关问题的思考》，载《中国药事》1998 年第 12 卷第 3 期，第 145 页。

的工作性质差异很大，因而当时的"全国卫生局长会议上反映卫生局的确管不了"，卫生部部长钱信忠则建议"国家医药管理总局是国务院的独立局"、"各省市医药局，要在省市委统一领导下，归口经委"①。这种体制反映了当时即使是建立"条条"管理式的行业管理体系，也不得不靠行政权力的权威来达到目标，这是计划经济下部门管理体制惯性的产物。

随着国民经济发展逐渐走上正轨，当时的中央领导人已经意识到了这种按照不同门类的产品经济属性所建立起来的部门管理模式的弊端，如机构臃肿、人浮于事、容易扯皮等，因此建立一个适应商品经济发展的精简高效的管理体系势在必行。1981 年 12 月，五届人大四次会议决定实施国务院机构改革，为了达到将国务院工作部门 100 个裁并为 61 个的目标，国家医药管理总局与国家标准总局、国家计量总局等 10 个专业经济管理部门合并为新的国家经济委员会，由原来的国务院直属局降格成为一个归口管理药品工商企业的主管部门，并改称国家医药管理局。这次机构改革，标志着药政管理与行业管理在体制上的正式分道扬镳，从此一场药事管理领域的、持续近 20 年的纷争拉开了序幕。

(二) 第二次整顿药厂及其局限

十年"文化大革命"期间，由于经济权力的下放和药政体系的瓦解，全国出现了第二次乱办药厂的现象。一些非医药行业如石化、造纸、机械等，以及公社、生产队、学校、部队、农场、街道等单位，未经批准就开始盲目生产药品的现象相当普遍，因而对药厂的整顿再次变得十分迫切。

从 1978—1982 年的几年间，由于当时的国家医药管理总局由卫生部代管，局长也由卫生部副部长兼任，因此卫生药政部门一改指令型体制中的不利地位，在药品管理过程中扮演了主导的角色。为了给即将开展的整顿药厂的工作提供法规依据，同时树立自身在新的药事管理体制中的权威，在医药管理总局成立一个月之后，卫生部制定的《药政管理条例》（试行）就获得了国务院批准，这是自新中国成立以来继 1963 年发布的《药政管理的若干规定》后的第二个药政系统法规。与 15 年前的法规相

---

① 《钱信忠文集》，人民卫生出版社 2004 年版，第 967 页。

比，该规定保留了许多一致的地方，例如重申了新药审批权、药品生产企业审批权以及药品品种生产审批权都应当集中在中央和省一级卫生行政部门的原则；规定了以国家标准、部颁标准和地方标准三类标准组成的药品标准体系；明确了在新药审批中中央与省级部门的分工：中央负责某些重大新药以及特殊药品的审批，而省级部门负责其他新药和仿制药的审批，也就是说，省级卫生部门仍然拥有很大的新药审批权①。

《药品卫生标准》和《药政管理条例》的相继颁布，为当时即将开展的整顿药厂工作提供了法规依据。由于医药管理体制史无前例地第一次完全由卫生部门掌控，卫生部成为整顿药厂运动的积极推动者。1979 年 4 月，当时的卫生部部长钱信忠在全国医药工作会议的讲话中提出"医药品种非常混乱，不大整顿不行"、"一个是整顿药厂，一个是整顿品种"、"药厂一定要整顿，对那些不合条件的厂该停就停，该并就并，该转就转，医疗器械厂也要研究"、"这两件事一定要安排到议事日程上"②。6 月，在经过充分的协商和讨论之后，卫生部联同当时的国家计委、经委、农业、商业、化工、解放军总后勤部以及国家医药管理局等七个部委局，联合发出关于在全国开展整顿药厂的通知，要求对全国各地已开办的药厂本着治乱的精神进行全面整顿，对不符合要求的限期改进或关、停、并、转，国务院批准了这个通知，并要求有关部门制订出相关的实施细则。

1980 年 2 月，国务院正式转发了国家科委、卫生部、轻工业部批转的关于在全国开展整顿药厂工作的报告及实施细则，提出用大概三年左右的时间对当时全国医药系统 2700 家药厂以及其他非医药系统的药厂进行清理整顿，明确规定"军队军以下（含军）单位不准办药厂"、"各级医疗单位不得开办药厂，不得进行药品商品性生产"，并首次提出"要加强对医药的法制管理"、将制售用假药劣药的行为与《刑法》挂钩③，这是新中国成立以来政府首次运用法律规定对医药质量进行管理。

在整顿药厂风潮刚刚开始的阶段，由于正值计划经济体制开始松动，

---

① 《国务院批转卫生部关于颁发〈药政管理条例〉（试行）的报告》，载国家医药管理局编：《医药工作文件选编》（1978—1988），中国医药科技出版社 1989 年版，第 11—17 页。

② 《钱信忠文集》，人民卫生出版社 2004 年版，第 966 页。

③ 杨光主编：《北京卫生史料 1949—1990·药政篇》，北京科学技术出版社 1996 年版，第 48—53 页。

商品经济开始引入之际，当时的一些地方小药厂和医药公司担心将要被整肃，在地方政府和主管部门的护卫下，纷纷闻风而动，加紧制售伪劣药品，药品安全形势一度更加恶化。例如仅河南省许昌县灵井公社就办有49个制药单位，患者服用其制售的"展筋散"之后不但疾病未除，而且出现毒副反应；河北省一些游医药贩倒卖精神药品复方樟脑酊，仅隆化县五个公社的十三个大队就有17人因此丧失劳动能力、9人致残、5人致死；湖北孝感周巷公社一社员因患有胃病，从药贩处购买两包假药，服用后死亡。药品安全事件的不断爆发，引发了当时社会群众的不满与担忧。在这样的背景下，1980年9月，国务院紧急批转了卫生部、公安部等四个部门联合下发的《关于加强药政管理禁止制售伪劣药品的报告》，提出对于制造假劣药的行为，工商、公安和司法部门有权对其进行经济、行政和刑事处罚①。

　　然而，由于指令型体制的积弊太深，再加上当时已经逐渐开始的商品经济改革，地方政府的自主性有所增强，利益诉求明显上升，此次整顿药厂的实际效果十分有限。仅从表面的数据来看，到1981年整顿工作基本结束之际，全国一共关停并转了270个不具备生产条件的药厂②，仅仅占医药系统药厂总数的10%；在上海，整顿前全市共有153家制药单位分属14个局（系统）领导，整顿之后仅仅关停并转了28家，余下的120多家里面居然仍然有53家兼产药厂和16个加工点③；在广东省，此次整顿运动也仅仅关停并转了23家药厂，而保留了66个药厂和51个药品生产点④；在陕西省，经过三年时间的整顿，该省的药厂数量从1979年的150多家下降到1982年的130家左右，保留了6个生产点，关停并转药厂的数量仅为9个⑤。

　　而从实际的案例来看，在面对地方政府的"温柔抵抗"之后，此次

---

①　杨光主编：《北京卫生史料1949—1990·药政篇》，北京科学技术出版社1996年版，第55—57页。

②　齐谋甲主编：《当代中国的医药事业》，中国社会科学出版社1988年版，第271页。

③　编纂委员会：《上海卫生志》，上海社会科学院出版社1998年版，第342—343页。

④　广东省地方史志编纂委员会编：《广东省·卫生志》，广东人民出版社2003年版，第561页。

⑤　陕西省地方史志编纂委员会编：《陕西省志·卫生志》，陕西人民出版社1996年版，第635页。

整顿药厂的效果则更为有限。当时的江苏省口岸工农制药厂、现在的扬子江药业集团的发展史就是一个生动的例证。1981 年，根据此次整顿药厂的有关规定，江苏省政府决定对一些没有形成规模的企业实行关、停、并、转，明确规定制药行业一个县只能保留一个药厂，当时的口岸工农制药厂被列入了要关闭的名单中。该厂厂长通过与当时的扬州市委书记协商，竟然帮其找到了一个金蝉脱壳的避难方案："把工农制药厂合并到当时符合条件的泰兴制药厂去，工农制药厂在名义上是泰兴制药厂的一个车间，但实际上独立核算，自主经营，继续生产。"① 应该说，这种地方政府与企业携手对整顿措施予以变通抵制的现象，在当时的全国范围内十分普遍。

　　1981 年，按照原来的部署，第二次整顿药厂即将步入尾声，而整顿的效果却并不尽如人意。随着商品经济体制的引入，地方政府、主管部门以及药品生产经销单位的利益驱动力有所增强，就连传统的国家垄断的医药批发经营渠道也开始松动。在这种背景下，各地多方插手、乱办药厂、滥制药品、多头经营的问题不但没有得到太大的缓解，反而有越演越烈之势，一些非医药系统所办的医药企事业单位往往游离于医药部门管理之外，各地因使用伪劣药品而引起的中毒和伤亡事故屡有发生。例如，上海市有 141 个制药厂分属于医药、化工、商业、教育、军队、粮食、轻工、水产、纺织、公安、区社、街道、农场 13 个系统，辽宁省 123 个制药厂则分属化工、商业、铁路、城建等 14 个系统；江苏省当时有 318 个制药厂，而医药部门批准的只有 113 个②。在许多部门看来，办药厂产值高、投资少、利润大，是一株"摇钱树"，还可以安排就业，给当时的整顿带来了极大的困难和阻力。

　　为了应对这一被动局面，1981 年 5 月，当时的国务院破天荒地第一次直接以国务院的名义，发出了《关于加强医药管理的决定》，重申了"医药生产和流通既是我国社会主义的经济事业，又是人民的保健福利事

---

① 有关新闻报道参见刘良鸣《大江东去——献给扬子江药业集团三十五周年华诞》，载《中国消费者报》2006 年 9 月 11 日。

② 《卫生部、国家医药管理总局关于整顿药厂工作进展情况及今年安排意见的报告》，载国家医药管理局编：《医药工作文件选编》（1978—1988），中国医药科技出版社 1989 年版，第 87 页。

业"的定位,并且强调药政要尽快立法,以便依法治理药品乱生产、乱经营的问题。这标志当时的决策者已经意识到单纯依靠原有的行政手段,在药政管理中已经很难奏效。另外,与以往的几份法规规章不同的是,这份决定具有更强的行业管理色彩,即强调医药管理总局作为医药行业管理机关,有权对各地的医药企业和事业单位实行"统一管理,统一计划,统一规划,统一核算",并规定"非医药系统的企事业单位经批准生产的药品和医疗器械,均由所在省、市、自治区医药管理局实行计划归口管理"[①],体现了国家意图通过加强行业管理体制来达到加强药品管理的目标。

二　发展型体制的建立与政企事利益共同体的弱化(1982—1991)

1978 年 12 月,中共十一届三中全会召开,会议明确提出"要多方面改变同生产力发展不适应的生产关系和上层建筑"、"要按经济规律办事,重视价值规律的作用",经济改革露出商品经济的一丝曙光。1979 年 6 月,五届全国人大二次会议召开,当时的国务院总理华国锋在政府工作报告中提出要建立计划调节和市场调节相结合,并以计划调节为主的体制。1982 年 9 月,中共十二大召开,时任中共中央总书记的胡耀邦在工作报告中首次提出要"贯彻计划经济为主、市场调节为辅的原则"、"允许对于部分产品的生产和流通不作计划,由市场来调节",并宣布要鼓励集体所有制和劳动者个体经济的适当发展。因此,"文化大革命"后经过 4—5 年的整顿和摸索,从 1982 年开始,中国国民经济中传统的计划经济体制和全民经济占绝对主导地位的特征开始出现一些变化,一项以经济发展为目标、以"强发展,弱管控"为导向、以经济分权为特征的发展型体制(developmental regime)逐渐得以确立。

正如本书第二章所提到的,发展型国家的概念来源于日本研究专家约

---

① 《国务院关于加强医药管理的决定》(1981 年 5 月 22 日),《人民日报》1981 年 6 月 5 日第四版。

翰逊（Chalmers Johnson）对日本最重要的经济管理部门——通产省（Ministry of International Trade and Industry，MITI）的发展历史和特征的个案研究。他发现，第二次世界大战后日本经济高速发展的道路走的是一条与美国、西欧和苏联完全迥异的道路，其一些核心特征包括推动经济高速发展成为政府经济政策的最重要目标；政府以直接制定和推行产业政策的方式推动国内经济发展；政府对于市场经济发展所起到的作用不是监管（regulate），而是引导（guideline）；拥有庞大的经济官僚系统，政府官员与公营企业的管理人员高度混同；政府、产业与工会利益高度整合的合作主义（corporatism），容易形成全社会朝共同目标奋斗的发展合力；实行经济民族主义（economic nationalism），保护本国产业发展①。到了 20 世纪 80 年代初期，这种政经治理模式不仅在日本、韩国等一些资本主义国家中取得了主导地位，而且在中国、朝鲜等一些社会主义国家中也开始生根发芽，并被一些学者称之为"社会主义发展型国家"（socialist developmental state）②。

　　与其他发展型国家存在很大不同的是，在中国经济改革的政治经济学范畴中，发展型国家的建立并不完全是依靠中央政府各个行业管理部门直接制定和推动产业政策，而更多的是借助于自上而下的经济分权——即中央向地方政府分权，政府向企业和事业单位分权——来迫使微观层面上的地方政府、企业和事业单位摆脱了计划经济下软预算约束下的低效率状态，进而转变为一个追求利润最大化的经济人组织，从而实现宏观层面上的国民经济高增长。因此，不论是戴慕珍（Jean Oi）所说的"地方国家法团主义"（Local State Corporatism），还是林南所提出的"地方市场社会主义"（Local Market Socialism），或是郑永年所总结的"发展型地方主

---

　　① Chalmers Johnson（1982），*MITI and the Japanese Miracle：The Growth of Industrial Policy，1925 - 1975*，Stanford，California：Stanford University Press，pp. 3 - 34，305 - 363。此外，关于发展型国家的一些比较经典的论著包括：Alice H. Amsden（1989），*Asia's Next Giant：South Korea and Late Industralization*，New York：Oxford University Press；Federic C. Deyo（eds.）（1987），*The Political Economy of the New Asian Industralism*，Ithaca：Cornell Univeristy Press；Rober Wade（1990），*Governning the Market：Economic Theory and the Role of Government in East Asian Industrialization*，Princeton：Princeton University Press。

　　② Gordon White（ed.）（1988），*Developmental states in East Asia*，Basingstoke：Macmillan Press in association with the Institute of Development Studies，University of Sussex，pp. 12 - 24。

义"（Developmental Localism）① 都比较敏锐地抓住了中国式发展型国家的重要特征，换一个更加贴切的说法，80 年代初中国开始践行的发展型国家之路在本质上是一条分权式发展型国家（decentralized developmental state）的道路。

作为当时一项刚刚被确立为国民经济体系中独立的经济产业，医药行业与其他大部分经济产业一样，都将发展型体制作为当时产业管理模式的首选。具体地说，自 80 年代初期建立起来的中国医药行业中的发展型体制，就是各级政府将推动医药行业的产值增长作为最重要的行业发展目标；政府通过成立统一的行业管理机构，以及制定各种类型的产业政策来扶植本国医药产业的快速发展；中央将原本比较集中的药业管控权下放给地方，部分管控门槛设置甚至被完全取消，以此换取地方政府和企事业机构发展经济的积极性；采取"产量优先于质量"的发展策略，以首先符合地方经济增长、增加财税收入以及扩大就业的基本要求，并优先解决人们缺医少药的问题；地方政府以追求权力和财政收入最大化为目标，企事业单位则以追求产量和利润最大化为目标。这种发展型体制，与计划经济时代下的指令型体制存在着巨大的差别，使得政府、企业与事业单位三方各自的利益界定、策略选择以及相互关系发生了很大的变化，传统的建基于指令型体制的政企事利益共同体开始出现全面的弱化。

（一）管控对象：放权让利与事业企业化改革

1. 医药工业领域的放开

在大力引入商品经济机制的宏观经济政策背景下，与其他行业一样，医药工业的所有制结构在 80 年代初发生了一定的改变。根据中华人民共和国 1985 年工业普查的情况来看，1980 年全国医药工业总产值为 728387 万元，其中全民所有制企业的产值为 640688 万元，占 88.0%，集体所有制企业的产值为 84758 万元，占 11.6%，全民与集体合营企业为 2939 万元，仅占 0.4%；而到了 1985 年，全国医药工业总产值为 1533896 万元，其中全民所有制企业的产值为 1275947 万元，比例降为 83.2%，集体所

---

① 吴国光、郑永年：《论中央—地方关系：中国制度转型中的一个轴心问题》，牛津大学出版社 1993 年版，第 19—32 页。

有制企业的产值为 250558 万元, 比例上升为 16.3%, 全民与集体合营企业为 5580 万元, 仍占 0.4%, 与以前持平, 另外增加了外资企业, 其产值为 1812 万元, 占 0.1%。1985 年, 全国共有各类医药生产企业 2834 个, 其中全民所有制企业为 1387 个, 集体所有制企业 1432 个, 全民与集体合营企业 10 个, 外企企业 5 个[1], 集体所有制企业的复苏, 成为这一时期医药工业的一大亮点。大量的集体制药企业的兴办, 大大推动了中国医药工业的快速发展, 1980 年中国药业总产值占社会工业总产值的比重仅为 1.4%, 到 1988 年这个比例已经上升为 2.3%, 增长了近一个百分点[2]。

80 年代初集体所有制经济的复苏, 除了跟当时的中央领导意图搞活经济有关之外, 也跟 "文化大革命" 结束后的社会形势有关。十年 "文化大革命" 期间所形成的大批上山下乡的知青, 在 80 年代初期开始陆续返乡待业, 加上没有下乡的青年也同样走入工作年龄, 当时的社会出现了大量的剩余劳动力。然而, 当时的全民所有制企业刚刚起步, 无法吸纳如此众多的闲散劳动力, 而这些知青的父母和伴侣一般都有国家正式编制的工作岗位。为了解决很多单位的子女、伴侣的工作和两地生活问题, 中国这种特殊的集体企业体制如雨后春笋般的产生了。这时候的集体企业由开办单位出资主管, 人员一般优先安排本系统的亲属, 在经营上属于自负盈亏, 而不像全民所有制企业那样由国家大包大揽。在厂房建设上, 多数属于类似于手工作坊式的厂房, 生产范围也多数集中在投资小、技术含量低的制剂上。

与全民所有制企业已经长期处于养尊处优的地位不同, 集体和个体私营企业的生存没有确实的保障, 有着随时会破产的危险, 而且在原料供应上仍然被全民企业牢牢地掌控, 除了努力开发销售市场之外, 别无出路。在当时医药商业体制逐渐放开的背景下, 他们意识到必须与医药商业单位建立密切关系, 才能叩开医药市场的大门。为了取得相对于全民所有制企

---

① 国务院全国工业普查领导小组办公室、国家医药管理局工业普查领导小组办公室编:《中华人民共和国 1985 年工业普查资料 (第十二分册·医药工业)》, 中国统计出版社 1988 年版, 第 11—12 页。

② 秦海:《中国药业: 管理体制、市场结构及国际比较——中国药业研究报告》第 7 页 (未公开发表)。

业产品的优势，一方面一些集体和私营企业通过以次充好、偷工减料的方式来降低生产成本，另一方面则给予医药商业部门以及医院一定的产品回扣，早期的医药代表应运而生。这些商品经济的因素，虽然有助于增加医药生产，活跃医药市场，但在缺乏法制规范的那个年代，却给药品的质量安全带来了巨大的隐患。后文将要提到的福建晋江假药案就是典型的例子。

与此同时，全民所有制企业的经营体制也在逐渐改革之中。改革开放以前，全民制企业原料产品统一调配，产品由国有商业公司统一收购，利润几乎全额上缴，出现亏损则由政府补贴，高层管理人员也由上级政府部门任免，企业的经营自主权很低，对于市场竞争所可能带来的生存压力缺乏足够的意识，再加上生产技术落后，设备条件长期得不到改善，因而在80年代初集体和私营经济的冲击下，其传统的优势地位岌岌可危，一些全民所有制企业开始出现大面积的亏损，各级政府财政要拿出相当一部分钱来补贴，才能维系这些企业的基本生存。

为了改革这种不适应商品经济的管理体制，增加国有企业的经营活力，一场对全民所有制企业的改革应运而生。早在1981年5月下发的《国务院关于加强医药管理的决定》中，该文件明确规定"国家对医药行业在保证再生产和集体福利的条件下，逐步实行'微利'的原则"、"从1982年起，按省、自治区、直辖市医药系统实行利润包干制"[①]。1983年4月，国务院颁发了《关于国营企业利改税试行办法》，规定"对有盈利的国营大中型企业，按55%的比例税率征收所得税，所得税后剩下的利润，一部分上缴国家，一部分按照国家核定的留利水平留给企业；对有盈利的小型企业，实行彻底的利改税，按照八级超额累进所得税税率征收所得税后，剩余利润归企业自行支配，由企业自负盈亏"，这标志着从新中国成立以来，国家与全民企业的分配关系首次实现税利并存的格局。

1984年10月，中共十二届三中全会通过《中共中央关于经济体制改革的决定》，宣布在全国全面实施第二步利改税，即在完善国营大中型企业所得税办法的基础上，取消其他税后利润上缴办法，统一改征调节税；

---

① 《国务院关于加强医药管理的决定》（1981年5月22日），《人民日报》1981年6月5日第四版。

将原来的工商税一分为四，即分为产品税、增值税、营业税和盐税，充分发挥不同税种的调节作用。这标志着政府与国有企业的关系从第一步利改税中的税利并存逐步过渡到"以税代利"，促使国有企业逐步做到"独立经营，自负盈亏"。

在医药工业系统，根据这一决定，国家医药管理局宣布从 1985 年起，将原来按指令性计划管理的十二大类、292 种原料药，除 30 种仍列入指令性生产计划之外，其余均改为指导性计划。在原料药的分配管理上，原来由中国医药工业公司负责分配的 80 种原料药，除 30 种继续以分配为主以外，其余 30 种改为自下而上平衡协调，20 种下放。对于一些大中型制药工业企业实行以上缴利润为主要形式的承包经营责任制，制药工业企业自主权扩大之后，更加注重市场信息和经济效益[1]。

例如在当时的华北制药厂，1978 年以前企业的产品 100% 由国家统购统销，销售部门制药根据上级主管部门的指令办理调拨手续即可，而从 1979 年开始，该厂中国家指令性计划产品下降为 97.5%，指导性计划占 2.5%，有了部分经营自主权，开始注重产销结合和市场形势，而从 1985 年以后，该厂中生产中指令性计划只占 60%，指导性计划上升为 40%，这种生产的变化迫使该厂逐渐转向以销定产，根据市场需求来安排生产结构[2]；而在东北制药总厂，从 1984 年 6 月开始，该厂在内部推行了各种形式的经济承包制度，包括生产承包、扭亏增盈承包、科研承包、设计承包、工程承包、经营承包六种形式，按经济责任制内容对各个部门进行全面考核，1985 年又在全场范围内推行纵向承包制，即生产车间以销售利润和工资奖励挂钩的办法进行承包，研究所与新产品的投产效益挂钩进行全面承包，对各个经理部也实行以确保厂工业总产值、销售额、实现利润、采购成本降低额、减少资金占用贷款付息额为主进行承包[3]；从 1984 年开始，江苏省常州制药厂在国企放权改革中获得了机构设置权、人事任免权、重大问题决策权、3% 工资晋级权以及自主销售权等经营自主权，并在实行第二步利改税的政策环境下，将企业的留利税率由原来的 10%

---

① 齐谋甲主编：《当代中国的医药事业》，中国社会科学出版社 1988 年版，第 188 页。

② 编辑委员会编：《华北制药厂厂志（1953—1990）》，河北人民出版社 1995 年版，第 136—137 页。

③ 编纂委员会编：《东药厂志》，东北制药厂 1987 年版（内部发行），第 315—316 页。

提高到 21.5%，有助于企业的技术改革和新产品开发，企业由原来的完全生产型组织转变为生产经营型组织①。此外，为了拓展产品销售的市场，赚取更大的空间，一些比较有进取心的厂家开始绕过医药销售部门，而直接通过产品自销的方式来打开市场，例如 1985 年重庆制药一厂的制剂自销比重由过去的 20% 上升到当年的 73%，虽然在一定程度上降低了商业流通成本，但却加大了企业对资金流动的依赖程度②；1988 年，福建中药制药厂已经在全国建立起来了 276 个经销单位，自销量已经占到总产量的 75%③。

由于受到利改税后硬预算约束的压力，一些全民制企业为了给自身赢得更多的利润，在日趋激烈的市场竞争中站稳脚跟，也不得不开始铤而走险，以降低药品质量为代价来寻求更低的生产成本和更高的生产常量。从 1986 年开始，一批国有制药企业的质量安全事故逐渐进入了人们的视野：当时的江苏省无锡市第四制药厂，在缺乏必要的质量保证措施下，与其主管部门签订了比上年利润净增 102 万元（增长率约为 42%）的责任状，"欲速则不达"，最终有 3 个品种约 25 万支产品不合格，致使 11 例患者发生药物不良反应，生产的天冬钾镁注射液也导致 5 人发生不良反应，其中 1 人死亡；吉林省白求恩大学制药厂生产的胞二磷胆碱注射液，因质量问题而致使 1 名患者死亡；浙江省瑞安制药厂由于生产管理混乱，有 3 批 10% 葡萄糖注射液在临床使用中发生 10 多例严重输液反应④。这一系列事故的发生，使人们对于国有企业、尤其是地方所属的国有企业生产的药品质量也开始惴惴不安。

2. 激活医药商业体制

发生变化的不仅仅是药品生产领域，就连一向被政府严格控制的三级批发体制的医药商业也逐渐发生改变。1979 年，国家医药管理总局确定

---

① 常州制药厂修志领导小组编：《常州制药厂厂志（1949—1985）》（1986 年印发，内部发行），第 51—52 页。

② 刘道揆：《工业自销扩大后的苦恼》，载国家医药管理局医药贸易情报中心站编：《医药贸易》（内部参考）第 5 期（总第 44 期，1985 年 6 月 25 日）。

③ 福建省地方史志编纂委员会编：《福建省志·医药志》，方志出版社 1997 年版，第 157 页。

④ 杨光主编：《北京卫生史料 1949—1990·药政篇》，北京科学技术出版社 1996 年版，第 94 页。

了"以需定产、截长补短、以长创新，做到商品适销对路"的原则，改变了商业报销的老办法。80年代初开始，随着当时经济体制改革的不断发展，医药商业实行管理权限下放改革，地方政府获得了对本级医药公司的购销业务的管理权，医药市场出现了多渠道经营，商业部门打破了各个批发环节的固定调拨层次，指令性计划改为指导性计划，以前单一的调拨供应渠道被自由批发供应所逐渐取代，传统的三级国有批发流通模式也在逐渐解体，按级调拨的规定遭到废除，一、二、三级站和医院、药店从工厂进货处于同等的地位。这一突破使一、二、三级站无所适从，以致流通渠道阻塞，药品流通企业库存大增，只好降价自销，其结果是一、二级站与工业企业结成长期协议单位，销售从计划调拨转向纯销为主。供货会、交易会、自销、产销、联营、联销等新的流通形式纷纷开始出现。一些生产企业，特别是集体所有制企业，也开始出现了自产自销的现象，医药产品的市场竞争开始出现。

例如，在湖北武汉，该市医药商业系统从1980年起推行企业经营责任制，逐步向经营承包制转型，并实施"经营范围开放、经营方式开放、购销对象开放和定价办法开放"的"四开放"改革，到1986年初，该公司在销售形式上已经出现了商卫联营、工商联营、站司联营等多种途径①；在浙江杭州，1980年以后，原浙江省医药公司杭州采购供应站实行"统一领导、分级管理、两级核算、二三级业务通开"的管理改革，搞活医药企业商品经营，1985年又成立了独立核算的杭州市医药商业公司，1986年逐渐走到尽头的国有批发体制促使采购供应站与医药商业公司合并②。这一时期医药商业体制的改革，沿用了一般商品流通体制的改革模式，计划经济体制下统购包销、计划分配、逐级调拨的旧模式被打破，生产企业可以面向全国经营单位出售本厂产品，而医药经营企业也可以从全国各地的生产厂家和货源单位进货，价格不再完全受国家控制，而由交易双方商定，同时医疗机构也可以自行选择供货对象和渠道。

---

① 所谓商卫联营，是指医药批发商店与医院协商建立联营关系。工商联营，即医药商业单位直接与医药工业厂家协作，实施风险共担、利益均沾的联营体制。站司联营，即医药商业单位与中国医药公司的各级批发站建立联营关系。参见刘明森主编《武汉医药商业行业志》，中国医药科技出版社1991年版，第268—270页。

② 编纂委员会编：《杭州医药商业志》，中国青年出版社1990年版，第28—29页。

在这种市场化改革的大趋势下，从 80 年代末到 90 年代初，由于合资企业的兴起和进口药品的增加，一些合资企业纷纷组织销售队伍向医疗单位直销，使国有商业企业的销售量剧减，从而造成国有医药商业的大面积亏损。为了生存，国有医药商业企业采取划小核算单位、个人承包的办法，将原来金额利润上交改为国家征收所得税，并逐级签订承包合同，零售商店可以多渠道选购商品，化整为零以扭转亏损局面，其结果是形成了17000 多家散、小、乱的医药商业企业，原有的国有三级批发体制以及严格的医药零售管控网络逐渐瓦解，医药商业企业之间的恶性竞争开始逐渐形成。为了在激烈的市场竞争中取得一席之地，一些商业企业开始以成本高低作为引进货源的唯一标准，慢慢绕开进货成本相对较高、质量相对较好的国有药厂和医药公司，而直接从一些成本相对较低、质量相对较差的集体私营药厂，甚至包括一些游医药贩手中进药，药品流通过程中质量很难得到有效保障。

3. 医疗事业单位企业化改革的开端

80 年代初开始的医疗卫生体制改革，把原本作为全额拨款事业单位的医疗机构也拉入了商品经济的竞争大潮中。在计划经济时代，由于医疗卫生机构医药收费标准长期低于成本，而国家对医院的卫生事业费投入绝对量仍然不足，因此造成医院越办越穷的窘困局面。为了解决当时医疗机构迫在眉睫的财政困难，卫生部在 1980 年 1 月的全国卫生局长会议上就提出"对有收入可能的医疗事业单位，要实行企业化，自负盈亏"①，即事业单位企业化的改革。1981 年，国务院批转了卫生部关于解决医院赔本问题的报告的通知，建议"对公费医疗和劳保医疗实行按不包括工资的成本收费，对城镇居民和农民收费标准保持不变"②，并于 1982 年开始在八个省市推行按成本收费的试点。

1985 年 4 月，国务院批转了《卫生部关于卫生工作改革若干政策问题的报告》，明确提出"必须进行改革，放宽政策，简政放权，多方集资，开阔发展卫生事业的路子，把卫生工作搞好"，规定"国家对全民所

① 《卫生部关于全国卫生局长会议的报告》（1980 年 1 月 24 日），载《中华人民共和国卫生法规汇编（1978—1980）》，法律出版社 1981 年版。

② 《卫生部关于解决医院赔本问题的报告》（1981 年 2 月 16 日），载《中华人民共和国卫生法规汇编（1981—1983）》，法律出版社 1984 年版。

有制医院的补助实行预算包干"、"集体卫生机构实行独立核算，自负盈亏"，并"支持个体开业行医"。1988年，卫生部、财政部、人事部等五部委发布了《关于扩大医疗卫生服务有关问题的意见》，进一步提出了市场化的具体措施。如"积极推行医疗机构各种形式的承包责任制"和"允许有条件的单位和医疗卫生人员从事有偿业余服务，有条件的项目也可进行有偿超额劳动"；在公共卫生方面，允许"卫生防疫、妇幼保健、药品检验等单位根据国家有关规定，对各项卫生检验、监测和咨询工作实行有偿服务的收入"，甚至"医疗卫生事业单位实行'以副补主'，组织多余人员举办直接为医疗卫生工作服务的第三产业或小型工副业"①。

所有的这些体制改革的政策，都加剧了医疗事业单位在商品经济中的逐利倾向，也加大了药品对于维系医疗机构正常生存的重要性。虽然医院可以对医疗服务进行一定程度的收费，但由于国家仍然对医疗服务的价格进行严格管控，医疗机构从医疗服务收费中的获利仍然远远无法弥补其因政府投入降低而产生的巨大空洞，因而如何在药品问题上做文章，自然就成了医疗机构所关注的焦点。从当时的情况来看，一方面，部分医疗机构利用政府对医用制剂控制相对较松的机会，打着充分利用卫生资源、系统内调剂使用等旗号，大肆进行制剂药品的生产、销售，俨然把制剂室变成了小药厂，将制剂室以股份制的形式、几家医院联办、制剂产品几家共用；或以中心制剂室（制剂中心）的名义，几家医院共用；或以调剂使用的名义，将制剂产品流入多家医院，更有甚者，将制剂室承包给外单位（一般是药厂），甚至承包给私人②；另一方面，一些医疗机构干脆利用其直属于卫生部门的优势，变相开设"医药卫生服务公司"、"医药购销部"等机构，直接从事中西药品批发业务，并采取各种办法经营和推销医药商品，从中获取商业利润③，扰乱了当时仍然以国有商业渠道为主的医药流通体制，给政府的质量管控也带来了更大的难度，而在农村地区，由于合作医疗体制的解体，村级基层卫生机构在实际上已经完全脱离了国家公共

---

① 《卫生部关于卫生工作改革若干政策问题的报告》，载《中华人民共和国卫生法规汇编（1984—1985）》，中华人民共和国卫生部办公厅编，法律出版社1988年版，第1—6页。

② 卫矛：《医院制剂：绝不能搞"灯下黑"》，载《中国医药报》1999年4月1日第二版。

③ 《广东省卫生医疗等部门经营医药批发的情况反映》，载国家医药管理总局医药贸易情报中心站编：《医药贸易》（内部参考）第6期（总第45期）（1985年7月25日）。

卫生体系，变成了个体经营性质，药品管理的基础设施条件极差，乱装、乱丢、乱放现象突出，给广大农民的用药安全带来了巨大的隐患①。

（二）管控者：部门政治与地方分权

80 年代以来的放权让利和医疗事业单位企业化改革，大大推动了中国医药经济的发展，使得改革开放以来中国制药工业和医药商业产值增长速度一直高于中国全社会工业和商业总产值的增长速度②，同时也有效缓解了医疗机构运转经费不足的压力。然而，整个医药行业的产业链条却因此而变得更加复杂和难于管控，链条上的各个主体的利益诉求呈现出多元化和差异化的特征，这就对传统的指令型管控体制提出很大的挑战。不幸的是，由于管控者仍然带有很强的指令型体制的惯性，同时又将管理风格逐渐向"强发展，弱管控"的方向转变，管控权力在横向和纵向配置上都不仅开始出现分散化的趋势，而且各个权力主体之间的利益分化变得更加严重，从而加剧了管控者内部的权力争夺和管理内耗，成为发展型体制下管控者权力配置和政策过程的鲜明特征。

1. 部门政治：发展型体制下的"三国演义"

在指令型体制下，虽然药事管理权分散在卫生部门以及各个不同的行业主管部门手中，但由于医药行业并不是一个战略行业，没有什么政治和经济利益可图，整个政府系统在对医药行业的管理定位上也并不存在很大的分歧，各个部门之间实际都对自己属下的企业进行比较严格的管控，因此部门之间的利益争夺并不明显。而在发展型体制下，尽管医药的行业主管权集中到了一个部门手中，但由于医药经济的高速发展带来了巨额的经济利益，使得政府官僚的自利性逻辑更加充分地体现出来，也加剧了卫生药政部门与行业管理部门之间的矛盾和冲突。在当时的政治环境下，这些矛盾和冲突主要外化为某种部门政治（bureaucratic politics）以及由此导致的管控权力的碎片化（fragmentation）。

从 1978 年国家医药管理总局成立之后，首先开始闹独立的是代表中

---

① 彭建福、曾霞：《加强村级卫生机构的药政管理　开拓农村医药事业》，载《中国卫生事业管理》1988 年第 1 期，第 27—28 页。

② 秦海：《中国药业：管理体制、市场结构及国际比较——中国药业研究报告》（未公开发表），第 7 页。

医药利益的势力和利益代表。自民国时代以来，中西医关系就素来不和，西医看不起中医，甚至叫嚷要"取消中医"，而中医则疾呼自己是"民族传统"，针锋相对地提出要"破除西医垄断"。1949 年以后，在毛泽东主席的倡导下，共产党政府提出要"中西医结合"、"团结中西医"，中西医矛盾有所缓和，但一直没有得到根本解决。

改革开放以后，中医工作仍由卫生部领导，而西药工作则统一划给了医药管理部门。中医药从业者对这种附着于西医药的管理体制很不满意，从 80 年代初就开始为争取中医药的行政独立权而四处游说。1980 年和1982 年当时的卫生部在中医及西医会议和衡阳会议上两次提出"中医、西医、中西医结合三支力量都要大力发展，长期并存的方针"，并得到中央同意，使中医药为自己争取行政独立权获得了依据。此后，在以吕炳奎为首的中医界的争取和游说之下[①]，1986 年 7 月，国务院下达了《关于成立国家中医管理局的通知》，决定将中医工作的管理权从卫生部划出，新成立的国家中医管理局成为国务院的直属机构，作为对卫生部的补偿，该局仍由卫生部代管。12 月，国家中医管理局正式宣布成立。

中药的管理体制问题成了中医药界的下一个目标。成立伊始的国家中医管理局对当时医药管理部门把主导精力放在发展化学制药工业的做法十分不满，认为其没有落实国家支持中药事业的路线方针，并要对当时各地混乱的中药产销局面负责，提出要求中药与中医应当统一独立管理。在这种背景下，1988 年 5 月，国务院常务会议决定成立国家中医药管理局，把中药管理职能由国家医药管理局划归国家中医药管理局，同时拟定了《国家医药管理局与国家中医药管理局关于中药管理工作的交接方案》。从此，中医药界完成了对中药工业行业管理权的收编。

对于这场突如其来的体制改革，当时的国家医药管理局也一直心存不满，认为危害了自己的部门利益，不过限于当时国务院决定的权威，也只好勉强接受。但是在中医药部门的地方设置上，医药管理部门却消极怠工，不予支持，认为地方的中药管理职能没有必要独立出来，再加上地方的卫生部门也不予支持，致使新成立的国家中医药管理局在地方

---

① 吕嘉戈编著：《挽救中医：中医遭遇的制度陷阱和资本阴谋》，广西师范大学出版社2006 年版，第 12 页。

缺乏下属机构,长期处于"高位截瘫"的状态。直到 20 年后的 2006 年,全国 36 个省、市、自治区、直辖市及计划单列市中,成立地厅级中医药管理局的只有 7 个,处级局有 13 个,中医处有 16 个,县一级单位基本上没有中医管理机构。此外,由于当时归属于中央管理的中药生产厂家数量较少,因而中医药管理局的实际管理权力不大。随着后来市场经济环境下国有企业的逐渐衰落,中医药管理部门的行业管理权更加缩水。因此,在这场医药管理权的争夺战中,中医药管理部门一直都处于相对弱势的地位。

医药管理部门与卫生药政部门之间的矛盾和冲突则更为明显。80 年代中期以后,随着集体和个体私营制药企业的日益壮大,70 年代末建立起来的行业管理体制碰到了棘手的问题。由于集体企业的主管权归开办的各级地方政府和各个部门,个体私营企业则一般挂靠在工商行政部门,在实际管理过程中,医药部门对它们并没有太大的管辖权,所发出的一些行业管理条例,也只能管住全民所有制企业,而对集体和私营企业则缺乏约束力。虽然医药管理部门三番五次地强调要加强医药的行业管理,但在地方分权、经济改革的大背景下,最后只能无疾而终。

因此,自从 1981 年的机构改革将医药管理部门变为国家经委下面的一个行业主管部门之后,医药管理部门就一直以"级别太低,无法适应履行国家管理医药职能的要求"为由,要求恢复原来的直属机构的身份。当时的一些地方医药管理部门人员认为,"在医药管理局刚成立时,因直属国务院和省市人民政府,许多事情都比较好办。后来改为经委直属单位,虽然职能未变,但规格降低了"、"医药有些特殊情况原来可以照顾,降格后就不行了"、"该看的文件看不到、该参加的会议参加不了,该反映的情况不能直接反映",因此他们极力主张把医药管理部门恢复为各级政府的直属部门①。同时,由于 1984 年颁布的《药品管理法》只是笼统规定了"药品生产经营主管部门",并没有明确医药管理部门职权的法定地位,也是对当时一些兴办药厂的其他部门的一种利益妥协,使得医药管

---

① 邱靖基、刘纪鹏、王明轩、陈文定、李洪生:《我国医药行业的现状与发展问题——对沪赣闽医药行业的调查》,载《中国工业经济》1986 年第 12 期。

理部门有名无实，这个问题直到三年后才得以明确①。

除了希望提升自己的级别和坐实自己手中的行业管理权之外，医药管理部门还认为对当时掌握药政管理大权的卫生部门耿耿于怀。在一份咨询性的政策报告里，代表医药部门利益的一些官员们声称，"卫生部门既不了解医药发展规划和布局，也不熟悉药厂应具备的工艺技术等生产条件，这就必然造成该批的批不了，不该批的批的太多的现象，给医药要求发展带来混乱"，对卫生部门监督医疗单位制剂生产的公正性也有微词。他们认为正是药政管理部门"导致了医药工商业发展中许多的矛盾和混乱"。据此，他们甚至提出"希望国务院建议人大修改《药品管理法》，把药政管理权划给国家医药管理部门"②。

代表国家行使药政管理权的卫生部门也毫不示弱，与医药管理部门强调医药是一项"社会主义经济事业"、"医药要专业分工"不同，卫生药政部门更多的强调的是"药品是特殊的商品"、"医药是社会主义的福利事业"、必须"医药结合"、"以医管药"，因此卫生部门必须代表国家和医疗事业单位对药品质量进行监督管理。更进一步的是，他们还指责医药管理部门意图垄断行业管理权和药政管理权的做法，是"政企不分"、"自己监督自己"，不但会造成行业保护主义，而且会对医疗事业单位的用药安全带来隐患。

更为深刻的是，两个部门的剑拔弩张不仅体现在口舌之争，而且更多地体现在实实在在的权力争夺上。例如作为行政权力争夺的焦点，医药生产企业审批权的分配就是一个典型例证。根据《药品管理法》的条文规定，开办药品生产企业必须先后通过医药管理部门和卫生行政部门的审查和验收，然而在实际执行过程中却变成了医药部门和卫生部门两套许可体系。1986年5月，国家医药局制定了《医药行业质量管理的若干规定》，

① 针对当时地方上化工、商业等部门纷纷自封为药品生产经营主管部门的现象，1986年国家经委、国家医药管理局向国务院提出《关于明确国家医药管理局为药品生产经营主管部门的请示》，要求国务院发文正式明确医药管理部门为医药生产经营主管部门。直到1987年1月，在得到国务院的确认之后，国家经委正式发出《关于明确国家医药管理局为药品生产经营主管部门的通知》，医药管理部门的地位才正式得以明确。参见国家医药管理局编《医药工作文件选编》(1978—1988)，中国医药科技出版社1989年版，第183、187页。

② 国家医药管理局编：《医药工作文件选编》(1978—1988)，中国医药科技出版社1989年版，第183、187页。

要求"新建药品生产企业由所在省、自治区、直辖市医药管理局（总公司）审查同意方可筹建"、"合格者发给《药品生产企业合格证》"、"企业凭借《合格证》才能向卫生行政部门申请《药品生产许可证》和向工商部门申请《营业执照》"①，这就是被中国医药界经常称为"两证一照"时代；而在1989年颁布、由卫生部负责制定的《中华人民共和国药品管理法实施办法》中，只是强调了卫生行政部门《药品生产许可证》的法理性，简单规定"开办药品生产的企业须向所在省、自治区、直辖市的药品生产经营管理部门申报"，并没有提及医药管理部门的《药品生产企业合格证》②。换而言之，在卫生行政部门看来，医药管理部门所颁发的《合格证》是没有法律依据的。

　　两个部门争权的另一个焦点在于对药品生产单位的规范管理，即药品生产管理规范（GMP）的制定权问题。作为直接主管国有大中型医药企业的医药管理部门，早在1982年就开始在中国医药工业公司系统内的一些制药企业内部试行首部《药品生产管理规范》，1984年又对试行稿进行了大幅度的修订，并逐步在整个医药生产行业进行推行，1991年国家医药管理局成立了推行GMP委员会，负责组织医药行业GMP的实施工作。与此相对应的是，卫生行政部门对推行GMP则有着自己不同的理解：1988年3月，卫生部发出《关于颁布〈药品生产质量规范〉的通知》，要求"各药品生产企业必须按照本《规范》的要求，制定和执行保证药品质量的规章制度和卫生要求"、"本《规范》的解释和修改权属中华人民共和国卫生部"③，从而意图把GMP的制定与执行权牢牢控制在自己手中。

　　从表面上看，医药管理部门与卫生药政部门的冲突，既是部门政治下的权力之争，也是改革开放以后，在发展型医药管理模式下，社会对医药行业两种不同定位之争的结果：履行医药行业管理的医药管理部门更多地

---

　　① 国家医药管理局编：《医药工作文件选编》（1978—1988），中国医药科技出版社1989年版，第320页。

　　② 卫生部政策法规司编：《中华人民共和国卫生法规汇编（1989—1991）》，法律出版社1993年版，第687页。

　　③ 卫生部政策法规司编：《中华人民共和国卫生法规汇编（1986—1988）》，法律出版社1990年版，第633页。

强调医药行业的经济属性和产业发展，集中体现了发展型的管理理念；而负责药品行政管理的卫生部门则偏重于医药行业的福利属性和安全有效，从而带有鲜明的指令型管制哲学色彩。这种管控权力在横向配置上的分散与冲突，大大弱化了国家作为药品质量管控者的管理能力，一方面各个部门之间出于利益考虑，制订各自的质量管控标准，执行各自的法规规章，搜集有利于自身的相关信息，使得国家对于管控对象的信息掌握能力大大下降，无法实现管控信息共享；另一方面，由于政企在体制上并没有实现完全分离，各个政府管理部门都同时兼有运动员和裁判员的双重角色，在管控过程中都带有很强的"执法本位主义"，即维护自己部门下辖对象的利益，打击其他部门下属的机构，这也使得国家对于整个医药行业整体的管控意愿和能力都大打折扣，从而使得国家对于管控刚刚开始出现混乱的医药行业束手无策。

2. 地方分权：发展型管理体制下的群雄逐鹿

中国的地方政府一直是具有强烈的发展主义倾向的，即使是在计划经济时代，地方分权也常常被中央领导人用来推动国民经济的发展，"大跃进"和"文化大革命"早期就是典型的明证。不过由于当时并未形成统一的商品经济体制，地方政府的发展行为主要是计划导向和运动导向的，地方政府手中拥有的经济权力不仅有限，而且很不稳固，中央政府对于地方政府的行为仍然具有较强的控制力度。

80年代初，当中央政府意欲通过经济改革实现推动国民经济快速发展的时候，地方政府再次成为中央赖以实现经济目标的重要工具。为了鼓励地方政府发展地区经济，中央政府首先从财政管理体制改革入手，于1980年颁布了《关于实行"划收分支、分级包干"财政管理体制的通知》，将地方所属企业的收入、盐税、农牧业税、工商所得税、地方税和其他收入都划归地方财政，作为地方财政的固定收入，"分成比例或补助数额确定之后，地方多收了可以多支出"①。此外还在江苏、广东、福建等省实行更为灵活和特殊的财政政策。分权化的财政体制改革大大激发了

地方政府推动本地区经济发展的积极性，而当时刚刚从"健康福利事业"转变为"社会主义经济事业"的医药行业，无疑拥有着巨大的市场潜力和创税能力，因此一些地方政府开始大力推动本地区医药经济的发展。1984年颁布的《中华人民共和国药品管理法》正式以法律的形式将药品生产企业的开办审批权授予省级医药、卫生和工商行政部门，开办药品经营企业只需由所在地药品生产经营主管部门审查同意，经县级以上卫生行政部门审核批准发给《药品经营企业许可证》，并由工商部门发给《营业执照》即可，同时大部分药品品种的注册审批权也仍然掌握在省级卫生部门手中，这些都为地方医药经济的快速发展创造了制度空间。1980—1990年的十年时间里，中国制药工业的产值增长速度平均每年递增10%，城市医药商品销售年平均增长率达到14.3%，农村的也达到了9.2%[①]，地方医药经济的贡献占据了很大比重。

然而，在地方医药经济高速发展的同时，政府对药品质量的管控却在不断放松，频繁出现的药品质量事故，使得中央政府不得不决定要强化对药品质量的管控，此时中央与地方在药品质量管控权上开始产生一定的冲突和矛盾，这其中最为典型的案例事件莫过于80年代中期福建晋江假药案的爆发以及80年代末期地方政府在新药审批权回收改革中的变相抵制。

正如前文所述，80年代初逐渐兴起壮大的集体经济队伍，经过几年时间的摸爬滚打，到80年代中期的时候已经初具规模。在当时的一些沿海地区，以乡镇企业为龙头的农村集体经济已经成为许多地方的经济支柱，地方政府的大部分财税来源都要依赖这些集体企业，政府与企业之间已经呈现出明显的共生关系，从而导致了地方保护主义的大行其道，而对中央政府的法律法规置若罔闻。例如，1987年安徽省医药管理局制订七五发展计划，明文规定"取消县以下、军队军以下不准办药厂的限制。鼓励系统内外开办药厂和医疗器械、卫生材料厂；取消审批品种的保护政策，只要符合宏观布局和生产管理条例，均予以批准生产"，这跟当时

---

① 秦海：《中国药业：管理体制、市场结构及国际比较——中国药业研究报告》（未公开发表），第1、17页。

《药品管理法》的主旨是相违背的①。在地方政府的保护下，一些地区的乡镇和私营企业在激烈的市场竞争环境下，开始铤而走险，不惜以牺牲产品质量为代价来牟取市场暴利，以完成资本的原始积累。1985年福建晋江假药案的揭发就是当中的典型代表。

早在1983年的时候，全国一些地区的医药市场上就开始查获到一些来自福建晋江地区的假药和劣药，其他省份的一些部门也纷纷致函给福建省有关部门，一些地区甚至向法院提出了起诉，但由于当时的福建省卫生部门迫于地方政府的压力，对执法工作只能敷衍了事。1984年6月至12月，有关部门在晋江地区查处冒牌药厂28个，伪造卫生行政部门的药品审批文号105个，非法生产和销售142个品种②，危害甚广。

1985年6月16日《人民日报》以《触目惊心的福建晋江假药案》为题，对晋江地区制造假药的情况予以曝光，这是《药品管理法》颁布以后新闻媒体首次披露制售假药案，在全国引起轩然大波。后来的调查结果显示，从1982年到1985年，晋江地区先后有59个乡镇企业的不法分子伪造卫生行政部门批准文号170多个，其中使用较多的有62个，制造假药100多个品种，总产量10多万箱，产值约3500万元③，这些假药销往全国28个省（区），造成了严重的后果。即使是在1984年9月《药品管理法》颁布之后，由于地方政府的阻挠，制售假药的现象仍然继续蔓延。直到后来，此案惊动了中央的一些领导，才开始决心由中纪委和卫生部联合派出调查组，从上到下彻查该案。此案最后的结果，不仅使一些制售假药的商人受到了司法制裁，而且也牵连进了一批地方官员：该案共涉及当地的党政干部167人，其中投资入股参与制售者70人，最后18人接受党纪处分，10人受到行政处分。

晋江假药案的揭发，引起了当时全社会和新闻媒体对药品质量问题的高度关注。以揭发此次事件的《人民日报》为例，在接下来的三个月中，该报以罕有的频率连续发表了10篇相关的评论和报道，关注点从事件本身转向管理体制，矛头从制售假药的商人转向腐败官员。这些报道的发

---

① 安徽省地方史志编纂委员会编：《安徽省志·医药志》，安徽人民出版社1999年版，第263页。

② 白笃：《触目惊心的福建晋江假药案》，载《人民日报》1985年6月16日第三版。

③ 编纂委员会编：《福建省卫生志》（内部资料），第420页。

布，不仅对制药企业造成了很大的舆论压力，而且对行使药政管理的卫生部门也是一个打击。在假药案被揭发之后，卫生部随即向全国发出了《关于认真查处假药案件的紧急通知》传真电报，并与财政部、国家工商行政管理局联合下发《关于对制售假药、劣药案件经济处罚的通知》，对《药品管理法》中没有完全明晰的罚款进行了更加清晰的界定，宣称"在经济上决不能让制售假劣药者得到好处"①。

　　发生于80年代中期的这场震惊全国的晋江假药案，为我们分析当时这种地方分权式药品管理体制提供了一个很好的案例。从当时媒体披露的情况来看，它至少暴露了分权式模式下的三大弊端：第一，从生产技术上看，制药行业本应当是一个准入门槛较高的行业，而数量众多、生产条件落后、技术水平低下、原料供应不足的乡镇企业却能够顺利通过地方药政管理部门的审批，而进入医药生产的行列，这极大地增加了药品质量管控的难度。第二，从经济利益上看，在当时大力鼓励各地兴办乡镇企业的氛围下，基层地方政府成为乡镇企业的直接出资者和兴办者，给一些地方领导干部直接介入甚至入股企业提供了可乘之机。按照当时的说法，就是"要发财，搞药材"。例如，不仅一些医药管理部门的干部，就连该案中的陈埭镇的党委书记、副书记、镇长、副镇长，以及当时的晋江县纪委书记都直接以私人名义入股药厂，成为这些制售假药企业的后台老板，这就是吴国光和郑永年所界定的"产权地方化"（property rights localization）②的生动体现。地方政府与企业的利益如此紧密，作为地方政府下属机构的药政部门根本无法有效开展执法工作。第三，从政治利益上看，兴办乡镇企业成为当时地方政府追求政绩的重要部分，该案中的陈埭镇是当时福建省乡镇企业的模范典型，被誉为"乡镇企业一枝花"，被当时的一些省、地区和县里的干部视为典型政绩，迟迟不肯进行查处，客观上纵容了制售假劣药的生产行为。由此看来，以发展为基本导向的分权式管理体制激发了各级地方政府推动医药经济发展的积极性，降低了药品生产和销售的进入门槛，从而推动了80年代医药经济的平稳增长，但却在生产技术、经

---

①　国家医药管理局编：《医药工作文件选编》（1978—1988），中国医药科技出版社1989年版，第172页。

②　吴国光、郑永年：《论中央—地方关系：中国制度转型中的一个轴心问题》，牛津大学出版社1993年版，第51—68页。

济利益和政治利益方面给有效管控药品质量带来了一系列的结构性挑战。

此外，除了在企业准入门槛问题上的地方分权之外，在药品品种的注册审批上也存在类似的地方分权倾向，突出地表现为中央与地方在新药审批权问题上的争夺。"文化大革命"刚刚结束之际，限于当时社会对医药需求的缺口很大，为了调动地方政府促进医药生产的积极性，在 1978 年颁布的《药政管理条例》中，将新药（含仿制药）的审批权赋予了省级卫生行政部门。1979 年 2 月，卫生部又颁布了《新药管理办法（试行）》，首次将新药分为四类，并明确规定除创新的重大品种以及国内未生产过的特殊药品之外，其余新药品种均由省级卫生行政部门审批[1]。从实际的实施效果来看，以上海市为例，1978—1983 年的五年时间里共审批各类新药 363 种，其中仅 1980 和 1981 年两年就审批了 158 种[2]；而在江苏省，1980—1985 年间共审批新药品种 286 个[3]。此外，在刚刚结束整顿药厂后不久的 1982 年，卫生部和全国各省级卫生部门共批准了 172 种新药，而到 1985 年 1—10 月，仅 27 个省级卫生部门就批准了 679 个新药，为 1982 年的 4 倍[4]。虽然这些得到审批的新药满足了当时人们的医疗需要，但是由于各省都看中了医药行业的诱人前景，纷纷宣布将医药工业列为当地的支柱行业。特别是中药生产，由于全新的西药开发投入大，风险和周期也长，技术水平和信息也没有达到研发水平，相形之下，中药开发的投入少、风险低、周期短，而且各省卫生厅完全可以根据各省的标准自行批准。为了使药品尽快投产销售，创造经济利润，省级卫生部门在审批药品时带有很强的功利性而往往忽视了药品的质量，这也部分地导致了第二次整顿药厂的效果欠佳。

为了从制度上改变这种"新药"泛滥的局面，从 1982 年开始，中央就着手计划逐渐收回新药审批权，并希望将这一制度改革写入当时正在编

<hr/>

[1]　中华人民共和国卫生部办公厅编：《中华人民共和国卫生法规汇编：1978—1980 年》，法律出版社 1982 年版，第 386 页。
[2]　编纂委员会编：《上海卫生志》，上海社会科学院出版社 1998 年版，第 345 页。
[3]　江苏省地方史志编纂委员会编：《江苏省志·卫生志》（上），江苏古籍出版社 1999 年版，第 139 页。
[4]　卫生部药品审评办公室：《新药审批情况通报》，载《中国药事》1988 年第 1 期，第 66—68 页。

纂的《药品管理法》中，以获得正式的法律地位。1984年9月，《药品管理法》得以通过，条文明确规定新药审批权收归中央卫生部门，省级卫生部门只负责仿制药的审批。

作为对地方政府的妥协，《药品管理法》的正式实施时间推迟到了1985年7月1日，然而"由于当时没有行政许可法，而且卫生部只是口头通知收回审批权，并没有下发正式的文件或通知。各省卫生厅毕竟是支持地方的医药行业的，心态上也存在着保护企业的想法，所以虽然卫生部三令五申，但各省还是批个不停，很多的中药品种在1985年和1986年批准了很多。大量的中药地标品种在这个时期产生了。当时主管此项工作的是卫生部药政局，但药政局没有过多的精力来处理此事，交给了当时直属的药典会"①。

针对当时各地普遍出现的在《药品管理法》实施前突击审批新药，特别是滋补药品的现象，卫生部于1985年4月发出《关于加强新药审批管理的通知》，提出"要坚决制止突击审批新药"，并"取消健字号批准文号"。7月，根据《药品管理法》的规定，卫生部颁布了《新药审批办法》，明确规定的一、二、三类新药以及特殊药品由卫生部审批，而四、五类新药（即仿制药）由省级卫生部门审批②。10月，卫生部发出关于执行《新药审批办法》有关事项的通知，明确从11月1日起各省、市、自治区停止审批新药，一律按规定上报卫生部审批，对过去已批的健字号药品，各地不应再移植生产和审批。

经过几次来回的三令五申和讨价还价，中央终于在1986年比较勉强地收回了新药审批权。作为对地方的妥协，中央宣布收回审批权之后有一段缓冲期。然而这只能说明中央在这场战斗中取得了暂时的上风，而并不能宣称战斗的结束。事实上，由于《药品管理法》中将生产中药饮片的权力仍然保留给了地方卫生部门，1987—1988年的两年间，各省还是蒙蔽中央审批了不少的中药新药。为了不与中央政策形成直接冲突，各省之间十分默契地想到了共同的办法，即将申报时间和批准时间全部提前到

---

① 访谈编号：OF‑IT‑20070407‑02。

② 中华人民共和国卫生部办公厅、政策研究室编：《中华人民共和国卫生法规汇编：1984—1985年》，法律出版社1988年版。

1985 年，给中央造成所有的品种都是在 1985 年审批的假象，这就是为什么 90 年代以后出现的很多地方批准的新药文号都是 1985 和 1986 年的原因。例如在上海，1983 年卫生部门只审批了 54 种新药，而 1984 年、1985 年两年审批的新药种类分别猛增到 130 种和 154 种①。这种手段使用了一段时间之后，逐渐被中央识破，无奈之下卫生部与药典会只能继续三令五申，最后才得以平息。1987 年以后，各地审批的新药数量锐减，且这些所谓的"新药"基本上都是四、五类的仿制新药，例如上海市 1986 年没有审批任何新药，1987—1989 年仅分别审批了 6 种、9 种、7 种新药②。

到此为止，似乎我们几乎可以判定在这场新药审批权大战中，中央已经取得了最终的胜利。然而，实际情况远未想象中简单，由于药品的地方标准仍然存在，各省还是可以利用地方标准，为无法通过卫生部审批的新药品种大开绿灯，更为激烈的是，对于卫生部关于取消健字号药品的政策，大部分地方卫生部门都充耳不闻，反而将其作为增加药品审批通过率的一种补充机制，即所谓的"国字不行走地字，地字不行走健字"。一、二、三类新药的最终审评权虽然顺利收归中央，但省级部门仍然拥有对申报资料进行技术审核的初审权，而四、五类新药，即仿制药的最终审批权力仍然掌握在省级卫生部门手中，由此埋下了 90 年代仿制药品种泛滥的隐患。从这个过程来看，表面上似乎是一个中央集中权力的过程，而从深层次来看，实际上是一个经济分权化改革之后中央与地方之间的艰苦的博弈过程。

综上所述，从 20 世纪 80 年代中期到 90 年代初，在中国药业管理体制中，一套以"强发展，弱管控"为基本导向，以加速医药经济发展速度为核心目标，以地方分权、放权让利以及事业单位企业化为基本特征的发展型管理体制得以逐渐建立起来。在医药行业这种非战略产业或非支柱产业中，这种发展型体制的一个直接后果，就是导致了该行业中呈现出某种过度竞争（over-competition）的特征，即从微观上看，各个利益主体都具有强大的发展医药经济的动力和能力，而从宏观上看，由于生产技术、

---

① 编纂委员会编：《上海卫生志》，上海社会科学院出版社 1998 年版，第 345 页。

② 同上。

条件、资源以及管理水平等各种客观条件的限制，整个产业发展不可避免地呈现出了某种低水平重复、恶性竞争甚至是自我内耗的特征。虽然在发展速度上表现出较快的产业增长率，但在发展质量上却止步不前，长期处于粗放型的初级发展阶段。

　　有趣的是，在当时很不完善的商品经济条件下，这种过度竞争的特征，又不可避免地使得指令型体制下利益目标高度一致的政府、企业和事业单位之间的关系发生了微妙的变化：作为医药生产和经营主体的企业，由于被放权让利和市场竞争施与了极大的生存压力，因此必须将自己还原成一个以追求产量和利润最大化的经济人组织；同样作为药品生产、流通和使用的医疗事业单位，也因为事业单位企业化的改革政策而使得其在担负医疗公共服务供给的同时，还必须从药品运作流程中获取一定的经济收益，以弥补其运营经费的不足，即同时兼具经济组织和社会服务组织的特征；由于经济建设成为国家的中心任务，政府部门也不仅仅再是医药产业链条的计划者和产品质量管控者，而且还必须扮演推动医药产业发展的领航者，以及药事管理过程中的权力竞争者，地方分权化改革之后，一些地方政府还成为了推动医药产业发展的直接参与者，政府部门的利益目标也呈现出政治、经济以及社会公益等多层次性。政府、企业和事业单位的这种利益和组织目标的分化，使得指令型体制下的政企事利益共同体在20世纪80年代中期以后开始出现体制性的弱化，由此带来了国家对医药生产和经营企业以及医疗事业机构药品质量管控能力的迅速萎缩。不过，在90年代初以前，由于整个医药经济尚处于计划经济与商品经济并存的阶段，政企事之间的利益共同体关系还没有完全瓦解，因此这种发展型的药事管理体制尚且能够基本得以维系，而随着90年代初市场经济改革的全面推行，政企事利益共同体关系则开始趋于全面瓦解。

三　过度竞争局面的出现与政企事利益共同体的瓦解(1992—1997)

　　从20世纪70年代末开始的经济体制改革，虽然在整个80年代进行得如火如荼，传统计划经济下的政企事利益共同体也因此而开始全面弱化，但由于意识形态的限制，计划经济依然是当时经济体制改革的主要指导思想。从十二大提出的"贯彻计划经济为主、市场调节为辅的原则"，到十二届三中全会提出的"社会主义有计划的商品经济"，再到十三大的"计划与市场内在统一的体制"，经济改革在增加市场调解比重的同时，并没有放弃计划经济的基本原则。在这种大背景下，政企分开、所有权与经营权分离的改革在80年代循序渐进地推进。

1992年1月，为了打破1989年政治风波之后保守的政治气氛，邓小平开始了"南巡"之旅，提出了"计划经济不等于社会主义，市场经济不等于资本主义"的著名论断。在随后召开的中共十四大报告中，明确提出了"我国经济体制改革的目标是建立社会主义市场经济体制"、"使市场在社会主义国家宏观调控下对资源配置起基础性作用"，并宣称要"通过理顺产权关系，实行政企分开，落实企业自主权，使企业真正成为自主经营、自负盈亏、自我发展、自我约束的法人实体和市场竞争的主体"。此次会议的召开，基本上标志着计划经济模式逐渐退出中国的官方话语体系，也预示着传统的政企事利益共同体即将走到尽头。

（一）管控对象：市场化与过度竞争的出现

1. 制药产业的快速发展与高度混乱

新中国成立以来，有关医药事业的性质曾经有过多种提法，例如"健康和福利事业"、"既是社会主义经济事业，又是人民保健福利事业"。建设社会主义市场经济体制的提出，使得医药行业是一种经济产业的观念逐渐被越来越多的人所接受。在当时的环境下，有人提出"如果仍然把医药事业当作'福利事业'、'保本微利'的话，那必将受到经济规律的惩罚，医药经济比较逐渐萎缩"①。1996年1月，当时的国务院副总理吴邦国在一次讲话中明确提出"医药行业这个部门不是福利部门，是个大产业"②，给医药行业的产业性定位一锤定音。

在这一指导思想的推动下，1992年以后的四五年间，全国各地掀起

---

① 马丁：《抓住有利时机，加快医药经济发展》，载《制药工业》1993年第1期。
② 《国务院副总理吴邦国对医药工作的重要指示》，载《中国卫生年鉴1996》，第3页。

了继"大跃进"、"文化大革命"和80年代中后期之后的第四次兴办药厂和药品经营机构的高峰,"要想当县长,就得办药厂",一些地方政府部门为了发展地方经济,不断提高医药行业发展计划的指标,例如四川省最初拟定该省1992年医药行业增长速度为8%,后来又修改为必须保证10%,最后的执行结果达到了16%①。为了实现这些高指标,地方政府开始盲目创办投资小、利润高的制药企业,从而造成医药产业低水平重复生产变本加厉,制药企业特别是中小型企业的数量迅速增加。从1990—1994年,全国小型制药企业数量平均每年以5.5%的速度增加②,导致重复建设,竞争激烈。80年代初期,1985年全国的药厂数量为2731家,其中全民所有制企业占48.9%,药品经营单位为53269家,各类医疗机构数量为194558家;而到1995年全国药厂的数量则增加至3431家,药品经营单位则突破了80000家,医疗机构数量为208973家。1997年的统计数据表明,当时全国共有各类药厂5600多家,其中90%是小型企业,国有企业的比重下降至36.5%,药品批发企业16000多家,零售医药企业近70000家,各类医疗机构数量达到306544家③(参见图4—1)。

以一些具体的产品品种为例,如土霉素,1980年全国仅有46家厂家生产,而到了1993年则猛增到80多家,甚至一个省就有10多家在"大干快上",全国年生产能力翻了几番,突破1.2万吨;再如洁霉素,1980年全国共有5家生产厂家,十三年后这一数字已经突破30家,总生产能力高达400吨,"似乎可以当饭吃了",其他的常用药品种如庆大霉素、

---

① 郭照莹:《信访工作之我见》,载《中国医药报》1995年12月28日第三版。

② 李铁民:《中小型制药厂(公司)运行疾症之我见》,载《中国医药报》1994年9月24日第二版。

③ 1985年的数据来源于《中华人民共和国1985年工业普查资料(第十二分册·医药工业)》第11页、《中国卫生年鉴1986》第453页。1995年的数据来源于《中国医药年鉴1996》第398页、《中国卫生年鉴1996》第391页。1997年的数据来源于各省1998年统计年鉴的数据汇总以及《中国卫生年鉴1998》第338页。其中"各类医疗机构"包括县及县以上医院、乡镇卫生院、其他医院、疗养院所、门诊部所、专科防治所(站)、卫生防疫站、妇幼保健所(站)以及医务室等。在众多的统计数据中,这还是最保守的估计,最多的数据是例如吴邦国在一次讲话中就提到1996年全国共有各类医药工业企业9000多家,参见《国务院副总理吴邦国对医药工作的重要指示》,载《中国卫生年鉴1996》,第3页。

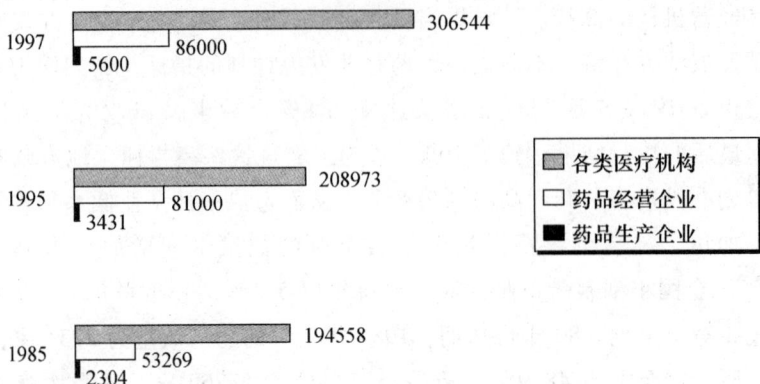

图4—1 中国药品安全监管对象变化数量趋势示意图 （单位：家）

咖啡因的生产情况也出现了类似的情况①。而到了 1996 年以后，大规模的重复生产甚至引发了当时医药市场上的"药品大战"，即在同一时间里，众多生产企业竞相生产、降价推销同一种药品的现象，例如在青霉素大战中，青霉素的出厂价格一降再降，一些企业甚至采取了"亏本生产"的模式②。而实际上，这些所谓亏本生产的企业只需要在药品质量上想方设法偷工减料或以次充好，就仍然能够在激烈的价格大战中获取利润。此外，为了赢得有限的市场份额，一些制药企业开始通过直销的模式，即绕开国有医药批发公司、直接将产品推销给零售药店和医疗单位，而这种直销点往往都是所谓的"皮包公司"，数量众多，条件简单，与原企业之间的关系若即若离，药品质量管理的难度很大，导致假劣药案件频发③。

企业数量的剧增，虽然带来了医药产业的高速发展，但却直接导致了该产业的市场集中度的偏低。例如，以 1993 年为例，当年全国排名首位的企业的市场集中度为 3.93%，前四位企业的市场集中度（CR4）

---

① 徐富坤：《药品生产盲目布店现状及其思考》，载《中国医药报》1993 年 1 月 17 日第一版。

② 单宏权：《"药品大战"何时休》，载《中国医药报》1997 年 6 月 24 日第二版。

③ 郑泽民：《一起重大销售假药案的背后》，载《健康报》第 5123 期（1997 年 8 月 12 日）第二版。

为 11.56%，前八位企业的市场集中度（CR8）为 16.41%，而到了 1997 年，这三个指标的数据分别下降为 2.6%、8.0% 和 13.5%。与日本、英国和德国的 CR8 分别为 44%、35% 和 28% 相比，中国医药制造业的市场集中度一直处于低下的水平[①]。1996 年，固定资产原值在 1 亿元以上的国有医药企业仅 72 个，仅占总数的 4.3%；1000 万元以下的国有医药企业 926 个，占总数的 55.3%，当时最大的医药企业——华北制药集团的年销售收入为 26.5 亿元，仅相当于美国 Merck 公司同期处方药销售的 2.4%[②]。另外，从行业的地域集中度的数据来看，也发生了类似的变化：1994 年全国制药工业总产值前 10 名的省份占全国制药工业总产值的比重为 72.07%，而由于从 1994 年开始，一些省份开始纷纷将在本省的"九五"发展计划中将医药产业列为该省的支柱产业之一，例如仅 1994 年就先后有四川、上海、黑龙江、浙江、吉林、江西、安徽、湖南等省市将医药产业列为支柱产业或重点发展产业，到 1997 年又有陕西、河南、宁夏等省区提出要重点发展医药产业[③]，这就使得医药产业的地域集中度发生了变化，四年后的 1997 年，该比重则下降为 62.86%，原本在医药制造业中占相对优势的东部地区的比重有所下降，中西部一些省份的比重逐渐上升。

---

①　《中国医药年鉴 1994、1998》，转引自孙国军《我国医药产业市场集中度浅析》，载《中国药房》2004 年第 10 期，第 589 页。

②　陈素红：《国有医药经济改组势在必然》，载《中国医药报》1998 年 1 月 24 日第二版。

③　系列文章参见以下《中国医药报》的报道：《四川提出医药要在国民经济中占重要位置》，1994 年 2 月 8 日第一版。《加快向支柱产业目标迈进的步伐：上海提出今年医药经济工作新思路》，1994 年 2 月 10 日第一版。《黑龙江列医药行业为支柱产业》，1994 年 2 月 19 日第一版。《浙江欲构筑医药大省》，1994 年 2 月 26 日第一版。《吉林省把医药列为重点产业》，1994 年 7 月 23 日第一版。《江西医药行业超额完成"八五"计划》，1994 年 8 月 6 日第一版。《湖南召开医药局长座谈会：畅谈发展支柱产业策略》，1994 年 8 月 16 日第一版。《安徽把医药列为重点发展行业》，1994 年 11 月 24 日第一版。《河南勾画建设医药强省蓝图》，1997 年 8 月 16 日第一版。《秦地无闲草　科研打先锋——医药业成为陕西优势产业》，1997 年 12 月 16 日第一版。《宁夏区委书记毛如柏寄予厚望：医药业要成为支柱产业》，1997 年 12 月 16 日第一版等。

表4—1　1994年、1997年中国医药制造业地域集中分布情况示意表　　（%）

1994 年			1997 年		
排　序	省　份	比　重	排　序	省　份	比　重
1	广　东	14.89	1	广　东	11.82
2	江　苏	9.07	2	江　苏	8.50
3	上　海	7.39	3	浙　江	7.62
4	辽　宁	7.38	4	上　海	6.82
5	山　东	7.20	5	河　北	6.53
6	浙　江	6.21	6	湖　北	5.18
7	四　川	5.47	7	四　川	4.57
8	河　北	5.41	8	河　南	4.39
9	河　南	4.88	9	辽　宁	3.80
10	湖　北	4.17	10	陕　西	3.63
总　计		72.07			62.86

资料来源：《中国医药年鉴1994—1998》。

更为让人担忧的是，这边的低水平重复建设问题还没有得到遏制，那边所谓的高水平重复现象又悄然兴起，使许多盲从的企业大受损失。1994年，中国已有小型基因工程干扰素等10个产品投放市场，同时，还有20多个基因工程项目处于开发阶段，到1995年底，全国已有200多家较大规模的生物工程项目，其中完成和正在施工的GMP生产厂房有40多个，每个GMP厂房平均耗资4000多万元，仿制产品最多者一个产品有30多个厂家相继生产①。"这些企业的生产能力已经远远超过了我国的新药研制能力。在目前我国只有为数不多的模仿产品的情况下，却有众多厂家竞相上马生产生物产品，而实际上，如果规模化生产的工艺成熟的话，一个品种只需一个厂生产，就足以满足全国市场的需求。总而言之，近年来国内投资开发基因工程药物的情况，可以用混

① 刘荣富：《警惕制药工业高水平重复》，载《中国医药报》1998年11月12日（第1694期）第二版。

乱、盲目、重复六个字来形容。"①

　　2. 医药商业体制的激变

　　为了配合医药制造业的快速发展，20 世纪 80 年代以来推行的国有医药商业体制改革在 90 年代得到了进一步的推动。从 1992 年开始，全国各地的国有医药商业企业开始引入承包经营制，并采取宜租则租、宜包则包等多种改革形式。这一改革使得除发展群体租赁等形式外，大部分国有医药商业企业由 80 年代的"改、转、租"转为承包制，一些长期亏损职工人数较少的商业企业甚至被公开拍卖。1993 年以后，国有商业企业改革步入了国有民营的新阶段，企业自主权不断扩大，组织形式和经营方式更加多元化，以放开"经营、价格、用工、分配"为主要内容的"四放开"改革在国有商业企业中推开，为国有商业企业的发展创造了更为宽松的环境。这一时期以"国有民营"为商业企业改革的主要形式，到 1995 年全国大部分医药商业企业都全面推行了国有民营。另外，加上各地批准核发的大量非国有医药商业企业，到 1996 年初，全国具有证照的批发企业已经达到 1.7 万家，比 1978 年以前的 2500 家增加了近 6 倍②。

　　民营化后的国有医药商业企业，由于失去了传统的政府统包统销的政策依赖，逐渐开始感受到来自激烈的市场竞争压力，特别是在药品零售环节还要面对集体和个体经营者的挑战。当时的一些集体和个体药品经营单位，利用自身在经营手段上远比国营经销单位更灵活的优势，花费重金聘请大量的医药代表和推销员，并通过或明或暗地发放各种形式的药品回扣，绕过医药公司把产品直接推销给各医药使用单位。一些国有医药商业企业相继出现药品销售量降低、经济效益下滑的危机，纷纷抱怨"产品质量上乘的敌不过推销质量出众的，生产工艺先进的敌不过流通关系优越的"，一些国有医药批发企业纷纷因经营不善而岌岌可危。当时，一些县级医药企业的经营利润直线下降，有的批发单位的购销毛利润由承包前的 20% 猛降为承包后的 8%，一些零售承包点更是惨淡

<hr>

　　① 黄每裕：《制药行业存在"高水平重复"隐忧》，载《中国医药报》1998 年 7 月 21 日第一版。

　　② 宏权：《医药商业流通体制改革的回顾与展望》，载《中国药业》1996 年第 2 期，第 23—27 页。

经营。

因此，在残酷的市场竞争环境面前，无论是国有民营企业，还是集体或个体经营者，都在某种程度上不得不放松对药品质量的关注，转而在降低商业成本、扩大销售量上大做文章，直接导致了这一时期大量假劣药在流通环节中大行其道的局面。例如在广东省，由于国有药品商业采取了层层承包、分散经营的策略，一些医药批发企业表面上是集体承包，实际上是多个私人承包，甚至个体药贩承包。为了追求利润，药品购销不再是质量导向，而是成本和利润导向。"当时的很多药店居然也同时卖起了百货，从化妆品到洗涤用品，从小食品到大家电，品种繁多，有的兼营品种比较单一；有的兼营品种一应俱全，类似现象在许多地方都存在"①；在江西省赣州市，1997 年全市共有 196 家经营药品的门店，国有药店仅有 58 家，仅占该市药店总数的 29%，且各种诊所已到 100 多家。一些个别部门借机构改革之机，从自身利益出发，一方面弱化药品质量管理，另一方面以开办或挂靠等形式为开办药店或诊所大开绿灯，或明或暗从事药品批发业务，从中牟利②。此外，一些国有医药公司有偿向个体药贩提供介绍信，个体药贩则借国有公司名义销售假药，导致当时医院购进的不合格药品中有 45% 来自于国有企业③。

分权式的发展型体制还使得药品经营领域形成了百业经药的极不合理的局面。由于药品是利润较大的商品之一，药品的批零差价在15%—20%，其中中药材批零差价为 35% 左右，在高额利润的诱惑下，河北、浙江、河南、广东等地出现了几家、几十家甚至整个村庄联合起来制售药品的联合体，更有甚者，还形成了"专业村"。安徽阜阳地区经销药店的店铺随处可见，这里有不少卖药致富的。政府机关、事业单位和各类集体单位也纷纷改换门庭，经销药品，以获得可观的利润，不少药品经营户"认钱不认人，卖药不懂药"④。而从当时已开业的药店

①　黎殿春：《药店莫成百货店》，载《中国医药报》1998 年 7 月 11 日第四版。

②　王锡林：《加强药品经营管理刻不容缓——对江西赣州地区医药市场的调查》，载《中国医药报》1998 年 9 月 29 日第二版。

③　《但愿广东人不再用假药》，载《中国医药报》1994 年 11 月 12 日周末版。

④　兰迎春、陈丽、刘焕秋：《加强药品市场管理，保障人民用药安全》，载《中国药房》1993 年第 1 期，第 37—38 页。

就隶属关系看，有医药公司的，有药厂的，有卫生部门的，还有工会组织的，还有商场开设的，也有公安部门的下属实体，有个体挂靠的，还有公务员退休发挥余热的，一些医疗单位也以增设门诊部为名，行药品零售之实。"不少零售药店零售只是门面，其主要精力是用于暗中搞批发，与国有主渠道批发企业争市场，为争用户，他们以高额回扣拉拢医疗单位的进货人员，或批量到药厂进货，直接调拨给厂矿医务室；有门路的，则请卫生主管部门出面，请医疗单位包销"①，使药品流通市场变得十分混乱。

另外，当时让人触目惊心的"白武松假药案"也是一起典型的案例。白武松本系河南省一普通农民，他于1992年上半年从安徽省阜阳市医药市场上大量购买便宜、滞销、过期药品，并将其购置的医用限制性剧药"氯化琥珀胆碱注射液"，去掉药名和商标，贴上假药名和假商标，伪造成"硫酸小诺霉素注射液"和"硫酸卡那霉素注射液"，并伪造批号，投向全国各地市场，最后酿成7名儿童、1名妇女死亡的惨剧，该案被称为新中国成立以来最大的制售假药致多人死亡案，在当时的环境下引起了全国的震惊，直接促使了1993年第八届人大常委会二次会议通过了《全国人大常委会关于惩治生产、销售伪劣商品犯罪的决定》，作为单行刑法，提高了对制售假药行为的法定刑，规定对于生产、销售假药罪，"致人死亡或对人体健康造成特别严重危害的"，可适用无期徒刑或死刑；规定对于生产、销售劣药罪，"后果特别严重的"，可以适用无期徒刑。1993年8月，案犯白武松被判处死刑，并执行枪决，成为新中国成立以来第一个因制售假药罪被判处死刑的人②。

如果说晋江假药案为观察20世纪80年代中国药品管理体制提供了一个很好的窗口的话，那么白武松假药案则比较典型地反映出了90年代中国药品管理体制的一些弊病：第一，作为一个文化程度只有初中水平的青年农民，白武松能够轻而易举地从医药市场上购买到大量的过期和限用药品，反映出当时由于推行市场经济体制而带来的地方医药市场

---

① 沈鸿猷、沈艺海：《药品零售业亟待规范》，载《中国医药报》1998年7月25日第二版。

② 《建国以来最大的制售假药致多人死亡案犯白武松被依法处决》，载《中国药事》1994年第1期，第62页。

的混乱和疏于管控，"要发财，倒药材"，各地为了繁荣当地经济，大力兴办医药市场，地方药政部门则对假劣药品的流通放任不管。该案中的假药来源地——安徽省阜阳市在当时被誉为"全国四大药都"之一，同时也是制售假药的重要集中地。第二，市场化改革使得国有医药公司面临极大的生存压力，为了追求利润，不惜将一些本应严格管理的特殊药品推向市场。该案中白武松制造假药的主要原料——氯化琥珀胆碱是一种解除肌肉和喉痉挛的麻醉药，婴幼儿和成人一旦过量注射，将迫使心脏快速跳动，几分钟可致人死亡，而这种特殊的麻醉药却是他从当时的阜阳医药供应公司以5分钱一盒的低价购入的①。第三，白武松制售的假药能够在短短的三个月时间内、毫无阻碍地行销到全国多个省份，一方面反映出当时医药商品经济的活跃程度，另一方面也揭示出卫生药政和医药管理部门在市场经济面前管控能力的全面弱化，特别是针对像白武松案中的个体制售假药行为缺乏获取信息和查处的能力。

此外，从80年代中期开始，由于中药材的经营与其他普通商品一样全部放开，改变了计划经济由国营中药经营企业产、供、销、调、存、出口六统一的管理方式，各地开始普遍出现农民卖药难的问题。为了解决这一问题，从90年代初期开始，全国各地开始兴起了一股大力兴办中药材市场的热潮，各类五花八门的中药材交易场所不断涌现，据不完全统计，截至1994年，全国各地共自发形成了137个药材市场②，由于无人管理，假冒伪劣药材在市场上大行其道，到后来，地方政府和各部门开办中药材交易市场甚至到了难以控制的地步。虽然在1994年国务院下达了53号文件，要求各地各部门集中整顿中药材市场，并经过三年的时间将全国的药材市场数量减少到17家，但由于牵涉地方政府的经济利益而使得政策执行遭到抵制，以当时中药材市场最为混乱的湖南省为例，从1995年下半年到1996年年初，全省24个药材集贸市场整顿后只剩下9个，而从1996年上半年开始，一些药材市场又开始死灰复燃，"不仅省政府第三批宣布关闭的7家药材市场没有关闭，还

---

① 张岗：《"假药王"伏法记》，载《中国质量与品牌》2004年第9期，第73—75页。
② 吕嘉戈：《挽救中医：中医遭遇的制度陷阱和资本阴谋》，广西师范大学出版社2006年版，第270页。

相继出现了 6 家新的药材市场"①。1996 年 12 月 15 日，中央电视台《焦点访谈》栏目对湖南省一些地方非法设立中药材市场、非法经营中西成药的现象进行了曝光。而在辽宁沈阳，原来的南五药材市场本来已经于 1995 年 2 月被取缔，半年之后药商药贩却自发地形成了一条"南六售药一条街"，规模甚至比原来的更大②。由于这些药材市场货品出入渠道难以规范，药材质量参差不齐，难以保障，因而给当时的公众用药安全、特别是农村用药安全带来了很大的隐患。

3. 医疗、药检与药研机构的企业化

值得一提的是，由于利益的驱动，从 90 年代初期起，越来越多的医疗单位和药检机构也开始加入到药品生产和经营的大军当中来。20世纪 80 年代的市场化改革浪潮席卷了中国的每个角落，医院自然也不例外。1980 年，"分灶吃饭，放权让利"的财政包干政策在全国予以推行，由于中央财力遭到削弱，地方财政成为承担医疗卫生事业发展的主要责任者，而相对于医疗卫生等社会公益事业，地方政府投资于能够带来经济效益的产业部门的积极性更大，因而使得政府财政支出中的卫生事业费逐年减少，其直接后果是公立医疗卫生机构失去了稳定的经费来源。

从 80 年代开始的卫生改革的实践看，虽然医院从国家得到的卫生事业拨款的绝对数每年都有增长，但增长幅度明显低于国民经济的增长幅度，也低于医院收入的增长幅度，医院作为差额拨款单位，政府拨款占医院收入的比重逐年下降。70—80 年代时期，政府投入占医院收入的比重平均为 30% 以上，到了 90 年代以后，由于政府财政力量的拮据这一比重逐年下降，同时在医疗服务价格还没有完全放开的环境下，为了获取必要的生存资源，医疗机构很自然地就会通过利用药品收入来弥补财政资源投入的不足，而国家在财政经费无法落实的情况下，也只能通过给政策的方式对医院进行安抚。即允许医院对药品按进价加价15% 销售，中成药甚至可以加价 30%，这就是"以药养医"模式的政

---

① 肖策群主编：《湖南卫生年鉴 1997》，《湖南卫生年鉴》，编辑委员会 1996 年版，第174—175 页。

② 金铎、赵莹：《关了"南五"，又出"南六"——沈阳药材市场怎么拉?》，载《中国医药报》1995 年 11 月 25 日第一版。

策依据。

与后来医院主要是通过开大处方、赚取药品差价利润等方式谋取利益不同的是，早期的"以药养医"更赤裸裸地体现在医疗机构直接开办药品生产和经营机构。例如在药品生产方面，当时医院自制药品占临床使用的 20%—30%，仅此一项医疗单位每年就可获利 70 亿—80 亿元[①]；药品管理法原本规定医疗单位配制的试剂不得在市场上销售，但有的地区和医疗单位仍然充耳不闻、我行我素，打着充分利用卫生资源、系统内调剂使用等旗号，大肆进行制剂药品的生产、销售，俨然把制剂室变成了小药厂。更有甚者，有的医院公然违背卫生行政部门和药品监督部门的三令五申，搞承包经营或变相的承包经营，有的甚至包给了私人，以致造成在医院内使用自制制剂也仿效医药市场的不正之风，搞起了回扣、促销费和开单费。更令人担忧的是，采用劣质药材为原料，抬高原料价格，甚至少投多产等违法手段已经成为泛滥之势。

此外，以药养医的体制，还使得医院在购进药品质量时，不是看药品的质量，而是注重折扣率的多少，这就造成医药市场的不公平竞争。许多国有大型制药企业，为了提高产品质量都在推行 GMP 改造，一些低水平建设的小药厂，生产设备及投入技术水平根本无法与大药厂比，他们仅仅在药品生产中低限投料，就能使其生产成本降低很多，而大、小药厂的销售价格都要受到国家的限制，这就使一些生产成本低、生产水平差的企业，在给医院的折扣率上有明显的优势，从而在药品销售上也有同样的优势。一些医药企业发出了"不实行 GMP 是等死，实行GMP 是找死"的感叹，影响了医药产业的战略型重组，无法实现像家电行业那样，通过价格竞争较快地实现整个产业的升级换代[②]。

又以药品经营为例，当时的一些卫生、药检部门和医疗机构以办实体搞服务为名，进行以盈利为目的的药品联购分销，"且出现层层效法、行政干预，大有异军突起形成第二医药批发机构之势"[③]。另外，当时

---

① 曾子哲：《建立我国新型的医药管理体制——对我国医药管理模式的探讨》，载《中国医药报》1995 年 12 月 9 日第四版。

② 陈涛：《规范医药市场还需配套改革——也谈整治医药市场难在何处》，载《中国医药报》1998 年 7 月 10 日第一版。

③ 彭伶敏：《药品经营多元化弊端》，载《中国医药报》1994 年 3 月 10 日第二版。

的一些地方卫生部门纷纷开办所谓的"中心药房"，利用行政权力，要求所属各大医院从"中心药房"的进货量要达到80%以上①，由于这些药品经营机构的药品来源多种多样，而且又和卫生药政部门是父子关系，一些卫生药政部门甚至提出要"为企业保驾护航"②，因此药品的质量难以得到有效管控。

除了国营医疗机构之外，大量集体和个体医疗机构也不断涌现，大大增加了卫生监督部门的管理难度。改革开放以前，个体医疗机构在国家医疗体系中的比重很小，到了"文化大革命"时期，几乎完全遭到废除。1980年8月，为了弥补当时国有和集体医疗资源的不足，卫生部发布了《关于印发〈关于允许个体开业行医问题的请示报告〉的通知》，提出"应该继续允许个体开业行医合法存在"，并将开业医生的审批权放到县级卫生行政部门，对于个体开办医疗机构采取了鼓励的态度③。在这样的政策背景下，在后来的几年中，全国各地迅速掀起了一个兴办个体医疗机构的热潮。此外，由于农村集体经济的解体和合作医疗的瓦解，原有的一些农村集体医疗机构经营情况日益艰难，许多地方开始将集体医疗机构承包给私人经办，因而，从表面上看，开办集体医疗机构也是一时间蔚然成风。仅以村级卫生组织为例，根据官方的统计数据，1985年全国农村村级共有各类集体和私人兴办的医疗机构777674个，其中个体办的医疗机构为323904个，到八年之后的1993年，这两个数据分别增长到806945个和374296个，1997年这两个数字虽然有所回落，但仍然分别有733624个和267036个④。这些非国营医疗机构一般都没有接受政府财政资助，属于自收自支性质，其大部分的收入都来源于病人的诊疗缴费，在医疗服务费用无法大幅度提价的背景下，只能从进药渠道想办法降低成本，提高药价。由于一些非国有销

---

① 丁凡：《医药市场"以权经商"现象透视》，载《中国医药报》1994年4月12日第二版。

② 陈乃安：《南京卫生部门为企业保驾护航》，载《中国医药报》1995年5月23日第一版。

③ 《卫生部关于允许个体开业行医问题的请示报告》，载《中华人民共和国卫生法规汇编1978—1980年》，中华人民共和国卫生部办公厅编，法律出版社1981年版，第202—206页。

④ 中华人民共和国卫生部编：《中国卫生统计提要1997》，第25页。

售渠道具有相对灵活和低价的优势，集体和个体医疗机构纷纷抛开国有商业主渠道，而改从非国有渠道进药，途径日益多样化，导致进入医疗机构的用药质量难于管控。例如，1996 年成都市药检所对 245 家个体诊所进行调查发现，以行医为名行卖药之实的现象十分突出，药品品种繁多，超过了执业范围的用药需要，据他们的收入统计，药品获利占业务收入 90% 以上的为 126 家，占业务收入 80%—90% 的为 106 家，卖药获利是个体诊所收入的主要来源。另外，该所还对 400 余家诊所使用的 488 批药品进行抽检，结果 394 批不符合规定，抽检不合格率达 81.07%[①]。

更令人瞠目结舌的是本应为国家药品质量监督管理提供技术支持的药品检验机构，也开始堂而皇之地直接涉足药品生产和经销行列。由于国家对卫生事业单位经费拨款额的逐年下降，从 80 年代末开始，作为国家卫生事业单位的药品检验机构就遇到了资金严重不足的问题，为了弥补运转资金的不足，国务院在下发的有关文件中明确提出"以副补主"的政策，鼓励包括药品检验机构在内的卫生事业单位发挥技术优势，开展有偿服务。在 1985 年国务院国发（1985）62 号文件批转卫生部《关于卫生工作改革若干政策问题的报告》中，明确提出卫生部门要对"药品审批和药品检验收取一定的劳务费和成本费"[②]。根据这个文件精神，1986 年卫生部下达了《关于调整药品审批监督检验收费标准的通知》，对药品检验收费的具体事项进行明确规定，从那以后，上级药检单位在向下级药检机构下达年度抽验任务的同时，不再给予配套的财政经费支持，而是通过向企业与医疗机构征收药品检验费用以补充，抽验所用的药品样本也是药品生产、经营和医疗单位无偿提供的。

抽验本来是一种为维护公共利益所进行的行政行为，其费用和成本应由国家财政预算支出，而这种依赖于企业的抽验经费供给机制，使得一些地方的药检所，却将此作为"创收工程"来抓，而且专验外地药厂的药品，"识相的快些拿钱来，否则三番五次找上门，专抽验你的药，

---

① 成都市卫生局药政处：《个体诊所用药亟待加强管控》，载《中国医药报》1999 年 7 月 15 日第一、二版。

② 《卫生部关于卫生工作改革若干政策问题的报告》，载《中华人民共和国卫生法规汇编（1984—1985）》，中华人民共和国卫生部办公厅编，法律出版社 1988 年版，第 1—6 页。

不管合格与否都要你出钱"①，只重视抽验数量，忽视抽验针对性，只按收费的多少、难易程度确定抽验重点，对质量状况差、但难以上交抽检费的单位，就少抽验或干脆不抽验；对质量状况好，且易于收取抽验费的正规单位，则常抽常检多次收费，当时流传的顺口溜"药检，药检，非钱莫检；药检、药检，变成要钱要钱"很能反映问题的严重性②。此外，药品技术监督部门与企业联合生产和开发药物，甚至单独经销药品，这严重损害了技术监督应有的独立性和科学性，使得药检所甚至异化成为掩盖企业假药劣药的工具。例如当时的吉林省四平市药检所就与市区两家制药厂家签订咨询合同，每年按比例提取一定数额作为有偿服务酬金，又以药物研究所的名义办起了"四平市中央西路医药卫生经销部"，直接销售药品，当年就获利25万元③，而湖南省药检所则引进企业管理机制，把药品检验与有偿服务结合起来，通过帮助需要研究新药的单位承包研究课题来增加收入④；北京市药检所则与北京市卫生局签订承包合同，并将承包的具体指标分解到业务科室，再由科室落实到每个检验员，按科室与个人对所承包任务的完成情况来分配奖金，奖金额度占到承包合同奖励基金的40%，而该基金大部分则来源于药检所自身的创收所得⑤。至此，在发展型体制下，原本应当作为药品质量管控者的药检事业单位，在企业化改革的大趋势下，已经被异化成为药品质量的管控对象。

此外，在计划经济体制下，中国实行的是一种以政府研究机构为主体、以垂直领导关系为特色的科技研究体制。在该体制下，身为科研活动主体的政府科研院所与高校、企业相互独立，其事业费和科研经费均

①　邬国刚：《药检部门的抽验费该由谁来出?》，载《中国医药报》1998年8月5日第四版。

②　孙洪涛：《改革抽验机制　加大监督力度》，载《中国医药报》1998年3月18日第一版。

③　任志萍：《浅谈新形势下如何增进药检事业的活力》，载《中国药事》1994年第4期，第219页。

④　雷玉萍、张建清：《加强药检所内部改革势在必行》，载《中国药事》1996年第1期，第26页。

⑤　吴德宣：《理顺药政药监药检之间的关系　实行全方位监督管理》，载《中国药事》1989年第1期，第40—41页。

来源于国家财政拨款，科研成果属于国家所有，在国家主管部门的指导下，无偿转让给生产单位。科研院所遇到经费不足或有特殊需要的情况，可以通过申请由国家拨款解决，运行机制完全处于统收统支的供给状态，科研机构几乎没有任何独立的利益诉求。

为了解决国家科研经费投入不足的问题，80 年代初国家提出了科研成果是商品的概念，开始对科技成果的推广实行有偿转让，突破了科研院所完全依靠国家拨款的局面，开启了科研单位进入技术市场的先声。1985 年，中共中央颁布了《中共中央关于科学技术体制改革的决定》，明确要"改革拨款制度，开拓技术市场，克服国家包得过多、统得过死的弊病"、"鼓励部门、企业和社会集团向科学技术投资"、"原由国家拨给的事业费，要逐步减少"、"对于从事医药卫生等社会公益事业的研究机构，仍由国家拨给经费，实行经费包干制"[①]。1986 年国务院又颁布了《国务院关于科学技术拨款管理的暂行规定》，规定"实行事业费包干的研究单位在完成国家规定的任务外还取得合理收入的，其纯收入不超过本单位当年包干事业费 10% 的，全部留给本单位；超过部分，一半用以冲抵下一年度的单位事业费拨款，一半留给单位"[②]。而在实际过程中，由于当时的物价水平开始上涨，而国家事业费的拨款是以 1985 年经费拨款为基础，增加幅度很小，以致医药科研事业单位的事业及活动费缺口逐年加大，例如在当时的国家医药管理局天津药物研究院，1988—1990 年三年间的事业费支出为 804.8 万元，而三年间的财政拨款的事业费为 589.3 万元，仅占总开支的 70%，1988 年以后"科研仪器的添置、更新无渠道，基本建设投资缺乏保障，加深了经济困难的局面"[③]。

因此，为了改变这种经济上被动的局面，解决事业费、科研经费和

---

① 《中共中央关于科学技术体制改革的决定》（1985 年 3 月 13 日），载国家计划委员会计划经济研究所编：《中华人民共和国科学技术政策法规选编》，法律出版社 1986 年版，第 19—29 页。

② 《国务院关于科学技术拨款管理的暂行规定》（1986 年 1 月 23 日），同上书，第 193—195 页。

③ 院志办编：《国家医药管理局天津药物研究院院志 1955—1990》（内部发行），第 217—221 页。

仪器设备更新经费的供给问题，从 80 年代中期开始，许多医药科研事业单位开始通过实行对科研课题实行经济核算、开发新产品以及转让技术等措施，来筹措不足的事业经费，医药科研事业单位逐渐被推向市场。

如果说在 80 年代国家只是默认科研事业单位通过有限度地引入商品经济机制来自筹部分经费，以弥补国家财政投入不足的话，那么到了 90 年代，由于建设社会主义市场经济体制的提出，国家就直接成为推进科研事业单位企业化、市场化的直接推动者。1994 年国家科委、国家体改委联合发布了《国家科委、国家体改委关于适应社会主义市场经济发展，深化科技体制改革实施要点的通知》，其中列明"要引导大部分社会公益型科研机构由事业型向经营型转变，为社会提供有偿服务，逐步实行企业化管理和经营，建立起具有生机和活力的自我发展机制"①。在这一精神的推动下，从当年开始，国家对于作为社会公益型科研机构的医药科研事业单位的财政投入出现较大比重的下降，许多医药科研机构纷纷开始通过转让新药产品、开展质量检测、与企业进行合作研发，甚至直接开办医药生产企业的方式，完全投入到激烈的市场经济大潮中。

在一个管控有序的市场经济环境下，医药科研机构直接进入市场竞争领域原本不但无可厚非，而且还可以加速科研成果向现实生产力的转化，有利于医药产业的发展与升级。然而，在 90 年代中期十分混乱的产业格局和相对脆弱的管控条件下，众多的医药科研机构不仅成为药业市场竞争中的直接参与者，也成为药品质量急剧下降的责任主体之一。一方面，一些医药科研机构往往通过与药厂在新药和仿制药审批过程中伪造数据、夸大功效、弱化副作用等合谋手段，弄虚作假，为药品尽快通过审批提供不切实际的科学依据，事后则与药厂进行分利；另一方面，从 90 年代初开始，各地的药物研究院开始出现兴办药厂药店的热潮，直接将开办药厂和药店所得的利润收入用于补足自身运作经费的不

---

① 《国家科委、国家体改委关于适应社会主义市场经济发展，深化科技体制改革实施要点的通知》，载国家科学技术委员会政策法规与体制改革司编：《中华人民共和国科学技术法规选编》，中国法制出版社 1994 年版，第 8—15 页。

足。为了获取更大的利润，不少医药科研机构不专心进行医药创新技术研究，而是利用自身的技术优势作为掩饰，将自己所办药厂药店的产品疗效夸大其词，实际上则偷工减料，给当时的药品质量安全带来一定的隐患。

（二）管控者：失灵的质量管控体系

1. 角色冲突下的管控意愿

混乱不堪的医药市场，固然与日益复杂、灵活和多元的药品生产流通主体和体制有关，但也与20世纪80年代以来推行的发展型导向的药政管理体制密不可分：第一，发展型导向的药政体制将发展医药产业经济列为各级政府官员的政绩考核目标，使国家在产业发展与质量管控上产生了角色冲突，从而降低了政府的管控意愿；第二，发展型导向的药政体制增加了卫生药政与医药管理部门之间的隔阂与冲突，使得管控者出现了严重的内耗现象，无法实现有效管控信息的资源共享和整合；第三，在发展型导向的药政体制下，中央与地方药政职能部门的委托—代理关系变得十分糟糕，同时各级各类履行药政管理职能的部门无法获得足够的财政、人力以及技术资源，因而导致国家药政政策执行能力变得十分低下。因此，结合以上三个方面来分析，发展型导向的药政体制使得国家在当时日益混乱的药品生产和流通秩序面前显得束手无策。

早在70年代末，作为国家医药行业管理的机构，国家医药管理总局在成立伊始的时候就直接掌握着中国医药工业公司、中国医疗器械工业公司和中国医药公司等多家大型国有医药企业的管理权，政企高度合一。虽然在名义上是由卫生部代管，但由于其日常工作涉及大量的生产性和经营性的具体经济事务，其主要工作仍然是由国务院、计委和经委直接领导。根据当时的文件，国家医药管理总局的任务是"负责制订生产计划、财务计划，下达物资供应和劳动力指标，并且执行国家的产品分配和调拨计划"①，计划和行业发展色彩十分浓厚。在随后1988年政府机构改革的

---

① 《国务院批转卫生部关于建议成立国家医药管理总局的报告的通知》（1978年6月7日）。

《国家医药管理局"三定"方案》中，明确提出"国家医药管理局是管理全国医药的主管部门，并负责全国药品、医疗器械的行业管理"，在列举的 10 项主要职责中，与药政管理有关的职能仅有 2 项，其余 8 项均为行业发展和管理职能。虽然宣称中国医药工业公司等四家国有大型医药企业"不再承担行政性的行业管理职能"，但在体制上仍然归属于国家医药管理局管理，医药行业管理部门与国有企业之间的关系是天然的父子关系①。

　　由于历史的惯性和发展医药经济的需要，在地方政府层面，政企合一的情况则更为普遍和严重。例如，1979 年河北省经委发布了《关于省医药管理局实行政企合一的实施方案的报告》，指出即将成立的省医药管理局的任务是"保证国家生产建设计划的完成，对直属企业、事业单位的产供销和人财物实行统一领导"，并随后要求"各地、市要建立医药管理局，它既是地区行政公署和市革委会的职能部门，又是企业单位和医药公司（二级站），一套机构，两个名称"②；而山东省的改革则显得企业色彩稍浓一些，1984 年该省医药管理局改为经济实体的省医药总公司，并被授予行使行政管理机构职能，并在地市成立局级医药公司，统一领导当地的医药工商业③。

　　医药管理部门与企业的这种千丝万缕的联系，决定了该部门在药品质量管控与发展企业方面不可避免地产生冲突，特别是一些地方基层的医药部门更是如此。虽然从 90 年代初期开始，国家就开始逐步推行医药管理部门简政放权、政企分开的改革，但实际上医药部门对以前的所属企业仍然是"大开绿灯"，甚至直接帮助企业"抓市场、抓改革、抓整体优势以及帮助亏损企业解决难题"④。特别是在提出建立社会主义市场经济之后，由于各行各业不断涌入药品生产和经营行业，打乱了原有的由国有企业为

　　①　国家医药管理局:《关于国家医药管理局机构改革"三定"方案的报告》，载国家医药管理局编《医药工作文件选编 1978—1988》，第 1194—1196 页。

　　②　同上书，第 1246—1247 页。

　　③　山东省地方史志编纂委员会编:《山东省志·医药志》，山东人民出版社 1995 年版，第 483 页。

　　④　徐世辉:《扫衙门三级石阶，还为官一任本色:天津市医药局迈出"帮"字四步舞》，载《中国医药报》1994 年 9 月 6 日第一版。

代表的医药主渠道垄断地位，使得国有企业在残酷的市场竞争中优势渐失。因而，医药管理部门以政府的名义来为国有企业代言，希望通过行政干预的方式来重新加强国有医药主渠道的地位，而市场经济条件下本应加强行业管控职能则没有受到应有的重视，计划经济体制的惯性十分强大。在地方上，一些受到市场经济改革巨大冲击的国有医药公司，则转而向关系密切、代表自身利益的地方医药管理部门求助，希望通过行政力量干预市场来达到保护自身利益的目的，例如在四川丰都，为了挽救国有医药公司的经营颓势，该县竟然要求县内医疗卫生单位所使用的药品80%必须从该县国有医药公司进货，否则县财政部门将扣拨医疗卫生单位的卫生事业费，每少进1%的购药量，就扣拨1%的医药事业费①；浙江省青田县县委常委扩大会议则加强药品质量管理为名，要求该县各卫生单位的药品一定要从该县的医药公司购进②，以基层地方的医药管理部门已经异化成为当地医药企业的"保护伞"和"挡箭牌"。

医药管理部门的这种角色冲突，根源于其机构设置的双重属性：一方面，作为国家医药行业的宏观经济管理部门，该部门肩负着推动医药产业发展的责任，并力图保障医药产业能够成为各地方的支柱和重点发展领域，促进经济发展，充分保障就业，成为丰盈稳定的财税来源；另一方面，作为国家药政部门的重要组成部分，该部门也必须贯彻执行国家的药政政策，控制医药企业的过度增长，加强对药品的质量管理，因而在某种意义上也担负着药政管理的职能。这种发展与管控的双重属性，使得医药管理部门从一成立开始就不可避免地陷入了十分尴尬的境地：既要推动医药产业的发展，又要改善医药产业的混乱局面。然而，为了尽可能地避免这种角色冲突，在当时大力发展市场经济的大环境下，医药管理部门选择了发展导向的管理模式，甚至以加强质量管控的名义来为国有医药企业谋求更大的发展空间。

如果说医药管理部门与企业这种千丝万缕的联系是体制惯性造成的话，那么，卫生药政部门直接介入药品生产和销售过程则是利益驱动使

---

① 张宗明：《四川丰都理顺药品进货渠道出新招：不从主渠道进药，扣拨事业费》，载《中国医药报》1994年7月19日第一版。

② 华石麟：《青田县要求：医院用药一律到县医药公司购进》，载《中国医药报》1995年1月12日第一版。

然。一方面，由于药政部门隶属于卫生部门，而卫生部门则属于地方政府序列组成机构，其经费来源、人员编制、执法设备等都由同级地方政府掌控，因而在监督执法过程中不可避免地要受制于地方政府，从而在面对关系到地方经济发展的问题时只能轻描淡写。前文中曾经提及的 90 年代中期各地药材市场屡禁不止的现象，最主要的原因莫过于地方药政部门的纵容与放任；另一方面，从 80 年代中期开始，由于政府卫生事业费预算的比例逐年下降，各地卫生部门的财政情况逐渐捉襟见肘，为了争取更多的经费资源，除了上文中提及的鼓励医疗卫生单位"以药养医"之外，另一个途径就是利用药政部门手中握有审批权和执法权之便，直接从事医药生产和经营业务。一些地方的卫生医疗部门以搞活经济、兴办第三产业为名，成立了名目繁多的"卫生服务部"、"红十字会服务中心"、"药械分公司"、"中心药库"、"药贸公司"等，有的地方干脆直接挂出"医药经营部"、"药械批发站"等牌子，有的地方还出售红十字会的招牌，支持集体或个人经营医药批发业务，个别地区的卫生部门领导干部还兼任这些企业性质单位的董事长或总经理职务①。

　　例如，当时的陕西省宝鸡县卫生局向所属单位发出通知，不要从医药公司进货，还多次口头通知凡药品销售点经营的药品，必须从销售点进货，否则不发卫生事业费。实际上，卫生局是用销售货款抵发卫生事业费的，1985 年第一季度，该局药品经销点的销售额就达 18 万余元，今后还打算扩大经营。合阳县卫生局、妇幼保健院等单位，从省内外购进药品 60 余万元，除自用外，转手批发给各医疗单位，其进货额占全省药品销售额的三分之一，其他卫生局也有类似情况。至于县医院、地段医院和兽医站等批发药品的情况则更多。除个别边远山区县以外，当时的陕西省十个地市、城镇都有同样问题②；在广东，不少县市卫生行政部门都先后成立或正在筹备"医药卫生服务公司"或"医药购销部"之类的机构，或直接由医院、卫生院、所从事经营中西药品批发业务，

　　① 单宏权:《医疗卫生单位联购联销的思考及建议》，载《中国医药报》1994 年 2 月 10 日第三版。

　　② 郑怡君:《卫生行政单位 亦官亦商 以权谋私 应该立即制止》，载国家医药管理局医药贸易情报中心编《医药贸易》第 5 期（总第 44 期）(1985 年 6 月 25 日)。

他们采取各种办法经营和推销商品，不少医疗单位自制药品越来越多①；在广西，桂平市卫生服务公司公开采取行政命令规定各医疗单位必须到该服务公司进货，容县卫生局药品贸易中心和药品批发站从1992年起非法经营中西成药批发业务，并以权力分配任务到各个医院、药店、乡村诊所，对于不到其药贸中心进货的单位，就运用行政权力设置障碍②。

2. 部门政治和中央—地方冲突的升级：管控者信息获取能力的下降

在一篇以中国食品安全管控体制为研究主题的论文中，谭伟强和杨大利认为管控部门之间碎片化（regulatory fragmentation）是影响中国建设管控型政府建设的重要阻力③。而在药品管控领域中，从80年代中期到1998年以前，管控机构内部的碎片化现象则一直困扰着中国的药品管控体制。然而，如果说在医药经济方兴未艾的80年代，管控机构的碎片化只是影响了药品管理体制的运行效率的话，那么，到了医药产业迅速发展的90年代，管控机构之间的碎片化所引发的部门内耗，则直接弱化了作为管控者整体的国家对管控对象的信息获取能力和政策执行能力，从而使药品安全管控形势变得十分严峻。

70年代末建立起来的相对集中统一的医药行业管理体制，虽然在80年代得到了一些加强，但是却因90年代初地方医药经济的兴盛而再次受到弱化。在当时，医药、卫生防疫、化工、二轻、农垦以及地方政府等部门都成为医药工业事实上的主管部门，而药品经营一部分由医药局代管，一部分则由供销部门归口管理，再加上医疗单位、集体、个体代批药品业务等④，条块管理相结合，政出多门，互不统属，严重削弱了国家对医药产业的管控能力。在众多的主管部门中，冲突最为明显的仍然是卫生药政部门与医药管理部门。

---

① 《广东省卫生医疗等部门经营医药批发的情况反映》，载国家医药管理局医药贸易情报中心编《医药贸易》第6期（总第45期）（1985年7月25日）。

② 潘相敢：《广西一项调查表明——医药市场状况不容乐观》，载《中国医药报》1995年11月4日第一版。

③ Waikeung Tam and Dali Yang (2005), Food Safety and The Development of Regulatory Institutions in China, *Asian Perspective*, Vol. 29 (4)：5 – 36.

④ 李华轩：《医药市场混乱的成因及治理对策》，载《中国医药报》1997年9月9日第二版。

由于 80 年代中期建立的国家中医药管理局逐渐偃旗息鼓，因而 90 年代以后中国药品管理体制由原来的"三国演义"走向"楚汉相争"：卫生药政部门与医药管理部门成为这场部门政治中的两大主角。由于手中握有《药品管理法》所赋予的药品注册、颁发企业许可证、药品检验等药政管理大权，卫生部门从一开始就处于比较强势的地位，不但抛开医药管理部门单独建立了自己的 GMP、GSP 等认证体系，而且在执法过程中不断重申自身作为国家法定药品行政管理部门的地位，并以自己主管的《中国药事》、《中国药房》以及《健康报》等报刊为阵地，对医药管理部门与自己争夺管理权的行为进行口诛笔伐。他们以发达国家药政管理都归卫生部门管辖为依据，认为医药管理部门是计划经济体制的产物，在市场经济条件下行业管理职能应当交由民间行业协会来履行，因而主张撤销国家医药管理局，建立中国医药行业管理协会，修改《药品管理法》中开办企业"必须经主管部门审查同意"的规定，并提高药政部门的行政级别，改变医药管理部门级别高于药政部门的不对称现象①。

而代表国有企业利益的医药管理部门也毫不示弱，在自己主办的《中国药业》、《中国医药报》等报刊上予以还击，他们一方面认为中国的国情与西方发达国家不同，国有企业在整个医药产业中仍然占据主导的地位，也是关系到国家战略安全的关键所在，因而必须由政府部门统一领导和管理，以便保证国有资产的保值与增值，以国有主渠道生产和供应来保障人民的用药安全，"与一般专业经济部门不同的是不仅负有发展医药经济的责任，更重要的是对医药商品的生产、流通和使用负有管理和监督的社会责任，随着社会的发展和进步，这种社会责任会越来越显得重要"②；另一方面，他们则反过来指责长期以来医药不分的管理体制的弊病，指出既管药政又管医院的卫生部门是药品生产经营秩序混乱的始作俑者，主张通过建立"医药分业管理"的体制来把卫生部

---

① 谢博生：《关于改革药品监督管理的思考》，载《中国药房》1996 年第 7 期，第 37—39 页。

② 《学习十四届三中全会〈决定〉联系实际对医药改革与发展的思考（提纲）——齐谋甲局长在全国医药管理局长会议上的讲话》（1993 年 12 月 23 日）。

门排挤出药品管理领域①。

两个部门的冲突还十分集中地表现在对药品生产和经营企业的审批权上的争夺。由于《药品管理法》规定开办药品生产和经营企业既要获得医药部门核发的合格证，又要有卫生部门颁发的许可证，这就在实际上形成了药品生产和经营企业的两套准入体系，使得两个部门分别从自身利益出发，审批通过了大量的药品生产和经营企业，这也是导致90年代中期以后药品生产和经营企业数量剧增的制度性根源之一。根据当时医药管理部门的一些干部在《中国医药报》上的披露，"药品生产企业合格证由我们发，许可证由卫生部发，有的地方协调的好，有的地方协调的不好，例如江苏，就是你发你的证，我发我的证，就麻烦了。这两个证是一个标准，内涵上没有什么区别，就是我们发一个，他们发一个"②。为了维护国有医药企业的利益，制止国有企业在市场经济条件下效益不断下滑的势头，作为国有医药企业主管机构的医药管理部门对开办国有生产和经营企业限制相对较松，对非国有渠道的企业和医疗机构开办药品生产经营业务则严格控制；而为了减轻卫生事业经费下降带来的财政压力，作为医疗卫生单位主管机构的卫生部门在审批过程中则恰恰相反，对医疗单位开办制药售药企业大开绿灯，而对企业的审批则利剑高悬。这种在准入体系上的扯皮内耗现象，使得作为一个管控者整体的国家在掌握管控对象的信息能力上出现了严重的弱化，两个部门在药品生产经营单位的数量、通过GMP和GSP的企业数量、查处制售假劣药案件数量等一些基本统计信息上出现较大的差异，部门之间在管控信息上无法共享和交流，只是从自身部门利益出发而自成体系，严重削弱了国家的管控能力。

另外，药品监督执法过程也是两个部门角力的角斗场。卫生部门跟药品生产经营企业的联系不如医药部门密切，但同时却是医疗卫生单位的直接主管部门，因而在针对医药企业和医疗机构的药品质量监督执法中，不可避免地存在偏颇之处，被医药管理部门批评为"行业保护主义"：即对医药部门所属的企业从严查处，而对本系统医疗卫生单位则相对宽松③，

---

① 汪彦斌：《试论医药分业管理》，载《中国药业》1995年第11期，第8—9页。郑国辰：《也论医药分业管理》，载《中国药业》1995年第12期，第10—11页。

② 兰文革：《"打假"与"假打"》，载《中国医药报》1995年12月7日第二版。

③ 同上。

而医药管理部门则一直抱怨没有行政执法权,"各级医药管理部门名不符实,只挂有管理的牌子,而没有执法机构,没有专职执法队伍,没有强有力的执法检查措施,发现违反药品管理法规行为的,只能说服教育,口头制止。必须处罚的,还得请求工商、卫生等部门,而各部门的工作重点存在不同,如工商侧重于查处假冒伪劣和无营业执照;卫生部门侧重于对药品质量的检验;公安则只管已触犯刑法或《治安管理条例》的,至于药品生产经营秩序方面则落于空档,想管的无权管,有权的不愿管,从而致使药品市场混乱成为久治不愈的'顽疾'"[1]。医药管理部门甚至提出一个职能部门不能监督另一个职能部门的理论,对卫生部门垄断行政执法权的情况横加指责[2]。在一些省份,医药管理部门的呼吁变成了现实,获得了行政执法权,使得权力打架的现象更为严重。此外,公安、工商、检察等执法部门也纷纷介入这场行政执法权的大战当中,一些地方还纷纷成立了医药公安室、医药检察室和医药工商管理所,或者与医药部门联手执法,将卫生部门抛在一边,使得卫生部门不得不呼吁"药品管理的多部门协作不应削弱卫生行政部门的药品执法权"[3]。

卫生部门与医药管理部门的纷争与矛盾,从表面上看是这两个主管部门相互扯皮所引发的,而从深层次的角度来分析,则根源于当时的发展型体制下政企或政事分离不彻底、发展与管控之间的矛盾等顽疾。一方面,在市场经济环境下,卫生和医药部门都不是单纯意义上的行政机关,而是分别直接掌管着众多国有医院和医药企业的"婆婆",由于存在高度的体制性利益关联,他们的首要目标是如何使旗下的医院和企业增值、保值,保障经济效益,以便促使它们能够在激烈的市场竞争中生存和发展,从而使其部门利益得以维护;另一方面,作为国家行政机关,他们又同时担负着许多市场管控的职能,即保障公众使用药品的安全有效、质量合格。正如前文所论,在市场经济的环境下,加强管控与经济发展不可避免地产生了矛盾关系,为了舒缓这种矛盾关系,除了提出所谓的"管、帮、促"

---

[1] 沈道洪:《医药管理部门应尽快成立药品稽查机构》,载《中国医药报》1995年11月23日第三版。

[2] 丁海东:《执法不严 违法不究——药品监督管理存在的主要问题》,载《中国卫生事业管理》1995年第10期(总第88期),第548—549页。

[3] 丁海东:《浅谈药品执法权》,载《中国药事》1995年第1期,第27—28页。

口号、寓管控于发展当中之外，另一个策略就是"发展自己的，管控别人的"，即积极扶持自己部门下属的企事业单位，而严格限制其他部门所属企业的发展，从而达到替自己的"儿女"挤压竞争对手、扩大市场份额的目的。

这种发展型体制所带来的部门政治的恶果，就是严重削弱了作为一个整体的国家管控者对管控对象的有效信息获取能力，一方面，管控对象的准入门槛放开，企业和医疗机构的数量剧增，为了能够在激烈的市场竞争中生存下去，企业和医疗机构都具有强大的、向管控部门提供不实信息的动力，以逃避国家的有效管控，如 1988—1996 年，全国各地医疗机构上报到卫生部药品不良反应监察中心的 ADR 病例仅有约 2 万例，仅占每年住院病人总数的比例不到 1%，大大低于世界卫生组织有关 5% 的国际标准，即大量的不良反应病例没有及时上报，且在已经上报的不良反应中，大约 99% 为已知的药品不良反应[①]；另一方面，部门政治的内耗，使得作为管控者之间无法实现信息共享、联合执法和有效合作，反而导致他们之间相互攻诘、推卸责任，各个部门之间出于利益考虑，制定各自的质量管控标准，执行各自的法规规章，搜集有利于自身的相关信息，使得国家对于管控对象的信息掌握能力大大下降，无法实现管控信息共享，国家的药品管控行为因此而碎片化（fragmentation）、部门化（departmentalization）和盲目化（uninformed），最后只能通过国务院一级的中央政府出面协调，并以多次发布政府文件的行政方式予以干预。

发展型管理模式不仅弱化了国家管控者在横向权力配置上的信息获取能力，而且也大大损害了在纵向权力维度中中央与地方之间的委托—代理关系，中央政府已经无法通过地方政府获取药业质量管控上的真实信息。在 80 年代，药品管理领域内的中央—地方关系的焦点集中在新药审批权的争夺上，而随着 80 年代中期中央把散落在地方的新药审批权逐步上收，中央—地方在管控权力上争夺的焦点也开始有所变化。作为对剥夺地方新药审批权的妥协，在 1985 年开始实施的《药品管理法》中，不但保留了省级卫生及医药部门对开办药品生产、经营企业的审批权，还准许省级卫生部门继续审批国家新药目录中的四、五类新药（即仿制药）。在这种制

---

① 王雪飞：《遏制药品不良反应》，载《健康报》1997 年 9 月 24 日第一版。

度设计下，为了更好地推动当地医药经济的发展，使该产业成为各省的支柱或重点产业，各省卫生和医药部门都对药品生产和经营企业的开办大开绿灯，并充分运用手中的仿制药审批权力进行审批，因而从1986年开始，全国各地的药品生产和经营企业数量激增，其中90%都是各地新上马的中小型企业，此外，仿制药占审批药品的比例也越来越高①，由于这些仿制药品大都是根据各地的地方标准审批的，质量要求参差不齐，给药品安全和质量带来了极大的隐患。

为了遏制医药企业的增长势头，国务院先后于1990年和1994年发布了《关于整顿药品市场的通知》和《关于整顿医药市场的紧急通知》，明确规定私营企业和个体工商户不得生产药品，药品批发业务必须由国营医药专业批发企业统一经营。但由于医药市场自身需求的不断上涨，加之一些部门和地方政府的消极抵制，两个通知基本上都没有达到整乱治乱的目标。1996年，国务院办公厅第三次发布了《关于继续整顿和规范药品生产经营秩序加强药品管理工作的通知》，该通知明确指出"为杜绝乱办药品生产企业造成重复生产的现象，凡新开办的药品生产企业，必须经卫生部、国家医药管理局、国家中医药管理局联合审查同意后，方可按照有关规定办理立项、审批手续"，即明确限制了各省对药品生产和经营企业的审批权，力图用行政手段将法律规定的省级药品生产和批发企业的审批权收回中央②。

发展型的管理导向还体现在另一个重要指标上：年度审批新药的数量。从1985年卫生部制定《新药审批办法》以后，长达30多年的地方审批新药历史结束，一、二、三类新药审批权统一上交中央卫生部，省级卫生部门只负责形式上的初审，这就使获得审批的新药数量锐减，例如1986年卫生部仅仅审批了20多个中药新药品种。然而，从1990年开始，

① 根据《中国卫生年鉴》的数据，1987年全国批准新药生产或临床共40种，其中四、五类药品为15种，占37.5%。而1993年全国批准的新药总数为304种，其中四、五类药品为178种，占58.6%，1994年这一比例更是上升到75.9%（297/391），可见地方审批仿制药的比重越来越大。参见《中国卫生年鉴1988》第255页、《中国卫生年鉴1994》第198页、《中国卫生年鉴1995》第158页。

② 宋瑞霖：《对我国现行药品管理制度的初步反思》，载《中国药房》2004年第9期，第523—525页。

由于各地的医药经济重新走向兴盛，省级卫生部门上报的新药品种逐年上升，这个趋势能从表4—2中得到数据证明。值得注意的是，这些新药有相当比例是一些在80年代改革后地方背着中央审批的新药品种，由于各地标准不一，这些药品的安全性和有效性并没有通过严格实验论证，也缺乏规范的统一生产标准，给各地药检部门检验监督带来了极大的困难。

以下的数据仅仅是卫生部审批新药的数量，由于《新药审批办法》中保留了省级药政部门对仿制药的审批权力，因此在此期间省级部门审批通过的四、五类新药数量更是惊人，例如1987—1997年广东省卫生部门初审新药593种，审批各类三级标准药品3829种，注册各类药品生产批准文号12250个[①]；1991—1997年江苏省卫生部门接受申报、审批和通过各类新药品1028种，其中80%以上为四、五类新药[②]；1991—1993年三年时间里，湖南省卫生部门申报各类新药191种，审批各类三级标准药品1363种[③]。所有的这些数据都还不包括其他门类繁多的保健药品、中药保护品种、特殊药品等。

表4—2　　　　　　　1990—1997年卫生部审批新药数量一览表

年　份	审批新药的数量（种）
1990	171
1992	87
1993	46
1994	87
1995	66
1996	415
1997	197

资料来源：《中国卫生年鉴1990—1998》。

针对越来越多的仿制药陆续通过地方审批，中央也开始决心对仿制药审批进行规范。1997年6月，卫生部颁布了《仿制药品审批办法》，明确

① 《广东省志·卫生志》，第562—563页。
② 《江苏省卫生年鉴1992—1998》。
③ 《湖南卫生年鉴1992—1994》。

规定仿制药品只限于国家药典、部颁标准，地方标准收载的品种，不能再予以仿制；作为对地方的妥协，仿制药的审批权仍然保留在各省卫生部门，但要经卫生部药政管理局最后审核，并对通过 GMP 的制药企业提出的申请予以优先考虑①。

　　然而，这些硬性的行政命令的实际执行效果并不尽如人意。虽然各地的药品生产和经营企业的增长速度有所减缓，但企业总数仍然在不断攀升，1997 年，全国各类药厂的数量增加到 5600 多家，其中 90% 是小型企业，国有企业的比重下降至 36.5%，药品批发企业 16000 多家，零售医药企业近 70000 家。而另一方面，医药产业的市场集中度却在不断下降，1996 年前 8 位企业占整个行业的利润额的比重为 13.9%，1997 年则下降为 13.5%，到了 1998 年更是跌到了 12.6%②，反映出整个产业结构更加分散化。

　　在企业数量增多的同时，中国制药企业可以生产的制剂品种却十分有限，1997 年中国制药业能够生产的制剂品种共有 4500 多种，而美国为 15 万种，日本为 4.4 万种，德国为 6 万多种③。有限的制剂品种却要为众多的企业分享生产，其结果只能是大量的企业生产相同的产品，必然带来过度竞争，有的原料药一个品种数十家生产，例如仅诺氟沙星一个品种当时全国就有 828 家企业同时生产，个别省一个省就有 75 家企业生产④。而从仿制药审批的情况来看，1998 年全国共批准各类新药 1005 种，其中四、五类新药 816 种，所占比例已经上升为 81.2%⑤。当时，在制药界盛传的口头禅是"国药批不下来走地药，药批拿不着上健字号"，省级部门根据地方标准审批的仿制药仍然源源不断地进入医药市场。

---

　　① 《中华人民共和国卫生部关于〈仿制药品审批办法〉的通知》，载《天津药学》1997 年第 3 期，第 1—2 页。

　　② 孙国君：《我国医药产业市场集中度浅析》，载《中国药房》2004 年第 10 期，第 588—590 页。

　　③ 陈希鸣、张三月：《论中国制药企业的跨国经营》，载《经济论坛》1999 年第 6 期，第 4—6 页。

　　④ 魏后凯主编：《从重复建设走向有序竞争》，人民出版社 2001 年版，第 171 页。

　　⑤ 新药审批数据摘自《中国药品监督管理年鉴 1999》，第 144 页。而仿制药审批数据则来源于《中国药品监督管理年鉴 1999》中各省数据的汇总，参见《中国药品监督管理年鉴 1999》，第 611—691 页。

　　所有的药政政令到了地方层面为何就不得不陷入泥潭呢？这也是与当时的发展型导向管理体制下的糟糕的政府间的委托代理关系有着直接的联系。首先，从药政部门来看，由于其只是卫生部门下面的一个分支机构，而卫生部门属于各级地方政府的组成部门，其财政、编制、执法设备等资源均来自于地方政府的财政拨款，卫生部对各省的卫生部门只有业务上的指导关系，因而无法从制度上有效地约束省级药政部门滥发生产经营许可证和滥批仿制药的行为；其次，从医药管理部门来看，其不仅仅是在体制上附属于各地的地方政府，而且与各地的医药企业有着千丝万缕的关系，因而在支持地方经济和医药企业发展方面具有更大的积极性；第三，在发展导向的管理体制下，自 60 年代以来形成的地方药品标准，已经逐渐成为地方放纵医药管理和抵制中央的法宝。以湖北省为例，从 1981 年到 1999 年，该省先后颁布了 5 部《湖北省药品标准汇编》、2 部《中草药炮制规范》以及 2 部《湖北省医院制剂规范》，收载各类中西药品、制剂 3976 种①，数量十分可观。一些省级政府为了照顾质量达不到国家和部颁标准的产品和生产厂家，就以地方标准的合法形式来为其做掩护②，最后导致大量不符合生产条件的企业和质量安全标准的仿制药数量剧增的现象。

　　3. 走向孱弱的管控基础设施建设

　　与中央—省之间委托代理关系失范相对应的是，管控基础设施建设在地方层面的全面弱化。当时的药品质量管控体系主要由药政、药检以及药品监督员三大部分组成，三者统一由卫生药政部门领导。以卫生药政部门为例，在 1993 年的县级政府机构改革中，80 年代末逐步建立起来的药品监督体系遭到了不同程度的冲击，以当时的山东省济宁市为例，该市 12 个县区至 1985 年已经全部建立了县级药政药检机构，但在 1993 年 10 月的县级政府机构改革中，12 个县级卫生行政部门的药政机构被撤销、精

---

　　① 李丹平：《湖北省地方药品标准沿革简述》，载《中国药师》2000 年第 6 期，第 384 页。

　　② 例如当时在部分药品已经被中央要求转成部颁标准检验的情况下，一些地方的生产厂家仍然明目张胆地继续使用地方标准检验，换回来的则是地方检验部门的高合格率。经中央有关药检部门的调查发现，执行地方标准的药品含主成分不足 50%，大大低于部颁标准（100%），根本达不到治疗效果，地方保护主义的情况可见一斑。参见罗萍《药品质量标准的统一非常必要》，载《中国药业》2001 年第 11 期，第 12 页。

简或合并，最后只剩下 2 个，大部分的药政干部被精简分流①。由于当时的高、中等医药院校长期没有开设药政管理专业，使得药政管理人才的来源十分有限，大部分都是并未接受过系统和科学的训练，缺乏合理的药政管理知识结构②。从当时全国的统计数据来看，1991 年全国共有各类药政、药检和药品监督员机构 1660 个，工作人员只有 3466 人，各级药品检验所 1833 个，工作人员 19761 人，各级政府任命的药品监督员有 11165 人③，与当时沉重的药政药检工作相比，极不相称。1993 年，全国已有药品生产、经营企业、医疗卫生单位共约 36 万个（不包括乡村卫生室和个体诊所），药品监督管理人员的比例仅为 1.77/10 万人，平均每个人要负责 20 个以上单位的药品质量监督工作④。到 1995 年，全国的药政工作人员仍然只有 3000 多人，约占全国人口的 0.00025%，为美国 FDA 药政局的1/4；卫生部药政人员编制为 30 人，约占 0.0000020%，为美国 FDA 药政局的 1/180；省级 5—20 人，约占 0.0000005%—0.0004%⑤。

　　药政药检机构的设置在省级及其以下层面则更加糟糕。仅以湖北省为例，1990 年全省共有药政人员 69 人，仅占全省人口的 1.86/百万，除去省、地（市、州）药政处、药政科人员，全省 73 个县、市平均每县、市仅 0.35 人，鄂西自治州有人口 350 万人，而专职药政人员仅 5 人，只占全州总人口的 1.5/百万⑥。直到 1995 年，全国约有 1000 多个地（市、

　　① 华明艾、高传芝：《县级机构改革对药政机构的影响》，载《中国药事》1995 年第 3 期，第 170 页。

　　② 赵盛忱、王连政：《药政管理人员合理知识结构刍议》，载《中国药事》1988 年第 3 期，第 210—211 页。

　　③ 《深入贯彻〈药品管理法〉，进一步发展我国的医药事业——卫生部药政管理局局长潘学田在〈中国药房〉杂志首届编委会第三次全体会议上的讲话》，载《中国药房》1992 年第 1 期，第 1—3 页。

　　④ 谢博生、王世成：《抓住机遇　迎接挑战——关于把握中国药政走向的若干建议》，载《中国药事》1993 年第 3 期，第 143—146 页。

　　⑤ 王志清：《对我国药品监督管理体制改革的设想》，载《中国药事》1995 年第 5 期，第 279 页。

　　⑥ 郭斌：《对我国药品监督保证体系现行体制的探讨》，载《中国药房》1991 年第 1 期，第 7—8 页。

州、盟）没有专门的药政机构，有近 1000 个县（市、旗）未成立药检机构①。即使是有药政机构的，县级的人员编制基本上是近 10 万人配备 1 名的比例设计的，"有些小县市只有两三个人抓药政药检工作，人员专业素质不高，检测设备落后"②。当时一项针对江苏等 5 个省 17 个地市级药检所的抽样调查显示，上次财政拨款只占到药检所总支出的 42%，只能解决工资及个人补贴，支出的 58% 要靠各个药检所自我创收来解决③。一些地区药政和药检机构的办公和检验设备极其落后，其质量检验设备水平甚至赶不上一些药品生产企业，根本无法对企业进行有效的技术管控，在经费来源上只能采取"上面给一点、主管局挤一点、药检所凑一点以及外面借一点"④ 的办法进行多方筹集。同时，作为药政管理中重要的信息收集和记忆工具，计算机在药政部门的普及率很低，当时的省级药政处21.4% 的单位有计算机，而操作过计算机的药政人员仅为 14.3%；县级药政处中只有 18.2% 的单位有计算机，操作过的人员仅占总数的 4.55%⑤。

此外，农村药品管控力量严重不足。按当时的法律规定，县级卫生行政部门一般应配有 1 名专职药品监督管理员，百万人口以上的县还应配有10 名左右兼职药品监督员，设有一个 7—10 人的药检所，县医药行业主管部门应有 10—15 人，但对有百万人口、数十个乡、数百个行政村、两千余家药品生产、流通、使用单位的大县来说，只有一名专职药品监督员和几名兼职药品监督员搞监督工作，实在势单力薄⑥。为了弥补药品监督员人员严重不足的情况，当时各地流行的做法是从生产、销售和应用单位

---

① 罗菊凤、戴行锋：《17 市（地）级药检所的现状调查分析》，载《中国药事》1993 年第4 期，第 244—246 页。

② 兰文革：《"打假"与"假打"》，载《中国医药报》1995 年 12 月 7 日第二版。

③ 罗菊凤、戴行锋：《17 市（地）级药检所的现状调查分析》，载《中国药事》1993 年第4 期，第 244—246 页。

④ 赵国良：《基层药政药检建设存在的问题及解决办法的探讨》，载《中国药事》1993 年第 2 期，第 72—74 页。

⑤ 赖琪、吴蓬、刘良述、罗澜：《药品监督管理人员专业知识技能调查研究》，载《中国药事》1996 年第 1 期，第 47—50 页。

⑥ 范仁祥：《农村药品管控工作应加强》，载《中国医药报》1998 年 11 月 17 日第二版。

抽调一些专业人员来充当药品监督员①。这种办法虽然在一定程度上可以充实国家药品监督工作队伍，缓解因专业人才不够而导致的药政工作压力，但由于这些人员来自于本应属于管控对象的药品生产、销售和使用机构，具有直接的利益冲突性，因此给药政部门和药品监督员能否独立、公正地行使药政管理权带来了极大的人员隐患。"都是一个厂子出去的，面对可查可不查的质量问题，怎么好意思拉下脸面，去跟以前的老厂长、老主任和同事们过不去呢，只能睁一只眼闭一只眼了。"②

有趣的是，即使是在地方层面，药政、药检、药品监督这三驾马车始终没有形成合力，"药政部门大权独揽，药检部门忙于业务，药品监督形同虚设"。药政机构都设在卫生行政部门内，地市以上药检所设药品监督管理办公室，药品检验所不是执法主体，没有执法资格，但各级药检所领导的监督办却有执法资格，从领导关系上看，药政领导药检，药检又领导监督③。虽然药检机构被同时赋予了药品质量监督检验和药品监督管理两项职能，但由于药检所的考评体系主要依据药品检验工作业绩，导致药检机构根本不愿意展开药品监督管理工作④。这种混乱、重叠、无效的行政监督与技术监督机构之间的关系一直无法得到有效的理顺，各个部门之间经常围绕着利益争夺职权，推诿责任，大大弱化了国家药品质量管控基础设施的能力。

另外，医药管理部门也遭遇到了类似的境遇，在1993年的地方机构改革中，一些地方政府，包括省一级政府，相继撤销了医药管理部门，把行政职能交由医药总公司，使得本来在事实上担负部分药品管控职能的行业管理部门也逐渐转换为经济实体，一些医药管理系统的人只能呼吁"至少在省一级应当保留一个相对独立的医药管理局"⑤，但一些省份还是撤销了医药管理部门。这使得当时的国家经贸委办公厅不得不于1994年

　　① 谢博生：《浅谈药政队伍的建设问题》，载《中国药事》1987年第1期，第39—41页。

　　② 访谈编号：OF－GZ－20070615－1。

　　③ 张海安：《基层药政药检应合二为一》，载《中国医药报》1998年12月1日第二版。

　　④ 徐勇：《县级药政药检机构改革的探讨》，载《中国药事》1989年第1期，第52—54页。

　　⑤ 关邑：《现阶段仍需保留一个独立的医药管理机构》，载《中国医药报》1994年11月10日第三版。

9 月发出《关于稳定各地医药管理机构问题的通知》，认为"个别地区将医药行业管理职能交由经济实体负责，这既不利于医药行业的管理，也不符合政企分开的原则"、希望各地经贸委"会同医药行业主管部门，积极反映医药行业管理中存在的问题，争取当地政府的支持，妥善解决好医药管理机构的设置问题"①。尽管中央如此三令五申，但到 1995 年，在全国 30 个省、自治区、直辖市中，只有 20 个保留了医药管理局，6 个为医药管理局和医药总公司"两块牌子，一套机构"，1 个省为行政性的总公司，还有 3 个仅仅是在综合部门下设一个处或办公室，而省以下医药管理部门政企不分的现象更为严重②。此外，即使在保留了医药管理局建制的地区，医药管理部门也面临名不副实的尴尬境地，"只挂有管理的牌子，没有执法机构，没有强有力的执法检查措施，发现违反药品管理法规行为的，只能说服教育，口头制止，必须请求工商、卫生、公安、税务、物价、技术监督等部门"、"想管的无权管，有权的不愿管，致使药品市场混乱成为顽疾"③。

地方管控基础设施建设的弱化，加剧了地方行政执法部门的腐败行为。由于经费和人力资源的短缺，加之省以下的执法部门又不能像上级机关那样可以通过审批药品和企业来获得收入，因此只能利用手中仅有的执法权进行寻租。执法工作不是服务于对医药市场秩序的整顿，而是从本单位经济利益着眼，对药品违法犯罪活动以象征性地或变相地罚款就算处罚，这种以罚代法的方式最后导致了屡犯屡罚、屡罚屡犯的恶性循环④。例如在当时的四川省达县，除了区、乡药检员每月要向个体卖药人员收取管理费之外，对于收取的管理费、认证费以及罚没款按照 4：2：4 的比例在乡卫生院、区卫生院和县药检所进行分成，其中在区、乡卫生院所分得

---

① 《国家经贸委办公厅发出关于稳定各地医药管理机构问题的通知》，载《中国经贸导刊》1994 年第 21 期，第 5 页。

② 郑国辰：《我国医药管理体制的现状、问题及改革建议》，载《中国医药报》1995 年 4 月 13 日第三版。

③ 沈道洪：《医药管理部门应尽快成立药品稽查机构》，载《中国医药报》1995 年 11 月 23 日第三版。

④ 兰文革：《"打假"与"假打"》，载《中国医药报》1995 年 12 月 7 日第二版。

的费用总额中，区、乡药检员可以分得 20% 作为年终奖励基金①。

发展型的管理体制仍然是导致地方管控基础设施建设弱化的根本原因。以 2007 年 6 月笔者对某市药政部门的一名老干部 A 访谈的记录为例：

> 问：为什么市政府和卫生局不够重视对药政工作的投入？
>
> 答：理由很简单啊。我们作为药品监督执法部门，往往是可能影响地方经济发展的机构，投入再多资源也不会有太大的经济效益产出，反而会影响本市的医药经济发展，而另一方面，在财政包干制的压力下，考虑到药政部门有行政执法权，有权就可以自己创收，再怎么样也不会关门的，所以干脆不管。这还算好的了，相对于那些医政局、疾病防治等部门而言，我们药政处在卫生局里的地位一直不高，也没什么资源优势可言，反倒是局里面缺钱了，就找我们处，说让我们想办法通过向外地企业罚款搞点业务收入，帮助局里解决点困难。
>
> 问：那药品出了质量问题怎么办？领导就不担心吗？
>
> 答：药这个东西嘛，只要吃不死人，不让媒体曝光，基本上就没什么大问题的。②

从老干部 A 的回答中，我们至少可以总结出发展型体制下药品质量管控基础设施建设弱化的三大原因：第一，从政绩考核体制上看，在发展型导向的体制下，推动地方医药经济的发展，以保障税收和就业是地方政府的最大目标，相形之下，药品质量和安全并没有进入上级考核下级政府的目标序列中，加之药品安全问题的强专业性和信息不对称性，因而地方政府没有太大的积极性去加强药政工作；第二，从发展与管控的关系来看，作为监督执法部门，药政工作的宽严尺度对医药经济的发展具有很大的影响，过于出色的药政工作反而会使得地方医药产业的环境更加不利，这种发展与管控的矛盾关系十分明显，使得地方政府只能选择"重发展，轻管控"的策略；第三，从地方保护主义角度来看，有趣的是，虽然地

---

① 罗万渤、程遵华：《开创基层药政管理的新路子》，载《中国农村卫生事业管理》1988 年第 9 期，第 40 页。

② 访谈编号：OF－GZ－20070615－1。

方政府往往要求药政部门对本地医药企业大开绿灯，但在本地企业的市场需要得到保护的时候，药政部门不仅变成了打击外来企业产品、维护本地企业利益的有效工具，而且还异化成为地方政府谋求预算外收入的重要来源。从这个意义上看，药政部门的性质既不是管控导向，也不是发展导向，而是多少带有一定的掠夺和寻租导向。

综上所述，从1992年到1997年的几年间，由于计划经济在中国的经济发展中逐渐正式地退出历史舞台，80年代以来所推行的地方分权化、放权让利以及事业单位企业化等多项经济改革政策不但得以有效维系，而且以更加迅猛的速度加以推进，并以市场经济这样一种更为系统化、体制化的形式取得了正式的合法地位。市场的基本法则不仅在经济领域逐渐获得了绝对主导的地位，而且在社会领域甚至政治领域也开始发挥支配性的作用，中国同时出现了经济市场化、社会市场化和行政市场化三股潮流。

具体到医药行业的发展和管理，以"强发展，弱管控"为基本导向，以加速医药经济发展速度为核心目标，以地方分权、放权让利以及事业单位企业化为基本特征的发展型管理体制在90年代以后借助于市场化的动力，牢牢确立了其在医药行业管理中的核心地位，医药行业的定位也由一项社会主义福利事业正式变更为社会主义市场经济中的重要产业。受到这种产业定位变化和市场化改革的影响，80年代中期以来医药产业中逐渐出现的过度竞争现象在1992年以后呈现出了愈演愈烈的趋势，表现为药品制造、经营行业中的企业数量大幅度增加，所有制结构日趋多元和复杂，产业集中度日趋下降，低水平重复建设现象更加严重，国有企业则完全丧失了传统的优势地位；医疗服务提供机构的数量呈直线上升趋势，所有制结构更加多样，不论是传统的医疗事业单位，还是新兴的盈利性医疗服务提供者，都试图从医药管理过程中获取更多的利润空间，成为以药养医的重要载体；一些药政部门、医药行业管理部门以及某些地方政府也看重了医药产业所可能带来的巨大经济利益，因而成为鼓吹医药经济发展的重要旗手，有些政府部门甚至直接参与到医药经济发展的行列中，而对于药品质量的管控则出现了放松的趋势，药品安全及质量状况不断恶化，即产业发展的导向大大压过了质量管控的本职责任。

市场化改革的深入与过度竞争的产业局面，迫使已经出现弱化的政企事利益共同体开始彻底走向瓦解。首先，放权让利使得国有医药企业组织丧失了财政软预算约束的保护，成为真正意义上的独立市场主体，在财务、人事、价格、生产、销售等具体方面的行为开始拥有相对的自主权，政府管理从这些具体的企业事务中逐渐淡出，而市场化改革则直接催生了一大批完全游离于政府管理体制之外的非国有医药企业，他们对自己的市场经营行为拥有相当的自主权，传统的计划管理或行业管理模式对他们已经无法奏效。无论是国有医药企业，还是非国有医药企业，在过度竞争的产业格局下，都表现出强大的商业利益诉求，组织运行的逻辑和行为都带有鲜明的商业色彩，并以追求利润最大化作为企业运营的根本目标，从而诱使其具有强烈的逃避政府质量管控的动机，政府与企业之间的利益共同体瓦解。其次，以市场化和民营化为导向的医疗卫生体制改革，也同样赋予了医疗事业单位、药品检验和科研机构相对较大的自主运营权，为了应对因国家卫生事业费投入下降所带来的经费问题，医疗事业单位、药品检验和科研机构也必须通过直接介入市场活动来获取商业收入，从而表现出渐强的商业逐利倾向，导致其同样产生出规避政府质量管控的意图，政府与事业单位之间的利益共同体关系也随之瓦解。再次，由于面对一个共同的医药市场与过度竞争格局，再加上"以药养医"体制的确立，医药企业与医疗事业单位之间的关系就不再仅仅是简单的社会分工关系，而逐渐成为直接的竞争对手。无论是医药制造企业，还是医药经营企业，或者作为药品主要使用终端的医疗机构，都意图将医药产业链条上的利润值最大限度地留在自己所从事的环节，甚至通过一些不正当的竞争手段维护自己的商业利益，企业与事业单位之间的利益共同体关系随之破解。最后，在发展型管理体制下，作为管控者的国家本身，由于采取了分散的职能管理体制和地方分权化改革，各个职能部门以及各级地方政府在药事管理过程中也开始具有各自的政治利益、经济利益和社会利益诉求，职能部门之间以及中央与地方之间的权力和利益冲突逐渐升级，与计划经济时代下相对一致的药政管理体制形成鲜明的对比，即国家内部各个管控主体之间的利益共同体关系也随之瓦解。

发展型体制下、药业管理中政企事利益共同体瓦解所导致的直接后果就是国家在药品质量管控过程中出现了角色冲突、信息缺失以及基础设施弱化三大危机，进而引发国家对于药品质量安全管理的全面失控，药品安全形势每况愈下。从衡量药品安全的指标数据来分析，可以看出当时药品

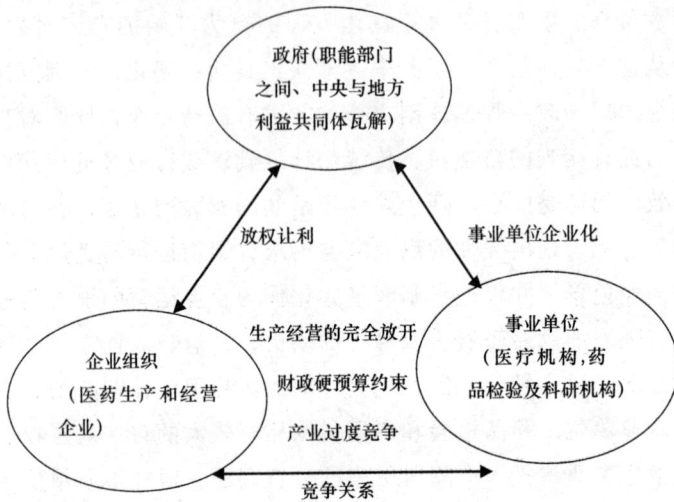

图4—2　发展型体制下中国药业管理中政企事利益共同体瓦解示意图

安全形势在 90 年代中期之后的急剧恶化：1987—1989 年全国共查处假劣药案 6000 多起，1990 年查处 13650 起，1992 年查处 17000 起，1993 年查处 24500 起，1994 年飙升到 10 万余起。1993 年，湖南省用了半年时间对 120 个县市的 4 万多个医药经营部抽查，发现有 7000 多家经销伪劣药品；浙江省抽查了 39 种共计 42 批人参、西洋参口服液，竟然没有一批有人参、西洋参的成分；广东省 1989 年以前，每年查获伪劣药品案件不过几百起，到 1991 年全省平均每天就发生几十余起伪劣药品案件①。另外，从年度药品抽验合格率来看，1990 年全国共抽验各类药品样品 18.6 万件，其中不合格检品数为 1.7 万件，不合格率为 9.2%；1991 年，抽验样品数量略减为 18 万件，但不合格检品数则增至 2.1 万件，不合格率则增至 11.7%；1992 年检品不合格率为 12.39%，抽验检品不合格率则上升到 14.85%，1993 年，在保持抽样检品数量大体不变的情况下，不合格检品数和不合格率分别上升至 2.5 万件和 13.9%；1994 年又分别增至 2.9 万件和 16%；1996 年，全国共抽验药品检品增加到 18.9 万件，不合格检

① 兰迎春、陈丽、刘焕秋：《加强药品市场管理，保障人民用药安全》，载《中国药房》1993 年第 1 期，第 37—38 页。

品数为 3.1 万件，不合格率达到 16.5%①。

四　发展型体制：向市场经济社会
过渡中的药品管理体制特征

从以上的实证分析来看，从 70 年代末 80 年代初开始，中国的药业管理过程中开始形成了一种与计划经济时代下、"强管控，弱发展"导向的指令型体制完全不同的管控体系。在这种体制下，传统的政企事高度合一的利益共同体有所松动，甚至走向瓦解；专业管控与群众监督都相继走向乏力；产业发展与市场化取代原有的福利和健康，成为新的管控目标；政府更多地开始依靠产业政策和准行政手段来达到管控的目的，但是效果逐渐式微，进而导致了药品质量全面下降的局面。这就是中国逐渐向市场经济社会过渡过程中所出现的"发展型体制"。

（一）体制基础：政企事相对分开

指令型体制下高度合一的政府、企业与事业单位之间的关系，以及对医药行业是一项"福利事业"的基本定位，虽然比较好地实现了药品质量的低水平管控，但同时却严重地束缚了医药行业在国民经济中的发展。为了迅速改变医药生产和经营落后的局面，起始于 80 年代初的医药管理体制改革，逐渐通过放权让利的政策方式赋予国有医药企业一定的生产和经营自主权，将原有的全额拨款、差额补助、业务量与个人报酬关系脱钩的财政软预算约束改为差额拨款、定额上缴、自负盈亏的财政硬预算约束，同时将医药行业的定位逐渐改为"社会主义市场经济中的重要产业"，允许和鼓励非国有经济参与和进入医药产业发展行列，医药制造和经营过程中呈现出多种所有制企业相互激烈竞争的局面，国有经济一度一蹶不振；另外，政府对于传统的医疗、药检以及药研等事业机构也实行企业化改革，打破了传统的财政全额供养的事业单位体制，事业单位也纷纷开始走向市场，寻求各种经费补偿机制的来源。这一系列的经济改革政

---

① 《中国卫生年鉴 1988—1997》。

策，都使得指令型体制下高度合一的政府、企业与事业单位之间的关系，开始呈现出相对分开的趋势，这种变化迫使传统的寓企业质量管理于行政管理之中的管控模式开始式微。

例如，从国家药政管理的角度来看，卫生药政部门、医药企业与医疗机构之间已经呈现出某种利益分化的趋势。一方面，由于国家对医药产业实行行业管理体制，因此医药管理部门逐渐取代卫生和其他有关部门，成为国有医药企业的"婆婆"，为了应对激烈的市场竞争，医药企业竞相加快发展速度、增加产量、追求利润，这与药政部门的质量管控导向产生了一定的矛盾；另一方面，虽然卫生部门仍然是医疗事业机构的主管部门，但由于国家对于医院的卫生事业费投入逐年下降，医疗机构不得不利用自身在专业技术上的垄断权、依靠患者的药物消费获利来维持自身的正常运营，从而增加了伪劣药品危害患者健康的风险，药政管理部门则不能像以前那样、运用行政强制手段对医院的用药行为进行完全有效的管控。

而从医药行业管理体制来看，虽然各级医药管理部门与医药公司仍然存在鲜明的政企不分的现象，但这种环境下的政企不分，与指令型体制下的政企合一已经有了本质上的差异。在指令型体制下，政企合一的重心在政府，政府的行政意志能够比较好地贯穿于企业的管理过程之中，医药企业则变成了政府的附属组织；而在发展型体制下，政企不分的重心逐渐向企业转移，企业的生产经营性行为成为影响政府政策的重要因素，政府主管部门与医药企业之间出现了既冲突、又共生的双重关系，企业的独立性和自主性明显增强。从这个意义上分析，虽然政府与企业在体制上并没有彻底分开，但是在利益追求上已经出现了某种程度的分化甚至瓦解，政企关系在体制上的彻底分离已经为期不远。

（二）管控风格：乏力的专业管控与群众监督

由于产业结构与经济基础发生了重大的变化，指令型体制下的以群众监督为主、专业管控与群众监督相结合的管控风格开始发生了一定的转变，表现为：群众监督的路线虽然仍然在一些管控政策中发挥作用，但效果已经十分有限；专业管控水平建设与计划经济时代相比较虽然有了一些改善和提高，但相对于日益繁重的质量管控任务，已经显得完全不能适应,即旧有的群众路线式的管控方式逐渐失效,新式的专业型管控方式尚未很好地建立起来,处于典型的转型和过渡阶段。

以医药生产为例,从 80 年代初开始,一种名为"全面质量管理"的质量管理体系在各个国有医药企业相继得以建立。1980 年 3 月,国家经委颁发了《工业企业全面质量管理暂行办法》,一些企业开始举办全面质量管理学习班,这些学习班都是基于计划经济时代下班组民主管理和班组技术研究会等群众性质量管理组织之上形成的,其功能是向职工宣传现代化质量管理的科学方法,提高研究解决生产质量问题的能力,因此可以被视为一种基于国家行政引导和企业自律(self-regulation)基础上的群众路线质量管控模式。例如,当时的东北制药总厂就建立了 125 个质量管理小组,通过建立"质量管理网"、"质量分析制度"以及"三检制度"等质量管控体系,比较好地实现了对药品生产质量的控制[1];北京市第二制药厂中有 66 个质量管理小组进行了登记注册,并就开展技术革新、提供合理化建议、开展群众性的质量管理思想政治工作发挥了一定的作用[2]。

然而,到了 90 年代中期以后,医药国有企业开展"全面质量管理"的热情逐渐下降,此前由于许多企业认为建立全面质量管理小组活动、实行全面质量达标主要是为了企业升级获奖,随着国有企业经营机制逐渐转变,越来越多的企业被推向市场,他们认为全面质量管理难以给企业带来直接的经济效益,对在全面质量管理活动中获奖的职工的奖励无法兑现,使得企业真正有质量管控经验和才能的人才不愿意参与全面质量管理小组的活动,许多国有医药企业只是把质量小组当作一种完成上级任务的方式来对待,流行一时的全面质量管理运动开始逐渐冷却,效果也开始下降[3]。这种计划经济时代下遗留下来的群众式质量管控方式的衰落,显示出市场经济环境下,仅仅依靠行业管理部门的行政引导和企业自律的质量管控模式已经难以奏效。

---

[1]　齐谋甲主编:《当代中国的医药事业》,中国社会科学出版社 1988 年版,第 272 页。

[2]　吾文:《全优品自"严、细"来——北京第二制药厂质量管理采访录》,载《中国工商》1989 年第 9 期,第 27—29 页。

[3]　胡美芳:《当前群众性质量管理活动存在的问题及应采取的措施》,载《世界标准化与质量管理》1995 年第 4 期,第 19—20 页。

群众质量管控方式弱化的另一个表现形式是药品监督管理员体系的低效运作。起始于 60 年代的药品义务监督管理员体系，虽然因 1984 年《药品管理法》的颁布而获得了正式的法律地位，并且专职化水平也有所提高，但随着医药市场经济的发展，药品监督管理员体系的建设已经完全无法适应繁重的管控任务。例如，当时开展的一次针对海南省药品监督员队伍状况的调查表明，1998 年初全省 19 个市县仅有药品监督员 162 名，其中专职的药品监督员仅有 11 人，90% 以上都为兼职人员，且专职人员仅仅分布在海南省药品监督所和海口市，其他 18 个市县没有任何专职药品监督员；此外，药品监督员队伍专业素质比较低下，"部分低学历的领导干部，由于其工作性质的特殊性，被聘为药品监督员"、"部分市县由于人手缺乏及工作需要，把一些非专业人员（如司机、一般办事员等）聘为药品监督员"、"药品监督员的学历一直无法提高"①。

群众性质量管控模式衰微的同时，国家专业管控体系的建设也在不断弱化中。例如，基层卫生部门药政药检机构的人员素质令人堪忧，当时一项来自西南三省一市县级药品检验所的调查显示，四川、云南、贵州和重庆的县级药检所共计有人员 227 人，其中没有任何职称的工作人员 74 人，占到总数的三分之一，平均每个县仅有药师 1.2 人，药士 1.9 人，"有的所只有一个药剂士，有的县全县也没有一个药剂士"②。而 90 年代初一项基于陕西省宝鸡市 12 个县药检所的调查表明，药检所工作人员中行政管理和其他与业务无关人员比例较大，占到 24%，业务人员技术素质较低，药师以上的人员仅占 40%，药士占 35%，有 17% 的人员无任何职称，专业配备不合理，业务人员中中药人员仅占 19.5%，中药师以上竟无一人③。

导致专业管控弱化的根本原因在于在发展型体制下，各级政府并没有动力去对专业化药品质量管控队伍建设投入财力、人力和物力资源。无论

---

① 徐东清、杨俊斌：《海南省药品监督员调查》，载《中国药事》1998 年第 5 期，第 299—300 页。

② 谢笃郁、金慧薇、李福黎：《西南三省一市县药品检验所现状调查分析》，载《中国药事》1987 年第 1 期，第 43—47 页。

③ 赵福理、王瑞士：《宝鸡市十二个县药检所的调查》，载《中国药事》1990 年第 4 期，第 234—236 页。

是中央的行业管理部门，还是各级地方政府，都把主要的精力放在如何促进医药产业的高速发展，药品质量管控则成为一个发展医药经济的障碍而备受冷落，致使药品质量监督的专业型人才培养无法及时跟上医药产业的高速发展。

(三) 管控目标：产业发展与市场化

在发展型体制下，医药行业的定位从"社会主义的福利事业"，转变为"既是我国社会主义的经济事业，又是人民的保健福利事业"，到最后的"社会主义市场经济中的重要产业"，显示出医药行业一个渐进的产业化和市场化的发展逻辑。在这种宏观的发展逻辑下，国家对于医药行业的质量管控也呈现出鲜明的产业发展和市场化目标导向，即对医药行业整体上的质量管控必须服务于产业发展的大局，必须有利于提高医药行业的产业化与市场化水平，这与指令型体制下一味强调行政管控的做法大相径庭。

基于这种推进产业发展的强大压力，一些地方的药政药检机构提出了所谓的"管、帮、促"口号，即通过管理药品质量的方式，来达到帮助医药企业提高生产和经营水平，从而最终促进整个医药行业的健康有序竞争，推动医药经济的快速发展。由于地方政府具有强大的推动医药经济发展的动力，作为地方政府序列中的卫生药政药检机构，也必须考虑到医药产业发展对于推动地方经济增长和实现社会就业的作用，因而必须在管控的同时也要兼顾帮助和促进医药经济的发展，从本质上看，这实际上是药政药检部门在发展型体制下的一种务实的策略选择。例如，当时的吉林省某县药检所克服过去只管不帮、药厂只听不改的现象，在完成正常监督任务之外，帮助药厂解决一些生产技术的问题，不断改善药厂的经营管理，使该县两处药厂获得较高赢利，受到当地政府的表扬；四川省某市药政部门不但对于其辖区内的药厂制售劣药事件免于行政处罚，而且还主动为一些集体所有制企业开办提供市场信息服务和"大开绿灯"，使得该市的医药经济发展迅速①；湖北省某市药检所在药品监督工作中，"树立'效益、

---

① 郭绍义、郭松苍：《试行药品监督员驻厂工作制的体会》，载《中国药事》1991 年第 4 期，第 197—198 页。

服务'观念，理顺关系，帮促企业，搞活医药市场，促进医药经济快速发展"，通过全面帮助药厂，使该药厂年获经济效益3亿多元，同时对其下辖各县市的药厂、医药公司和医院减少了抽验数量，缓解了企业的经济承受负担，尽量缩短为药厂报批新药、医药公司经销办证的检验周期，"为企业赢得了参与市场竞争的时间"①。这些经验发现都表明，在"管、帮、促"口号的指导下，发展型体制下的药品质量管控体制的基本目标在于促进医药产业的快速发展和市场化。

（四）管控工具：行政专营、法律禁止、经济处罚

发展型体制一个最为核心的双重性特征在于，体制上仍然存在着严重的政企不分、政事不分的现象，而在利益目标方面，政府、企业以及事业机构之间的利益共同体关系已经瓦解，这就决定了发展型体制下国家在医药质量管控工具的使用上必然带有某种混合型色彩，即一方面国家仍然可以通过传统的计划经济时代遗留下来的行政指令对管控对象进行直接干预，而另一方面由于行政手段的管控效果急剧下降，国家还必须适当辅以法律禁止以及经济处罚等非行政手段来约束管控对象的行为。

行政指令在发展型体制下仍然发挥着巨大作用的最生动体现，就是体制上政企不分的医药管理部门在药品质量管控中曾经力主推动的"药品专营"计划。早在80年代初期，面对刚刚放开经营的医药市场出现的混乱局面，以当时的国家医药局局长齐谋甲为代表的一批人就提出要实行医药专营，从生产、商业批发、使用三个环节层层把关，形成一个"责任链"，实行"闭环式"封闭性管理，把假劣药堵在外面，使其不能进入市场销售②。1986年，中国社会科学院工业经济研究所、国家经济委员会和国家医药管理局联合对福建、上海、辽宁等9个省市进行了调查研究，正式提出实行药品专卖或专营问题。1989年底，当时的国务委员李铁映提出"医药是特殊商品，应当实行专营，建立一个严格的闭环式封闭系统，把所有的批发零售都纳入这个系统，实行集中统一的

---

① 杨茂椿、钱方：《基层药品监督管帮促方法艺术研究》，载《中国卫生事业管理》1998年第6期，第298—300页。

② 柴云龙、王本进、高军：《从"青纱帐"里走出的一代药界骄子——齐谋甲》，载《首都医药》2000年第1期，第4—7页。

管理"①。

1990年国家医药管理局组织并委托中国社会科学院工业经济研究所，在全国范围内进行广泛深入的调查研究。1991年7月，河南省南阳地区开始实施药品专营的试点工作。1992年2月，有关部门专门召开了由16个省市医药部门、经济理论专家、政府领导参加的医药专营研讨会，对专营方案给予了充分的肯定。随后，在由中国社会科学院工业经济研究所起草的研究报告中，提出了"把垄断和竞争结合起来，强化药品行业的宏观调控，对药品批发实行闭环经营，从行业管理、行业政策和产业政策方面进行闭环"，并提议"成立由国务院相关部门所协调组成的药品专营协调委员会或药品行业管理协调委员会"②。

药品专营计划的提出，虽然是医药管理部门代表国有企业追求自身利益的一种形式和手段，但从本质上仍然反映出国家试图运用行政强制手段、将已经放开的医药市场重新进行计划整合的意图，也是指令型经济下指令型体制的惯性体现。然而，在卫生部门和一些地方政府看来，药品专营计划似乎成为历史倒退的代名词，卫生部门的人员在当时自己主管的《中国药事》期刊上发文指出，一方面"药品专营的法律依据不足，不能解决目前存在的问题"，另一方面"计划体制格局已经被打破，药品专营不符合经济体制改革需要"，而且"药品专营无实质内容，且不符合我国国情"，甚至明确地批评"药品专营的概念是对药品经营含义的歪曲"③，其矛头直指意图将自己升格为"国务院药品生产经营行政管理部门"的医药管理局，其基调与医药管理部门形成鲜明的对比。此外，一些地方政府也认为，实行药品专营，与当时正在进行的社会主义市场经济体制建设存在不相容的地方，其与当时国家提出的扩大投资、招商引资的政策相矛盾，非国有医药企业则更是认为药品专营是医药管理部门保护国有企业、打击民营医药经济的体现，不符合市场经济社会中"一视同仁，平等竞

---

①　郑国辰：《药品专营势在必行》，载《中国卫生年鉴1993》，人民卫生出版社1993年版，第212页。

②　中国社会科学院工业经济研究所药品专营课题组：《关于药品专营问题的探讨》，载《中国工业经济研究》1992年第2期，第45—51页。

③　张爱萍、曹宝成：《依法管药是保证人民用药安全有效的根本措施——关于药品专营问题的浅析》，载《中国药事》1994年第8期，第267—270页。

争"的原则。在各方力量的异议声中，到 1998 年前后，关于药品专营计划的实施，已经基本上被搁置。

建立药品专营体制尝试的失败，实质上是政企事体制性共同体关系即将走到尽头的必然结果：在市场经济环境下，作为已经拥有相当的生产和经营自主权的企业和医院事业单位，政府要想利用行政专营的手段，将其重新捆绑在行政体制上加以整合的做法已经是很难奏效的。

由于行政强制只能对主管部门下辖的国有企业产生作用，而对那些因降低准入门槛的非国有企业则束手无策，因此这就迫使政府必须寻求法律、经济等其他非行政手段作为管控工具。从 1982 年开始，卫生部药政部门就开始着手在 1978 年试行的《药政管理条例》基础之上酝酿和起草药政法。1984 年 9 月，六届人大七次会议正式通过了《中华人民共和国药品管理法》，并宣布该法自 1985 年 7 月 1 日，标志着中国的药政管理进入了有法可依的法制化阶段，随后相继颁布和通过的行政法规和部门规章包括《麻醉药品管理办法》（1987 年）、《医疗用毒性药品管理办法》（1988 年）、《药品管理法实施办法》（1989 年）、《进口药品管理办法》（1990 年）、《药品广告审查办法》（1995 年）以及《医疗器械产品注册管理办法》（1996 年）等，中国药事法规体系在这一时期得以初步形成。虽然法律法规体系的建立并不能自动地带来其本身的有效实施，中国的药品安全监管与严格意义上的市场经济法治监管也存在很大的差距，但毕竟这种依靠法律法规作为基本依据的质量管控模式，已经与指令型体制下完全依靠行政命令或政策文件的方式有了很大的区别。

在发展型体制下，作为管控对象的企事业单位最为看重的莫过于组织的经济效益，因此对管控对象的违规行为施以一定的经济处罚，也成为这一时期国家管控的重要工具之一。例如，在 1984 年颁布的《药品管理法》中就规定了"生产销售假药或劣药的，没收假药或劣药及其违法所得，并处以罚款"、"造成药品中毒事故的，致害单位或者个人应当负损害赔偿责任"，在 1989 年颁布的《药品管理法实施办法》中则比较明确地区分了假药与劣药不同的处罚力度，对生产、销售、使用假药的，卫生部门可以处以正品价格的 5 倍以下罚款，而对劣药则可以处以正品价格的 3 倍以下罚款，并规定对医疗单位自制制剂在市场销售或变相销售等五种违法行为可以处以两万元以下罚款，对未注明药品有效期等四种违法行为可以处以一万元以下罚款等。在发展型体制下，虽然这些经济处罚规则在实际的执法过程中，部分异化成为药政执法部门弥补自身运作经费不足的重要手段，经济处罚手段设置的合理性也有待提高，但依靠经济处罚来震慑管控对象的治理模式，毕竟与指令型体制下以行政处罚和政治运动为主的震慑方式也有了一些质的变化。

（五）管控导向："强发展，弱管控"及其成因分析

应该说，从近20年的发展过程来看，以推动医药产业快速发展、解决广大国民缺医少药问题为主旨的发展型体制，基本上比较理想地实现了原本的目标。中国的制药工业自80年代初以来，一直保持高速的发展速度。1980—1990年，中国制药工业的产值增长速度平均每年递增10%。进入90年代以后，中国制药工业的增长势头更猛，年平均增长速度在25%以上，医药商品社会零售增长率也基本上保持在110%—120%。在对外贸易方面，虽然中国医药的进出口增长速度基本持平，但从80年代中期开始，中国医药外贸进出口顺差额呈日益上升的趋势，1992年已经达到近8亿美元，成为出口创汇的重要行业之一[①]。时至90年代后期，医药产业已经发展成为中国国民经济中一个十分重要的产业部门，如果单纯从产量上来看，中国在1997年已经成为仅次于美国和日本的第三大医药生产国，一些省份纷纷都将其建设成为支柱产业，医药产业成为中央和地方政府税收的重要来源，此外人们缺医少药的局面也基本上得到了改变，这些都是发展型体制所带来的巨大成就。

然而，与产业高速发展相对应的是，医药产业内部的过度竞争和产品质量的严重失控，主要表现为企业盲目发展、经济效益逐渐走低、产品结构雷同、重复建设严重。过度竞争导致了混乱的市场竞争秩序，迫使医药企业不是试图依靠技术进步和开发市场，而是力图从盲目申报品种、扩大规模、降低质量、低限投料来取得竞争优势，导致药品质量状况全面下降。与此同时，作为管控者的卫生药政部门以及医药行业管理部门，在推动产业发展与管控药品质量方面产生了严重的角色冲突，横向维度的部门

---

① 秦海：《中国药业：管理体制、市场结构及国际比较——中国药业研究报告》（未公开发表），第15—19页。

政治与纵向维度的分权化改革使得国家对于管控对象的真实信息掌握程度大大下降，而在大力推动发展医药经济的大环境下，各地政府并没有动力对药品质量管控基础设施投入更多的财力、物力和人力，致使国家药品质量管控基础设施建设全面弱化。因此，无论是从管控对象的策略选择，还是从管控者本身管控能力的弱化的角度来分析，国家对于医药产品质量管控能力的下降似乎变成了一个不争的事实。

与指令型体制"弱发展，强管控"的导向类似的是，发展型体制的"强发展、弱管控"的导向也是由一系列结构性因素所决定的。

首先，中国的经济发展形态由指令型国家向发展型国家的转型，决定了其发展导向必然强于管控导向。指令型计划经济体制下的医药行业只是一个福利事业，而在以经济高速发展为最大目标的发展型国家中，一切有可能推动国家 GDP 增长、产生市场利润的产业都会不可避免地被卷入市场化的浪潮中，成为有效实现国家经济增长目标的重要基础。利润空间巨大的医药行业就因此而成为一项重要的产业而得以全面市场化。与此同时，由于生产技术、条件、资源以及管理水平等各种客观条件的限制，在短时期内国家不可能完全兼顾到产业高速发展与质量严格管控双重目标，因此必须选择一条以牺牲产品质量管控为代价、来换取产业高速发展的产业化道路。

其次，过度竞争的产业发展格局使得作为管控对象的企事业单位具有强大的牟利和逃避国家管控的动机。前文曾经提到，中国所践行的发展型国家道路与其他东亚国家和地区并不完全相同，而是走了一条以地方分权、放权让利和事业单位企业化为主要特征的"分权式发展型国家"的道路，这种分权式发展型体制赋予了地方政府、企业、事业单位等多个主体以强大的产业发展动力，在生产技术、条件、资源以及管理水平等各种客观条件受到限制的情况下，必然地导致了一种"过度竞争"的产业发展格局，迫使企事业单位为了实现利润最大化，而通过虚报信息、偷工减料、分割市场、俘获地方政府等策略来想方设法逃避国家管控，从而形成了一条"过度竞争—企事业单位盈利导向增强—逃避国家管控—医药产业格局混乱—过度竞争"的恶性循环之路。

最后，政企事利益共同体的弱化和瓦解使得政府丧失了对企事业单位行为的有效管控。在强大的产业发展导向下，政府、企业与事业单位原本捆绑在一起的利益共谋机制发生了根本性的转变,企业与事业机构开始具有强大的、相对独立的利益诉求,在一定程度上与国家管控的目标发生了严重的冲突和背离,迫使政府在面对产业发展与质量管控上产生了严重的角色冲突,同时国家管控体系内部各主体之间的利益共同体关系也随之瓦解,导致管控者无法及时有效地获取管控对象的真实有效信息。此外,在发展型体制下,政府体系,特别是地方政府,成为事实上的医药产业产权所有者,产业发展导向同样强烈,因此既没有意愿,也没有能力对药品管控基础设施建设进行大量的投入,从而使得中国政府的药品管控基础设施(尤其是在地方层面)建设,相对于高速发展的医药产业而言,显得相形见绌,管控乏力。

过度竞争导致的混乱的医药产业发展格局,既不利于国家对医药产品质量实施有效的管控,也不符合产业发展的整体和长远利益,到了20世纪90年代后期,以部分国有企业和大中型非国有企业为代表的企业力量开始呼吁改革医药管理体制,各种新闻媒体对于医药市场混乱、药价虚高、药品质量安全事故频发等也形成了强大的社会舆论压力,甚至引发了一些高层领导人的注意和重视,一套政企分开、集中统一垂直管理、产业发展与质量监督相对区分的现代药品监管型体制即将建立。

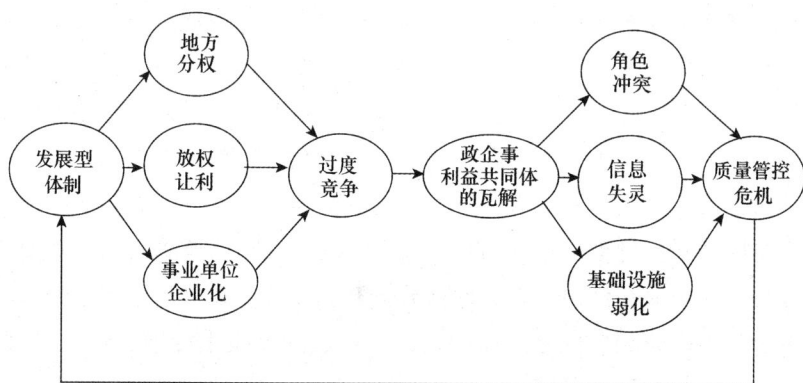

图4—3 政企事利益共同体瓦解示意图

第五章

监管型体制(1998年至今):政企事利益关系的重构与制度化

　　"强发展，弱管控"的发展型体制在推动了中国医药产业的高速发展、满足广大人民对医药消费的巨大需求的同时，也不可避免地破坏了指令型体制下高度合一的政企事利益共同体关系，催生了中国医药产业中过度竞争局面的出现，进而导致国家对于医药产品质量管控能力的全面弱化，药品质量安全状况不断恶化。如何在产业发展与质量管控、市场竞争与政府监管、增长速度与发展质量之间取得某种平衡，成为20世纪90年代末期中国医药产业管理体制所亟待解决的难题。同时，在政企事利益共同体关系瓦解之后，政府、企业和事业机构对于其各自之间利益关系的模糊性也表现出了某种程度的担忧与不满，其中的一些利益行动体开始提出在市场经济条件下重新构建政府、企业与事业单位之间的关系，并使之制度化、法律化，以此来尽快改变医药产业中过度竞争的局面，重建国家对于医药产业的管控能力，改善药品质量安全状况。因而，在1998年前后，一种从西方发达市场经济国家中引入的监管型体制（regulatory regime）开始在中国医药质量管理中建立起来，其显著的特征包括监管权与行业管理权的分离；政企事在体制关系上的彻底分开；监管权在横向分配上的集中统一以及在纵向分配上的垂直管理；以法律法规、技术标准、特许制度、信息提供为主的监管工具等。

　　本章要集中回答的问题包括：为什么这样一套监管型体制能够在1998年前后得以建立？各种相关利益主体对于监管改革的基本诉求与态度是怎样的？监管型体制改革如何化解发展型体制下医药产业管控中的三

大危机,进而净化秩序混乱的医药市场?监管型体制改革的效果如何,存在哪些局限性?至于对于监管型体制建设中的结构性制约因素问题的分析,将被集中放到下一章进行集中论述。

一 监管型体制的建立与稳固(1998—2001)

(一) 发展型体制的成就与弊端

自20世纪70年代末建立起来的发展型管理体制,促进了中国医药产业的高速发展。从发展速度来看,1978—2000年,中国医药工业产值年均递增16.6%,成为国民经济中发展最快的行业之一①。从工业总产值的变化来看,1985年中国医药工业总产值约为142亿元人民币,而到1997年,这一数字已经增长到1430亿元,为1985年的10倍。另外,从医药工业在整个国民经济体系中的比重来看,1985年医药工业总产值只占当年GDP值的1.62%,1997年这一比重已经上升到2.76%②。从利税额度上看,1997年医药工商业共实现利税169.3亿元,比1996年增长8.5%,其中医药工业实现145亿元,增长9.4%;医药商业实现24.3亿元,增长3.0%③,医药产业已经成为国家税收的重要来源。另外,从90年代以来,由于人们对健康的需求日益增长,社会药品支出持续上升,1990年全国药品总销售额为151.42亿元,人均用药支出为13.25元,七年之后,这两个数字分别上升为607.29亿元和49.13元④,计划经济时代下缺医少药的局面基本得到改变,人们的注意力开始从"能否吃到药"向"能否吃到好药"转变,对药品本身的安全和有效性提出了更高的要求。

然而,缺乏有效监管的医药产业的高速发展,并无法掩饰其间过度竞争(over-competition)的产业结构:第一,企业盲目发展,1995年全国已经有各类药厂5300多家,而大中型企业只占10%,医药批发企业已经发展到17000多家,零售企业增加到80000多家,大中型企业的比例不到

---

① 张新平、李少丽主编:《药物政策学》,科学出版社2003年版,第103页。
② 《中国统计年鉴1985—2004》,国家统计局编写。
③ 《中国医药年鉴1998》,中国医药科技出版社1998年版,第91页。
④ 南方医药经济研究所《医药经济信息网》。

2%；第二，经济效益逐渐走低，1995 年固定资产原值突破 500 亿元，为 1990 年的 3.8 倍，而医药工业总产值达到 1000 亿元，仅为 1990 年的 2.5 倍，百元固定资产的产值率从 1990 年的 247 元下降到 1995 年的 187 元，资金利税率从 1990 年的 16.31% 下降到 1995 年的 10% 以下，而企业亏损面则从 1990 年的 21.4% 上升到 1995 年的 35%[1]；第三，产品结构雷同，重复建设严重，导致各种产品生产能力利用率低，例如 1996 年抗感染类药品的生产利用率为 49.7%，维生素类为 49%，消化系统用药为 30%，泌尿系统用药仅为 17%[2]；第四，药品新品种的申报数量大大增加，但真正具有创新技术的药物种类非常有限，据统计，从申报量来看，1985 年申报新药仅 10 种左右，到 1997 年猛增到 1700 多种[3]；从审批量来看，1985—1996 年中国共批准各类西药新药 1218 种，年度批准数量由 1986 的 5 种上升为 1996 年的 332 种，其中一类创新药为 54 种，仅占总数的 4.33%，二类新药也只占 23.4%，60% 以上是改变剂型的四、五类药[4]，创制新药能力十分低下。

此外，从药品流通领域来看，一方面药品批发企业管理混乱，各级国有医药公司由于种种原因，目前经营状况欠佳，出现普遍亏损、效益低下的现象，一些医药公司或把自己的业务分散承包给个人，以大划小，独立核算，自负盈亏；或是收取一定的管理费后允许个体药店挂靠经营，挂着国有的牌子，实际上个人承包，自主购销；另一方面，零售药店虽然发展较快，但基础不牢。不少药店进药途径混乱，人员素质较低，有的医药公司在人员分流时把一部分富余人员作为增设零售网点的主力军，致使有的药店擅自批发药品，有的经营违禁药品，有的销售假劣药品。而对于医疗机构而言，他们盲目追求高回扣，追求经济效益，不注重药品质量，个体诊所和村卫生室质量问题突出，医院自制制剂的管理也存在极大的问题。

更让人担心的是，低水平重复建设的问题还没有得到遏制，高水平重

---

① 《中国医药年鉴 1998》，中国医药科技出版社 1998 年版，第 8、24 页。

② 《中国卫生年鉴 1996—1998》。

③ 该报评论员：《药品审评机制的重要改革》，载《中国医药报》1998 年 12 月 8 日第一版。

④ 袁伯俊、吴浩：《我国新药研究与开发的现状、问题和对策》，载《中国新药杂志》1998 年第 2 期，第 81—83 页。

复建设的问题也开始浮出水面，即对于创新力度相对较大的生产技术的引进和发展，同样出现了一哄而上、重复建设的情况。1998年，中国已有小型基因工程干扰素等10个产品投放市场，同时，还有20多个基因工程项目处于开发阶段。到1995年底，全国已有200多家较大规模的生物工程项目，其中完成和正在施工的GMP生产厂房有40多个，每个GMP厂房平均耗资4000多万元，仿制产品最多者一个产品有30多个厂家相继生产①。

企业的重复生产和布局导致了医药产业的泡沫性成分剧增，而医药产业的经济效益和利润率的下滑，又迫使生产和经营企业更倾向于从降低药品质量上做文章，不合格药品逐步充斥当时的市场。正如图5—1所示，从年度药品抽验合格率来看，1990年全国共抽验各类药品样品18.6万件，其中不合格检品数为1.7万件，不合格率为9.2%；1991年，抽验样品数量略减为18万件，但不合格检品数则增至2.1万件，不合格率则增至11.7%；1993年，在保持抽样检品数量大体不变的情况下，不合格检品数和不合格率分别上升至2.5万件和13.9%；1994年又分别增至2.9万件和16%；1996年，全国共抽验药品检品增加到18.9万件，不合格检品数为3.1万，不合格率达到16.5%②。

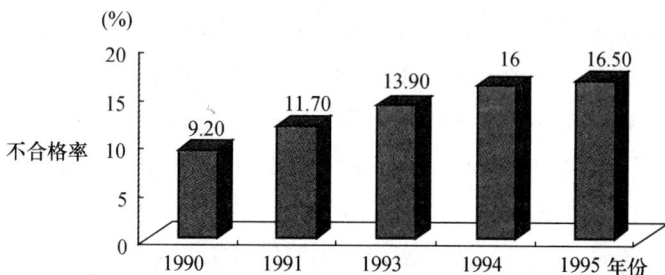

图5—1 1990—1995年全国年度药品抽验不合格率趋势图

更为严峻的是，在发展型体制下，作为药品安全监管者的有关国家行政部门，其监管意愿与角色产生了严重的冲突，部门之间的内耗与争

---

① 刘荣富:《警惕制药工业高水平重复》，载《中国医药报》1998年11月12日第二版。

② 《中国卫生年鉴1988—1997》，人民卫生出版社1997年版。

斗弱化了国家获取监管对象有效信息的能力，而中央与地方委托代理关系的恶化，以及基层监管设施的瘫痪，都导致了药品监管政策的执行能力孱弱不堪。这些都使得国家在对药品质量的监管上出现严重的能力不足，大量的药品安全事件遭到媒体曝光，在社会上引起强烈反响。因此，如何建立一套更为有效的、基于市场经济体制之上的药政管理体系，有效地解决药品监管中的角色冲突、信息匮乏以及执行力低下等问题，在1998年前后已经成为中央政府不得不重视的重要议题而摆上议事日程。

（二）医药产业界的利益诉求

盲目发展与混乱不堪的医药产业结构，以及长期以来的以药养医的体制，使得产业界内部在1998年前后也出现了要求改革药政管理体制的呼声。作为国有医药企业的利益代言人，国家医药管理局及其下属的国有企业纷纷抱怨，百业兴药的混乱局面严重抢占了国有生产和经营企业的市场份额和生产利润，使其面临着来自民营企业的巨大竞争压力。他们认为，正是多头分散的发展型管理体制，促使各主管部门、各地区从本部门、本地区经济发展的角度考虑，药品生产和经销过程中出现严重的本位主义和地方保护主义，导致品种布点过多过滥，药品总量失衡，恶性竞争屡禁不止，从而打乱了国有生产和销售主渠道的主导地位，一些国有企业开始出现利润下滑甚至负债经营的问题。例如，以医药商业为例，自1988年以来，全国医药商业利润逐年递减，从年利润24亿元跌到1994年的4.2亿元，1994年全国共有2226个企业亏损，比1993年增加三分之一，共有12个省、市、区的医药商业出现了全行业亏损①。

此外，医药产业界对于以药养医体制所带来的医药回扣问题也颇有微词。由于医院是大部分药品销售的终端，医疗机构对于病人的用药选择具有很大的决定作用，因而在激烈的市场竞争中，企业必须将药品销售利润的一部分通过回扣的形式返还给财政经费不足的医院事业单位，才能赢得一定的市场份额。

---

① 宏权：《医药流通体制改革的回顾与展望》，载《中国药业》1996年第2期，第23—27页。

在这种"以药养医"的体制下,一方面,以追求经济利益为导向的医院,往往更倾向于从成本更低、回扣更高的非国有渠道采购药品,而置非主管部门医药管理机构的三令五申于不顾;另一方面,即使许多企业对于药品回扣趋之若鹜,但大部分企业也是不得已而为之,他们对医院通过回扣形式占用医药工商企业的利润和再生产资金,也是心存不满,因此也与医药管理部门一样,主张尽快实现"医药分业",而由于药政管理权掌握在卫生部手中,因而这种医药合一的药品管理体制也自然遭到了企业的批评,呼吁建立起一套独立于卫生部门的药品集中管理体系。

在当时的体制下,国有企业只能寻求医药管理部门的行政力量的介入和支持。然而,由于医药管理部门只是行业管理机构,手中既无审批权,又无执法权,因而往往也是无能为力,无法为国有企业提供有效的保护。为此,他们呼吁建立新型的医药行业管理体制,赋予医药部门一定的行政执法权,维护国有主渠道的主导地位,并将当时国务院各部门分散承担的有关中、西药品,医疗器械等医药工业、商业,以及医药科研、教育、外事等管理职能集中起来,组建一个统一的医药行政管理部门[①]。

支持药品管理体制改革的不仅是国有医药企业,也包括一些实力雄厚的大中型非国有医药企业,包括1984年以后医药业对外开放之后进入中国市场的一批国际医药企业。

首先,他们对医药企业的准入审批程序的烦琐感到不满,从1985年《药品管理法》正式颁布实施以来,开办医药生产和经营企业要分别经过药品生产经营部门和卫生行政部门两道审批程序,并分别取得药品生产经营企业合格证和许可证之后,再凭"两证"到工商部门办理登记,领取营业执照,这就是被医药企业所称为"两证一照"的时代。由于医药管理部门与卫生行政部门在审批过程中,存在着不同的审批执行标准,常常使申报的企业感到无所适从,由于当时申请入市的大部分都是非国有的民营企业,因而他们对"两证一照"体系的弊端深有体会:

[①]　邱靖基:《关于建立新型医药行业管理体制的探讨》,载《中国工业经济》1995年第12期,第10—13页。曾子哲:《建立我国新型的医药管理体制——对我国医药管理模式的探讨》,载《中国医药报》1995年12月9日第四版。

医药部门一般比较看重申报企业的条件和产品是否符合当地医药产业的整体布局需要，而卫生行政部门则比较重视企业的生产条件是否达到要求，两者在一定时期有可能产生冲突，因而翻来覆去，一般一个企业从提出申请到审批通过需要花费较长的时间以及不菲的公关费用，实在是让人头疼。无奈之下，有时候即使是在有了一个证之后，也要开始运营，否则就得血本无归。①

在这种背景下，许多非国有企业也呼吁能够减少药品生产经营企业的审批环节，让一个部门来集中行使准入资格审批权，以便加快企业准入的审批速度。

其次，非国有企业对于分权、低效的药品管理体系及其带来的地方保护主义也是怨声载道。1985 年开始实施的《药品管理法》规定"研制新药，必须按照规定向国务院卫生行政部门或者省、自治区、直辖市卫生行政部门报送研制方法、质量指标、药理及毒理试验结果等有关资料和样品，经批准后，方可进行临床试验或者临床验证"，同年颁布的《新药审批办法》则规定"新药进行临床研究由省级卫生行政部门初审后转报卫生部审批，其中四、五类新药的临床研究由省级审批抄报卫生部备案"，这些都表明中国当时的药品审评实施的是二级审评制度，即对于一、二、三类新药由省级卫生部门负责技术审评，然后报卫生部最后审批；对于四、五类新药则由省级卫生部门直接负责审批，只需报卫生部备案。在这样一种被医药界人士称为"双批双审"的体制下，由于各省在对待药品审批过程中的标准不同、尺度不一，而且各省的审评在时间进度上也经常与中央层面出现不一致，导致企业在申报新药的过程花费了大量的时间与经济资源，大大增加了制药企业的生产成本，并贻误了制药企业的重要商机，大部分企业，特别是非国有企业，要求集中药品审评权、减少审批环节、加快药品审评速度的呼声很高，建立一套集中、高效、统一的药品审批体系也是诸多企业的追求目标。此外，分散型的药品管理体系所带来的地方保护主义不允许跨地区、跨行业经营，从而成为遏制发展规模经济的最大障碍；阻碍有序的市场竞争，外地药品进入本地必须得到地方的首

---

① 访谈编号：ET – GZ – 20070828 – 1。

肯，而且必须缴纳一定的管理费用，不利于平等竞争；为孳生腐败提供温床，当时"医药公司与医疗单位的关系是医药公司提供药品，医药视回扣率的高低而确定买与不买，主动权在医院手中，各地的回扣率也很不平衡，有明扣也有暗扣，有统扣也有私扣，有支票扣入账，也有现金直接扣而不入账的，不利于非国有医药经营企业的发展"①。

再次，非国有企业对于两套 GMP 体系并存也是头疼不已。上一章曾经提到，从 20 世纪 80 年代到 90 年代初，卫生部门与医药管理部门就GMP 认证权的问题曾经相执不下，后来卫生部门在这场斗争中逐渐占据了上风。1995 年，卫生部又下达了《关于开展药品 GMP 认证工作的通知》，其后，国家医药管理局也下达了关于 GMP 达标的通知，而对于企业来说，两家都是上级领导，在执行这两个不尽相同的红头文件，特别是标准各异时，企业往往左右为难。卫生部 1992 年颁布的规范共 207 条，连篇累牍，内容反复，其中硬件要求很高，原则性强，但是缺乏可操作性，在当时的条件下企业很难贯彻执行；国家医药管理局也下达了《关于大输液及硬胶囊、颗粒剂实施〈药品生产质量管理规范的指南和实施细则〉》，相对而言，更加符合当时企业生产的实际，因此企业比较欢迎。然而，在面对两套 GMP 体系同时存在的情况下，大部分企业显得有些无所适从："一个是达标，一个是认证，到底有什么区别?"此外，企业普遍抱怨 GMP 认证工作手续复杂，程序烦琐，投入太大，而收益的前景并不明朗，因此对于申请认证缺乏积极性。截至 1998 年 6 月，卫生部只受理了 75 家企业的申请，其中获得通过的只有 46 家，还不到全国药厂的1%。制药企业普遍呼吁，希望能够成立一个统一的监管机构，把认证和国家达标统一起来，减少实施 GMP 认证的成本②。

(三) 管理部门之间的利益博弈

1998 年以前，虽然在涉及具体的权力和利益纷争时，卫生药政部门与医药管理部门之间的矛盾十分尖锐，但在药品管理体制改革的方向上却是高度的一致，即都希望仿效西方发达国家、尤其是美国食品药品管理局

---

① 吴俊:《地方保护主义的樊笼应拆除》，载《中国医药报》1998 年 11 月 5 日第二版。
② 田申:《但愿 GMP 离企业更近些》，载《中国医药报》1998 年 6 月 2 日第二版。

（FDA）的模式建立一套统一、集中、高效的药品管理体制。例如，早在1994年3月份召开的全国八届人大二次会议上，一些医药界的委员就提出要对药品加强统一管理，改变药品多头管理的局面，例如李炎唐委员提出"国务院成立一个权威性的'食品和药品管理局'，其职能是，凡是涉及人的生命健康的产品都管起来，行使监督、审批、抽查等多种管理职能"、李树楠委员说"新药开发要经过五个婆婆审批，管得太死了，建议成立中国的FDA"、钟南山委员则认为"开放市场和加强管理是不矛盾的，赞成成立一个类似于FDA的权威机构"①。1994年底，又有学者在《中国医药报》上撰文指出"国家应当分步实现设立一个一元化的医药行政管理部门，统管卫生部、中医药管理局、医药管理局、工商行政管理局等有关医疗器械和药品的管理监督职能"②。

卫生部门也不例外。1995年，时任卫生部国家药典委员会副秘书长的王志清在一篇文章中建议"在卫生部管理的前提下，集国家医药管理局的有关人员和卫生部药政管理局、中国药品生物制品检定所、药典会全部人员在中央成立'国家药品监督管理局'"③，这是首次有人明确正式地提出要建立集中统一的药品监督机构。1996年，一些地方卫生部门的干部在《中国药事》上撰文提出"从组织上，建立自上而下的药政监督管理机构，隶属于卫生行政部门，而保持相对的独立性和中立性"、"为避免地方保护主义的干扰，药政管理部门应当实现从中央到地方的条条管理，各类药品生产经营管理、药品检验、药典委员会以及药品审评等职能统归于药政管理局领导"④。

为何医药管理和卫生药政部门都对美国FDA式的药品管理体制心仪不已？因为类似于FDA模式的一套统一、集中、高效的药品管理体制能够使他们获取更多的资源和更大的权力。

---

① 《全国政协副主席钱正英指出：政出多门是影响医药发展的症结》，载《中国医药报》1994年3月17日第一版。

② 陈海荣：《权责分离是阻碍药业发展的核心问题》，载《中国医药报》1994年11月15日第二版。

③ 王志清：《对我国药品监督管理体制改革的设想》，载《中国药事》1995年第5期，第278—280页。

④ 张以成：《我国医药管理改革初探》，载《中国药事》1996年第3期，第171—173页。

　　第一,自1949年新中国成立以来,由于中国对医药行业一直缺乏比较明确的定位,逡巡于福利事业与经济产业之间,因而药品管理部门在政府序列中的地位一直不高,医药管理局曾经几易其主,最后在1993年的政府机构改革中变为国家经贸委下辖的副部级的国家局,而药政管理局也仅是卫生部下面的一个厅级分支机构,因此两个部门都想通过药品管理体制改革使自己升格为一个国务院直属下的正部级机构[①]。

　　第二,在药品管理过程中,两个部门都感觉到因为体制不顺而带来的诸多问题,因而都想借FDA模式将管理权统揽到自己手中。例如作为行业管理部门的医药管理局,在实际中仍然无法统管整个医药行业,只能负责化学药品和抗生素的管理,而中药材、中成药、中药饮片管理则由国家中医药管理局负责;卫生部负责血清疫苗、生物制品、医院制剂的管理;国内贸易部负责生化药品管理;中国核工业总公司管理放射性药品;农业部、解放军总后勤部卫生部、武警部队卫生部分别负责各自部门的药品管理;国家科委负责新药研究管理;国家计委负责药品价格管理;外经贸部"医保"公司负责药品、医疗器械、保健品的主要国际贸易;工商、技术监督甚至公安部门都具有相应的管理职能[②]。此外,医药管理部门一直对药政部门拥有药品审评权、企业审批权以及监督执法权而愤愤不平,反复强调FDA管理模式中的专业性和科学性,并认为医药应当分开管理,而药政部门也认为医药部门颁发的《药品生产合格证》是在瓜分自己手中的企业审批权,一些国有医药企业也经常以自己的主管部门是医药管理局为由,对药政部门的执法行为不予配合,因此也希望通过引入FDA的模式来加强自己作为法定的国家药品监督管理机构的权威。

　　第三,在当时的体制下,无论是药政部门,还是医药管理部门,都只能对地方各省的相关部门进行业务上的指导,而无法控制其财政、人事等重要资源,另外诸如一些重要的权力如仿制药审批权、开办药品生产和经营单位的许可权等依然掌握在省级卫生部门手中,而FDA式的地区派出

---

　　① 访谈编号：OF－BJ－20070711－01。
　　② 邱靖基：《我国制药工业体制改革纵横谈》,载《中国药业》1998年第7期,第7—9页。

制的垂直管理模式，刚好可以为他们控制地方相关部门提供正当性的依据，从而实现其系统上下垂直管理的目的。

综上所述，可见对于当时可以期待的、统一集中的药品监管体制改革，卫生药政部门与医药管理部门的分歧不在于改革的必要性和可行性，而在于改革本身应当以谁为主、如何进行的问题。虽然，这种部门间的政治斗争为改革后的药监机构的运行终究还是埋下了隐患，但在当时的环境下，客观上也加快了国务院关于药品管理体制改革的前进步伐，减少了在改与不改问题上纠缠不休的决策协调成本。

（四）　监管型体制的初步建立

20世纪80年代以来，发展型体制下导致的重复生产、百业兴药和假劣药横行的情况，逐渐引起了一些高层领导、新闻媒体、产业界和社会的重视，对药品管理体制的改革之声也越来越大。1995年3月，在八届人大三次会议上的政府工作报告中，首次出现了"依法加强对药品、食品和社会公共卫生的监督和管理"的字样，1996年的政府工作报告则提出"加强医药市场管理"，到1997年更是提出"加强医药管理，整顿、规范药品流通秩序"①。各种不同的药品质量事件不断出现在《人民日报》、《中国青年报》、中央电视台等全国性的主流官方媒体的新闻报道中，加上前文所述的产业界和管理部门之间的利益诉求，到1998年前夕，改革医药管理体制，尽快成立一个集中、统一、政企分开的药品监管体系，已经逐渐成为各界的共识。1997年1月，中共中央、国务院联合发布了《关于卫生改革与发展的决定》，里面明确提出"积极探索药品管理体制改革，逐步形成统一、权威、高效的管理体制"②，这一提法为即将开始的药品监管体制改革奠定了基调。

为了在未来的药品管理体制变革中取得先机，卫生部和医药管理局先

---

① 李鹏：《1995年政府工作报告》（1995年3月5日第八届全国人民代表大会第三次会议）；《1996年政府工作报告：关于国民经济和社会发展"九五"计划和2010年远景目标纲要的报告》（1996年3月5日第八届全国人民代表大会第四次会议）；《1997年政府工作报告》（1997年3月1日第八届全国人民代表大会第五次会议）。

② 《中共中央、国务院关于卫生改革与发展的决定》（1997年1月15日），载《中国公共卫生管理》1997年第2期（总第62期），第65—69页。

后都成立了专题调研组,聘请一些专家学者对中国药品管理体制的改革进行专题调研。当时的国家医药管理局将此作为每年医药软科学的重点课题,并委托中国社会科学院工业经济研究所的学者进行专题研究,其基本结论都是"建立一个直接隶属国务院,具有高度权威的、统一而高效的药品管理机构"①。1997年初,中国药科大学的胡嘉廷教授在一篇文章中全面总结了美英两国药政管理体系的特征,并指出"卫生部和国家医药管理局在药品监督的法规制订和执法上存在分歧,这样的体制权威性不够",因而建议"成立一个比较独立的、类似于美国FDA的药品监督机构"、"加强药品使用环节的监督,发挥地方的作用"、"充实和加强监督机构的人员配备,扩充编制"②。1997年下半年,中国社会科学院工业经济研究所的余晖研究员也发文指出"未来的药业政府管制是以一个不受医药行业利益及地方利益干扰,有充足行政经费的中央集权式药政机构为主体的行政法体系"。相对于一些从自身部门利益出发的改革设计而言,这些建议的立场和位置相对比较客观、公正。

就在各个部门和业界对药业管理体制讨论得如火如荼之际,1998年的新一轮政府机构改革为中国药品监管体制的初步建立创造了难得的机遇。1998年3月20日,九届全国人大一次会议通过了《关于国务院机构改革方案的决定》,提出改革的原则是"转变政府职能"、"实现政企分开"、"精简、效能、统一"、"实行依法治国、依法行政",改革的目标是"建立办事高效、运转协调、行为规范的政府行政管理体系"、"逐步建立适应社会主义市场经济体制的、有中国特色的政府行政管理体系"③。根据这一改革方案,3月29日,国务院发布了《关于机构设置的通知》,决定在原来的国家医药管理局、卫生部药政管理局和国家

---

①　中国社会科学院工业经济研究所:《对医药管理体制改革的几点意见和建议》,1996年第四届"扬子江胃苏杯"全国医药经济优秀论文奖一等奖。余晖:《中国药业政府管制制度形成障碍的分析》(上)、(下),载《管理世界》1997年第5、6期,收于北京天则经济研究所编:《中国制度变迁的案例分析》第2辑,中国财政经济出版社1998年版。感谢南开大学法学院宋华琳副教授提供相关分析资料。

②　胡嘉廷:《美英药政管理机构及对我国医药管理体制改革的建议》,载《中国药业》1997年第1期,第9—11页。

③　《国务院机构改革方案》,载《全国人民代表大会常务委员会公报》1998年第1期,第58—61页。

中医药管理局的基础上成立新的国家药品监督管理局（State Drug Ad-ministration，SDA），为直属于国务院的副部级机构，是国务院主管药品监督的行政执法部门。在随后由国务院办公厅颁布的《国家药品监督管理局职能设置、内设机构和人员编制规定》的文件中，对国家药品监督管理局的职能调整做出了明确的规定，即将卫生部的药政药检职能、国家医药管理局的药品生产流通监管职能以及国家中医药管理局的中药监管职能统一交由国家药品监督管理局，而国家医药管理局原来所担负的制定医药行业发展战略、对医药经济进行宏观调控等行业管理职能将转移给国家经贸委①。

从纵向的制度建设上看，为了不至于使刚刚成立的国家药监局成为"高位截瘫"的弱势机构，中编办与国家药监局合作研究和拟订地方药品监督管理体制改革的方案。9月，中编办发出了《关于省级政府劳动和社会保障以及药品监督管理工作机构有关问题的通知》，明确指出"由省（区、市）医药管理局作为统筹管理药品监督管理工作的职能部门"，"没有设立医药管理局、而由医药公司代行行政管理职能的省级政府，可成立省（区、市）药品监督管理局"、"将分散的药品监督管理职能集中到省级药品监督管理局，实行统一管理"②。该通知基本上奠定了中央要求各省成立药监部门的基调，但对于各级药监部门的关系却没有做出具体规定。而后来，时任国家药监局局长的郑筱萸在一次向全国人大的工作汇报中曾经提到了药监体制纵向制度改革的三种方案：第一种是二级管理模式，即药品监督管理行政机构设置为中央、省两级，省级以下药品监督管理局均为省级药监部门的直属机构，不属于当地政府序列；第二种是三级管理模式，即药监机构的设置为中央、省、市三级，县级药监部门为市级药监部门的直属机构，不属于当地序列；第三种为四级管理模式，即药监机构的设置为中央、省、市、县四级，

① 《国家药品监督管理局职能配置、内设机构和人员编制的规定》，载《中国药师》1998年第2期，第49—50页。

② 《中央机构编制委员会办公室关于省级政府劳动和社会保障以及药品监督管理工作机构有关问题的通知》[中编办发（1998）8号]，《中国药品监督管理年鉴1999》，化学工业出版社1999年版，第29—30页。

分别属于各级政府序列①。

在新的药监机构组建过程中，一个值得关注的关键问题是：为什么在这场部门斗争中处于相对弱势地位、并且理应作为被监管对象代表的医药管理部门成为主宰这场改革的主角，而原本一直担负药品质量监督管理职能的药政部门却成为了配角？通过采访当时参与改革制度设计的一些专家学者，笔者了解到大致原因有以下三个方面：第一，医药管理部门比药政部门拥有更丰厚的组织资源。作为计划经济体制下建立起来的行业管理部门，医药管理部门从中央到省、市、县各级都有设置，而且计划经济的垂直管理模式色彩比较强烈，人员编制上也具有相对的优势，而药政部门由于在卫生系统长期得不到重视，在地方机构的设置上也参差不齐，组织动员能力相对较差，因此在这种背景下，依靠医药管理部门为主体进行药监制度改革，具有组织成本和资源上的双重优势；第二，医药管理部门的行政级别高过药政部门，从 1994 年以来，国家医药管理局一直都是直属于国务院的副部级单位，而药政局则是卫生部下辖的司局级单位，在行政级别上比医药管理局低一级，由高级别的部门收编低级别的部门，可以尽量避免改革可能引起的动荡，这也是符合中国政治改革的基本逻辑的；第三，与当时提出的"医药分业"的大背景有关。当时的大部分社会舆论都对以药养医、医药不分的管理体制抱以批评态度，一些专家学者也认为医政管理与药政管理存在着一定差异，从监管的专业性角度应该予以区分。在这种背景下，改革者认为长期隶属于卫生部门的药政机构很难达到"医药分业"的管理目标，而长期主管医药行业的医药管理部门则显得更为纯粹，更符合实现"医药分业"的改革目标的需要。

虽然从当时的改革大局出发，原有的药政部门人员执行了国务院的改革方案，但对于由医药管理部门来主导这场改革始终心存芥蒂。1998年 6 月，新成立不久的国家药监局主持召开了全国药品监督管理工作座谈会，来自各省、市、区卫生厅药政处的处长们在会上感觉到自己有被"收编"的感觉，认为新成立的机构"对药政部门多年来的工作成绩肯

　　① 《国家药品监督管理局局长郑筱萸向全国人大的工作汇报》（1998 年 10 月 26 日），《中国药品监督管理年鉴 1999》，中国医药科技出版社 1999 年版，第 32—37 页。

定不够，对地方干部安慰不足，会影响过渡时期地方药政的工作"，一些代表甚至建议改革的"三定"方案暂时不要下发到地方，以免引起新的混乱。即便如此，由于此次改革使得药政官员在行政级别上有所上升，他们也同时成为机构改革的受益者，再加上改革之后药品审批、药企发证等大部分实权仍然掌握在他们手中，因此后来也没有再对改革的模式有过多的指摘。

在初步规范了监管权力的横向配置之后，接下来的关键改革举措就是在中央层面推进监管部门与所办企业在制度上的正式分离，这也是药品监督管理体制改革的内在要求。根据《中共中央办公厅、国务院办公厅关于中央党政机关与所办经济实体和管理的直属企业脱钩有关问题的通知》，1998 年 11 月，国家药监局将其直属企业中国医药工业公司、中国医疗器械工业公司、中国医药对外贸易总公司先行转划给以中国医药（集团）公司为核心的国药集团，紧接着便将其下代管的四家医药企业正式剥离，其中国医药集团划归中央企业工委和财政部领导，余下设立在地方的三家直属企业则分别划归给当地的人事和财政部门，药监部门不再对上述企业具有人事任免权和企业管理权，正式实现了监管者与监管对象在制度上的彻底分开，一个由第三方组成的监管体系粗具雏形①。此外，还拟定了与上海医药工业设计院等医药科研院所、南京药科大学等高等院校分离的初步意向。新成立的国家药监局明确要求负有监管职能的各直属单位，除可以开展与药品监管直接有关的科研活动外，一律不得从事其他创收性活动，并明确要求地方各级药品监督管理部门尽快移交医药行业管理职能，并与各类经济实体脱钩②。至此，近 50 年来政企不分、高度合一的医药质量管控制度正式宣告结束，一套体制上的药品监督管理体制得以初步建立。

通过剥离行业管理职能、集中合并市场监管职能、组建地方执行机构以及推进监管者与监管对象在制度上的分离，到 1998 年底，至少在中央层面，中国已经建立起一套粗具雏形的药品监督管理体制，相对于

---

① 《关于报送国家药品监督管理局代管企业处理意见的函》［国药管办（1998）166 号］，《中国药品监督管理年鉴 1999》，中国医药科技出版社 1999 年版，第 44—45 页。

② 编辑部：《夫济大事必以人为本——努力建设一支新时期的高素质药品监督管理队伍》，载《中国医药报》2000 年 1 月 11 日第一版。

之前多头分散、权责不清、执行不力、政企不分的发展型体制而言，确实取得了新的突破，也为以后进一步的改革奠定了基础。由于新成立的药品监督管理部门不再隶属于卫生部门，因此相对于卫生部门下属的医疗机构而言，监管机构与医院在体制上也处于完全分离状态，即政府与事业单位也已经分开。从这个意义上看，药监部门已经基本具备现代意义上监管型政府的独立性的特点，政府、企业与事业单位之间的利益关系得到了制度性的确立和规范。这种监管改革的力度，在当时的政府监管体系改革中是走在相对前列的位置的。同时，由于市场化程度的进一步提高，新成立的药监部门在管理模式上也有了一定的改观，例如药品监管部门对药品生产企业的审批，已不把所有制成分作为条件，而只考虑技术标准，即是否通过 GMP 达标和有没有规定的新药品种，在药品经营领域，除去规定个体工商户不允许从事药品批发之外，其他方面的准入对公有与非公有经济也一律一视同仁，"不唯成分论，重在监管，这是市场经济的要求"①。然而，改革的背后总是隐藏着复杂的利益冲突与关系，建立伊始的中国药监体制，将面临着来自监管对象和监管者本身等诸多利益主体的挑战。

（五）　来自地方的挑战

虽然在地方药监机构的改革上，中央政府设计出了三套比较具有可行性的方案，但中央面临的头一个难题就是省级药监部门的建立。从 1998 年中旬开始，虽然中央层面的药品监督管理体制改革基本到位，但在地方层面，药品监督管理职能仍然分布在医药、卫生、工商等各个部门，大部分省市的政府编制部门也没有及时将药监部门的改革纳入年度计划。由于担心在将来的机构改革中失去权力和利益，从中央宣布成立国家药监局之日起，各个部门开始争夺机构改革主导权，一些省市开始突击审批新药和发放证照，有的地方开始擅自调动干部，有的地方乱办药品集贸市场，已经整顿的药品集贸市场开始出现回潮。

为了改变这种被动局面，在国家药监局的积极倡议下，中编办发出《关于省级政府劳动和社会保障以及药品监督管理工作机构有关问题的通

---

① 申敬旺：《非公经济：拥抱春天的朝阳》，载《中国医药报》1999 年 3 月 16 日第一版。

知》，明确要求各地医药管理部门（注：而不是药政部门）作为机构改革的统筹机构，尽快组建省级药品监督部门，并规定"省级药品行业管理职能改由省（区、市）经贸委承担"。在 11 月份召开的地方药品监督管理体制改革座谈会上，为了克服来自地方的阻力，尽可能地争取地方政府的支持，国家药监局制定了"1998 年先进行职能集中，1999 年进行机构改革"的改革策略，并要求各省药品监督相关部门"要积极向省政府、省编办汇报，争取工作主动"①。

虽然在 1999 年 1 月，河北省成立了药品监督管理局，成为全国第一家省级药品监督管理机构，但当时绝大部分省份对成立药品监管部门仍然处于观望态度。由于药品监管权仍然分散在诸多不同部门手中，一些地方和部门对中央日趋严格的药品监管政策也有着不同的看法，集中体现在1999 年 2 月初召开的全国药品监督管理工作会议上。例如北京市药政处处长对国家药监局准备大规模推行 GMP 认证存在不同看法，认为"GMP 认证应当与我国的基本国情紧密联系"，建议国家药监局在酝酿更大规模地推行 GMP 之前"对我国药品生产企业的状况进一步深入调查研究"；内蒙古和天津医药管理局的代表认为国家药监局要求各地"不允许把药品生产、经营企业承包给个人"，这一规定"与十五大精神有冲突的地方，地方的对立情绪较大"，并提出政府"在生产和经营上不要管得太死"、"某些药品中间体的生产承包给个人不会有什么问题"，甚至有人认为"在财政经费不足的情况下，贸然推动政企分开，将可能导致新成立部门的夭折"②，其维护地方医药经济发展、反对严格监管和政企分开的态度十分鲜明。

虽然地方各省对改革后的药监体系存在着不同的看法，但在中央有关部门的督促下，省级药监部门的组建进程仍然在艰难中继续推行着。1999 年，继河北省之后，山西（3 月）、四川（7 月）、浙江、湖南（8 月）、山东、湖北（9 月）等省也纷纷组建了省级药品监督管理机构，而北京、江苏、广东等地也先后于 2000 年完成新的机构组建，到 2000

---

① 《国家药品监督管理局召开地方药品监督管理体制改革座谈会》，载《中国药品监督管理年鉴 1999》，中国医药科技出版社 1999 年版，第 37 页。

② 王本进等：《全国药品监督管理工作会议在京闭幕——〈药品管理法〉修改意见继续完善与会代表座谈药品监督管理机构改革》，载《首都医药》1999 年第 3 期，第 4—5 页。

年底，全国 31 个省级单位都建立了相应的药品监督机构。然而，由于省级药监部门改革的统筹单位是各省的医药管理局，而一些省在前几年的机构改革中将医药管理局从政府序列中剔除，改成了企业建制的医药总公司，在这种分权式发展型模式的强大惯性之下，截至 2001 年初，在当时的 31 个省级药监部门中，仍然有 6 个省仍然承担着行业管理职能，有 13 个省的药监部门没有实现政企分开，一些省份存在大量的"明脱暗不脱"现象，即表面上实行政企分开、实际上则在医药企业保留兼职或者相应的股份，个别省份甚至出现了将原来的医药公司直接翻牌变成药监局、药监局长同时兼任当地医药公司总经理的现象①。这无疑是对新兴的药品监管部门独立性的巨大威胁，也给后来的监管腐败行为埋下了伏笔。

在省级部门的设置相对比较完善之后，药监机构改革的重点放到了省以下药监部门的改革。虽然早在 1995 年，当时的卫生系统就有人提出"药品管理需要适当集权"、"各省的药政管理分局应当隶属于卫生部药政局统管"、"各分局的行政经费由卫生部负责，局长由卫生部任命"②，但是由于"分灶吃饭"的财政体制使得中央财政无法立即从预算中安排出全国垂直管理的财政经费，而且限于当时卫生部门的统一体制安排，无法实现全国垂直管理。在 1998 年 6 月和 1999 年 2 月两次召开的全国药品监督管理工作会议上，一些省级医药和药政部门的代表又呼吁：为了规范药品市场秩序，破除地方保护主义，省以下药品监督管理体制应当实行垂直管理，部分全国人大代表和政协委员也纷纷提出建议和提案，这样的建议得到了国家药监局的认可。

1999 年 5 月初，国家药监局向国务院呈送了"关于《药品监督管理体制改革方案》的请示"，并转送中编办、中组部以及财政部研究。经过一系列的调研工作，中组部、财政部和中编办都对垂直管理方案表示"原则同意"。1999 年 9 月，国家药监局向时任国务院总理的朱镕基汇报

---

① 《抓住历史机遇　坚持改革创新　推进药品监督管理工作的全面进步——国家药监局局长郑筱萸在 2001 年全国药品监督管理工作会议上的讲话》，载《中国药品监督管理年鉴 2002》，化学工业出版社 1999 年版，第 19 页。

② 张静宇、张保华：《药品管理需要适当中央集权》，载《中国药事》1995 年第 3 期，第 151—152 页。

工作，朱镕基亲自在汇报材料上批示"质量监督、药品监督等部门都应像工商管理一样，建立双重领导，中央为主，上收一级的管理体制"①。这个批示让药监部门似乎获得了推进垂直管理改革的"上方宝剑"，并大大加速了省以下药监体制改革的进程。2000 年 5 月，国务院发布并批转了国家药品监督管理局提交的《药品监督管理体制改革方案》，明确规定"地级市根据工作需要，设置药品监督管理局，为省药品监督管理局的直属机构"、"药品监督管理任务重的县（市），根据工作需要设置药监机构，为上一级药监机构的派出机构"、"省以下药品监督管理系统人员编制的审批权限上收到省一级"、"省级药品监督管理部门对全省药品监督管理系统的财务经费实行统一管理"、"省以下药品监督管理机构及其技术机构原有的经费渠道、额度相应划到省级财政"，并规定了副省级城市的药监机构只是在业务上接受省级药监部门的领导，而在经费、人员编制管理体制上依然受本级政府领导②。

《改革方案》的出台，大大加强了国家药监局推进地方体制改革的底气。国家药监局的领导在后来的一次会议上，以改革方案为依据，信誓旦旦地宣布要力争在 2000 年底之前完成省以下药品监督管理机构的改革。但是由于推行此项改革之后，国家明确要求药品监管队伍要"吃皇粮"，药监部门的人员经费、公用经费以及专项业务经费将改由省财政直接拨款，这就直接涉及各个省的财政开支问题，再加上当时又面临着新一轮的政府机构改革，地方在精简机构、裁汰人员方面的压力很大，因而在一些地区，特别是经济欠发达地区的省份进展很不顺利，特别是在县一级，《改革方案》的规定几乎成了一纸空文，以至于到 2000 年底，国家药监局公开承认原定的目标没有按计划实现③。

关于省以下垂直管理改革进程进展缓慢的原因分析，杨大利曾经根据自己的经验调查发现，20 世纪 90 年代初一些主张进行垂直管理改革的官员正值中年，因此想通过垂直管理改革来提升晋升的机会，而到了

---

① 《关于药品监督管理系统体制改革工作进展有关情况的报告》，载《中国药品监督管理年鉴 2000》，化学工业出版社 2000 年版，第 16—17 页。

② 《药品监督管理体制改革方案》，载《中国药事》2000 年第 4 期，第 214—215 页。

③ 《国家药品监督管理局局长郑筱萸在 2001 年全国药品监督管理体制改革工作会议上的总结讲话》，载《中国药品监督管理年鉴 2002》，化学工业出版社 2002 年版，第 16 页。

90年代末,当初的那些支持者已经到了接近退休的年龄,如果推行垂直管理改革,他们就面临着永远退休的困境;如果仍然是由地方管理,他们还有可能进入地方一级的人大、政协等机构,保持政治影响力,因此他们对垂直改革进行了推迟。例如江苏省就强调省以下的各个局除了在财政上进行分离之外,其人事安排仍然应当主要由当地党委和政府部门决定①。

此外,即使是在成立了药品监督机构的部分地区,一些地方政府为了安置其他机构改革裁汰下来的冗员,便将许多没有经过专业培训的其他部门人员和一些即将退休的干部安插到新成立的药监部门,大大影响了药监队伍的管理素质,迫使国家药监局要求"不符合要求的要重新组建",并强调"药品监督管理人员必须具有大专以上学历,专业人员比例要求不低于70%"。

为了扭转这种颓势,2001年1月,全国药品监督管理体制改革工作会议召开,在时任国务院副总理吴邦国的直接介入下,国务院办公厅、财政部、中编办等部门纷纷派主要领导参加,表示要从财政和人事编制方面支持药监部门省以下垂直管理的改革②,一些省份也纷纷表示将尽快加快改革和组建力度,国家药监局则要求各省务必在2001年9月和12月前分别完成市级和县级药监机构改革。然而,由于市、县、乡政府机构改革也同期进行,中西部地区的一些省级政府不愿意将有限的财政和编制资源拨付给非主流的药监部门,一些基层的医药管理部门基于利益考虑,对政企分开也进行强烈抵制,致使到2001年11月,全国仍然有河北、山西、广西、西藏、甘肃、青海六个省区没有批准体制改革方案。无奈之下,国家药监局只能联合中编办、财政部于11月在北京紧急召开上述六省区药品监督管理体制改革座谈会,直接责备六省区药品监督管理组建缓慢的根源在于"认识不到位",明确指出各省"务必在2001年12月前完成省以下药品监督管理机构的组建工作",并措辞强硬地表明"这是一个硬性的时

---

① Dali Yang (2004), *Remaking the Chinese Leviathan: Market Transition and the Politics of Governance in China*, Stanford: Stanford University Press, p. 101.

② 分别参见时任国务院副秘书长马凯、中编办主任张志坚等在全国药品监督管理体制改革工作会议上的讲话,载《中国药品监督管理年鉴2002》,化学工业出版社2002年版,第6—12页。

限要求，绝对不能有任何含糊"①。

在中央政府的强势压力下，2002 年初，全国 31 个省级单位都通过了药品监督管理机构改革方案，然而，方案的通过并没有直接带来地方监管机构的建立和完善。虽然截至 2002 年 7 月底，全国批准设立的 352 个市（地、州、盟）药品监督管理机构已经全部建立，但只有 62% 的机构人员基本到位，工作得以顺利开展，133 个市级机构成立后仅有领导班子没有工作人员，占到总数的 37.8%，而县级机构改革进展则更为缓慢，当时全国还有 174 个县尚未组建任何药监机构，而在已组建的 1886 个县级机构中，除领导班子外，人员没有到位的有 832 个，占到总数的 44.1%，在河北、广西、湖北等一些省份药监机构的政企分开改革碰到了障碍，监管机构并没有与企业完全脱钩，并同时兼有行业管理的职能，而大部分西部地区的省份财政经费都无法及时到位，绝大多数省以下的监管机构没有办公场所②。这种情况持续到 2003 年初，大部分省区的省以下药监机构才得以建立，而个别省份的省以下药监机构办公条件问题直到 2004 年才得以解决③。至此，药品监管体制的机构改革才基本结束。但由于时间仓促以及地方财政配套无法及时跟进，一些地区存在着擅自将医药公司翻牌成为"药品监督管理局"的现象，政企分开的原则无法有效贯彻，给地方药品监管机构的独立性埋下了隐患。

---

① 参见时任国务院副秘书长马凯、中编办主任张志坚等在全国药品监督管理体制改革工作会议上的讲话，载《中国药品监督管理年鉴 2002》，化学工业出版社 2002 年版，第 6—12 页。

② 《各地体制改革进展情况简要分析》（2003 年全国药品监督管理工作会议交流材料）。

③ 例如在 2004 年以前，云南省药监系统内 16 个州市、129 个县级行政单位 95% 以上的机构没有办公业务用房，基本上是租用、借用办公用房。15 个州（市）级检验机构中的德宏州、临沧市、迪庆州 3 个州（市）没有办公业务用房，其余 12 个州（市）检验机构是在组建时划转的，不同程度存在着建设年代久远、结构性能差等问题，根本无法满足药品检验工作的基本需要，参见云南省食品药品监督管理局《抓住发展机遇　推进基本建设　提高执法监督保障能力和水平》，载国家食品药品监督管理局办公室编《2007 年全国食品药品监督管理工作暨党风廉政建设工作会议文件资料汇编》（内部发行，2007 年 2 月），第 107 页。

表 5—1 地方药品监督管理机构改革的进展情况 (截至 2002 年 7 月)

省 份	与企业的联系	经费、编制、场所配置情况
河 北	3 个市级药监局还未脱钩	
江 苏		除了南京之外,62 个市县级机构均无办公场所
安 徽		除了 2 个市局之外,其他机构均无办公场所
江 西		经费没有到位
河 南	省局 5 个直属企业,商丘、安阳等 8 个市都没有完成脱钩	2 个市局、72 个县局没有办公场所
湖 北	省局仍然代管 3 个直属企业以及 1 个企业化管理的事业单位	53% 的地市级和 59% 的县级部门没有办公场所
湖 南		5 个市级机构和 67 个县级机构没有办公场所
广 东	梅州地区原医药局管理的企业找不到接收单位	
广 西	13 个区直属企业、2 个企业化管理的科研直属企业尚未移交	88 个市县级药监机构中有 75 个租房办公
重 庆		36 个机构没有办公场所
四 川		8 个市级、95 个县级机构没有办公场所
陕 西		10 个地市级、50 多个县级无办公场所
贵州、云南、西藏、甘肃、青海、新疆、宁夏		经费尚未到位,大部分地区都无办公场所

资料来源:《各地体制改革进展情况简要分析》(2003 年全国药品监督管理工作会议交流材料)。

（六）来自部门政治的挑战

从监管权的横向配置来看，1998 年机构改革后的监管体系虽然相对于之前的药品管理体系而言确实集中了很多，但从整个国家体系来看，药品监管体系的权力依然分散在许多其他部门，表 5—2 基本上概括了改革后药品监管权在不同部门之间的分配状况，这种相对多元的管理体系，也使得部门之间的冲突不可避免。而新成立的国家药品监督管理局虽然将药品生产和经营的监管权集中揽入囊中，但由于与其他国务院组成部门相比，在行政级别上只属于副部级，政治地位仍然较低，在加之成立时间不久，与其他部门之间的很多关系并没有理顺，因而也面临着来自部门政治的挑战。

首先发力的是卫生部，由于成立后的国家药品监督管理局是以原国家医药管理局的人为主导的，并且成为一个独立于卫生部之外的副部级单位，卫生部从此失去了对药品生产和流通监督管理的大权，因而招致了卫生部有关人员的不满。在随后的几个月里，卫生部以探讨合理的药品监督管理体制为由，通过数学方法论证等手段提出八种改革方案，其中有六种是认为新成立的药品监督部门仍然以卫生部主管，并声称通过建立 43 项指标的评价体系，这些方案都综合考虑了机构设置的科学性、合理性、公正性和效益性，"可提供给国家体改委和卫生部改革药品监督体制时参考使用"[1]。

随着药监部门逐步争得了一些上层领导、财政部门以及编制部门在机构改革方面的支持，卫生部也逐步意识到将药监局重新纳入自己主管范围的可能性也越来越小，因而只能逐渐偃旗息鼓，但是在其他一些具体的交叉职能和权限争取上，两个部门也都当仁不让。最为典型的是有关执业药师资格的管理问题。从 1994 年起，中国开始实施执业药师资格制度，由人事部、国家医药管理局和国家中医药管理局分别负责，而全国医院药学人员的各级职称评定工作由各地职称改革办公室审批，这些职称改革办公室一般都隶属于当地的卫生行政部门，由于评定权分散在各个地方，再加上几个部门都拥有对药学人员的职称评定权，因而给执业药师队伍的管理

---

[1]　杨茂椿：《确立我国药品监督管理体制的探讨》，载《中国药事》1998 年第 5 期，第 273—274 页。

带来了一定的混乱。国家药监局成立后,于1999年与人事部重新修订了
《执业药师资格制度暂行规定》,规定相关从业人员必须参加由药监部门
组织的全国统一考试,才能取得执业药师资格①。而卫生部门似乎对这样
的规定不以为然,认为医疗机构药师的工作性质、岗位责任、知识结构和
能力要求与药品生产和经营领域的药师有着明显的不同,因此,人事部与
国家药监局制定的规定不适用于医疗机构药师的管理②。

表5—2　　　　　　1998年改革伊始时药品管理相关机构示意图

政 府 部 门	管 理 职 能
国家药品监督管理局	负责对药品的研制、生产、流通、使用等环节进行行政监督和技术监督
国家经贸委	医药行业管理;对医药经济进行宏观调控;制定医药业发展战略和规划;中央管理药品价格审批;药品救灾储备基金及品种调拨;中药材扶持计划及资金管理等
外经贸部	医疗器械等机电产品进出口管理;海关进出口管理及统计;反倾销反损害调查等
国家工商总局	负责药品生产和销售企业的注册登记,以及对药品广告的审核和批准
劳动和社会保障部	负责制定基本医疗保险、工伤医疗、生育医疗的药品的范围和支付标准,组织拟定定点医院、药店的管理办法及费用结算办法
卫生部	负责药品临床应用及临床试验,参与药品不良反应检测,组织落实医疗保险基本药物目录及报销目录等
国家中医药管理局	研究拟定中医中药结合、中西医结合及民族医疗医药的方针、政策和发展战略
国家科学技术部	拟定计划生育药械推广使用的规章制度;指导和监督计划生育药械发放等

① 朱世斌:《我国实施执业药师资格制度的现状和趋势》,载《中国药师》1999年第4期,第176—179页。
② 《医疗机构药师管理由卫生行政部门负责》,载《湖南中医药导报》2000年第7期,第17页。

与药监部门发生冲突关系的还有剥离出去的行业管理部门——国家经贸委。作为监管机构的药监部门与作为行业管理部门的国家经贸委之间也存在很多不协调的地方，例如在行业标准、药品的流通职能以及麻醉药品管理方面都有一定分歧。作为行业管理部门，国家经贸委最关心的是如何促进医药经济的发展、促进国有医药企业的增值保值，这与旨在着手准备整顿全国医药市场秩序的药监部门在某些方面上存在一定的冲突与矛盾。由于国家经贸委在 1998 年的政府机构改革中变成了一个类似于日本通产省的一个强势机构，因而在面对部门之间不协调的时候，往往先声夺人，例如 1999 年经贸委就下发了《关于深化医药流通体制改革的指导意见》和《关于加强医药商品交易会管理的通知》，并抛开药监局的意见、单方面批复巨能实业有限公司进行全国医药连锁经营，国家药监局认为这些都应是药监部门的监管职能，因而出面向经贸委协调，结果只能悻悻而归①。

在对待网上售药的问题上，药监部门与经贸委也是意见相左，在 2000 年全国药品监督管理工作会议上，药监部门认为网上售药，使药品销售者与购买者完全隔离，规避了对药品流通环节的监管，因而暂不允许网上销售药品②；而国家经贸委医药司则认为医药电子商务可以提高效率，降低流通费用，从而实现信息流、物流和资金的高度统一，应当大胆尝试。部门追求目标的不同，使得围绕药业监管或发展的冲突虽然有所缓和，但仍然得以延续。

（七）　企业和医疗机构的利益诉求

药品监督管理体制的改革，使得药品生产和经营企业由原来行业主管部门的下属首次转变为药品监督管理中的行政相对人，从法律地位上看，监管部门与企业之间的关系首次处于平等地位，这些改变都是受到大部分医药企业热情欢迎的。然而，大部分医药企业对于药品监督管理体制改革的意义并没有很深的认识，而只是盼望新改革的体制能够保护企业的商业

---

① 《国家药品监督管理局关于贯彻落实国发（1998）9 号和国发（1999）9 号文件的情况报告》，载《中国药品监督管理年鉴 2000》，第 18—19 页。

② 《国家药品监督管理局副局长邵明立在 2000 年全国药品监督管理工作会议上的总结讲话》，载《中国药品监督管理年鉴 2001》，化学工业出版社 2001 年版，第 13—15 页。

利益，他们的利益诉求在国家药监局成立之后首次召开的全国药品监督管理工作座谈会上得到了集中表达。

在座谈会上，大部分来自企业的代表希望"新的机构对假劣药品和药品走私加大打击力度"、"强调药监机构的责任，却很少自己诉诸法律途径"，反映了企业仍然具有明显的行业管理下属意识；企业希望"合格证、许可证应该尽快合一，GMP 认证也应该尽快统一起来，不要搞两套标准"、"要求一个集团内所有的企业都通过 GMP 认证不合理，应该要求生产某一批号药品的车间通过认证即可"；有关新药审评问题，他们认为"地方批的药品太多太滥，低水平重复严重。新药审评的透明度不够，程序里的时限不明确或不公开，合资企业药品与国内药品报批程序应当合一，因此应该出台一个新的新药评审条例"；他们对于规模越来越大的医药制剂生产和小化工厂参与药品生产也颇有微词，希望新成立的机构好好管管；此外他们还担心接管行业管理职能的国家经贸委会成为新的"婆婆"，并建议新成立的国家药监局应该建立执法仲裁机构和廉政反贪机构。

从总体上看，这些经营相对比较规范的正规企业的利益诉求具有以下鲜明的双重特征：一方面，他们的大部分利益诉求都是与国家加强药品安全监管的政策倾向相一致的，如减少部门扯皮、集中新药审评权、加大对假劣药品的打击力度，这与他们具有相对稳定的市场、相对较高的产品质量不无关系，希望借助于国家加大监管的力度打击一些成为其竞争对象的中小医药企业；另一方面，他们并没有摆脱传统行业管理模式的行为惯性，希望借助于药监部门的行政力量而不是法律手段来维护自身的利益，没有意识到药监部门已经不再是其行业主管部门，已经没有权利和义务为其谋求商业利益、创造良好的产业发展环境服务。企业的这种利益诉求，对于以医药管理部门为主组建的新药监管部门而言，自然也并不陌生，对其日后出台的监管政策也始终具有强大的影响力。

对药监体制改革方案具有抵触情绪的除了以前的药政部门之外，还有广大卫生部门下辖的医疗机构。改革之前，负责药品质量管控的药政部门与医疗卫生机构同属于卫生系统，一些工作比较出色的医院药剂科主任还经常调任当地卫生部门药政机构的负责人，他们之间的利益关系相对比较密切，因此时常被代表国有医药企业利益的医药管理部门批评为卫生执法中的"部门保护主义",即对医药部门所属的企业从严查处,而对本系统医疗卫生单位的用药问题则相对宽松,而制剂质量良莠不齐、进药渠道混乱不堪的医疗卫生机构也比较喜欢这样一种自家人管自家人的体制。然而,药监系统的成立,一方面使得药品质量管控的部门从卫生系统中分离出来,另一方面药监系统的成立过程主要由原来代表医药企业利益的医药管理部门主导,这就使得一些医疗卫生机构担心自己的既得利益会受到更大的挑战,因而对于新成立的药监系统监管执法设置重重障碍,不予配合。2001 年以前,由于 1985 年开始实施的《药品管理法》并没有对药品监督管理部门职权的合法性进行规定,而仍然规定医疗单位的《制剂许可证》发放、药房用药安全管理、药品不良反应上报等工作由卫生行政部门负责,许多医疗机构就以"药监局管医院药房缺乏法律依据"为由对药监局的日常监管进行抵制,一些地区的卫生部门对于药监职权的分离本来就愤愤不平,同时也认为按照《医疗机构管理条例》,医院药房属于医院内部事务,应当由卫生医政部门负责监管,因此也暗中支持医院的做法,致使在相当长时间内,药监部门对于医药药房的监管工作很难开展,甚至有人哀叹"药监执法人员连医院的大门都进不去"①。这种情况虽然在 2001 年《药品管理法》修订之后得到一些改变,但囿于医院管理体制、"以药养医"的补偿模式以及药监部门自身监管能力的局限,对医院药房的监管一直是药监工作中的一块软肋。

二 "强发展,强监管":"监、帮、促" 阶段的药监改革(2001—2007)

虽然遭遇到了来自地方、其他部门以及一些监管对象等阻力,但由于当时中央政府对推行医药管理体制改革决心很大,也给予了较大的支持力度,特别是经过 2001 年《药品管理法》进行修订,结束了自 1998 年以来国家药监局没有法律地位的尴尬局面,正式明确了药监系统行使药品监管职能的合法性,因此到 2002 年初,从中央到地方的大部分地区,一套粗

---

① 访谈编号:OF – FS – 20080108 – 2。

具雏形的药品监管体系陆续开始正常运作。面对当时依然十分混乱的药品生产和流通的局面，新成立的药监部门踌躇满志，提出了"以监督为中心，监、帮、促相结合"的指导方针和工作思路，准备大干一场。

"监、帮、促"的监管思路的产生，并不是药监部门突发奇想的结果，而是具有一定的历史渊源。早在 20 世纪 80 年代末 90 年代初，当时的卫生部门的药政药检机构就已经提出过类似的"管、帮、促"的工作思维①，即要通过管理药品质量的方式，来达到帮助医药企业提高生产和经营水平，从而最终促进整个医药行业的健康有序竞争，推动医药经济的快速发展。

推行"监、帮、促"的指导方针，既是分权式发展型体制惯性的产物，也符合监管者追求自身利益的理性选择，从本质上看，是一个兼顾发展与管控导向、商业利益与公众利益的缓冲型策略，可以被视为一种后发展型体制阶段（post-developmental stage）。而这种后发展型体制的本质在于政企事利益共同体瓦解之后的某种回溯，即虽然作为监管者的政府部门在体制上已经与作为监管对象的企业和事业机构分离，但由于指令型体制和发展型体制强大的路径依赖效果，以及监管体制改革的不彻底，监管者仍然没有完全摆脱行政领导者和产业发展推动者的角色束缚，从而使得监管者与监管对象之间的利益关系依然藕断丝连，进而表现出某种"强发展，强监管"的双强导向。在这种缓冲型策略的引导下，成立伊始的药监部门对药品生产、经营以及医疗机构的用药监管推行了一系列的改革。

（一）对药品生产的监管：药品审评集权、"地标升国标"与强制推行 GMP

作为药品产业链条的上游，药品生产环节一直是药品质量管控部门管理的重点，而从药品生产环节的流程来看，可以分为药品的前期审评与后期生产两个阶段。为了从源头上实现药品质量安全的可控性，遏制假劣药品进入市场流通，新成立的药监部门将药品生产环节的监管作为突破口，

---

① 参见湖北省宜昌市药品检验所《加强监督管理　保证输液质量》，载《中国药事》1987 年第 2 期，第 99—100 页。张正兴：《药品监督管理要管帮结合》，载《中国药事》1990 年第 4 期，第 215—217 页。赵守仁、熊斌赋：《药品监督管理工作的管、帮、促》，载《中国药事》1992 年第 2 期，第 132 页。

制定了一系列整顿政策，其中最为突出的三项政策是药品审评权集权、"地标升国标"以及强制推行 GMP 认证。

1. 药品审评集权改革

前一章曾经分析过，一方面，为了遏制药品审评权分散所带来的药品品种泛滥的局面，自 20 世纪 80 年代中期开始，中央就开始逐步将新药审批权上收，对于一、二、三类新药由省级卫生部门负责技术审评，然后报卫生部最后审批；对于四、五类新药则由省级卫生部门直接负责审批，需报卫生部备案。虽然使得新药审批品种数量有所下降，但随着地方医药经济的重新兴起，依然没能遏制住仿制药通过省级部门审评而大行其道的趋势。此外，原来卫生药政部门的药品审评权分散在各个直属单位和承办机构，新药、进口药、仿制药的技术审评都由不同部门负责，药政部门自身都难以管控。截至 1998 年 12 月 4 日，全国共收审各类新药 9285 个，经审评或批准的达 5715 个，不同程度地存在着新药重复研制开发、重复审评过多、资源浪费严重等弊病，助长了低水平重复建设。

另一方面，在"双批双审"的二级审评体制下，由于省级的初审是完成对资料的技术审核，但最终审批权还是在中央，省内的评审与中央经常不一致，再加上药品审评权分散在各个直属单位和承办机构，新药、进口药、仿制药的技术审评都由不同部门负责，造成了审评时间的浪费。"对于同样一新药申报资料必须经过省卫生厅药政处、省药品审评办公室、省药检所、省药品审评委员会、卫生部药品审评中心、卫生部药品审评委员会等六个评审机构的重复审查"[①]，因此许多制药企业对于效率低下、周期过长、分散扯皮的药品审评体系也是怨声载道，一些经营不够规范的制药企业甚至还利用这种多头管理的审评体系造成监管者信息失灵的特点，在药品报批过程中大肆弄虚作假，因此，无论从监管者，还是从监管对象的角度来看，原有药品审评体系的改革都变得势在必行。

新药监系统的成立，为药品审评体系的改革提供了难得的机遇。1998

---

① 陈勇：《加快修订审批办法 完善新药管理法规》，载《中国药事》1999 年第 5 期，第 306—307 页。

年12月，集中统一的国家药品审评专业机构——国家药品审评委员会正式成立，时任药监局局长提出要进一步集中药品的审评审批，将原四、五类新药临床研究的审批集中到国家药监局，控制重复研究和生产；将原分散在各直属单位和承办机构的各种技术审评集中到药品审评中心，统一标准，统一时限，统一审评；将申报资料收审、终审、发证全部集中到国家药监局。1999年4月，国家药监局正式颁布修订后的《新药审批办法》，明确规定省级药监部门只负责所有新药（含四、五类的仿制药）的初审，并在5月实施的《仿制药品审批办法》中规定省级药监部门只拥有对申报的原始资料进行核实和对企业生产条件进行现场考核等一些间接监督的权力，而把仿制药临床研究和生产上市的审批实权完全授予了国家药监局。至此，新中国成立以来存在的二级药品审评体制正式转变为一级药品审评体制。

药品审评权的集中和规范配置，大大激发了制药企业研制和申报药品的积极性，也使得药品审评的数量大大增加。由于卫生部时代的药物审评体制缺乏制度规范，众多制药企业对于药品审评的结果很难产生预期，因此各省都积压了大量有待审评通过的四、五类新药，一些专门从事药品注册的工作人员回忆，当时一些企业申报的新药品种甚至在十年时间里都没有任何进展消息，"既不通知通过，也不明确告知不批"[①]。而后，药品审评体制的改革，使得监管部门必须对药品审评的结果进行限时告知，再加上原本由各省就可审批的仿制药也在片刻之间交由国家药监局审批，因此导致受理的新药和仿制药数量急剧增加。1999年，国家药监局一共只受理了996件新药临床试验和生产申请，到2001年这一数字迅速上升到2014件，到2002年更是达到了6300件之多[②]。此外，仿制药的申请和审批数量在总体上也呈现出上升趋势（参见表5—3）。特别是从2003年开始，由于《药品管理法》对省级药监部门在药品审批上的作用和地位重新有所加强，省级部门上报的新药和仿制药品种数量再次呈现大幅上升趋势，导致国家药监部审批数量也水涨船高，这些都体现出监管部门在药品审批过程中鲜明的产业发展关怀意图。

---

① 访谈编号：ET - GZ - 20070716 - 1。

② 《中国药品监督管理年鉴1999—2003》、《中国食品药品监督管理年鉴2004—2006》。

表 5—3　2001—2005 年国家药监局新药、仿制药受理及审批件数一览表

年 份	新药受理件数（件）	新药审批件数（件）	通过比率（%）	仿制药受理件数（件）	仿制药审批件数（件）	通过比率（%）
2001	2014	1963	97.5	2510	1896	75.5
2002	6300	2945	46.7	1077	740	68.7
2003	4537	6806	150.0	2994	1000	92.6
2004	6019	4357	72.4	7251	3279	45.2
2005	10965	4493	41.0	11582	6040	52.1

　　如果仅仅从新药及仿制药审批的数量上来看，1998 年以后监管部门审批通过的药品品种数量比 1998 年改革以前要多，然而由于 1998 年改革以前的统计数据并没有涵盖当时省级卫生部门背离国家政策而违规审批的新药和仿制药数量，而且 1998 年以后审批通过的药品中有相当一部分是卫生药政部门时代遗留下来的品种，再考虑到中国医药产业十年来的迅猛发展，因此 1998 年以来药监部门审批药品的严格程度并非数据本身所体现出来那样松弛。此外，药品注册制度的规范化，也使新药研究申报中的低水平重复现象得到初步遏制，如 1999 年与 1998 年相比，独家申报新药的比率从 20% 上升到 60%，重复申报同一新药的企业数量从 120 家下降到 18 家。

　　经过长年探索和广大工作者的不懈努力，中国药品注册体系改革所取得的成就，也为世界卫生组织所逐渐认可。2003 年 9 月 1 日，WHO 派专家到国家食品药品监督管理局（SFDA），对整个药品审评体系进行了严格、认真、细致的考评。总体评价得分 16.5 分，满分为 17 分，其评价主要包括：中国已经建立了一套完善的药品注册管理系统，通过这一系统，可以高质量地完成所有医药产品的上市许可审查，不依赖其他国家已经做出的审评意见；药品的技术审评有标准的操作程序和规范，在药品质量、安全、有效性的具体审评工作中，有可以操作的评价标准；药品上市许可的审查与 GMP 检查工作紧密结合；有一套完整的外部专家队伍和专家管理系统，有丰富的外部专家可以利用，外部专家覆盖了医学、药学、教学、科研等多个学科，保证了 SFDA 审评结论的科学、客观、严谨等 16

个方面。

即便如此,以"监、帮、促"为主旨的药监部门在药品注册过程中所体现出来的强烈的产业发展关怀意图确是不容置疑的,而其强大的寻租动机也为后来的系列腐败丑闻事件而予以证明,这些并不表明药品审批权上收的改革完全失败,而是一些固有的结构性阻力因素在缺乏相应的配套改革措施的背景下日益凸显的必然结果,下一章将对这一阻力因素做系统的分析。

2. 地标升国标的效果及其局限

药品审评的权力虽然都集中到了中央,但由于历史上的药品地方标准依然存在,各省的卫生部门仍然在事实上拥有一定的药品审评空间,同时也给药品的质量检验带来了困难。从内容上看,当时的地方标准主要由五个部分组成:第一是各地根据用药的实际情况制定和实施的地方性药品标准或规范;第二是仿制或移植其他省份药品的质量标准;第三是 1985 年实施《新药审批办法》前各省(市、自治区)审批的新药标准;第四为1987 年实施的《中药保健品的管理规定》后,各省、市、自治区审批的中药保健药品标准;第五为受地方习惯用药影响较大的部分中药材和中药炮制标准①。

由于当时全国各个省、自治区、直辖市大都有自己的地方标准,一个地区批准的药品可在全国销售,而某一地区要移植生产外省市的药品,仍应根据本地区试制产品的质量情况,由本地区卫生部门审批当地的地方标准,其结果导致同一品种可能有不同的质量标准,而且由于分散审批,药品的药学及医学评价无统一要求,使得有些品种标准不够完善②,同时也给药品检验机构的质量检验工作的执行和操作带来了困难③。同一个药品分别由 A 省与 B 省的标准测定,其结果可能是 A 省标准高于 B 省,甚至

---

① 何慧、徐东:《浅谈我国药品标准及其管理的发展演变》,载《齐鲁药事》2005 年第 24 期,第 31—33 页。

② 唐红军:《我国药品质量标准的发展趋势》,载《中国药事》1996 年第 5 期,第 340—341 页。

③ 陈永真:《中成药地方标准不一,检验中难于执行》,载《中成药》1994 年第 4 期,第 52 页。方颖、王秀敏、张寒、田力莹:《谈执行药品质量标准中的问题》,载《首都医药》1997 年第 6 期,第 15 页。

出现一个为合格，另一个结果为不合格的现象。一些地方厂家的药品按照地方标准进行检验，主成分不足 50%，大大低于部颁标准（100%），不能达到治疗效果①，实为"合乎标准的劣药"，对药品地方标准的清理和整顿已经变得十分迫切。此外，由于国家对于药品批准文号未做统一的格式要求，导致当时各个省市在药品批准文号的管理上五花八门，各行其是。

整顿地方标准的源头可以追溯到 1996 年第七届卫生部药典委员会全体委员会议。由于《药品管理法》中仍然规定药品地方标准的合法性，再加上一些省份的暗中抵制，使得地标升国标的进程一直比较缓慢，到1997 年底，全国存在的各类化学药品地方标准就有 3000 多种②，这个数字还不包括规模更为庞大的中成药地方标准，"地标升国标"工程具有很大的难度。

国家药监局成立以后，为了解决药品地方标准的历史遗留问题，使得能够赶在《药品管理法》修改之前完成对地方标准的转换过程，当局以更加强硬的态度推行"地标升国标"运动，提出从 1998 年起要用三年时间完成对所有西药地方标准品种全部评价工作的总体目标③。1999 年 4月，国家药监局发布《关于进一步做好药品地方标准品种再评价工作的通知》，指出"一部分地区对初审工作不够重视、把关不严，影响了整体工作的质量"，并强调国家药监局"将在进一步完善药品地方标准品种再评价工作规则的基础上，对地方初审情况进行调研和抽查"，并公布了对400 余种地方标准品种再评价的结果，列出了准予通过；拟停止使用；统一合并、调整处方；需补报材料；国家药典、部标准已收载等共五类品种名单。5 月，国家药监局召开"落实起草地标升国家标准品种工作会议"，讨论并通过了地标升国标标准起草的工作程序、地标升国标起草工作技术要求及工作进度；安排落实了 197 个地方品种质量标准的起草任务④，大

---

① 罗萍：《药品质量标准的统一非常必要》，载《中国药业》2001 年第 11 期，第 12 页。

② 倪慕慈：《试论化学药品地方标准内容的不足》，载《中国药事》1997 年第 11 期，第 410—411 页。

③ 《我国将加速西药地方标准品种再评价工作》，载《首都医药》1998 年第 3 期，第 4 页。

④ 李文英、梁宏：《切实做好西药地方标准品种的再评价》，载《山西医科大学学报》1999 年第 S1 期，第 16—17 页。

大推动了地标升国标的工作进程。

　　与此同时，全国人大、国务院也加快了《药品管理法》的修订进程，并于 2001 年 2 月正式宣布通过新修订的《药品管理法》，明确提出"药品必须符合国家标准"，药品地方标准至此失去正式的法定地位，并宣布于 2001 年 12 月 1 日起正式实行。也就是说，为了使新颁布的《药品管理法》不至于从一开始实行就陷入有法不依的尴尬境地，国家药监部门必须在该法正式实行日期之前完成所有的并标工作，这明显体现了国务院有关部门对于"地标转国标"的明确和坚决的态度。

　　经历过这些外在和内在力量的推动之后，国家药监局似乎对按质按量完成"地标升国标"工作胸有成竹，并在 2000 年 6 月修订后的《药品管理法》即将提交全国人大审议的时候，向当时的国务院法制办保证：到 2001 年 11 月 30 日前能够完成所有的并标任务。然而由于地方政府与企业的强力游说与消极抵制，截至 2001 年底，全国还在实施地标的品种有 7500 多家，其中中药品种近 5000 种，西药品种 2000 多种，其中有相当一部分 1985 年《药品管理法》规定将新药审批权收归中央以后地方政府违规审批的，这使得药监部门只能悻悻地打报告给国务院法制办，要求延期执行。为此，国务院责成国家药监局在 2002 年 11 月 30 日之前完成对地方标准的逐个审查，在审查期间地标品种可以生产、销售，但是一旦该品种审查结束，没有上国标的就要停产，表现出极其严格的执行力度[①]。

　　强大的行政与社会舆论压力，使得国家药监局决定对地方政府和制药企业的抵制和游说行为进行最后通牒。2001 年底，国家药监局开始实施统一换发药品批准文号的专项工作，并发出《关于做好统一换发药品批准文号工作的通知》，要求对"国内药品生产企业所有合法生产的药品批准文号进行换发，参加化学药品再评价的品种以及中成药地方标准品种和中药保健品种将在完成整顿工作之后一并换发新的药品批准文号"，并要求各地成立专项工作小组，并于 2002 年 3 月 31 日前基本完成[②]。断断续续拖到 2002 年底，全国 133758 个药品规格中，通过审核已经换发的药品

---

　　① 梁馨元：《药法变革：专访〈药品管理法〉制定亲历者国务院法制办医药处宋瑞霖处长》，《医药世界》2002 年第 1 期，第 10—15 页。

　　② 《关于做好统一换发药品批准文号工作的通知》［国药监注（2001）582 号］，载《中国药师》2002 年第 5 期，第 68 页。

批准文号 113279 个，需进一步核查的 12479 个，将被撤销的 5472 个，规范了 2004 个化学药品说明书，对国家药品标准收载的所有 4000 余种中成药的处方进行了排序①。

客观来说，地标升国标行动的确取得了一些成就：截至 2003 年初，除了极少数比较特殊的中药材及炮制品标准之外，绝大部分的地方标准通过被转为卫生部或国家药监局标准、暂停使用以及完全退回等方式予以撤销，从而至少从形式上真正实现了药品国家标准的统一过程。此外，根据国家药监局 2003 年对统一换发药品批准文号专项工作的总结，在这次专项工作中有 2788 个药品的换发申请被退回，7365 个药品的换发申请被确定为暂不换发。通过统一换发药品批准文号工作清理出的 1 万多个存在问题的药品，中国医药市场上流通的药品批号数量由原来的 16.9 万个减少到 15.86 万个。2002 年底，国家药监局对外宣布，从 2003 年 7 月 1 日开始，市场上将不能出现标有地方标准的药品，使用单位也不能继续使用，否则将按假药进行处理②。应该说，这些工作阻断了部分质量低劣的药品继续生产上市的链条，部分程度上起到了整体提高药品生产质量、清除假劣药品、有效保证广大人民群众用药安全的作用。

然而，由于历史遗留下来的药品批号过于混乱，专项活动启动的时间十分仓促，而国家药监局作为专项活动的唯一执行主体拥有十分集中的权力，因此给一些监管官员开展集体寻租腐败活动创造了制度性的空间，直接导致一项意图良好、并取得了差强人意效果的地标升国标工程，最后在某种程度上异化成为个别药监官员集体寻租的乐园，这种现象在本质上反映出中国建立监管型政府过程的一些固有顽疾和结构性阻力。有关这一问题的论述将在下一章全面展开和深入分析。

3. 强制推行 GMP 认证及其争议

前文曾经谈及，从 20 世纪 80 年代初期开始，无论是作为药政管理机构的卫生部门，还是作为行业管理机构的医药管理部门，都在某种程度上具有一定的 GMP 情结，即都力图全面推进中国医药生产领域的 GMP 建设

---

① 张国民：《规范药品包装、标签、说明书及统一药品批准文号工作完成：12 月 1 日起统一使用国药准字文号》，载《中国医药报》2002 年 12 月 3 日第一版。

② 张志国、周绍兴等：《药品换发批准文号的情况调查与分析》，载《中药研究与信息》2003 年第 4 期，第 15—17 页。

进程,两者的分歧主要在于争夺GMP的认证权,进而导致了GMP认证和达标两种体系同时存在,大大增加了GMP认证过程的资源内耗,延缓了GMP认证在中国制药产业中的实施进程。由于通过GMP认证需要高额的投入,虽然卫生部早在1992年就表示,在1998年6月30日前没有通过GMP认证的企业,卫生部不再接受该企业的新药申请,但是到了临近截止日期的1998年4月,5600家药品生产企业获得卫生部GMP认证的只有37家企业,其中三资企业有25家,占到了三分之二强,大部分国有企业和民营企业都对GMP认证持观望态度①。

药品监管体制的改革,使得GMP认证权之争得以落下帷幕,药监部门成为GMP认证的行政执行主体,GMP在中国医药产业领域的推行获得了更加有利的条件。由于之前大部分医药企业抱怨卫生部颁布的1992年版GMP标准要求过高,条文过严过细,被指摘为"不符合中国国情",从而无法提高企业通过认证的积极性,为此,药监部门决定对原有的GMP标准体系进行修改,根据"监、帮、促相结合"的基本方针,药监部门于1998年对GMP标准体系进行了重新修订,并于1999年8月正式推行。

与1992年版的GMP体系相比,1998年的GMP认证体系被企业认为是"更符合中国国情"的一个认证体系,将原来的药品GMP内容具体划分为GMP基本原则和对不同类别药品的特殊要求两大部分,使企业进行认证考核时更具有针对性;由于GMP认证的工作普遍薄弱,新体系在GMP的基本原则中专门增加"验证"一章,突出验证工作的重要性,以规范验证工作的展开。此外,在洁净度、温湿度、压力差、风量、噪声等具体的技术指标要求上,新版的GMP都有所适当调低,制药企业申报和通过GMP认证的成本也有所降低,旨在有效鼓励更多的制药企业通过GMP认证。此外,国家药监局还拟定了实施GMP的规划目标,要求血液制品生产企业在1998年底完成全行业的GMP认证工作,粉针剂、大容量注射剂和基因工程产品将在2000年底前通过药品GMP认证,其他类型制药企业则分批、分期通过认证②。

---

① 张思忠:《GMP实施的现状、问题及建议》,载《上海医药》1998年第11期,第9页。
② 《药品生产质量管理规范颁布》,载《中国新药杂志》1999年第8期,第521页。

在这种刚柔并济的政策手段下，GMP 认证工作的速度有所提升，1999 年共有 166 个企业和车间顺利通过了 GMP 认证，2000 年通过认证的企业和车间数量则上升到 615 个，到 2001 年 3 月，国家药监局共计颁发"药品 GMP 证书"900 余张，决策者们据此断言"'十五'期间我国制药企业全面达到 GMP 是可以实现的"①。然而，相对于当时全国将近 6000 家制药企业而言，通过 GMP 认证的数量仍然还是少数，高层领导与国务院显然对这种较慢的认证速度不太满意，因此国务院办公厅于 2001 年 3 月转发了国务院体改办等六部门《关于整顿和规范药品市场的意见》，对地方政府推行 GMP 认证中的消极态度提出委婉批评，要求"地方政府要下决心对小药厂进行整顿，关停一批达不到药品生产质量管理规范（GMP）或不能正常经营的小药厂"②。

为了贯彻中央这一推行 GMP 的政策决心，2001 年 4 月国家药监局颁布了《关于进一步加大监督实施药品 GMP 工作力度，做好许可证换证工作的通知》，不仅重申了血液制品、粉针剂、大容量注射剂以及基因工程产品等特殊药品生产通过 GMP 认证的限期，而且还提出"小容量注射液也必须在 2002 年底前通过 GMP 认证"，使得 GMP 认证在适用范围上大大增加从而更加多元化。为了防止当时的一些企业利用委托企业加工生产的方式来逃避认证，该《通知》还提出"对尚未进行 GMP 改造的，不准其委托其他企业加工生产"③。在《药品管理法》修订之后，根据当时主管药品监管工作的国务院副总理吴邦国的指示，国家药监局于 2001 年 10 月颁布了《关于全面加快监督实施药品 GMP 工作进程的通知》，要求"2004 年 6 月 30 日以前，我国所有药品制剂和原料药的生产必须符合 GMP 要求，并取得'药品 GMP 证书'"，并规定以是否能够取得 GMP 证书作为能否新开办药品生产企业以及提交仿制药品生产申请的准入条

---

① 《中国药品监督管理年鉴 2001》，第 153 页。

② 《国务院办公厅转发国务院体改办等部门〈关于整顿和规范药品市场的意见〉》，载《中国药房》2001 年第 4 期，第 196 页。

③ 《关于进一步加大监督实施药品 GMP 工作力度　做好许可证换证工作的通知》，载《中国药品监督管理年鉴 2002》，第 194—196 页。

件①，这标志着后来备受争议的强制推行 GMP 认证政策的正式出台。

对于企业而言，实行 GMP，需要花费大量的资金，因此对中国制药企业的影响十分巨大。大型的制药企业由于资金实力雄厚、生产技术条件较好、质量管理相对严格，因此愿意投入资金进行认证，同时也希望借助于国家的这种强制性认证来挤压其他中小企业。而中小企业由于资金实力不足、市场份额相对有限、历史包袱较重，因此一直没有太强的积极性接受认证，面临 GMP 强制执行的形势也是苦不堪言，逐渐在策略选择上出现了某种程度的分化：一部分国有企业试图在艰难的政策环境下仍然选择留下，并通过地方政府向银行贷款盲目进行 GMP 改造，制药企业在全国银行的贷款总额在 2000 亿元到 4000 亿元之间②，它们误认为国家强制推行 GMP 就是要求所有医药企业都要通过 GMP，导致一些不具备任何优势的企业也纷纷勉强上马 GMP 认证，而忽视了 GMP 所应当带来的企业淘汰效应③，从而形成了新一轮的 "GMP 改造重复运动"；另一部分民营企业则对强制推行 GMP 认证提出异议，认为是否通过 GMP 认证应当属于企业自主选择范围的事务，药监局没有必要也没有权力将 GMP 变成行政命令式的强制性行为，他们通过人大代表、政协委员、新闻媒体以及行业协会等渠道反映自己的利益诉求，而更多的企业则是采取了更为务实、灵活和隐性的对付监管部门的策略，通过影响 GMP 强制认证的具体执行过程，达到既使自己能够在表面上通过 GMP 强制认证，又能够尽量降低自己的成本投入的目标。特别是在认证工程后期，由于认证时间仓促、任务繁重，一些省的认证机构开始逐渐降低认证标准，GMP 通过率大大提高。因此，本应着眼于提高中国医药产业的准入条件、减少制药企业数量、优化制药产业竞争结构的 GMP 强制认证，在某种程度上也出现了异化的迹象。对于 GMP 认证过程中的弊端与不足，下章将做重点分析。

由于大部分中小型制药企业采取了观望、消极抵制的态度，强制推行 GMP 认证的进程并不顺利。到 2003 年 7 月 15 日为止，全国有 1870 多家

---

① 《关于全面加快监督实施药品 GMP 工作进程的通知》，载《中国药品监督管理年鉴 2002》，第 196—197 页。

② 孙晨：《药监局 GMP 认证后遗症：中国药企负债达 4000 亿元》，载《中国经营报》2007 年 4 月 28 日。

③ 侯玉岭：《走出 GMP 认识误区》，载《中国医药报》2002 年 3 月 12 日第一版。

药品生产企业拿到了 2608 张 GMP 认证书，约占所有企业的 37%，即仍然有 4000 多家制药企业没有通过 GMP 认证①，其中有 3000 多家企业没有一个剂型通过认证，主要分布在中西部地区和条件较差的中小型企业。虽然制药企业针对 GMP 强制认证采取了不同的应对策略，致使政策推行面对很大的阻力，但这并没有改变药监部门在时间期限之内完成对所有制药企业进行 GMP 认证的决心，多次强调 GMP 认证"标准不降低、时间不延期"②。然而相对于余下限期繁重的认证任务而言，仅仅依靠国家药监局有限的认证人员与资源显然不足以应付，因而从 2003 年起，国家药监局决定将原有的 GMP 中央一级认证体制改为由中央、省级两级认证体系。

1998 年国家药监局组建以来，为了给后面推行 GMP 创造良好的条件准备，拟定和修订 GMP 并监督其实施的权力都集中在国家药监局。然而，相对于规模庞大的待认证企业数量而言，中央的认证技术和人力资源实在有限，而省级药监部门在 GMP 检查中只参与申报企业的初审和出任现场的观察员，并没有实际的认证权，这也在部分程度上延滞了认证的速度，因此 SDA 曾经计划在 2001 年 3 月清理行政审批事项时，提出要将 GMP 工作"回归省局"③。随着《药品管理法》及其《实施条例》的颁布和实施，GMP 认证由以前的中央一级认证变为两级认证，国家与省级药监部门分别按剂型组织 GMP 认证。实施两级认证之后，各省级药监部门将负责辖区内药品生产企业申报认证剂型的初审、负责认证剂型药品检查方案的制订、实施现场检查等工作。针对两级认证体系的建立，一些已经通过 GMP 认证的大企业担心该体系会导致认证实施过程中的地方保护主义，擅自降低认证标准，从而出现不平等竞争，进而"把前一阶段成果冲得一干二净"④。为了遏制这些可能出现的问题，国家药监局统一了检查标准的掌握尺度，加强对检查员的再培训，并建立省级部门过错追究机制，到 2003 年下半年，全国已有三分之二的省级部门开始了 GMP 认证工作，

---

① 《全国 4000 多家药企尚未通过 GMP 认证》，载《医药工程设计杂志》2004 年第 1 期，第 38 页。

② 侯玉岭：《时限不延长　标准不降低》，载《中国医药报》2002 年 11 月 12 日第一版。

③ 可人：《GMP 两级认证》，载《中国医药报》2002 年 11 月 12 日第一版。

④ 杨阳等：《正确对待两级认证》，载《中国医药报》2002 年 12 月 21 日第一版。

除个别省市之外,2003年底之前实现了所有省级部门的GMP认证工作①,
通过GMP认证的企业数量达到2230家。

表5—4　　　　　　　中国制药工业推行GMP历史过程示意图

时　间	推行过程	主持机构
1982	首部《药品生产管理规范》(试行稿)在一些制药企业内部试行	中国医药工业公司
1984	对试行稿进行修改,变成《药品生产管理规范》(修订稿)	中国医药工业公司修订,国家医药管理局审查
1988	第一部《药品生产质量管理规范》作为正式法规执行	卫生部
1991	国家医药管理局成立推行GMP委员会,负责组织医药行业GMP的实施工作	国家医药管理局
1992	对1988年版的《药品生产质量管理规范》进行修订	卫生部
1993	中国实施GMP八年规划出台,提出"总体规划,分步实施"的原则	国家医药管理局
1995	中国药品认证委员会成立,开始接受企业GMP认证的申请工作	国家技术监督局批准
1995—1997	《原料药实施〈药品生产质量管理规范〉指南》等一系列具体指导文件出台	国家医药管理局
1998	对1992年版GMP标准进行修订,1998年版GMP标准正式颁布	国家药品监督管理局
1999	要求血液制品生产企业在1998年底完成全行业的GMP认证工作,粉针剂、大容量注射剂和基因工程产品将在2000年底前通过药品GMP认证	国家药品监督管理局

---

① 白慧良:《当前实施药品GMP的现状与发展》,载《中国药师》2003年第11期,第679—681页。

时 间	推行过程	主持机构
2001	要求 2004 年 6 月 30 日以前，我国所有药品制剂和原料药的生产必须符合 GMP 要求，并取得药品 GMP 证书，即强制推行 GMP 认证	国家药品监督管理局
2003	GMP 强制认证部分权力下放到省级药监部门，一级认证体系变为两级认证体系，认证通过速度大大加快	国家食品药品监督管理局
2004	GMP 强制认证工作基本上按期完成	国家食品药品监督管理局

两级认证体系的建立，大大加快了 GMP 强制认证推行的进程，余下的近 4000 多家药企在将近一年半的时间里全部完成了认证过程。截至 2004 年底，全国 5071 家药品生产企业中已经有 3534 家通过了 GMP 认证，占 70%；未通过 GMP 认证的已申请备案改造但处于全厂停产状态的企业 1286 家，占应认证企业的 25%，未备案放弃改造的企业 251 家，GMP 强制认证工作基本上按期完成[①]。

GMP 认证的强制推行，为医药生产行业设置了相对较高的准入门槛，使得自 1980 年以来药品生产企业数量迅猛增长的趋势得到遏制，1985—1998 年中国新批准开办的药品生产企业数平均每年为 500 家，而 1999 年、2000 年和 2001 年新批准开办的药品生产企业分别为 5 家、17 家和 23 家，三年来所批准开办的药品生产企业总数不到原来平均数的十分之一[②]。此外，虽然强制推行 GMP 认证在本质上是一种监管部门借助行政强制手段来设置产业准入门槛，但从事后的客观效果来看，这项政策还是淘汰了一批技术落后、生产条件较差、产品质量落后的药品生产企业，原有的大量作坊式、手工式的药厂基本被淘汰，中国制药企业的总数量也从刚开始的 5700 多家下降为 4200 多家，有效地降低了监管部门获取企业质量管理有效信息的难度，提高了制药行业的准入门槛，对于遏制过度竞

---

① 《GMP 认证 成效显著》，载《中国食品药品监管》2005 年第 1 期，第 9 页。
② 《国家药品监督管理局安全监管司司长白慧良在 2002 年全国药品安全监督管理工作会议上的讲话》，载《中国药品监督管理年鉴 2003》，第 138 页。

争、规范医药生产过程、加强监管力度以及提高药品生产质量、保障人民用药安全都有一定的推动作用。相对于1998年以前仅有极少数厂家通过GMP认证的格局而言，中国药品生产质量状况有了明显的提高和制度性的保障，药品生产过程中所存在的系统性质量风险大大降低。这一评价，即使是那些对于强制推行GMP认证有保留看法的企业而言，也是基本认可的[①]。

然而，尽管国家药监部门采取了种种制约措施，但是这种两级认证体制在加快认证速度的同时，却仍然没有能够很好地兼顾认证本身的质量，导致了一些监管部门始料不及的弊端和后果，从深层次来看，GMP认证集权与分权、速度与质量的两难选择，同样可以折射出中国药监改革进程中的一些结构性障碍因素。

(二)　药品经营领域的监管：强制推行 GSP 改造和倡导连锁经营

20世纪90年代以后，药品经营领域一直是药品质量安全的重灾区。根据1996年的统计数据，全国27个省、自治区和直辖市共查处药品生产企业制售假药劣药676起，药品经营企业12153起，医疗单位7205起[②]，可见相对于药品生产和使用领域而言，药品流通领域的质量状况是最令人堪忧的。一方面，从管控对象来看，在并不完善的市场经济环境下，医药商业体制的完全放开，导致药品流通模式发生了根本性的变化，计划经济体制下的国有三级批发以及调拨体制基本瓦解，取而代之的是百业经药的过度竞争格局；另一方面，从管控者本身来看，在"强发展，弱管控"的发展型体制下，药政及医药管理部门在管控的意愿、管控信息的掌握能力以及管控基础设施建设方面都出现了明显的冲突或滞后，既没有强烈的管控意愿，更没有足够的管控能力来对药品质量进行有效管控。

---

① 可以参考张日华《GMP改造立下不世之功》，载《机电信息》2006年第17期，第5—9页。江映珠、黄翠勤：《我省制药企业实施药品GMP的现状分析与思考》，载《广东药学院学报》第22卷第3期，第302—305页。艾乐：《GMP认证带给我们什么》，载《北京水产》2006年第2期，第14—15页。王家莉：《济南药企：在GMP改造中面对生死两重天》，载《科技信息》2005年第12期，第16—17页。傅晶莹：《实施药品GMP认证是我国中药生产企业的必然选择》，载《中药研究与信息》2001年第4期，第7—9页。

② 《中国卫生年鉴1997》，第183页。

自 1998 年监管型体制建立以来，在"监、帮、促"的方针导向下，与药品生产领域的监管政策类似，药监部门在药品流通领域也意图借助于行政力量、通过推行一系列改善产业过度竞争结构的政策，来促进医药流通行业的规模化和集约化程度，从而降低对医药商业企业的监管难度，这中间最为突出的监管改革政策是强制推行 GSP 改造和大力提倡医药商业连锁经营。

1. 强制推行 GSP 改造及其效果

与 GMP 认证类似的是，GSP 的全称为 Good Supply Practice，即"良好药品供应规范"或"医药商品质量管理规范"。作为一种国际通行的药品流通质量保障体系，GSP 对于药品流通过程中的进货、保管、物流运输以及终端销售等环节都有比较详细和严格的规范，成为药品流通过程中质量保障的重要标准体系，受到世界卫生组织（WHO）的青睐和郑重推荐。

中国医药商业推行 GSP 的过程可以追溯到 20 世纪 80 年代。跟 GMP 认证相类似，GSP 最早也是由国有医药企业引入的，1984 年中国医药公司将 GSP 首次引入到医药商业系统，在此基础上国家医药管理局制定并公布了《医药商品质量管理规范》（试行），要求各地认真贯彻执行经过六年的试行之后，1991 年中国医药商业协会组织对该规范进行了修改，于 1992 年 3 月再次由国家医药管理局正式颁布，同年国家医药管理局还成立了推行 GSP 委员会专业组，1993 年颁布医药行业推行 GSP 八年规划纲要，提出实施的具体步骤：1995 年前，大型医药商业和部分中型医药商业企业要符合 GSP 要求；1999 年前，全国医药批发企业要符合 GSP 要求[①]。但由于该规范只是作为行业内部质量管理规范颁布，因此只有行业管理权限，几乎没有任何法律效力，执行效果较差，1995 年仅有 6 个国有医药公司通过 GSP 达标，1996 年通过 GSP 达标的企业数量上升到 16 家，1997 年则有 73 家医药商业企业实现 GSP 达标，1998 年全国达到 GSP 合格标准的医药批发企业为 291 家，零售企业为 45 家[②]，这些数字相对于当时数以万计的药品商业而言，几乎可以忽略不计。

---

① 张鹤镛：《关于积极推行 GSP 的若干意见》，载《中国卫生质量管理》1995 年第 3、4 期，第 29—30 页。

② 《中国医药年鉴 1996》第 313 页、《中国医药年鉴 1997》第 366 页、《中国医药年鉴 1998》第 302 页、《中国药品监督管理年鉴 1999》第 437 页。

　　政企分开的药品监管体制建立以来，推行 GSP 认证的步伐明显加快。在 1999 年召开的全国药品监督管理工作会议上，国家药监局要求"积极推进药品经营企业实施 GSP 认证，把 GSP 认证和换发《药品经营企业许可证》结合起来"，并将原来的《医药商品质量管理规范》修改为《药品经营质量管理规范》，建立 GSP 认证制度及其配套管理办法等，2000 年又先后颁布了《药品经营质量管理规范》、《实施细则》、《GSP 认证管理办法》、《GSP 检查员管理办法》以及《GSP 认证现场检查工作程序》等一系列部门规章，并提出用五年时间结束对现有企业的 GSP 改造，使得 GSP 认证逐渐系统化、制度化、可预期化①。

　　2001 年，国家药监局发出《关于加快 GSP 认证步伐和推进监督实施 GSP 工作进程的通知》，提出"将原本设想的五年内结束现有企业的 GSP 认证时间缩短到三年、取消一批逾期仍不能符合 GSP 要求的药品经营企业的经营资格"的总体目标，并详细制定了实施的三个步骤：2002 年底前，对全国大中型药品批发企业和零售连锁企业以及大型零售企业实施 GSP 改造并完成认证工作；2003 年底前，对所有地市级以上城市的药品批发企业、零售连锁企业和中型零售企业实施 GSP 改造并完成认证工作；2004 年底前，全面完成全国药品经营企业的 GSP 改造和认证工作，对不能按照规定期限实施 GSP 改造、未通过 GSP 认证的药品经营企业，取消其药品经营资格。此外，与 GMP 认证类似的是，GSP 认证体制也由原来的一级认证改变为二级认证，即国家药监局负责新开办药品批发企业和零售连锁企业的 GSP 认证，各省级药监局负责辖区内原有药品经营企业和新开办药品零售企业的 GSP 认证②。此举标志着，GSP 认证正式从原来的企业自主选择、行业自律规范转变成为一项行政强制政策。到 2003 年 12 月底，全国 31 个省、自治区、直辖市均已开展 GSP 认证工作。

　　与药品生产企业对于强制推行 GMP 认证的态度类似，由于实行 GSP 改造需要投入大量的资金，特别是对于规模较小的单体零售药店而言，投入的资金量相当于这些药店一年的收入，因此一些中小型的药品经营企业

---

　　①　《关于 GSP 工作的有关问题的通知》［药管市（1999）24 号］，载《中国药品监督管理年鉴 2000》，第 466 页。

　　②　《关于加快 GSP 认证步伐和推进监督实施 GSP 工作进程的通知》，载《中国药品监督管理年鉴 2002》，第 262 页。

对强制推行 GSP 认证提出了异议，一方面他们认为 GSP 认证与 GMP 认证存在很大的差别，"药品质量是生产出来的，对于经营企业进行认证没有意义"，GSP 并不具备提升质量的功能；另一方面，他们强调是否实行GSP 认证，"应该是药品经营者自己的事"，"在不能判断是影响公共利益的必然行为的情况下，任何强迫规范法人、自然人行为的行为都是不符合社会主义市场经济和法治取向的"。此外，一些中小型药品零售企业还认为药监部门只对药店进行 GSP 认证，而不对经营条件更差的个体诊所药房进行认证，这必然加大药店在激烈的药品市场竞争中的相对成本，造成不公平竞争，从而提高药价，增加消费者的经济负担①。相对而言，药品批发企业和零售连锁药店对于 GSP 强制认证的态度显得略为温和，由于GSP 认证可以提高药品销售行业的准入门槛，而这些实力相对比较雄厚的企业可以借助于 GSP 来打击中小零售单体药店，因此他们对于 GSP 强制认证比较支持。2003 年底国家药监局的统计数据能够证明这样的理性选择行为，当时全国 8875 家药品批发企业已有 3719 家完成认证，约占41.9%，1216 家药品零售连锁企业中也有 482 家通过认证，约占 39.6%，而在 178017 家药品零售企业中只有 2136 家通过认证，只占 1.2%②。

为了按期完成对批发企业和大中型零售企业的 GSP 认证改造，2004年国家药监局和各省级药监部门加快了 GSP 认证的速度，在自上而下的行政命令下，截至 2004 年 6 月 30 日，在全国应当完成认证的 5254 家批发企业中，已通过认证的有 4546 家，占 86.5%；已经提出认证申请正在认证检查中的 183 家，未通过检查的有 9 家，未按期提出申请已被明令停业的 118 家，不能完成改造而自行放弃认证的 18 家。应完成认证的 835家零售连锁企业中，已经通过认证的 689 家，占 82.5%，已经提出认证申请正在认证检查中的 77 家，未通过认证的 2 家，未按期提出申请已经明令停业的 13 家，不能完成改造而自己放弃认证的 7 家，基本上如期完

① 参见邢培正《揆情度理 劳而无功——三问 GSP 强制认证的必要性》，载《首都医药》2004 年第 13 期，第 1—2 页。唐剑波：《GSP 认证与"用药安全保障"是否相辅相成》，载《首都医药》2004 年第 13 期，第 3 页。《零售药店该不该实行 GSP 认证》，载《首都医药》2007 年第 13 期，第 33—34 页。

② 李正奇、尹宏文、韩冰、杨连春：《GSP 认证实施情况调研分析》，载《中国药品监管》2004 年第 2 期，第 29—32 页。

成了对地、市级以上城市的药品批发企业和零售连锁企业的认证工作。截至 2004 年底,全国 8108 家应认证批发企业中已有 7445 家通过 GSP 认证,1624 家零售连锁企业中已有 1410 家通过认证,全国 76295 家县及县以上零售企业中已有 58065 家通过认证,初步建立经营企业退出机制,已有 1400 家批发企业、11600 家零售企业被淘汰出局①,认证工作实际完成的比例是:批发企业为 98.3%,零售连锁企业 90.8%,县及以上零售企业 92.3%②,除了县以下的零售企业认证正在开展以外,全国 GSP 认证的目标基本实现。

表 5—5　　　　中国药品经营领域实行 GSP 认证历史过程示意图

时　间	推行过程	主持机构
1984	公布《医药商品质量管理规范》(试行)	中国医药公司
1991	对试行稿进行修订	中国医药商业协会
1992	颁布修订后的《医药商品质量管理规范》,并成立推行 GSP 委员会专业组	国家医药管理局
1993	颁布医药行业推行 GSP 八年规划纲要,提出具体步骤	国家医药管理局
1999	要求"积极推进药品经营企业实施 GSP 认证,把 GSP 认证和换发《药品经营企业许可证》结合起来",并将原来的《医药商品质量管理规范》修改为《药品经营质量管理规范》,建立 GSP 认证试点及其配套管理办法等	国家药品监督管理局
2000	颁布了《药品经营质量管理规范》、《实施细则》、《GSP 认证管理办法》、《GSP 检查员管理办法》以及《GSP 认证现场检查工作程序》等一系列部门规章,并提出用五年时间结束对现有企业的 GSP 改造	国家药品监督管理局

① 《中国食品药品监督管理年鉴 2006》,化学工业出版社 2006 年版,第 12 页。

② 李正奇:《全面监督实施药品 GSP 认证工作综述》,载《医药世界》2005 年第 2 期,第 38—41 页。

续表

时 间	推行过程	主持机构
2001	发出《关于加快 GSP 认证步伐和推进监督实施 GSP 工作进程的通知》，提出将实现对所有企业进行 GSP 改造的时间缩短为三年，并提出具体的三个步骤和阶段；GSP 认证体制也由一级认证变为二级认证	国家药品监督管理局
2004	强制 GSP 认证基本完成，重点向县以下零售企业认证和后续监督认证转移	国家食品药品监督管理局

　　GSP 强制认证政策的推行，在一定程度上净化了中国药品经营秩序，一批不符合认证条件的批发和零售企业被淘汰出局，虽然数量有限，但毕竟经营企业的退出机制已经逐渐建立起来；对于提高经营企业整体质量管理水平具有一定的推动作用，药品流通过程中的进货、验收、储存与养护等环节中的缺陷频次明显下降，特别是验收环节，下降幅度达到 60%。特别地，根据 GSP 的认证要求，药品经营企业必须对药品的购进记录具有翔实准确的记录，必须加强计算机管理系统的建设，对药品的进货、销售、储存全过程实现计算机管理，这就大大提高了监管部门了解和掌握经营企业真实信息的能力①。

　　然而，与 GMP 强制认证类似的是，由于时间紧迫、认证任务繁重，导致最后的认证权不断下放，先是由中央下放到省一级，然后一些省份的药监部门又将零售企业的认证工作委托给地市一级的监管部门，由于缺乏相应的比较严格的管理制度、工作程序和监督措施，部分程度地导致了在一些地区认证过程异化为监管部门寻租的工具。

　　2. 倡导连锁经营模式及其评价

　　在中国的药品流通市场上，相对于药品批发企业而言，数量众多、经营机制更加灵活、进货渠道更加多样的药品零售企业的监管难度更加艰巨。由于过度竞争带来了药品零售企业的数量泛滥、管理混乱、无证经营等现象，对于监管部门而言，如何能够通过引入一种新型的零售企业经营

---

　　① 李正奇：《全面监督实施药品 GSP 认证工作综述》，载《医药世界》2005 年第 3 期，第 66—67 页。

模式来克服以上的监管困境，成为必须直面的问题。除了前文所述的强制推行 GSP 认证之外，药品监管部门还试图尝试通过倡导和推广连锁经营的模式，来降低对药品零售企业的监管难度。

在一些工业和市场经济相对发达的国家，连锁经营模式已经成为商品零售领域最为重要的销售模式，一些大型连锁商业企业占有很高的市场份额，商业企业的行业集中度比较高。以美国的药品零售经营为例，虽然全美有 5 万多家药店，但其中连锁药店就占了 33000 家，1998 年十大连锁药店的处方药销售总额达到 422 亿美元，占到全美药品零售市场份额的 50%，2000 年这一比例更是上升到 60%，从近年的趋势来看，独立药店的数量急剧减少，连锁药店和大型超市不断增加[①]。由于连锁药店规模大、管理规范、信誉较好，即使出现质量问题，也比较容易追根溯源，及时召回，查究责任，监管部门对于药品流通中的质量信息比较容易掌握，因此相对成熟和规模化的连锁药店经营模式，大大减轻了药品监管部门的监管难度，使流通环节的药品质量比较稳定。

连锁药店经营模式在中国的出现肇始于 20 世纪 90 年代中期，其本来是一种药品经营企业的自发行为。从 1995 年开始，由于受到国内贸易部提出的"大力发展连锁经营"的战略目标的推动，一些省、市的医药公司和部分民营企业开始将原有的分散管理的粗放型模式，向统一管理的集约化模式转变，对下辖的零售药店实行连锁经营，成立配货中心，实行统一进货、统一配送、统一价格、统一核算、统一服务规范等方面的改革[②]。但是在发展型体制下，由于当时的药品经营管理体制仍然处于多头管理体制状态，加上当时日趋严重的地区封锁和条块分割，使连锁经营难以跨地区、跨系统发展，从而促使连锁经营模式异化成为行政色彩浓厚、地区封锁严重、封闭型的商业系统，连锁经营规范化程度低、网点发展慢、难以形成规模经营[③]。

---

① 王锦霞：《美国药店概况》，载《医药导报》2001 年第 1 期，第 66 页。王锦霞、朱丹等：《美国零售连锁药店概况》，载《医药导报》2002 年第 3 期，第 189 页。

② 牛玉忠：《浅析医药零售连锁店的经营现状及发展趋势》，载《经济问题》1997 年第 7 期，第 51—54 页。

③ 牛玉忠：《对发展医药零售业连锁经营之管见》，载《经济问题》1998 年第 10 期，第 54—56 页。

1998 年以后，直接触发药品监管部门大力推动药品连锁经营模式建设的因素是 2000 年 2 月国务院出台的《关于城镇医药卫生体制改革指导意见的通知》，里面明确提到"推动药品零售业的连锁化经营，促进连锁药店的发展"。此后，时任国务院副总理的李岚清再次强调"要积极倡导和推动药品商业企业连锁经营等现代经营方式"。更为重要的原因在于由于 2001 年中国成功加入世界贸易组织，按照有关协议，从 2003 年开始，中国将允许外商经营医药零售业，这无疑可能对中国医药零售业造成巨大的冲击，因而只有先扶持一批较大规模的国内药品零售企业与之竞争，才能有效维护中国医药零售业的整体利益。这些直接来自于高层领导与国务院的政策指示，以及加入世贸组织的巨大竞争压力，推动了药监部门介入药品连锁经营活动的步伐。2000 年 8 月，全国药品连锁经营监管工作会议在广州召开，提出要在全国范围内进行药品零售跨省连锁企业试点工作，颁布了《药品零售连锁企业有关规定》，并首次公布了 41 家药品零售跨省连锁试点企业名单[1]，意图通过行政干预的方式来积极推进药品零售跨省连锁经营，以便打破地方保护主义，淘汰落后的单体药店，降低监管难度。

经过一年多的政策引导和扶持，到 2001 年全国已发展各类药品零售连锁企业 400 多家，连锁门店 7800 多个，然而这并无法掩盖推行连锁经营的巨大体制性障碍。首先，地方保护主义仍然是阻碍连锁经营得以推广的最大障碍，由于跨省申请开办药品连锁门店的受理、审批和发证权力全部在地市级药监部门，一些地区对跨地区开办药品连锁经营的申请以"换证期间不予受理"、"垂直管理未到位，不予办理"等理由不予受理，有的地区则以"现在是整顿治理期间"为借口予以推诿。其次，连锁经营不规范的情况比较严重，一些企业搞翻牌，名为连锁，实则各行其道，既不实行统一配送，也不实行统一定价，一些低水平企业只想利用知名企业的牌子，却不想增加成本，规范经营[2]；此外，即使是一些真正有实力的药品连锁企业，也认为药监部门的跨省连锁政策虽然促进和推动了医药

---

[1] 《中国药品监督管理年鉴 2001》，第 319—322 页。
[2] 《关于加强药品零售连锁经营监督管理工作的通知》［国药监市（2001）432 号］，载《中国药品监督管理年鉴 2002》，第 322—323 页。

市场的放开，但由于只是提出进行试点，相应的配套措施无法跟上，因而"真正意义上的全国连锁药店目前尚无一家"，导致连锁企业运营成本过高、利润率下降，从而大大降低了品牌企业扩充连锁门店的热情①。针对这种情况，药监部门再次强调地市级药监部门要规范审批，并向省级药监部门和国家药监局及时备案，并重申开设跨省连锁经营药店的企业必须是通过 GSP 认证的，试图以此来保持连锁经营政策在执行过程中不走样。

虽然药品零售跨省连锁的改革遇到了各种各样的困难和障碍，但从最后的实施效果来看，确实在一定程度上实现了壮大药品连锁企业、提高药品零售领域的行业集中度、降低监管机构获取药品零售渠道有效信息的成本的政策初衷。根据中国医药商业协会的统计，从 2000 年到 2005 年，全国的药店连锁企业发展到 1624 个，其连锁门店则跃升到 6.3 万家，其销售额已占全国药品零售市场份额的 25%②。相对于 20 世纪 80 年代中期以后的混乱的药品零售经营格局而言，经营规范、管理严格、品质保证的大中型连锁药店占据了比较稳定的市场份额，一批落后、欠规范甚至非法的小型单体药店被关闭或者收编，运用市场竞争的方式成功地实现了转型和改造，同时也提高了药监部门在药品零售领域有效获取真实有效质量信息的能力。

（三）对医疗机构用药的监管：制剂整顿与建立不良反应报告制度

如果说生产环节是药监机构监管的重点，流通环节是药监机构监管的难点，那么对医疗机构用药的监管则是药监机构监管的盲点。前章曾经提及，自 20 世纪 80 年代以后，中国的医疗机构都实行了差额拨款式的事业单位企业化改革，由于大部分的医疗机构既可以生产自用的医疗制剂，又在事实上担负着将近 80% 的处方药的流通任务，医疗机构需要通过药品销售收入来弥补财政拨款与医疗服务收费的不足，因此从本质上看，医疗机构已经蜕变成为一个集药品生产与销售于一身的综合型医药企业。然而，在发展型体制下，由于负责药品质量管控的药政机构与医疗单位同属

---

① 詹永珞：《跨省连锁的政策困惑》，载《中国药店》2001 年第 6 期，第 36 页。赵振基：《跨省连锁的背后》，载《中国药店》2004 年第 8 期，第 40—43 页。

② 吴海侠：《医药零售业现状令人忧》，载《中国药业》2007 年第 10 期，第21 页。

于卫生系统，监管者与监管对象在体制上并没有实现真正的分离，一些地方的药政部门不但对医疗机构用药过程中的不规范现象听之任之，而且还直接鼓励和参与医疗机构非法销售自制制剂、兴办药店和不规范进药等行为，众多医疗机构的用药安全难以得到有效保障。

1998 年的改革使得药政部门从卫生系统分离出来，从而在体制上实现了监管者与监管对象的正式分离，医疗机构与药监部门之间的利益联系基本被斩断。为了强化对医疗机构使用药物安全的有效监管，同时扩大自己的监管权力，在明确了对生产和流通领域的监管标准之后，药监部门开始逐步向医疗机构用药的监管倾斜，并着重以医院制剂整顿以及建立药品不良反应监测报告制度为突破口进行监管改革。

1. 医院制剂整顿

医疗机构自制制剂存在的原本意义在于补充医院临床用药的不足，因此应当主要用于内部调剂使用，而不能用于市场交易。然而，在发展型体制的推动下，由于医院自制制剂具有成本低、审批快、监管松等特点，因此许多医疗机构开始通过各种途径将医疗制剂直接销售到市场上，本应以服务科研型的制剂生产完全变成了生产赢利型。为了扭转医疗制剂的这种混乱局面，2000 年 7 月国家药监局下发了《关于换发医疗机构制剂许可证的通知》，决定用一年时间对全国所有医疗机构的制剂进行一次较大的清理整顿工作，这标志着全国医院制剂换证的正式启动。2001 年 2 月，修订后的《药品管理法》明确规定"医疗机构配制的制剂，必须经过省级药品监督管理部门的批准，并不得在市场销售"。3 月，SDA 又在药品生产企业的 GMP 认证基础上颁布了《医疗机构制剂配制管理办法（试行）》（即所谓的 GPP），成为中国第一部医院制剂管理规范，内容包括对制剂的配制管理、质量管理、物料管理、文件记录以及卫生人员健康管理等方面的规范。虽然有了统一的规范，但在实际执行过程中，由于各省的执行尺度不一，导致一些问题需要进行进一步统一规范，因此成立不久的国家食品药品监督管理局于 2005 年 3 月颁布了《医疗机构制剂配制监督管理办法》，对于新建制剂室的许可、制剂许可证的管理、委托配制的管理等一些具体问题进行了统一规定。

长期缺乏规范的医院制剂生产，一旦面对这些比较严格的要求规范，则显得不堪一击，许多中小医院根据自身的规模和利益综合考虑，放弃了

继续申请配制，如北京地区 144 家医疗制剂室只有 80 家获得许可证，52
家未通过验收，被取消资格的 12 家处于整改状态，原来配制输液的 15 个
制剂室和 4 个制剂中心全部停止配制，而上海市获得制剂许可证的医院从
原来的 300 余家减少到 80 家左右①，广东省到 2003 年底取得制剂许可证
的制剂室为将近 400 个，比换证之前减少了 122 家，取得大容量注射剂生
产范围的制剂室由原来的 321 家减少到近 80 家②。据国家药监局的统计，
全国 31 个省市在 2000 年换证之前的制剂室总数为 8938 家，换证之后则
变成了 4944 家，减少了 44.7%；配置大容量注射剂的制剂室也由换证前
的 2492 家减少为 1182 家，取消比例占 67.8%③。

　　对医疗机构制剂的规范监管，不仅大大减少了不规范制剂室的数量，
也提高了医疗机构配制制剂的质量水平。通过换证的医院制剂室在硬件条
件上得到了很大的改善，一些投资较大的制剂室的硬件环境甚至超过了一
些小型的制药企业，软件建设也应为 GPP 的推行而得到了有效的改善。
例如上海市的统计数据显示，到 2005 年底在 153 种化学药标准制剂中，
有 16.3% 的质量标准进行了提高，而在 251 种化学药非标准制剂中，该
比例达到了 56.6%，706 种中药标准制剂有 91.4% 的品种进行了质量标
准提高④。

　　虽然从 20 世纪 80 年代末开始，当时的卫生药政部门已经开始在部分
国有医院中进行药品不良反应监察的试点工作⑤，并且成立了全国性的
ADR 监察中心，但由于药政部门与医疗机构尚未从体制上脱离关系，医
疗机构没有积极性向药政部门提供 ADR 信息，加上省级层面并没有相应
的 ADR 监测机构，因此药品不良反应信息的监测工作效果不佳，1989—

　　① 李伟等：《推行医疗机构制剂配制管理规范（试行）提高医院制剂质量》，载《河北医药》2004 年第 1 期，第 61—62 页。
　　② 王志胜：《医院制剂——生命走到尽头?》，载《健康大视野》2005 年第 9 期，第 13—17 页。
　　③ 《医院自配药将上"紧箍咒"——解读〈医疗机构制剂配制监督管理办法〉》，载《医药产业咨讯》2005 年第 7 期，第 72 页。
　　④ 《中国食品药品监督管理年鉴 2006》，第 294 页。
　　⑤ 朱永琪：《卫生部药政局组织药品不良反应监察的试点工作》，载《中国药事》1988 年第 3 期，第 215 页。

1997 年十年时间里收集到的 ADR 报告数量仅为 2 万多份①，即平均每年收集到的报告数量不足 3000 份，这与国际上通行的药品不良反应一般占住院患者的 10%—20% 的比率相比（当时中国每年住院人数约为 6000 万人），显得很低。也就是说，大量的药品不良反应都没有通过医疗机构进行及时上报。

1998 年 3 月，中国政府被邀正式加入 "WHO 国际药品监测合作计划"，因此具有定期向 WHO 国际药品监测合作中心报告不良反应报告的义务，这成为推动中国强化药品不良反应制度建设的重要外部原因。1999 年，国家药监局与卫生部联合发布《药品不良反应监测管理办法》（试行），首次规定 "凡生产、经营、使用药品的单位应负责本单位的药品不良反应报告情况的收集、报告和管理工作"②。2000 年 6 月，全国药品不良反应监测工作会议召开，国家药监局和卫生部医政司都在会议上强调 "要尽快强化药品不良反应监测体制的建立"、"尽快将省一级的 ADR 中心建立起来"。2001 年 7 月，国家药品不良反应监测信息网络系统正式开通，并先后与上海、北京以及其他省（市）的药品不良反应监测中心实现联网，成为强化药监部门强化对 ADR 信息处理能力的重要突破。此外，国家药监局共拨付 500 万元用于支持各省组建不良反应中心，每个省分配经费 15 万元。从 2000 年 1 月到 2001 年 10 月底，国家药品不良反应监测中心共收到药品不良反应报告 9202 份，报告比例有所提高，到 2002 年初全国共有 15 个省级单位建立了 ADR 监测中心，覆盖率将近 50%③。在随后的 2002 年中，就先后有 11 个省建立了相应的 ADR 监测中心，覆盖率将近 90%，全国 31 个省级单位都建立了省级药品不良反应监测中心，北京、重庆、广东等地区开始建立本地区省级以下 ADR 监测中心或监测点，贵州、吉林、江西等省的 ADR 监测点已经建到了县级④，全国 ADR 网络

---

① 《邵明立局长在药品不良反应监察研讨会上的讲话》，载《中国药事》1997 年第 6 期，第 363—364 页。

② 《〈药品不良反应监测管理办法〉（试行）发布》，载《中国药品监督管理年鉴 2000》，第 285 页。

③ 《中国药品监督管理年鉴 2002》，第 161—163 页。

④ 《以保障公众用药安全为目标推动我国药品不良反应监测工作的深入开展——国家食品药品监督管理局副局长邵明立在全国第二次药品不良反应监测工作会议上的讲话》（节选），载《中国食品药品监督管理年鉴 2005》，第 200 页。

信息系统基本建立，收到的药品不良反应病例报告表也达到17000份，几乎是上一年的两倍①。到2003年，国家ADR监测中心收到药品不良反应病例报告的数量为36852份，再次让2002年的数据翻了一倍②。2004年这一数据更是上升到7万余份，涉及的品种约2000余种③。

药品不良反应制度的初步建立，反映出药品监管部门在市场经济条件下，试图强化药品安全信息掌控能力的建设，并通过监管手段引导监管对象提供及时、准确、有效的药品安全信息的有益探索。相对于发展型体制下管控者孱弱的信息获取能力而言，药品不良反应体制的建设大大强化了监管者获取有关ADR的真实、有效信息的能力，1998—2002年，监管部门共收到药品不良反应报告30540份，是过去10年（1988—1997年）的近10倍，2004年一年收到的报告数就超过7万份，为过去10年的近20倍，其中90%都是由医疗机构报告的④。

除了报告数量上的迅速增长之外，越来越多的药品不良反应报告为监管部门的监管决策提供了科学依据，如2000年监管部门发现苯丙醇胺（PPA）的药品制剂可能存在增加出血性中风的危险隐患，最终决定撤销所有含PPA的药品制剂；2001年通过ADR监测发现含马兜铃酸的中药制剂（如龙胆泻肝丸）可能引起肾脏损害的严重不良反应，决定将该药品制剂列为重点监测品种，并提醒生产、经营以及医疗机构关注该品种的肾毒性；2001年发现乙双吗啉治疗银屑病可能引起白血病，最终停止该品种的生产销售和使用；2002年发现苯甲醇注射溶剂可能导致儿童臀肌挛缩症，监管部门决定限制其使用范围，以避免严重不良反应的重复发生⑤。所有的这些药品不良反应报告的及时上报，为避免因ADR可能导致的大面积药害事件的爆发提供了有力的保障。

然而，与药监领域其他方面的改革类似的是，建立药品不良反应报告

---

① 《中国食品药品监督管理年鉴2003》，第167页。

② 《中国食品药品监督管理年鉴2004》，第276页。

③ 《以保障公众用药安全为目标推动我国药品不良反应监测工作的深入开展——国家食品药品监督管理局副局长邵明立在全国第二次药品不良反应监测工作会议上的讲话》（节选），载《中国食品药品监督管理年鉴2005》，第198页。

④ 同上书，第200页。

⑤ 同上。

制度虽然取得了突破性的进展，但也碰到了一些结构性的障碍，例如药品
生产与经营企业提供的 ADR 报告数量太少；大部分的 ADR 报告都是已经
发生过的 ADR，质量和有效性有待提高；省级 ADR 中心虽然全部得以建
立，但缺乏足够的财政预算经费支持；ADR 报告数量虽然比以前有了很
大的提高，但是与国际通行标准相比，仍然有很大差距，等等。这些结构
性的障碍将在下一章进行重点分析。

（四）药品抽验经费体制的改革及其评价

前文曾经提到，20 世纪 80 年代末的事业单位企业化改革，使得本应
作为药品质量管理中技术支撑机构的药品检验机构逐渐丧失了政府配套的
财政经费支持，向企业与医疗机构征收药品检验费用以补充日常运作经
费，导致药检机构在药品抽验过程中的逐利倾向明显，严重损害了技术监
督应有的独立性和科学性，使得药检所甚至异化成为掩盖企业医疗假药劣
药的工具。这种高度依赖制药企业的药检经费体制的弊端，引起了国家有
关部门的重视，经营规范的企业对这种体制也有看法，因而在国家药监局
成立之后，改革药检抽验经费体制的想法一直都在酝酿之中。1998 年 11
月，国家药监局市场监督司组织召开了第一次全国药品抽验工作研讨会，
开始探讨抽验经费机制的改革问题，但由于地方药监机构大都尚未开始运
转，经费机制改革的条件尚未成熟。

随着地方药监机构改革的逐步推进，2000 年市场监督司组织了药品
抽验机制改革的课题研究和调研工作时，正式启动药品抽验机制改革。从
当年起，国家级抽验计划开始不收检验费，由中央财政补助；与药监部门
一样，省级及其以下的药检部门的人头经费、日常工作所需经费等都需上
划省财政，实行垂直管理。2000 年 8 月，在九届人大常委会第十七次会
议上，在审议《药品管理法修正案（草案）》时，明确了抽验不收费的原
则。由于一部分省级财政部门不愿意马上对药品抽验经费追加经费预算，
在此后的 2000 年全国药检所所长会议上，国家药监局提出了一个比较折
中的方案，即"经报经财政部同意，国家药品计划抽验经费采取分步实
施、三年到位的渐进方式进行改革"、"第一年国家计划抽验样品由被抽
样单位无偿提供，检验费由国家财政承担"、"省级计划抽验继续维持收

取检验费的模式,三年过渡为由国家和省级财政支付检验费和购样费"①。这种策略性的、渐进式的改革方式,逐步赢得了财政部以及地方政府对于药检抽样经费体制改革的支持,一些经济相对比较发达、财力比较宽裕的省级政府开始纷纷将药检抽样经费列入本级政府的财政预算。

2001 年 2 月,全国人大法律委员会在审议《药品管理法修正案(草案)》时,除了认可"抽验不收费"的草案条款外,还建议增加违法收取检验费的责任条款。2001 年 12 月,新修订的《药品管理法》正式施行,其中明确规定:抽查检验药品"不得收取任何费用","所需费用按照国务院规定列支"。2002 年 9 月,《药品管理法实施条例》正式颁布,再次明确强调"药品抽查检验,不得收取任何费用",从此以后,药品检验部门在经费体制上"自收自支"的历史自此宣告结束,抽验经费由药检部门自行收取的"杂粮"变成了政府统一划拨的"皇粮",有效地提高了药品质量技术监督部门相对于监管对象的监管独立性。在新的药品抽验经费机制建立第一年的 2002 年,中央财政拨出 4000 万元专款,用于补贴国家级抽验计划的实施;各省级药品监管部门上报本省抽验计划后,所需检验费由省财政核准划拨,北京、天津、上海、江苏、广东等东部省市率先解决了本地区所需的抽验经费问题,其余地区的抽验经费也在逐步得到落实。到 2002 年 7 月,全国各地共落实抽验经费 1.78 亿元,虽然距离实际所需的经费仍有一定差距,但基本上维持了各地药检机构的基本运作②。

实施药检机构抽验经费体制的改革,至少反映出中央政府在政企事利益共同体瓦解之后,药品技术监管机构在经费来源上无法保障监管独立性、存在被监管对象俘获的背景下,意图增强监管机构相对于监管对象的独立性,从而斩断监管者与监管对象之间的利益关联,强化对药品质量的技术检验及监管的决心。这项改革不仅具有良好的设计初衷,而且也产生了一定的政策效果,例如在河南省,从 2002—2005 年上半年,全省共拨付药品抽验专项经费 9700 万元,完成药品快检 268618 批,检出并查处不合格药品 59716 批,2002 年到 2004 年,药品评价性抽验合格率依次为

---

① 《国家药品监督管理局副局长兼中国药品生物制品检定所所长桑国卫在 2000 年全国药检所所长会议上的讲话》,载《中国药品监督管理年鉴 2001》,第 350—351 页。

② 袁因:《"杂粮"变"皇粮"》,载《中国医药报》2002 年 10 月 31 日第一版。

96.3%、96.4%和97.0%，药品质量状况逐渐好转。虽然由于一些省级政府的财政经费迟迟未能完全到位，影响了药品检验工作的正常开展，但由于法律不但明确规定了药品抽验不收费，而且规定了违法收取检验费的法律责任，因此大多数药检机构都不敢僭越雷池，顶风违规收费。与20世纪八九十年代药检机构具有强大的逐利倾向相比，实施药品抽验经费改革之后的药检机构的质量技术监督工作的严肃性、公正性确实有所提高，这项改革甚至还因此被一些药监内部人士称之为近年来"药监改革中最大的亮点"①。

然而，即使是这项被称为"药监改革中最大的亮点"的政策，也如同其他药监政策改革一样，碰到了一些意想不到的困难和阻力，其中最为突出的就是省级政府部门抽验经费无法及时完全到位，给药品质量检验工作带来了困难。这个过程十分鲜明地体现出了当代中国药品监管体制改革中，加强监管独立性建设与提高监管效率、运用市场融资机制与财政拨款机制之间的深层次矛盾，也同样构成了中国社会性监管改革中的结构性障碍，下一章将同样就这一政策的局限展开详细论证。

三　药监改革背后的监管型国家建设逻辑

始于1998年的中国药品监管体制改革，为我们研究和观察中国的监管型国家建设提供了一个很好的分析案例。从监管型国家在各国建设的历史过程来看，其本质都是一个重新调整政府与市场的边界、重新平衡产业利益与公共利益、重新构建国家对于市场经济的管控能力的政治—经济发展过程。与其他四种类型国家不同的是，中国监管型国家建设的历史起点是基于指令型国家和发展型国家的某种中间混合体，这就决定了中国监管型国家建设过程中必然蕴涵着不同的历史逻辑。前文曾经提及，在中国药品质量管控体制的历史发展过程中，兴起并强化于指令型体制时期、松动于发展型体制时期的政企事利益共同体在20世纪90年代末期正式走向瓦解，导致发展型体制下的中国药品质量管理相继遇到了角色冲突、信息失

① 访谈编号：OF－BJ－20080713－1。

灵和基础设施全面弱化的巨大挑战,因此1998年以后的众多药品监管政策改革,其主要的着眼点也在于加强监管独立性、增强监管信息获取能力以及强化监管基础设施建设三个方面,而这三个方面恰恰成为监管政策改革所努力的三个方向。

(一) 明确监管意愿:加强监管独立性的建设

相对于其他政治—经济治理模式而言,现代监管型国家最重要的特征包括独立性、专业性、法治性以及公正性,其中又以独立性建设最为根本,并成为制约其他三种属性建设的重要机制,OECD组织的报告甚至将监管型国家的治理模式直接化约为"一系列独立的监管机构(Independent Regulatory Agency,IRA)的建立",即在"一系列相对于立法、司法及行政部门具有一定独立性的机构,它们运作于公共经济生活中的一些敏感区域,例如保护竞争、对资本市场的管理、对消费者权益的保护等,并注重政策过程中的透明性以及问责性"①。

从各国监管机构的建立过程来分析,所谓的"监管独立性"主要包括三个层面的内容:政治独立性,即监管机构相对于政党竞争和立法部门的独立性;行政独立性,即监管机构相对于行政部门中其他机构的独立性;产业独立性,即监管机构相对于作为监管对象的产业利益的独立性。有趣的是,由于不同的国家在监管风格上的差异,他们在监管独立性的重点上也存在一定的差别,例如美国监管型机构的建立对以上三种独立性都十分强调;英国则对监管机构的政治和行政独立性比较看重;而日本则主要强调监管机构的产业独立性,其政治和行政独立性并不明显。此外,不同类型的监管政策在政策目标、监管对象以及政策资源方面的差异,也会导致监管独立性的分布有所不同,例如对于一些以保护消费者利益为目标的监管机构,监管部门的产业独立性就会成为制约监管政策有效制定和实施的重要条件,而对于一些以保护公民平等权为目标(例如就业机会均等、反对种族隔离、政党公平竞争)的监管政策而言,监管部门的政治独立性就变得至关重要。从一般的角度看,虽然监管独立性与监管能力之

---

① OECD (2004), *Mexico: Progress in Implementing Regulatory Reform*, Paris: OECD, p. 91.

间并不存在必然的联系①，但在以消费者保护为目标的社会性监管领域中，鲜明的监管产业独立性可以被视为高效优质监管的必要保障之一。

回到中国药业质量监管体制的研究中，在计划经济占主导地位的指令型国家阶段，由于企业与事业单位在体制上和具体行为上都受到国家的严格管控，组织运行的目标也几乎完全被置换为行政组织的目标，这种政企事利益共同体就使得探讨监管独立性的问题显得多余，政府与企事业单位之间的关系与其说是监管关系，不如说是管控或者控制关系。而在向市场经济形态过渡的发展型国家阶段，经济发展的最高目标迫使国家逐步从企事业单位的市场活动中逐渐退出，政府与企业组织、政府与事业单位、企业与事业单位之间以及政府内部各个主体之间的利益共同体关系逐渐瓦解，监管独立性的问题开始凸显：国家将经济产业发展的推动者与消费者健康的保护者两种角色集于一身，政府的角色定位开始发生分化和冲突，由于发展型体制下产业发展的优先性强于质量管控，政府在质量管控职能方面的独立性开始逐渐弱化，一方面药品安全监管权力受到来自横向和纵向的制约与挑战，缺乏统一的、强有力的监管机构设置，因此其行政独立性有待提高；另一方面，市场化改革之后的企事业单位并没有成为完整意义上的市场主体，由于其在体制、人事、管理模式等方面与政府部门仍然有着千丝万缕的联系，因此具有强大的规避和俘获管控部门的动力，同时由于财政经费预算的有限，管控部门本身也具有从产业发展中获取商业利益的强大动机，因此其产业独立性也遭到破坏。管控部门在行政独立性与产业独立性方面的双重弱化，使得其本身的管控意愿不断被削弱，如何能够在市场经济转型过程中，重建管控部门的双重独立性，成为中国监管改革或监管型国家建设中的重要目标和方向。

1998 年以来的药品监管政策改革，在部分程度上有效地提高了监管部门的行政独立性和产业独立性。例如，在改善行政独立性方面，1998年的改革历史性地将药品质量的行政监管权集中到国家药品监督管理局一

---

① 作者的研究发现，监管机构的独立性（用政治独立性与产业独立性来测量）与监管质量（以世界银行 2001 年对各国监管改革的得分排名来测量）的高低之间并没有绝对的必然联系，根据两种标准的强弱不同，本人区分出了四种理想类型及其代表国家，即强独立性、高质量的监管体系（美国）。强独立性、低质量的监管体系（墨西哥）。弱独立性、高质量的监管体系（日本）以及弱独立性、低质量的监管体系（俄罗斯）。

个副部级机构，并将其从原有的卫生部下属机构提升为国务院的直属部门，其主要领导由国务院直接任免，在地方层面，药监机构被列入同级政府的组成序列，并与其他厅局机构享受同等级别，这就大大提高了药品监督管理部门在横向权力配置上的独立性，有效改善了原有的药品质量监督管理中的多头执法、部门保护、行政干预等不良局面，有利于国家药品监管权力在横向层面的统一，也有利于对药品安全监管专业性水平的提高。机构改革以来，国家层面许多的药品监管政策改革议程都是由国务院总理、副总理，国务院法制办等中央政府机构通过国家药监局直接设定，并联合卫生部、财政部、中央编制办公室、经贸委等其他部级机构予以颁布实施，1998年之前药事管理体制中的那种"九龙治水"的混乱局面得以结束，充分体现出相对独立的药品监管体制的优势，药监部门的执法权威和能力也有所加强。

从纵向关系上看，自1998年到2002年期间推行的药监机构省以下垂直管理改革，将省级以下药监机构的财政权、人事权等统一上收至省级药监部门，强化了省级部门对于监管能力相对孱弱的地市级以及县级药监部门指导能力，有效地缓解了因平行管理体制而导致的地方保护主义难题，优化了省级部门贯彻药监政令的政策效果；此外，药品审批权力上收中央、药品地方标准统一转变为国家标准等系列集权改革，也比较成功地将分散在地方的药品审批监管权收归到中央，大大强化了中央政府在药品安全监管的权力和地位，从产业发展上游的源头初步遏制了医药产业中的过度竞争局面，使得监管部门在纵向上的行政独立性也得到了极大的改善和提高。经过近四年时间的横向和纵向集权改革，仅仅拥有120人编制的国家药品监督管理局拥有的行政审批许可项目高达112项①，成为当时国务院各个部门中行政审批权力最为集中的机构之一，为药品安全监管权的集中、统一、高效行使奠定了基础。

在改善产业独立性方面，中国的药监改革也取得了一些突破性的进展。首先，在国务院有关部门的强力推动下，从1998年到2003年的五年时间里，全国各地新成立的药监部门在体制上基本完成了政企脱钩、行业管理与质量监管相分离的改革，针对中间出现的政企脱钩难以进行的情

---

① 王强：《药监设租之祸》，载《商务周刊》2007年第2期，第50—54页。

况，时任国务院副总理李岚清甚至严厉地指出"不脱钩，就脱装"①，体现出高层领导人推动药监体制改革的强大决心。政府在体制上已经成为一个代表消费者健康利益的第三方监管者，医药企业与医疗机构则成为了监管法制体系下的监管相对人，监管者与监管相对人在法律上具有了相对平等的地位，而不再是上下级的隶属关系。从制度规范的角度看，作为监管部门的药监机构的运作经费应当完全列入政府的财政预算，而不再从监管对象身上收取；药监机构不能再直接从事药品生产、经营以及医疗服务等赢利性活动，也不能够直接举办各种经济实体，真正从经营性的市场活动中退出来；为了斩断长期以来药监系统与企业的利益联系，国家药监局要求"坚决清理个别录用人员在企业任职、兼职或持有股份的现象"，笔者对药监局个别官员的访谈也表明，"1998 年以前药政部门和医药管理局官员在药品生产和经营企业中拥有股份的情况十分普遍，为了发展医药经济，国家甚至鼓励官员持有股份，而在 1998 年机构改革以后，国家的政策方向开始发生了明显的变化，开始通过各种形式要求药监官员退出股份"②。虽然由于部分官员的抵制策略和暗中转移，导致自 1998 年开始的药监退股改革效果并不十分明显，但是相对于以前国家鼓励官员持股的倾向而言，在观念上和体制上都是巨大的进步，也至少体现出中国的中央政府在政治—经济治理模式上的变化。

此外，药品抽验经费体制的改革，也有效地增强了药品质量监督技术机构的独立性。前文曾经提及，20 世纪 80 年代末的事业单位企业化改革，使得本应作为药品质量管理中技术支撑机构的药品检验机构逐渐丧失了政府配套的财政经费支持，向企业与医疗机构征收药品检验费用以补充日常运作经费，导致药检机构在药品抽验过程中的逐利倾向明显，严重损害了技术监督应有的独立性和科学性，使得药检所甚至异化成为掩盖企业医疗假药劣药的工具。从 2000 年开始，中央政府开始通过各种方式改革原有的高度依附于企业的抽验经费体制，将药品的计划抽验和监督抽验的经费来源由向企业收费改为由政府财政拨款，药品检验部门在经费体制上"自收自支"的历史至此宣告结束，抽验经费由药检部门自行收取的"杂

---

① 《中国药品监督管理年鉴 2003》，第 19 页。
② 访谈编号：OF – BJ – 20080713 – 2。

粮"变成了政府统一划拨的"皇粮",扭转了药检机构在药品抽验过程中的逐利倾向,有效地提高了药品质量技术监督部门相对于产业部门的监管独立性和科学性,也反映出中央政府意图加强药品质量监督管理的产业独立性建设的意愿。

综上所述,随着中国药业发展体制中的政企事利益共同体的弱化,中国药品安全监管部门的行政独立性和产业独立性都受到了不同程度的挑战,从 1998 年开始的药监体制改革,开始从行政独立性和产业独立性两个角度来加强药监部门的监管独立性,区分政府在产业发展与质量监管职能上的相对分离,进一步明确药品监管部门的角色和定位。虽然从后来的实际政策效果来分析,一些结构性因素的阻碍使得加强监管独立性的系列改革的效果十分有限,但相对于政企不分、政事不分的旧有体制而言,应该说是一个明显而巨大的进步。

(二) 避免信息失灵:增强监管信息能力的改革

社会性监管理论一个最重要的基础就是政府应当成为监管信息的拥有者和传递者,并将相关的信息真实、无误、及时、普遍地传递给处于弱势地位的消费者群体,以便消除或改善产业界与消费者之间信息不对称的状态。因此,建立一套行之有效的社会性监管体系的前提在于,监管者必须充分掌握监管对象的信息,引导和激励监管对象提供真实、有效、全面、及时的监管信息,并对监管对象有意隐藏、歪曲监管信息的行为进行鉴别和惩戒,从而为监管政策的制定和有效执行奠定基础。

然而,1998 年以前的中国药品质量管控体制在管控信息获取上已经基本处于完全失灵的状况,主要表现为地方政府出于保护辖区内医药产业发展的考虑而向中央政府提供大量残缺、不实和迟滞的监管信息;处于过度竞争状态的医药企业与医疗机构为了维护自身的商业利益也向政府提供大量残缺、不实和迟滞的监管信息;横向各个不同管控部门之间的监管信息无法实现有效整合和共享,因而导致国家无法区分和鉴别监管信息的真伪及其效度;管控部门围绕执法权力的纷争,大大降低了国家行政执法的严肃性,直接导致国家无法对管控对象隐藏和歪曲信息的行为进行有效的惩戒。所有的这些问题都使得发展型体制下的药品质量管控体系几乎完全处于信息失灵的状态,基本上无法对药品质量管控政策的科学制定提供有效的信息资源基础。

为了改变这种管控信息长期失灵的局面，自 1998 年开始的药监体制改革主要从三个方面对监管信息能力进行强化，即监管信息的获取能力、监管信息的鉴别能力以及监管信息的整合能力。首先，在信息获取能力方面，最典型的改革就是全国性药品不良反应监测体系的建立，这是中国政府强化对药品安全信息获取的一项基础性工程。前文曾经提到，由于政府长期缺乏对药品不良反应的统一监测和研究，大量的药品不良反应信息都无法通过及时、有效、畅通的渠道进行上报，导致政府无法准确获知药品安全的有效信息，从 1998 年开始，药监部门逐步着手建立全国性统一的药品不良反应监测网络，通过各种形式鼓励和诱导药品生产、经营企业和医疗机构准确及时地上报药品不良反应，并对药品不良反应报告进行严格意义上的药理毒理分析，以此作为药品上市之后跟踪监测的重要内容和依据。改革近十年来，不但监管部门所收集到的药品不良反应报告的数量在急剧增加，而且报告的质量也在不断提高，虽然距离理想的效果仍然有一定的距离，但药品不良反应监测的基本网络平台已经得以建立，政府对于药品不良反应信息的获取能力显著提高。

其次，在信息鉴别能力方面，强制推行 GMP 和 GSP 认证就是主要的例证。作为保障药品生产和经营质量安全最有力的保障体系，GMP 与GSP 对于药品生产和经营环节中的许多硬件和软件条件进行了详细的规定，但由于在监管型体制建立之前，GMP 与 GSP 认证仅属于企业自愿行为或者行业政策，大部分国内企业都选择了观望、规避、漠视的策略。在当时并不完善的市场经济环境下，由于企业背后都有强大的地方政府保护作为支持，因此试图通过所谓的自由市场竞争的方式根本不足以将生产落后、质量堪忧的医药企业淘汰出局，这就直接促成了中国医药产业中的过度竞争局面：由于企业数量剧增，所有制结构多元化，低水平重复生产严重，药品生产和经营的相关信息不断增容，这些都大大增加了监管部门在纷繁芜杂的信息中鉴别真实信息的成本，而始于 20 世纪初的强制推行GMP 和 GSP 认证，却可以通过行政命令的方式将一整套质量管理规范强制性地追加给生产经营企业，并通过这种相对较高的门槛设置来减少医药企业数量、提高医药行业运行的整体质量、遏制低水平重复生产的过度竞争局面等，即通过强制性、统一性的质量标准体系建设，来降低监管部门鉴别信息的难度和成本。虽然监管部门在政策工具的选用上药品存在值得商榷的地方，政策执行在执行过程中具有强烈的寻租导向，但两"G"的强制认证在客观效果上确实成功淘汰了一批落后的中小企业，规范了医药生产和经营的竞争行为（参见图5—2），初步遏制了低水平重复建设的过度竞争局面，大大降低了以后中国药品安全监管的难度。

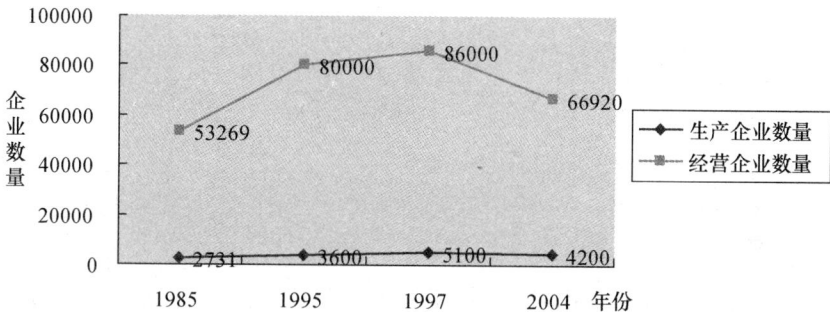

图 5—2　1985—2004 年中国药品生产和经营企业数量变化趋势图

资料来源：1985 年的数据来源于《中华人民共和国 1985 年工业普查资料（第十二分册·医药工业）》第 11 页。1995 年的数据来源于《中国医药年鉴 1996》第 398 页。1997 年的数据来源于各省 1998 年统计年鉴的数据汇总。2004 年的数据来源于《中国食品药品监督管理年鉴 2005—2006》。

最后，在信息的整合能力方面，横向层面的机构合并以及纵向层面的统一标准均有效地提高了监管机构的信息整合能力。对于监管者而言，监管改革之前的信息整合能力之所以较低，主要在于同时作为药品质量管控者的卫生药政部门与医药管理部门在企业审批、行政执法、药品审评、假劣药查处等方面的信息无法实现共享，权力和信息存在某种部门化的特征。此外，由于药品品种以及企业准入的审批权保留在省级层面，而药品地方标准的存在又成为影响药检机构进行药品抽验的技术型障碍，因此导致地方政府占有大量的药品安全监管信息，中央与地方之间在质量监管信息方面无法实现共享。自 1998 年国家药监局成立以来，国家在横向层面借助于将卫生药政部门与医药管理部门之间的监管权收归统一的方式，将原有的部际之间的信息障碍进行清除，在企业审批、药品审评、行政执法等主要方面统一标准，信息共享。而在纵向层面，中央更是通过上收药品品种审批权、撤销药品地方标准以及统一药品批准文号等系列改革，意图消除地方政府在监管信息方面的失灵现象，对中央、省两级药品安全监管信息进行整合共享，并通过启动药监系统内部网络综合应用系统建设，建设覆盖国家局与省局的计算机网络系统，实现网络互联互通。因此，可以近似地认为，药监体制改革的横向与纵向集权，都成为国家在建设监管信息整合能力的重要途径和手段。

（三）优化政策执行：强化监管基础设施建设的尝试

社会性监管政策的有效执行，不仅需要政策制定者与政策执行者之间强有力的委托—代理关系，而且需要与监管事务相适应的监管基础设施建设（regulatory infrastructure）作为执行的基础。国际上许多机构对于各国监管质量（regulatory quality）的评估，都将监管基础设施建设条件作为其中一个十分重要的指标来对待。特别是对于旨在保护消费者利益的产品质量监管而言，由于具有很强的专业性和科学性，因此对于包括运转经费、人才资源以及物资设备在内的监管基础设施建设具有更高的要求。所以，即使监管机构的独立性和信息能力得到了充分的提高，而监管机构的基础设施建设条件无法得以及时跟进，监管政策的执行同样会无疾而终。

20世纪80年代以来形成的发展型体制，所带来的不仅是监管独立性的削弱以及监管信息的失灵，还有监管基础设施的全面弱化，主要表现为国家对于药品质量管控的财政经费投入呈相对下降趋势，只能依靠向企业征收费用解决经费来源问题；基层的药政药检机构关系无法理顺，最终被精简或撤销；药政药检部门的编制人数有限、专业水准较低；质量管控部门的检验检测设备相对落后，甚至连一些企业的条件水平都赶不上，严重制约了质量管控部门查验假劣药品的能力。在过度竞争愈演愈烈的产业环境下，孱弱不堪的监管基础设施建设已经成为制约当时国家对药品质量管控能力提高的瓶颈性因素。

如何在现有的条件和环境下，从财政经费、人才队伍建设以及设备更新换代三个方面来强化药品监管基础设施建设，成为1998年以后监管改革的重要政策目标之一。从财政经费的支持力度上看，截至2002年7月，全国31个省级药品监督管理局共落实各项经费11.2亿元，其中人员经费6.81亿元，抽验经费1.78亿元，装备经费1.26亿元，建设经费3719万元,其他监督经费9900万元①。相对于1998年以前的情况,经费支出占同级政府财政的比重不断增加,显示出药监工作在政府总体工作中地位的稳步上升。一些省份显示出对药监工作的充分支持,例如黑龙江省从2002年至2004年分三年按照应有编制的75%、90%和100%的人员比例安排落实财政经费指标,并从2002年开始每年提供药监管理人员经费和公用经费5216万元,包括人员经费3717万元,公用经费847万元②,浙江、上海、广东等地落实装备费超过1000万元,黑龙江、陕西、广西、河南等地落实装备费超过800万元,江西省为每个市级局下拨经费15万元、为每个县级局下拨六七万元开办费,这种支持力度在1998年改革以前都是不可设想的。

从人才队伍的建设上看,省级及其以下的药监系统人员的编制数量及专业素养均有所提高,截至2002年底,全国省级药监部门共有公务员及事业编制人员7308人,其中拥有硕士学历的345人,占4.72%;大学本科学历的3188人,占43.62%;大专学历的2133人,占28.92%。在专业结构上,学药学的有2846人,占38.9%;学医学的636人,占8.70%;学化学的有577人,占7.90%;学法学的235人,占3.22%;学药学、医学、化学和法学的共计4294人,占58.76%。全国地(市)级药监局各类编制人员14304人,其中拥有硕士学历182人,占1.2%;大学本科学历4992人,占34.90%。学药学的6526人,占45.6%;学医学的1429人,占10.00%;学法学的537人,占3.75%;学化学的602人,占4.21%,学药学、医学、法学和化学的总人数9095人,占总数的63.58%。县级药监部门有各类编制人员14416人,其中拥有大专以上学历的3331人,占到总数的67.27%,学药学、医学、法学和化学的人数为8260人,占57.30%③。

1991年,全国共有各类药政、药检和药品监督机构1660个,工作人

---

① 《全国药品监督体制改革经费落实情况及分配状况》,2003年全国药品监督管理工作座谈会文件(内部文件)。

② 黑龙江省药品监督管理局:《确保药品监管系统经费的落实》,载《中国药事》2003年第1期,第23—24页。

③ 《省及省以下药品监督管理系统队伍建设基本情况分析》,2003年全国药品监督管理工作座谈会文件(内部文件)。

员只有 3466 人，各级药品检验所 1833 个，工作人员 19761 人①。到 2006 年底，全国药监系统各级行政机构共计 2630 个、事业单位 1000 个，药监系统行政机构中共下达编制 45316 名，共有各类检查员 12506 人，其中 GLP 检查员 25 人，GCP 检查员 236 人，GMP 检查员 1715 人，GSP 检查员 10530 人②。因此，无论是从编制总数、学历层级还是专业素养，药监系统的人员素质状况都有所提升。

财政经费投入的增加，也在一定程度上改善了执法条件和检验监测设备原有的落后状况。改革前，全国一共有 30 个省级药检所、6 个计划单列市药检所、324 个地（市）级药检所以及 1600 个县级所，存在机构过多、任务重复、仪器设备平均的现象，设备条件较好的药检所只占三分之一③，一些基层的药检所使用的设备是 20 世纪 70 年代购进的，只能对一些常见药物的简单性状进行检测。自 1998 年以来，一些基层的药检所药检仪器状况有了一些改观，少量高档、进口的仪器开始替代一些常规的药检仪器，在药检仪器的配置标准上，由原来使用价格便宜、实用的常规药检仪器变为安全可靠、自动化程度高、并具备数据处理功能的药检仪器，例如高效液相色谱仪、药物溶出仪、近红外光谱仪等④。截至 2002 年 5 月，中央政府补助地方药监部门专项经费共配置执法车辆 337 辆，计算机 505 台，复印机 93 台，摄像机 91 部以及其他监督执法工具 550 余件，监管执法条件有所改善。此外，一些相对快捷、准确的药品监测设备，如药品快速检验车，近年来也不断在各地药监系统得以使用。2007 年 1 月，国家食品药品监督管理局为河南、安徽、湖北等 12 个省、区、市配备的 149 辆"药品快检车"陆续开出，到 2008 年 8 月底，还有 15 个省的 174 辆车也将配备到位。截至 2007 年初，已有 10 个省的"药品快检车"已

① 《深入贯彻〈药品管理法〉，进一步发展我国的医药事业——卫生部药政管理局局长潘学田在〈中国药房〉杂志首届编委会第三次全体会议上的讲话》，载《中国药房》1992 年第 1 期，第 1—3 页。

② 《2006 年统计数据年报》，国家食品药品监督管理局官方网站 http：//www．sfda．gov．cn/WS01/CL0108/25441．html。

③ 金慧薇：《省级药检所的现状与发展设想》，载《中国药事》1998 年第 2 期，第 84—86 页。

④ 孙秋英、梁叶：《整合基层药检资源 采取一体化发展战略——论新形势下基层药检所机构建设现状与发展》，载《首都医药》，第 22—23 页。

投入运行,检查涉药单位8161个,近4万批次的药品,发现可疑药品2624批次,经法定检验确定为假劣药品的有1416批次,检出率达到54%,大大提高了基层药监机构的执法效率和准度①。

四　监管型体制:风险社会中的药品监管体制特征解读

从本章的实证研究来看,从1998年开始,中国的药业质量管理体制发生了某种阶段性的变化,与自20世纪80年代经济改革以来推行"强发展,弱管控"的发展型体制大相径庭。该体制的主要特征表现为传统的政企事利益共同体开始在体制上完全走向瓦解;专业监管的力度开始有所增强,群众监督成为一种辅助的方式;监管部门试图通过"监、帮、促"的方式来平衡产业发展与质量监管之间的矛盾,即以质量监管带动产业发展;同时政府开始借助于技术标准、特许制度以及行业协会等现代监管工具,同时仍然依赖行政强制等传统的管控工具;政府的监管导向由原来"强发展、弱管控"的发展导向变为"强发展、强监管"的平衡导向。在笔者看来,这就是中国走向现代风险社会中所出现的"监管型体制"(regulatory regime)。

(一)体制基础:政企事完全分离

在发展型体制下,由于推动医药经济快速发展逐渐压倒质量管控而成为更加优先的政策目标,国家必须通过推行地方分权、放权让利以及事业单位企业化的改革来实现医药经济的高速发展,从而导致计划经济体制下政府与企业、政府与事业单位、企业与事业单位以及政府内部各个管控主体之间的利益共同体关系逐渐瓦解,但由于体制的惯性、国家财政力量的不足以及政府的逐利倾向加剧,政府、企业与事业单位在体制上并没有实现真正分离:政府主管部门与医药企业以及医疗机构之间出现了既冲突、又共生的双重关系,企业与事业单位的独立性和自主性

---

① 师晓京:《药品快检车确保农村用药安全》,载《农民日报》2007年1月22日。

明显增强。从本质上看，利益共同体的瓦解与体制关系的合一孕育着某种内在的紧张关系，使得药品质量管控部门在监管独立性、监管的信息能力以及监管基础设施建设方面出现了全面弱化的趋势，从而导致中国药品质量的全面下降。

为了能够有效地化解以上三大质量管控危机，从1998年开始，中国政府较早地在药品安全监管体制上推行了政府、企业和事业单位在体制上的完全分离。1998年11月，根据《中共中央办公厅、国务院办公厅关于中央党政机关与所办经济实体和管理的直属企业脱钩有关问题的通知》，国家药监局将其直属企业中国医药工业公司、中国医疗器械工业公司、中国医药对外贸易总公司先行转划给以中国医药（集团）公司为核心的国药集团，紧接着便将其下代管的四家医药企业正式剥离，药监部门不再对上述企业具有人事任免权和企业管理权，正式实现了监管者与监管对象在制度上的彻底分开，一个由第三方组成的监管体系粗具雏形。同时，新成立的国家药监局明确要求负有监管职能的各直属单位，除可以开展与药品监管直接有关的科研活动外，一律不得从事其他创收性活动，并明确要求地方各级药品监督管理部门尽快移交医药行业管理职能，并与各类经济实体脱钩。与之类似的，作为药品使用者和医疗服务提供者的医疗机构，虽然并没有完全从卫生部门脱离出来，但相对于新成立的药监部门而言，在管理体制上也不再存在任何隶属关系。至此，中国近50年来政企不分、政事不分、高度合一的医药质量管控制度正式宣告结束，一套比较规范的药品监督管理体制得以初步建立。

从规范的角度来看，药品监督过程中的政府、企业与事业单位在体制上的分离，使得政府在体制上逐步成为一个代表消费者健康利益的第三方监管者，医药企业与医疗机构则成为监管法制体系下的监管相对人，监管者与监管相对人在法律上具有相对平等的地位，而不再是上下级的隶属关系。作为监管部门的药监机构的运作经费应当完全列入政府的财政预算，而不再从监管对象身上收取；药监机构不能再直接从事药品生产、经营以及医疗服务等赢利性活动，也不能够直接举办各种经济实体，真正从经营性的市场活动中退出来。从制度设计的初衷和改革的理念上看，政企事在体制上的完全分离，有利于加强监管部门相对于产业利益和经济发展的独立性，从而使药品安全监管部门能够摆脱产业利益的束缚和干扰，从既做裁判员、又做教练员,甚至还直接做运动员转变为真正的市场经济裁判员,真正从保护消费者利益角度出发,对关乎人的生命健康的药品质量进行严格监管,以便有效地改善因产业过度竞争而陷于混乱的药品安全状况。

中央政府在药品安全监管领域大力推进政府、企业与事业单位在体制上的分离,反映出其意图在原有的政企事利益共同体瓦解之后,重新规范和制度化政企事之间的角色分配和利益关系,以此来解决原有的、建基于政企事利益共同体的指令型体制和发展型体制失效的问题,并化解药品质量的系统性风险的改革尝试,至少从改革设计的初衷来看,这种改革逻辑与之前的指令型体制和发展型体制已经发生了很大的变化。体制基础的巨大变化,对于监管风格、监管导向以及监管工具等方面产生连锁的影响。在政企事在体制上完全分离之后,由于作为监管相对人的医药企业和医疗机构在法律上与监管部门是平等关系,这就决定了药品监管部门不能遵循指令型体制和发展型体制下、完全依靠强制性行政手段以及群众监督路线的方式来推行质量管控的模式,而必须尝试和引入市场经济环境下的新型监管工具,如行业技术标准、特许制度、行业协会等,以此来加强国家对于药品质量的监督管理能力。

(二) 监管风格:以专业监管为主,群众监督为辅

与发展型体制下乏力的专业管控与群众监督相比,监管型体制下在专业监管的水平以及群众监督网络的建设方面都有所增强:随着医药经济和药物研究水平的提高,专业监管在监管过程中的地位和作用更为突出,集中表现为药品监管队伍专业化水平的提升;群众监督网络虽然仍然通过农村"两网"建设得以重新加强,但相对于专业监管的主导地位而言,已经逐渐被转换为一种辅助性的监管手段,这与现代监管型国家的建设方向是一致的。

在发展型体制下,由于各级政府并没有动力去对专业化药品质量管控队伍建设投入财力、人力和物力资源,同时药政部门没有从卫生系统独立出来,无法获取足够的资源支持,因此导致药品安全监管部门的专业化水平与监管任务极不适应,具体表现在药品审评过程中缺乏专家的参与和决策、药监药检系统的人员专业素养不足、基层的药检设备添置严重滞后等。监管型体制建立以来，独立出来的药监部门开始从加大专家学者参与药品审评的力度、提高药监药检系统人员的专业素养以及定期更新基层的药检设备来增强提高自身的专业监管水平。

例如在药品审评过程中，1998 年以前，虽然药政部门也建立了审评专家委员会，但各种委员会分散进行，技术审评相互沟通不够，矛盾丛生，专家的选用过程也存在业务技术不专、缺乏激励机制等问题，从1998 年开始，国家药品监督管理局开始组建国家药品审评"专家库"，审评专家分别从医疗、科研、检验、教学等领域选拔，并选拔出首批专家591 名，到 2000 年专家人数已经增至 1079 人①，并颁布了《国家药品审评专家管理办法》，要求"审评专家审评药品的方式一般采取召开审评会议的形式"，并"在每次审评会议前从国家药品审评专家库中随机遴选出部分专家"，以保障药品审评过程中的公正性和科学性。与 1998 年以前毫无章法、专业水平无法得到保障的专家评选机制相比，药品审评中专家的作用明显增强和规范。

此外，前文曾经提及，1998 年以后中国药品质量监督管理部门的人员素质和监管设备也有了一定的改善和提高。在监管设备上，一些基层的药检所药检仪器状况有了一些改观，少量高档、进口的仪器开始替代一些常规的药检仪器，在药检仪器的配置标准上，由原来使用价格便宜、实用的常规药检仪器变为安全可靠、自动化程度高、并具备数据处理功能的药检仪器。相对于改革之前的、长期落后的药检设备条件而言，已有了很大的改观。

虽然这一时期专业监管的地位和作用明显增强，但长期以来形成的群众监督路线并没有戛然而止，典型的例证就是药监部门推行建立农村药品监督网和供应网。长期以来，农村地区一直是药品监督管理的薄弱环节，80% 以上的假药劣药都流通于农村地区，而农村地区严重缺乏经过基本训练的药事管理人才，导致政府根本没有足够的专业资源来强化对农村地区的用药安全监管。前文曾经提及，在发展型体制下，起始于 20 世纪 60 年代的药品监督管理员体系一直处于低效运作的状态，不但总体人数处于下降状态，而且人员专业素养严重不足，农村地区的药品监管体系在很多地

---

① 《中国药品监督管理年鉴 1999》，第 142 页；《中国药品监督管理年鉴 2000》，第 173 页。

区已经处于名存实亡的状态。

为了重建农村药品监管网络，2003 年 6 月国家食品药品监督管理局提出了加强农村药品监督网络和供应网络建设，并确立北京、江西、陕西和成都作为试点地区，提出"到 2004 年底，各省（区、市）要实现 60% 的县建立健全农村药品监管网络的工作目标；北京、江西、陕西和四川的成都市试点地区要有 90% 以上的县基本完成农村药品监管网络的建设"[①]的基本目标，通过向社会聘请农村药品协管员、信息员，建立"专职与兼职相结合的农村药品监督网"，做到"乡乡有协管员、村村有信息员"，协助当地药监部门开展监管工作。

从表面上的覆盖率数据来看，短短的两年时间内，农村药品监管网在某种程度上逐渐得以恢复重建。例如，北京市在密云县建立了以区县"社会监督员"、乡镇"药品协管员"和村"药情信息员"为辅的三级药品监督网。陕西省采取县级药监人员每人包干负责一个乡镇的药品监督管理工作办法，同时聘请大量的协管员和信息员。江西省赣州市在全市 19 个县聘请了乡镇药品协管员 342 人、村药品信息员 2434 名，网络覆盖了 100% 的乡镇和 59.5% 的行政村[②]；截至 2005 年 11 月，江西省 42 个县市共有协管员 675 人，信息员 7839 人，乡镇网络覆盖率为 99.60%，行政村覆盖率为 98.35%，在当时抽查的 84 个乡镇协管员中，具有完整的监管工作记录，共报告涉药可疑情况 133 件，经核实的 116 件；被抽查的 168 个行政村信息员共报告设药可疑情况 97 件，经核实的 78 件[③]。而四川省 90% 以上的县基本完成农村药品监管网络建设，80% 以上的县实现药品配送到乡，65% 以上的行政村建立了药品供应网络[④]。到 2005 年底，全国 84% 的行政村建立了药品监督网。然而从实际的运行效果来看，这种在市场经济社会中以群防群治为指导理念

①　《关于全面开展加强农村药品监督网络建设促进农村药品供应网络建设工作的指导意见》［国食药监市（2004）49 号］。

②　《认真搞好农村药品"两网"建设》，载《中国食品药品监督管理年鉴 2004》，第 289 页。

③　王力、陈和利等：《农村药品"两网"建设中"两员"管理存在的问题及对策》，载《江西中医学院学报》2006 年第 6 期，第 51 页。

④　魏端、王波、朱昌蕙：《农村药品"两网"建设的现状与发展》，载《现代预防医学》2007 年第 10 期，第 1926 页。

的监管网络建设也碰到了一些瓶颈性的制约因素。例如协管员和信息员的人员构成复杂、协调不足、业务知识缺乏、监管素质不高，由于缺乏财力经费投入，致使大部分的协管员和信息员都属于义务性质，监督网建设的可持续性受到影响。

农村药品监督网的建设，本质上是政府在专业监管能力不足的农村地区，采取专群结合、发动和利用群众性监督方式和监管资源来达到监管目标的一种改革尝试。虽然农村药品监管网的建设将建立伊始的国家药品监管体系扩展到农村地区，但由于群众性监管方式在监管专业性的局限性，以及无法获得及时和足够的财政支持，导致农村药品监督网建设的不可持续，从整体上看仍然是一种低水平的监管基础设施。因此，与计划经济时代相比较，在医药经济迅速发展的市场经济条件下，群众监督路线的有效作用已经大打折扣，政府必须更多地依靠专业性监管资源来实现监管政策的目标。

（三）监管目标："监、帮、促"，平衡质量监管与产业发展之间的关系

与指令型体制的管控目标在于福利与健康、发展型体制的管控目标在于产业发展与市场化不同的是，监管型体制的监管目标在于兼顾产业利益与公共利益、平衡产业发展与质量监管之间的关系。

推行"监、帮、促"的监管指导方针，既是发展型体制惯性的产物，也符合监管者追求自身利益的理性选择，从本质上看，是一个兼顾发展与管控导向、商业利益与公众利益的缓冲型策略，可以被视为一种后发展型体制阶段（post-developmental stage）。而这种后发展型体制的本质在于政企事利益共同体瓦解之后的某种回溯，即虽然作为监管者的政府部门在体制上已经与作为监管对象的企业和事业机构分离，但由于指令型体制和发展型体制强大的路径依赖效果，以及监管体制改革的不彻底，监管者仍然没有完全摆脱行政领导者和产业发展推动者的角色束缚，从而使得监管者与监管对象之间的利益关系依然藕断丝连，进而表现出某种"强发展，强监管"的双强导向。

从实际效果来看，这种以"监、帮、促"为指导方针的药监体制改革，在一定程度上确实取得了兼顾产业发展与质量监管的目的，一方面中

国医药工业的总产值由 1998 年的 1400 亿元人民币上升到 2003 年的 2600 亿元人民币，年均增长率为 17.1％，医药工业总产值占年度 GDP 的比重由 1998 年的 2.6％上升为 2003 年的 3.3％，医药产业仍然保持了相对高速的增长和发展势头①；另一方面，从全国药品质量合格率来看，1997 年仅为 83.5％，1998 年上升为 89％，1999—2002 年的抽检合格率分别为 93％、95％、97％和 96.9％，2005 年上升到 98.90％，2006—2008 年则分别为 97.9％、98.4％和 99.0％，2009 年甚至突破 99％，达到 99.3％②。连年上升的趋势，显示出中国药品质量的稳步提高。从药品不良反应报告来看，1998—2002 年，监管部门共收到药品不良反应报告 30540 份，是过去 10 年（1988—1997 年）的近 10 倍，2004 年一年收到的报告数就超过 7 万份，为过去 10 年的近 20 倍③。所有这些数据都表明，从 1998 年以来，中国政府对药品安全监管的力度是逐渐增强的，监管部门在产业发展与质量监管中间求得了某种比较好的平衡。

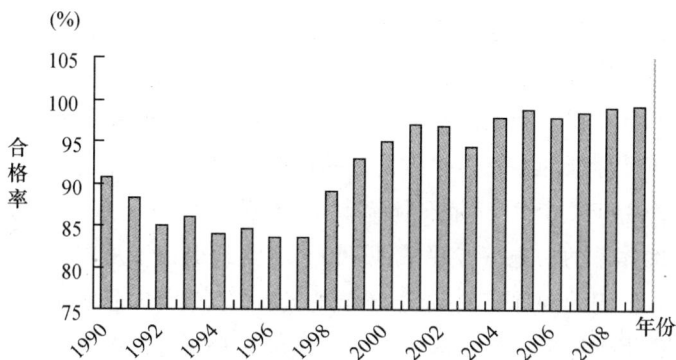

图 5—3　1990—2009 年中国药品年度抽样合格率变化趋势图

① 《中国统计年鉴 1999—2004》，国家统计局编写。

② 1997 年以前的数据来源于《中国卫生年鉴 1988—1997》；1997 年的数据来源于《人民日报》1997 年 1 月 8 日要闻版；1998—2005 的数据来源于《中国药品监督管理年鉴 1999—2006》；2006—2009 年数据来源于对各个年度国家药品质量季度公告结果的加总平均计算，有关国家药品质量公报内容参见国家食品药品监督管理局官方网站 http：//www. sda. gov. cn/WS01/CL0090/（2011 年 6 月 1 日最后访问）。

③ 《中国食品药品监督管理年鉴 2005》，第 200 页。

（四）主要的监管工具：产品和技术标准、特许制度、信息提供

从政府监管的研究角度看，现代监管型国家常常根据产业性质特征的不同，采取不同的政策工具及其组合，主要包括价格、费率和数量限制，产品标准，技术生产标准，绩效标准，补贴，信息提供以及产权与权利界定①等。在作为社会性监管的药品安全监管领域中，随着监管部门、医药企业与医疗单位在体制上正式实现分离，以及医药经济的高速发展，仅仅依靠发展型体制下行政专营、法律禁止、经济处罚等传统的管控工具已经无法完全奏效，监管部门开始有意识地引入和运用一些现代性的监管工具来推动监管政策的实施，主要包括技术标准、特许制度以及信息提供等。

在西方发达国家的产品质量监管中，设立产品以及技术生产标准是最常用的监管工具之一。产品标准可以确保产品本身的质量与安全，技术标准则是对特定产品的生产程序及过程提出要求。在中国的药监改革中，两种标准的设立都成为政府强化监管改革的重要举措，在产品标准方面，典型的就是将长期以来存在的药品地方标准上升为国家标准，从而使得药品的生产、检验以及包装等都有了统一的规范，一些在生产质量、包装和说明书等方面存在安全问题的地方药品逐步退出市场，初步缓和了多年以来由于地方药品标准的存在而导致混乱的医药产业生产和流通状况。在技术标准方面，GMP、GSP 等标准体系认证的强制推行，以及 GAP、GLP、GCP 等标准体系的实施（参见表 5—6），有力地保证了从审评、科研、生产到销售、使用等每个产业链条环节的药品质量得以充分保障。从 GSP 到药品广告审查标准，虽然从标准的具体设立和执行情况来看，中国药品安全监管的标准化之路仍然任重道远，但从涵盖范围上来看，近 10 年来，中国药品安全监管的标准化体系已经粗具雏形。这个过程既反映了国际通行标准和模式对中国社会性监管的影响，也投射出中国监管型政府的发展轨迹。

---

① 陈富良：《放松规制与强化规制》，上海三联书店 2001 年版，第 15 页。

表 5—6　　　　　　　　中国药品监管的标准体系示意表

标准体系名称	制定时间	监管对象
《药品生产质量管理规范》(GMP)	1998	药品生产企业
《药品经营质量管理规范》(GSP)	2000.4	经营药品的专营或兼营企业,包括药品批发企业和零售企业
《药物非临床研究质量管理规范》(GLP)	2004.9	从事药品非临床试验和安全性评价研究的科研机构
《药物临床试验质量管理规范》(GLP)	2004.3	进行药物临床试验研究的医疗机构和科研机构
《医疗机构制剂配制质量管理规范》(GCP)	2002	主要针对药品零售企业管理的行业性自律规范
《中药材生产质量管理规范》(GAP)	2002.6	中药材生产企业的药品种植和生产过程
《药品广告审查标准》	1995.3	发布药品广告的企业、媒体
《药品包装、标签和说明书管理规定》	2000	医药包装材料生产企业

资料来源:刘鹏:《混合型监管:政策工具视野下的中国药品安全监管》,载《公共管理学报》2007 年第 1 期,第 16 页。

此外,在监管政策过程中,监管部门也经常通过建立一种特许制度来控制进入,并把确保主体符合标准视为满足监管政策目标的必要条件,即准入资格的行政特许,中国药监改革中强制推行 GMP 和 GSP 认证就是特许制度的例证。GMP 的强制推行,大大提高了医药生产领域的准入门槛,使得自 1980 年以来药品生产和经营企业数量迅猛增长的趋势得到遏制,淘汰了一批技术落后、生产条件较差、产品质量落后的药品生产企业,中国制药企业的总数量也从刚开始的 5700 多家下降为 4200 多家,有效地降低了监管部门获取企业质量管理有效信息的难度,提高了制药行业的准入门槛,对于遏制过度竞争、规范医药生产过程、加强监管力度以及提高药品生产质量、保障人民用药安全都有一定的推动作用;GSP 强制认证政策的推行,在一定程度上净化了中国药品经营秩序,一批不符合认证条件的批发和零售企业被淘汰出局，虽然数量有限，但毕竟经营企业的退出机制已经逐渐建立起来，使得药品经营市场秩序有所规范。虽然监管部门借助行政强制力量来推行特许制度的做法存在值得商榷的地方，但在药业竞争基本完全放开的市场经济条件下，特许制度确实是一种相对易行、行之有效的监管工具。

信息资源稀缺是政府监管的一个十分重要的原因，因此监管者的一个重要职能就是向消费者提供足够的信息，以便消费者能够做出正确的判断和选择。在监管政策的实际执行过程中，作为监管者的政府，既可以在成本较低的情形下直接向消费者提供信息，也可以要求监管对象按照相关的法律要求、通过真实有效的产品标识和商业广告来直接向消费者提供信息。对于前一种形式，国家药监局于1998年10月首次发布了全国药品质量信息抽验公报，抽验范围涉及29个省的178家药厂，共抽到190个品种534批，有10个品种27批不合格，不合格率约为5%，15个批准文号被吊销①，所有的抽验结果公布于众，此后发布药品信息质量公报成为一种相对稳定的制度，并实行每个季度公布一次的形式，山东、湖南、广东等一些省份也开始建立药品质量信息公报制度，定期将重点药品的质量抽验情况以及假冒伪劣产品的相关信息公布出来。到2006年底，国家药监局共计发布药品质量信息抽检公报34次，查出生产、经营以及使用环节中的不合格批次药品将近10万批次②。

而对于后一种形式，随着医药经济的兴盛，对药品广告和说明书的监管成为监管部门的监管重点和难点。从药品广告监管来看，早在1995年当时的国家工商行政管理局与卫生部就联合制定了《药品广告审查标准》以及《药品广告审查办法》，对药品广告的具体内容以及申请程序都做出了相对明确的规定。随着《药品管理法》、《药品管理法实施条例》修订后，药品广告的监管形势发生了很大的变化，2007年国家食品药品监督管理局与国家工商行政管理总局联合对《药品广告审查标准》以及《药品广告审查办法》进行了修订，加重了对篡改批准的药品广告内容进行虚假宣传的处罚力度，并明确了处方药和特殊药品不能在大众传媒上进行

---

① 傅兴治：《我国药品监督检验取得新进展》，载《中国药事》1999年第6期，第427页。
② 《中国药品监督管理年鉴1999—2003》、《中国食品药品监督管理年鉴2004—2006》。

广告宣传。2006年，国家食品药品监管局通过对599份报纸和60家地市级电视台（频道）进行监测，共发现违法发布药品广告55485次，并依照规定移送有关部门进行了查处；同时通过药品广告电子政务审批系统，实现所有的药品广告在线审批，并向社会公示。2006年，全国食品药品监管部门通过"广告审批电子政务系统"审查批准的药品广告共计12319份，没有发生任何违法审查药品广告的情形。全国工商机关共查处违法药品广告9748件，占查处违法广告案件总数的11%，罚没款3881万元①，这些都显示出药品监管部门在市场经济条件下对药品广告监管能力以及向消费者提供质量信息能力的逐渐提高。而在对药品说明书或标签的监管方面，2000年国家药监局即颁布了《药品包装、标签和说明书管理规定》（暂行），对药品的包装、标签及说明书的格式和内容进行了大致的规范，将企业对于消费者的质量信息公开义务用行政规章的形式予以规定；经过六年多的暂行实施，2006年6月国家药监局正式颁布了《药品说明书和标签管理规定》，相对以前的规定而言，新的规定更加重视对药品生产企业收集不良反应信息的督促，要求药品说明书中必须含有全部活性成分，首次要求在药品说明书中加注警示语，恢复了药品商标强制注册制度，并对药品说明书和标签中出现的有意欺诈、隐瞒的行为的法律责任做出了明确的规定。对药品说明书和标签的监管已经成为中国药品安全监管的重要内容，并贯穿于药品生产、流通和使用等各个环节。

（五）监管导向：发展与监管双强及其成因分析

如何有效地平衡产业发展与质量管控之间的矛盾关系，一直是中国药品安全监管部门的政策焦点。与单纯强调发展与管控一方的"弱发展、强管控"导向的指令型体制以及"强发展、弱管控"的发展型体制不同的是，起始于20世纪90年代末的药监改革，采取了一种兼顾产业发展与质量管控的策略，即意图通过建立政企分开、权力集中、垂直管理的监管体制，来加强监管部门相对于监管对象的相对独立性，强化对药品质量的严格监管，最终达到优化医药产业结构、促进医药产业和经济高速发展的

---

① 《张敬礼：药品广告审查出台新办法　违法广告面临重罚》，载《中国青年报》2007年3月16日。

目标。这种监管策略使得中国药监改革在某种程度上呈现出"强发展，强监管"的双强导向，其中最为典型的是前文所提及的、药监部门提出的"监、帮、促"的监管思路，即要通过管理药品质量的方式，来达到帮助医药企业提高生产和经营水平，从而最终促进整个医药行业的健康有序竞争，推动医药经济的快速发展。

应该说，从药监系统成立以来的各种结构性因素分析，"监、帮、促"监管方针的提出都是具有某种必然性的。首先，从当时的产业发展状况来看，中国医药产业的战略地位与落后局面之间的矛盾，决定了推动产业发展必须成为监管部门的重要目标，尤其是在当时的历史环境下，中国医药产业面临着加入 WTO 组织之后所带来的冲击和挑战，适当保护本国产业的商业利益也是监管部门不得不考虑到的现实问题。由于中国的医药产业长期处于比较落后和低水平重复建设阶段，如果完全依据国际通行的质量标准对医药产品质量进行严格监管，那么势必导致一大批中小医药企业会因此被淘汰出局，对于一些地区的经济发展会造成很大的打击，由此甚至可能影响到局部地区监管部门的生存和日常工作，加之医药企业破产重组之后所可能带来的职工下岗、就业压力增大等关乎社会稳定的政治因素，这些都是监管部门在进行制度设计时所不得不面对的现实问题。

其次，从医药产业对于医疗体制改革的意义来看，也决定了监管部门必须把推动医药产业发展作为监管政策的出发点。起始于 20 世纪 80 年代中期的医疗体制改革，到了 90 年代已经逐渐进入深水区，国家对于卫生事业财政经费投入的锐减，直接导致医疗体制走向全面市场化的道路，由此带来的以药养医、药价虚高、个人医疗支出不断上涨等问题日益严峻。为了化解因医药费用不断上涨而导致的各种社会问题，改革以药养医的畸形的卫生经费筹资体系，政府必须通过大力促进民族医药产业的发展，来解决医疗体制改革中所遭遇到的瓶颈性问题，从而降低医疗费用支出，有效地实现对基本医疗服务和公共卫生服务的基本供给。无怪乎，在笔者的访谈调研中，一位药监官员大胆论断"如果中国的民族医药企业纷纷倒闭破产，中国人将不得不选择高价的进口药，中国人吃的药会更贵"、"从这个意义上看，产业利益就是公共利益"①。

---

① 访谈编号：OF – BJ – 20070714 – 1。

　　再次，从新的监管机构的建立过程来看，以原来的行业主管部门——医药管理系统为主导的监管机构组建过程，意味着监管者更倾向于从维护监管对象的商业利益角度考虑问题。长期以来，医药管理系统在实质上扮演了一种国有医药企业代言人的角色，许多地方上的医药管理部门与医药公司更是"一个机构，两块牌子"，这种瞬间由监管对象转变为监管者的突变，使得成立伊始的监管部门就与监管对象有着天然的父子关系，导致监管部门不仅在相对于监管对象的独立性上大打折扣，而且使得监管部门在议程设定、政策风格以及工作思维方面都带有强烈的产业发展关怀色彩。

　　最后，从监管者的自利逻辑来看，推行介于行业发展与政府监管之间的"监、帮、促"方针，符合监管者利益最大化的逻辑。在市场经济条件下，单纯意义上的监管者只能制定一些宏观的准入政策，因此权力比较有限，也难以直接换算成部门利益，而将监管政策建立在"帮、促"基础上，可以名正言顺地运用行政手段推行一些重要的产业政策（例如后来的强制推行 GMP、GSP 认证），从而为实现部门利益创造巨大的寻租空间。

　　综上所述，推行"强发展、强监管"的双强导向的药品安全监管改革，并不完全是监管部门主观意愿的结果，而是由源自产业发展水平、医疗体制改革、监管机构成立的历史渊源以及监管者的自利逻辑等一些结构性因素所决定的。从前文所列举出来的实证数据来看，监管部门在产业发展与质量监管中间求得了某种比较好的平衡，既维持了医药产业自 20 世纪 80 年代以来的高速发展的势头，也确实在许多方面加强了对药品质量的监管。然而，这种表面的平衡状态的背后，却存在着一些深层次的结构性顽疾，这些结构性顽疾随着自 2006 年以来一系列的药品安全事件以及药监系统的腐败案件而逐渐暴露出来，反映出中国在计划经济与发展型体制基础上建设监管型国家的结构性阻力，"监、帮、促"的药监时代由此宣告结束，中国药品监管体制改革逐渐步入深水区。

第六章

监管失灵与优质监管:中国药品监管体制改革的约束因素及对策分析

在传统的政企事利益共同体走向瓦解之际,起始于20世纪90年代末的中国药品安全监管体制改革,以其较早推行政企事分开、中央集权、强制推行认证以及省以下垂直管理等一系列强势监管改革政策而成为中国社会性监管改革领域的急先锋。一系列的改革政策对于规范药品生产和经营秩序,提升药品的质量都发挥了一定作用,并较为成功地建立起了中国药品监管体制的基础性制度,初步完成了中国药品监管改革的初级阶段。

然而,以"强发展,强监管"为导向、意图平衡产业发展与质量管控的激进式监管改革,并不意味着其在管治逻辑上的本质转变,由于其受到指令型体制与发展型体制的路径依赖式的影响,1998年以后的中国药品安全监管体制建设在本质上是一种以"监、帮、促"为导向的、后发展型阶段(post-developmental period),期间的监管改革涉及中国市场经济体制下政府、企业与事业单位之间错综复杂的利益关系,反映出中国政府试图建立一个监管型国家的基本逻辑,也揭示出了中国从一个分权式发展型国家向社会主义监管型国家转变过程中的一些结构性制约因素,导致监管改革在执行过程中出现了一些令政策制定者意想不到的后果,包括冲突的监管意愿、高昂的监管信息获取成本、行政色彩浓厚的监管风格、寻租导向严重的监管腐败、滞后的监管基础设施建设,等等。这些问题的背后,都是由于中国旧有的政治经济治理模式中某些结构性的因素所导致的,因此本章将对这些有可能导致监管失灵的结构性因素进行深入挖掘,并对正在转型中的中国监管型国家建设如何能够尽快由"监管基础制度的建立"的初级阶段迈向培育"优质监管"模式的更高阶段进行前景展望。

　　值得注意的是，本章对于药监改革结构性因素制约的分析，与前一章对药监改革所取得的基本成效分析并不矛盾，因为前一章的比较对象主要是1998年以前发展型体制，而本章则主要用一个理想意义上的独立、科学、透明、高效、问责的监管体系作为参照对象，也就是说，1998年以来的药监改革相对于1998年以前的发展型体制是一个进步，但相对于一个理想意义上的现代优质监管体系而言，仍然有很大的差距。

一　强大的产业发展关怀：冲突的监管意愿

　　与西方发达国家中的产品质量监管不同的是，在中国的监管部门看来，作为一个将经济发展作为核心的发展中国家，中国的产品质量监管必须直面与经济发展速度或规模的两难选择，也必须要务实地将推动产业的良性发展作为质量监管政策的落脚点。同时，由于发展中国家的生产条件、技术设备、营商环境、研发水平等与西方发达国家相去甚远，如果严格按照发达国家通行的质量标准对产品生产和销售进行监管，将会大大增加发展中国家企业的生产和经营成本，导致产业发展的整体萎缩与竞争力下降，因此质量监管部门总是不可避免地产生冲突的监管意愿，即必须在推动产业发展与严格质量监管之间寻求某种策略性的平衡，这使得自20世纪80年代以来，政府在药业质量管控中一直面临着角色冲突。1998年开始建立的监管型体制虽然在制度上已经基本实现了监管者与监管对象的利益分离，在一定程度上缓解了政府的角色冲突，但是由于指令型体制和发展型体制的强大惯性，政府、企业与事业单位之间既有利益分配格局的阻碍以及不够彻底的监管改革，促使监管部门仍然无法完全摆脱推动产业发展的窠臼，而再次陷入了冲突式监管意愿的泥潭。

　　前文曾经提及，1998年的监管机构改革在本质上是一场监管对象主宰监管者的收编运动，即长期代表国有医药工商企业利益、担负产业发展和行业管理职能的医药管理部门成为新成立的药监部门的主力，原本担负药品行政管理职能的卫生部门成为被收编的对象，而在省级层面，医药管理部门在药监机构改革中更加发挥了主动性的作用，编制人数几乎占到了70%以上。在一些省份及其以下层面，由于只设置了企业性质的医药公司而没有医药管理局，致使一些地区的药监局直接由原来的医药公司直接翻牌而来，医药公司的总经理瞬时就摇身变成了药监局长，顷刻间实现了从国有企业领导向政府部门首长的转变。

这种以监管对象主宰监管者为特征的改革，对于后来药监机构的监管独立性产生了十分深远的影响。医药管理部门出身的领导干部，由于长期从事医药产业的行业管理工作，即拟订医药行业发展规划，调整医药行业的产业结构和布局，组织医药行业的招商引资、搜集医药产业信息等，其主导的工作思维和风格都带有很强的产业发展色彩，相对于药品的质量和安全而言，他们更加关注的是如何实现国有资产的增值保值，如何推动中国医药产业的迅速发展。此外，受到指令型体制下政企高度合一模式的影响，他们中的大多数人都具有国有医药企业的任职背景，也曾经在医药行业管理部门中担任要职，一些人还同时持有医药企业的股份[1]，甚至在去职之后还同时担任一些医药企业的独立董事。医药企业与药监官员的利益息息相关，必然大大损害药监机构的监管独立性，使出台的药监政策带有强烈的产业发展甚至集团谋利色彩，监管部门与医药企业之间出现了利益勾连的"回旋之门"（revolving door）[2]，导致药品安全监管部门的职能发生了错位和变形。

有趣的是，这种以监管对象主导监管者为核心特征的药监机构改革，并不完全是改革者主观政策设计的结果，也是受到当时的一些结构性客观因素影响的必然选择。从当时的环境来看，由于医药管理局在人数编制上占有一定的优势，在行政级别上也高过卫生部药政局，另外受到计划经济

---

[1] 根据《北京青年报》的报道，药监系列腐败案件爆发后，在国务院的压力下，国家食品药品监督管理局从2007年1月开展整顿机关作风、整改监管工作、重塑队伍形象集中教育活动，机关和直属单位部分工作人员共清退持有的医药企业股份350万元，参见《药监局官员持药企350万股份全部清退》，载《北京青年报》2007年4月4日。

[2] 有关理论可以参考：J. Cohen（1986）"The Dynamics of the 'Revolving Door' on the FCC", *The American Political Science Review*, Vol. 30, No. 4, pp. 689 – 708；T. Makkai and J. Braithwaite, In and Out of the Revolving Door: Making Sense of Regulatory Capture, in Robert Baldwin, Colin Scott and Christopher Hood（eds.）（1998）, *A Reader on Regulation*, Great Clarendon: Oxford University Press, pp. 173 – 191.

时代药品的国有三级批发体制影响，医药管理系统在实际运行中也处于事实上的自上而下的垂直管理状态，相形之下，卫生药政部门缺乏类似的地方分支机构，而且为地方卫生系统的内设部门，其组织资源和行政权威都明显不如医药管理部门。更为重要的是，由于药品安全监管对人员的药学专业水平要求较高，而当时的主要药事管理人才都集中在医药管理系统，卫生系统的人员更多的是医学而非药学人才，这些因素都决定了这种制度设计方案是可以最大限度地利用当时已有的组织资源优势，将因机构改革而可能导致的动荡和风险降到最低，因此不能说是没有历史合理性的。关键的问题在于，为什么这种在当初的政策设计者看来十分合理、十分科学的制度设计，在后来却成为损害药监机构监管独立性的重大隐患？

　　比较令人信服的一种解释还是路径依赖论（path-dependence），即过往存在的发展型体制的制度惯性使得监管改革无法摆脱旧有体制的结构性束缚。在发展型体制下，由于国家将医药产业作为推动国民经济发展、实现人口就业的重要产业载体，对药品质量的管控出现了弱化的趋势，导致医药行业的质量管控长期服从于行业管理，从而外化为医药管理系统在组织资源、行政力量以及专业人才结构上要明显强于卫生药政系统。面对这样的历史起点，制度设计者在设计新的监管体制时，必须要依赖跟医药产业界利益关系相对紧密、组织资源优势相对明显的医药管理系统作为组建新机构的主要基础，而对由此可能产生的监管独立性问题则予以某种程度的漠视，只强调通过政企在体制上的完全分离来对监管独立性予以保障。然而，国有药企的出身背景、行业管理的工作经验、千丝万缕的利益联系以及指令式计划的管理风格，都决定了以医药管理系统为主力组建的新生药监部门无法完全丢弃推动医药产业发展的关怀，监管的意愿与发展的目标仍然产生了潜在的冲突，这些都成为后来以"监、帮、促"为指导方针的系列药监改革政策的历史根源，具体的体现包括药监部门在药品审评中的宽松和加速、制定出更加符合企业利益和实际条件的 GMP 标准以及两 G 认证由一级认证改为两级认证等。

　　如果说中央一级药监部门的产业发展倾向是历史惯性使然的话，那么地方各级药监部门的产业发展倾向则带有更强的生存导向和外压效应。省以下药监机构实行垂直管理的改革之后，将地市级和县级药监部门的经费支出划归省级财政负责，导致一些财力并不丰盈的中西部省份无法在财政预算中及时提供足额的经费保障。在中西部地区的一些省份，由于机构改革后的财政经费无法及时到位，新成立的药监机构缺乏财政支持，因此迟迟不愿实现政企分开，并继续从事各种营利性的药品销售和经营业务，直到 2002 年 7 月，仍然有河北、河南、广西、贵州、青海等省份尚未实现药监机构的政企分离，药监机构仍然同时扮演运动员和裁判员的双重角色。同时，省级以下药监部门依靠当地医药企业生存的现象更加普遍，由于能带来经济收益的各种审批权大都集中到国家局及省局，地市局以及县局手中几乎没有什么审批权，除了一部分财政拨款经费之外，主要依靠市场监督执法来收取一定的罚没经费返还款，运作经费基本处于短缺状态，为此一些基层药监部门或明或暗地通过赞助费、办证费、培训费、认证费等各种形式向当地医药企业征收费用，以弥补运作经费的不足。为了营造一个相对安全的生产经营环境，医药生产及经营企业也往往乐意通过向当地药监部门进贡的方式来息事宁人，一些企业甚至还通过出让或赠与部分股权的办法，让监管部门成为医药企业的股东，以此达到一荣俱荣，一损俱损的合谋效果，以至于 2006 年监察部副部长在全国食品药品监管工作座谈会上严厉指出："有的药品监管部门的干部，以各种名义投资、入股药品生产经营企业，直接插手干预企业活动，从中获利，这是违反规定的。监管部门在监管对象那里有股份，能去监管吗？那是不可能的！""谁要在药品企业有股份，赶快退出来。否则，发现你有股份，有问题又护着，你就准备接受处理吧！"① 2007 年初 SFDA 又颁布八条禁令，再次重申药监系统人员"严禁本人及配偶、子女违规持有或变相持有医药企业股份、股票"，并做到"留人不持股，持股不留人"，地方药监系统入股医药企业的情况可见一斑。

　　除了出于维护自身生存利益的考虑之外，地方药监部门的产业发展倾向还来源于地方政府的外部压力。对于省级以下药监部门而言，虽然从理论上来讲，其人员经费以及相当一部分的办公经费支出都改由省级财政负担，药监部门不用再看当地政府的脸色行事，但是在实际执行过程中，由于各省的财力状况不同，对药监工作的支持力度也存在差别，对于大多数

---

① 《屈万祥同志在全国食品药品监管工作座谈会上的讲话》（2006 年 8 月 14 日），参见 ht-tp：//bbs. ok6ok. com/simple/index. php？t20371. html（2011 年 6 月 1 日最后访问）。

省份而言，省级财政只能保障省以下药监机构的人员经费以及部分办公经费，而公务人员的福利待遇、培训费、抽验经费、执法设备等项目的支出仍然要依靠地方政府财政解决，因此省以下地方政府对于药监系统仍然具有很大的影响。

由于前文所提及的分权式发展型体制的巨大惯性，一些地方政府将医药产业作为振兴当地经济发展、筹集税收资源以及解决社会就业的重要载体，对于辖区内的医药企业也进行重点保护，并把药监部门仍然视为医药产业的行业管理部门，要求药品监管部门把相当一部分精力放在招商引资、为药品企业服务上，放松了自己的监管职责，一些地区甚至还将年度招商引资的目标摊派给药监部门，完不成目标就要扣减经费预算，迫使本来就势单力薄的基层药监部门还要把相当一部分精力放在招商引资、发展医药经济等非监管性事务上①。在信息搜集方面，一些省份的药监部门不仅要负责对药品质量相关信息的搜集，而且还要求下级对该省的医药经济发展方面的信息数据进行搜集，使得本来监管能力就有限的基层药监部门把相当的精力放在非监管信息的搜集方面②。

由于药监系统内部工作考核系统中仍然保留了"促进地方医药经济的发展"项目，因此地方药监部门只能通过牺牲监管标准的办法来想方设法留住医药企业，以此为医药企业的投资和发展创造良好宽松的政策环境，"一些监管部门甚至为企业违规违法行为说情、开绿灯"③。最为典型的说法是时任吉林省药监局局长曾经放言"药监部门应当成为医药产业快跑的助推器"、"如果只顾监督执法，无视药品产业发展，势必出现工

---

① 相关的网络报道比比皆是，比如《通州药监局招商引资见实效　40 万美元已到账》（http：//www.tz.gov.cn/tzdz/showinfo/showInfo.aspx? InfoID = ff50f908 - b910 - 4d53 - 8bb7 - 2e3ebea82bf7）。《自贡食品药品监管局超额完成招商引资任务》（http：//www.fda-zg.com/Article _ Show.asp? ArticleID = 986）。《龙马潭食药监局积极帮助招商引资》（http：//www.credit-sc-da.net/CreditcentreServlet? pgWebAction = pgWebPreView&artiId = 57985030960620111）。《柳河县药监局招商引资工作进展顺利》（http：//www.jl.gov.cn/zxjl/zsyz/zsdt/t20070423_ 247086.htm）。

② 例如安徽省食品药品监督管理局就要求下属的各级药监部门对该省药品批发、零售连锁和零售单体企业 2007 年销售额等经济指标进行统计上报，参见《关于报送 2007 年（1—12 月）药品批发企业、零售连锁企业和零售企业有关经济指标的函》［食药监市函（2007）48 号］，相关文件参见 http：//www.ada.gov.cn/wjtz/2007 - 12/07/content_ 79093.htm。

③ 《屈万祥同志在全国食品药品监管工作座谈会上的讲话》（2006 年 8 月 14 日）（内部资料），参见 http：//bbs.ok60k.com/simple/index.php? t20371.html（2011 年 6 月 1 日最后访问）。

作方向上的偏颇"①。所有的这些都大大弱化了基层药监部门的监管独立性，使得药监部门在监管意愿上产生了结构性的冲突。

综上所述，无论是中央的国家药监局，还是地方各级药监部门，由于受到发展型体制历史惯性的影响，1998 年以来成立的药监系统在出身背景、行业管理、工作经验、利益关联以及管理风格上都与医药产业界有着天然的亲和性，而地方的药监系统由于受到财政经费汲取不足的困境以及地方政府发展经济的外在压力，也不可避免地带有强烈的产业发展关怀，导致关注医药经济发展与加强药品安全监管之间的冲突始终成为影响药监部门监管独立性的重要制约。因此，冲突的监管意愿，或者说先天不足的监管独立性，已经成为阻碍中国药监系统建设一个高效、优质、专业、透明的监管体系的首要因素。

二　过度竞争的产业格局：
高昂的监管信息成本

长达 20 年之久的发展型体制在推动中国医药产业迅速发展的同时，也导致了医药产业中的过度竞争局面的出现，即从微观上看，各个利益主体都具有强大的发展医药经济的动力和能力，而从宏观上看，由于生产技术、条件、资源以及管理水平等各种客观条件的限制，整个产业发展不可避免地呈现出了某种低水平重复、恶性竞争甚至是自我内耗的特征。虽然在发展速度上表现出较快的产业增长率，但在发展质量上却止步不前，长期处于粗放型、产业集中度低下的初级发展阶段。

客观评价，这种过度竞争的产业格局，在经济改革初期市场准入完全放开的背景下是不可避免的，也产生了一定的正面效应，然而当医药产业发展到一定规模的时候，过度竞争产业格局的负面效应逐渐暴露无遗：企业盲目发展、经济效益逐渐走低、产品结构雷同、重复建设严重、市场竞争秩序混乱，医药企业不是试图依靠技术进步和开发市场，而是力图从盲

---

①　隋殿军：《药品监管部门要成为医药产业"快跑"的助推器》，载《医药世界》2005 年第 4 期，第 28—30 页。

目申报品种、扩大规模、降低质量、竞相压价、低限投料来取得竞争优势,既不符合产业发展的整体和长远利益,也不利于国家对医药产品质量实施有效的管控。监管型体制的逐步确立,包括强制推行 GMP 和 GSP 认证、上收药品审评权、地标升国标、倡导连锁经营模式等,在一定程度上遏制了医药产业中过度竞争局面继续恶化的趋势,并在一定程度上提高了医药生产和经营领域中的产业集中度,医药经济发展的质量开始逐步有所提高,然而囿于分权式发展型模式的强大历史惯性,以及药品降价、以药养医等政策因素导致医药产业的利润率开始出现下降,监管型体制的建立并没有从根本上改变过度竞争的医药产业发展格局,低水平重复建设、仿制药空前发展、药品零售企业急剧增加等现象仍然得以继续维系,其对于药品安全监管所带来的最大的挑战就是大大增加了监管部门在获取以及鉴别真实有效监管信息方面的成本,根本原因在于过度竞争的产业格局下,由于各个经济主体无法完全通过严格规范的市场竞争来获取合理以及可以预期的利润,而只能通过包括降低产品质量在内等一系列方式来牟取不正当利益,从而大大增加了企事业单位迟报、隐瞒甚至伪造真实有效质量信息的动机,同时迫使企事业单位想方设法通过各种策略手段来达到以上掩盖真实信息的目的。虽然 1998 年以来的一系列的监管改革政策有效地提高了监管部门在监管信息方面的能力建设,但是相对于日益蓬勃发展的中国医药产业而言,监管部门的信息失灵现象并没有得到根本性的缓解,主要体现在以下两个方面,即监管部门仍然很难有效地获取以及鉴别真实有效的药品质量信息。

前文曾经提及,在药品安全信息的获取方面,药品不良反应监测报告制度的初步建立,大大强化了监管者获取有关 ADR 的真实、有效信息的能力,然而无论是从 ADR 报告的数量还是质量来看,距离国际平均水平仍然有相当大的差距。从报告的数量来看,2004 年国家药品不良反应监测中心收到的不良反应报告达到 7 万多份。如果平摊到每百万人口,尚不足 60 份,还不到国际通行标准的 1/5,即使是在收到不良反应报告最多的北京市,其收到的 5900 多份药物不良反应报告中,医疗卫生机构提交的报告超过了 5700 份,药厂和药店提交的报告不足 200 份,而在国外,这两个来源的数据比重基本上是相等的;从报告的质量来看,在这些报告中,约 99% 为已知的药品不良反应,严重的 ADR 报告仅占总数的 1%①，基本上无法达到风险管理的目标，而且提交报告的来源大都是国际知名的大企业和少数几家国内大型制药企业，大部分的中小企业都是零报告。究其原因，是大部分的药厂都担心自己产品的不良反应一旦向社会通报，消费者会视该产品为假药或劣药，因而为了维护自己的商业利益，他们只能选择消极规避。在监管部门的努力下，2006 年国家药品不良反应监测中心收到的 ADR 报告数量虽然激增到 369392 份，每百万人口平均药品不良反应病例报告达到 284 份，初步达到了世界卫生组织提出的每百万人口 200—400 份的要求，但是已知的 ADR 报告仍然占总数的 92.9%，新的、严重的 ADR 报告仅占 7.1%，其中来自医疗机构的为 341528 份，仅占 92.5%，而来自药品生产经营企业的为 24890 份，仅占 6.7%②，药品不良反应报告质量低、来源单一等结构性问题仍然依旧，监管部门对于药品不良反应的信息掌握能力仍然十分有限。

在大部分的药品监管领域中，监管部门面临的主要问题还不光是信息无法获取的问题，而是面对各种各样鱼龙混杂的信息无法进行有效甄别，这其中最典型的体现就是众多企业在各种药品审评、标准上升以及通过认证中泛滥成灾的造假行为。例如在药品审评过程中，虽然药品审评大权基本上都上收国家药监局，但由于 2005 年 2 月公布的《药品审评管理办法》中首先并没有强调对药品审评资料真实性以及生产现场进行核查，企业完全可以对上交的各种试验报告数据进行篡改伪造。由于药品研究环节过程中往往需要投入大量的资金，大部分的中国医药生产企业既无能力也无意愿开展真正严格意义上的动物和人体临床试验，因此便可以通过伪造临床试验数据的方法蒙混过关。一个新药的非临床安全评价一般需要一年以上的时间，需要耗费的资金至少在百万元左右，时间和经济成本都很高，导致一些企业直接通过规避或者伪造资料，在两个月时间内完成非临床试验的数据上报。一些原本需要一年时间做检测的药物，在一些药厂的

---

① 管宁：《为企业诚信预留跑道》，载《中国医药报》2005 年 7 月 20 日第五版。曹立亚、陈易新、沈璐：《关于我国药品不良反应监测技术工作发展方向的思考》，载《中国药物警戒》2004 年第 2 期，第 3—6 页。

② 庞国明：《药品不良反应监测质量亟待提高》，载《中国医药指南》2007 年第 7 期，第 15—17 页。

实验仪器中,仅一天就能够做完几十份检测报告[1]。

对报批品种的样品也仅仅采取静态抽样的方式,即只要求生产企业递交样品,但样品的来源及生产过程不得而知,企业也可以轻松地利用这一漏洞递交与其生产产品及过程完全不符的样品,例如制药公司向药监部门提供样品的来源十分复杂,包括从外商的手中买到少量的样品、国内某些打着"药研所"招牌的中介机构弄到的样品、通过走私等非法途径获取的样品等;在程序设置上,规定先抽验样品后审评,将样品检验放到技术审评之前以及批准生产之后,这就使得一些厂家可以在抽验样品上大做文章,导致上市药品与所审评药品出现不一致的现象时有发生,药品审评与药品上市后的风险评估基本脱节;最后,在新药申报的最后一个环节临床实验中,一般药企在完成Ⅲ期临床试验后经国家药品监督管理局批准,即发给新药证书。在这一流程中,医院和专家对临床试验往往是决定因素。一些药厂往往以科研课题合作的名义对医院和专家进行赞助,然后由此获得貌似不错的临床试验报告,更有甚者直接伪造数据和报告[2]。

所有的这些药品审评制度设计上的巨大漏洞,都给不法厂商以可乘之机,使得其在药品审评过程中通过篡改数据、偷换资料、伪造样品、擅改工艺以及降低现场生产条件等方式,向监管部门提供不实甚至错误信息,以此来达到骗取监管部门审批通过的目的,而监管审评部门明显缺乏鉴别这些虚假或迟滞信息的能力,对于药品审评中的造假行为只能消极应对,不能形成有效的遏制,最终导致中国药品审评过程中存在严重的弄虚作假现象,给药品的质量和安全性带来了一定的风险。

将长期以来大量存在的、缺乏规范的药品地方标准上升为国家标准,这原本是药监部门成立以来所进行的一项基础性改革,在一定程度上也确实起到了整体提高药品生产质量、清除假劣药品、有效保证广大人民群众用药安全的作用,但由于医药产业中的过度竞争局面依然存在,一些中小企业不愿意放弃对其具有生死存亡意义的品种而被迫停产,因此逐步通过弄虚作假的方式来诱使监管部门擅自降低标准的方式,使得"地标升国标"运动的性质开始逐渐被异化。如果按照严格的实验考察要求,一些

---

① 访谈编号:ET - GZ - 20070812 - 1。

② 秦楚:《新药审批 谁在牟取暴利》,载《市场报》2007 年 2 月 14 日第 1 版。

生产标准低于国家标准的地方标准药品根本无法通过，也必须被淘汰，因此只能通过编造数据、找假资料甚至行贿审评官员的办法才能拿到新的批文。还有一些药企干脆通过伪造地标审批资料，将新药作为地标药申报，以求绕过新药审批程序，相对快捷地获得国药字号。

由于在报批程序上，医药厂家应该把材料先交给省级药监局，经过核实签字盖章后送至国家地标办，国家地标办处理完毕送到具体执行的国家药典委员会，进行专家论证后，由秘书长等签字后送至药监局审评司的化学药品或中药处，因而整个报批流程都成为一些医药企业制造假信息假数据的关键点，流程环节中的各种药监官员也成为医药企业竞相贿赂的对象。例如，由于国家地标办以及国家药典委员会负责该项目的人数十分有限，面对长期以来过度竞争格局下中国医药产业多达 16 万种的药品批号，在不到两年的时间里——按照药理毒理试验进行严格审查，几乎是不可能完成的，因此在实际的执行过程中，中央一级的部门仍然更多的是依靠省级部门提供的资料信息来决定是否审批通过，不幸的是，负责第一道关口的省级药监部门为了保护本省的医药产业不在"地标升国标"运动中受到冲击，尽可能地将更多的经过造假的品种资料直接上报给国家地标办，造成中央的审查部门根本没有足够的能力与时间去判断或核实相关申报资料的真伪程度，更为严重的情况是，由于中国医药生产的同质化倾向十分严重，个别企业在申报之前根本就没有像样的数据资料记录，为了获得相关的研究资料，他们甚至通过向有关药监官员手中购买其他企业的研究资料，直接复印或稍做改动就上报国家药监局，致使一些存在严重质量隐患和安全危险的地方药品批号没有经过任何的质量提升就直接顺利地上升为国家统一药品批号，严重损害了国药准字的公信力①。"地标升国标"运动中的这些严重问题，逐渐引起国务院和药监部门的重视和反思，从2006 年 9 月开始，国家药监局决定对 2005 年 1 月 1 日到 2006 年 8 月 31日之间，已经通过各省局组织的现场核查并已获通过、资料已经报到国家药监局的所有品种重新进行现场核查，以便对通过地标升国标的已批准的药品文号做一个全面的摸底梳理，对相关申报资料的真实性、完整性进行核查确认，撤回存在违规问题的批文审评。SFDA 的统计数据显示，到

---

① 访谈编号：ET - GZ - 20070812 - 2。

2007 年 6 月底，全国共撤回药品审评申请 6441 个，撤回率为 21.9%，注销了 578 个文号①。这些都可以被视为对地标升国标中药监部门信息失灵的一种重新补救，但在过度竞争的产业格局没有得到根本改变的情况下，医药企业仍然具有通过数据造假、虚报结果等方式来隐瞒监管信息的强大动力，其补救措施的效果仍然值得忧虑。

药品监管中的政府信息鉴别能力不足的问题不仅存在于药品审评与药品标准中，也同样存在于药品生产及经营资格的认证过程中，其中最为典型的案例莫过于盛极一时的 GMP 和 GSP 强制认证。始于 2001 年底的 GMP 和 GSP 强制认证，其本意是通过推行强制性、统一性的质量标准体系建设，来降低监管部门鉴别信息的难度和成本，然而在实际执行过程中，医药生产和经营企业却针对这种强制认证采取了一系列的应对措施，以便能够在这场残酷的淘汰运动中生存下来。例如在 GMP 认证初期，大部分企业采取观望和抵制态度，致使限期接近的时候，通过认证的医药企业仍占少数，迫使国家药监局将部分的认证权力赋予与医药企业关系更为密切的省级药监部门，由于省级药监部门在监管意愿与监管的专业能力方面远不及国家药监局，加上药监部门对于 GMP 认证缺乏后续跟踪，认证过程变成了监管者与监管对象之间的"一次性博弈"（One Short Game），因此大量的弄虚作假、行贿舞弊行为开始出现在仓促上马的省级认证过程中，使用的策略包括租用临时车间厂房和相关设备；伪造各种文书、数据和资料；在现场检查运动中，伪造各种符合认证条件的现场场景，待检查运动结束后，又恢复原来的生产条件；徒有其表地对硬件条件建设进行投入，而对于生产工艺、软件准备以及人员培训方面的提高则重视不够；到其他企业或中介机构借用专业人员来达到 GMP 认证中有关人员标准，待认证结束后这些专业人员就离开企业②；对认证人员进行各种形式的集体贿赂收买，使得认证人员在自由裁量的项目上能够尽可能地放低认证标准等，导致原本具有良好出发点的 GMP 强制认证因监管部门无法获取企业

---

① 苏永通、赵蕾：《中国药监系统"刮骨疗毒"》，载《南方周末》2007 年 8 月 16 日第二版。

② 王波：《药品生产企业进行 GMP 认证准备的常见失误及应对措施》，载《中国药事》2003 年第 2 期，第 130—133 页。许伏新：《药品 GMP 认证企业存在的问题及监管思路》，载《中国药事》2005 年第 8 期，第 472—473 页。

的真实有效信息而大打折扣。

而在 GSP 强制认证过程中，由于待认证的任务与监管部门的认证资源之间的差距更加巨大，到后期认证权力更多地下放给了省级部门甚至地市级部门，导致企业在认证过程中的欺瞒行为更加普遍和严重，例如临时租用设施设备应付检查；伪造各种进货、验收、出库和销售记录等；由于监管部门缺乏对认证后的飞行检查，通过认证之后大多数经营企业就放松了对认证的后续完善①；部分单体药店通过名义上的加入连锁药店的方式来规避 GSP 认证的严格执行。与此同时，由于认证权力逐渐分散到省级甚至地市级部门，认证过程中的检查员队伍的专业素质和经验明显不足，例如在陕西省 GSP 检查库中的 373 名检查员中，一半以上人员在药监系统各级领导岗位上，有相当部分的人员是非药学专业人员，有的检查员经验不够丰富②，这些也导致监管部门在推行认证过程中没有能力及时掌握经营企业真实有效的产品质量信息。

两 G 认证过程中的监管信息鉴别失灵，反映出强制认证过程中集权与分权、速度与质量的两难选择，折射出过度竞争的医药产业结构与相对不足的药品监管资源之间的深层次矛盾：一方面，将认证权集中到中央一级，有利于两 G 认证的严格执行和统一尺度，但由于中国医药生活和销售领域都存在企业数量众多、低水平重复建设严重、同质型很强等特征，中央的监管部门根本没有足够的能力与资源在相对较短的时间内完成对所有的生产和经营企业的认证考核；另一方面，从提高认证效率的角度考虑，将认证权下放给地方监管部门，有利于提高两 G 认证的效率和速度，但由于地方监管部门在认证执法尺度上存在差异，与医药产业间的利益关系相对更加紧密，而且缺乏强有力的专业技术力量保障，导致认证在执行过程中的放松要求与走样，使得两 G 认证的政策效果大打折扣。

综上所述，过度竞争的医药产业格局大大提升了监管部门获取和鉴别真实有效产品质量信息的难度，监管对象采用各种策略与方式来逃避提供

---

① 呼慧梅、侯芳红：《药品 GSP 实践中应注意的若干问题》，载《中国现代医药杂志》2006 年第 7 期，第 17 页。王国华：《药品零售企业 GSP 认证跟踪中存在的问题与对策》，载《首都医药》2007 年第 4 期，第 14—15 页。

② 李婵、陈玉龙：《陕西省 GSP 认证现场检查报告存在的问题及其分析》，载《西北药学杂志》2006 年第 2 期，第 86—87 页。

产品质量信息的义务,或者依靠提供虚假的信息来误导监管部门,而监管部门获取和鉴别产品质量信息的能力仍然相对较弱,这都使得包括药品审评集权、地标升国标以及两 G 强制认证等在内的一些强力改革政策在执行过程中出现不同程度的偏差。虽然自 2007 年来,国家药监部门又先后陆续推出了 GMP 飞行检查、重新修订 GMP 标准、驻厂监督员制度等多项意图强化监管信息获取和鉴别能力的举措,但囿于过度竞争的产业结构依然存在,这些改革新举措的效果不容乐观①。因此,可以说,过度竞争的产业结构导致的高昂的监管信息获取成本,也已经成为制约中国药品安全监管能力提高的关键性要素。

三 指令型计划经济的惯性:行政色彩浓厚的监管风格

从监管型国家的风格来看,无论是在强调自由放任的美国,还是在福利色彩比较鲜明的西欧国家,或是在产业政策主导的东亚和拉美国家,在一定程度上依靠行政强制手段对市场进行监管,都是完全合理的,只是这些行政强制政策一般都要有相应的法律法规授权,并严格在法律法规的限定范围内正确行使。正如前文所述,由于中国的监管型国家建基于指令型国家与分权式发展型国家的历史基础之上,监管部门在制定和执行监管政策的时候,往往不可避免地带有强烈的行政强制色彩,而且这些指令型的监管政策往往是先于法律法规而出台的,有些甚至本身就是与法律法规相违背的,将一些本不应该由监管部门来担负的职能揽入怀中,导致其监管质量的弱化。在中国特定的产业监管环境下,这些缺乏合法性的指令型监管政策虽然往往具有某种合理性与必然性,但在面临市场经济的多元利益格局之时,其常常僭越了政府的应有职能,导致其功能和作用显得极其有限,这也成为中国建设监管型国家中的一个重要制约因素。

---

① 缪德骅:《对新版 GMP 起草思路的质疑》,载《上海医药》2007 年第 7 期,第 296—298 页。陈铮:《"驻厂监督员"驻厂之后可能出现的困惑》,载《首都医药》2007 年第 4 期,第 20—21 页。

在中国药品安全监管中，体现指令型色彩浓厚这一特征最为明显的例证就是 1998 年成立国家药品监督管理局这个具有标志性意义的事件。自 1985 年开始实行的《药品管理法》一直明确规定"国务院卫生行政部门主管全国药品监督管理工作"，即卫生部门一直是法定的药政管理机构。到了 20 世纪 90 年代中后期，虽然关于药品监督管理体制改革的讨论如火如荼，但修改《药品管理法》却由于各种原因而没能列入立法的议程。因此，在没有任何的正式法律支持下，1998 年国家药品监督管理局正式取代卫生部门，成为新的药品监督管理机构，此时的《药品管理法》仍然没有修改，而所有的政策依据主要来自于国务院总理办公会议通过的、国务院办公厅颁发的《国家药品监督管理局职能设置、内设机构和人员编制规定》[国发（1998）35 号文，又称"三定方案"] 文件，其他的政策性文件还包括《国务院关于机构设置的通知》[国发（1998）5 号文]以及《关于省级政府劳动和社会保障以及药品监督管理工作机构有关问题的通知》[中编办发（1998）8 号文]。

从法定性质上看，这些文件基本上都属于法规性文件或准部门规章，其属性和法律效力都明显不如《药品管理法》，因此更多的是在药品监督管理部门流传转发，法律权威性不及成文法律，也很难让利益受到不利影响的部门心服口服，一些部门特别是地方上的卫生药政部门以此为由，抵制与医药管理部门的合并，特别是拒绝向药监部门移交行政收费权，新成立的药监机构面临着"先天不足"的巨大挑战。无奈之下，国家药监局于 1998 年 8 月向国家计委提交《关于对行政收费项目进行归属变更的紧急请示》，9 月向国务院递交《关于药品监督管理的法律、行政法规执法主体变更的紧急请示》，10 月向财政部和国家计委提交《关于变更药品医疗器械行政收费项目归属的紧急请示》，而国务院法制办于 1999 年 1 月发出《对〈关于药品监督管理的法律、行政法规执法主体变更的紧急请示〉的复函》，指出"三定"方案中已明确国家药品监督管理局行使《药品管理法》等法律、行政法规规定的药品监督管理职能，根据《宪法》第 89 条第 3 项国务院可以"规定各部和各委员会的任务和职责"的职权，"国家药监局可以依据'三定'规定，履行药品监督管理职责"，并提出"拟在《药品管理法》修改时依据这次政府机构改革方案顺便将执法主体改变，在地方新的药品监督管理机构组建之前，执法主体暂时不做改变。待新的药品监督管理机构组建完成之后，药品监督管理职能随之转移"①。药品监管体制的变革，所发挥核心作用的不是法律，而是行政色彩浓厚的"三定"方案，甚至是一些高层领导同志的指示，中国药品监管体制变革中的行政色彩可见一斑。

　　药监体制改革中的"先机构改革，后修改法律"的过程，不仅引起了政府内部其他部门的不满，同时也受到了来自医药企业的挑战。在1999年沈阳飞龙制药有限公司诉国家药监局行政诉讼一案中，原告起诉状中称"国家药品监督管理局的行政行为不但适用法律错误，而且违反法定程序、超越职权，严重侵犯了公司的财产权、经营权和名誉权"，对国家药品监督管理局的行政执法职权的正当性提出了质疑，法院最终在行政判决书中虽然维持了国家药监局的"行政控制措施"，但认为其"认定伟哥开泰胶囊为'劣药'不当"。正如当时的一位学者分析所指出的，"伟哥"案折射出来的是药品管理法修改滞后给本案原告、被告和审判机关所带来的尴尬与难堪②，药监部门缺乏法定属性的尴尬境地再次暴露无遗③。该案件的发生，使得药监部门以更加急切的心态力促《药品管理法》的修改，以便早日获得法定地位，这个问题直到2001年9月修订后的《药品管理法》正式实施之后、并明确规定"国务院药品监督管理部门主管全国药品监督管理工作"才加以解决。

　　不仅药监机构本身的成立充满了行政色彩，而且其成立以后所推行的各种认证政策同样也是其长期行政性管制思维的产物，其中最为典型的例子就是依靠行政手段强制推行GMP和GSP认证。从其他国家实行两G认证的历史来看，美国、世界卫生组织、英国、欧共体以及日本等国家和国际组织先后于20世纪六七十年代基本完成了对企业两G认证的改造。一些国家采用的是行业协会认证或企业自行认证的方式（如欧盟国家），而另一部分国家和地区也是利用监管部门的力量在制药企业中强制推行认证

　　① 杨景宇：《对〈关于药品监督管理的法律、行政执法主体变更的紧急请示〉处理意见的报告》，《中国药品监督管理年鉴2000》，第136—137页。
　　② 袁曙宏：《尘埃落定谈"伟哥"——沈阳"飞龙"行政诉讼一案的启示》，载《法制日报》2001年2月25日。
　　③ 关于本案对于中国药事管理体制变革的意义，参见宋华琳《中国药事组织法研究》，载《药品监管与行政法治》（未刊书稿）第16—17页，感谢宋华琳博士慷慨赐稿。

（例如美国、英国、中国台湾等），但是这种强制政策都是依据相应的法律法案作为基础，并由立法机关授权通过才能得以实施，而中国的强制推行 GMP、GSP 政策并没有明确的法律依据。2001 年重新修订的《药品管理法》只是规定"药品生产企业必须按照国务院药品监督管理部门依据本法制定的《药品生产质量管理规范》组织生产"、"药品经营企业必须按照国务院药品监督管理部门依据本法制定的《药品经营质量管理规范》经营药品"，即只是规定医药企业有遵循药监部门制定的质量管理规范进行生产和经营的义务，并规定了质量管理规范方案的制定权属于药监部门，但并没有就该质量管理规范的具体实施方式授权给药监部门。虽然在中国的药品安全监管中强制推行两 G 认证完全具有合理性，但完全通过缺乏法律依据的行政措施去强制执行，是不符合监管型国家本身要收到法律约束这一基本原则的。

在指令型体制下，所有的医药企业都是政府相关部门的下属单位，对于企业的产品质量管控完全可以依靠行政命令、计划控制等方式轻松实现。到了发展型体制下，虽然说政府与企业之间的利益关系开始出现一定程度的分化，但大部分的国有企业仍然是政府部门的下属儿女，行政控制的色彩依然十分浓厚。在监管者看来，行政强制具有效率高、成本低、效果好等综合优势，同时又能增加自己手中的权力，故而往往乐此不疲。然而，在监管型体制下，从规范意义上看，政府与医药企业之间在体制上的隶属关系基本被斩断，监管者与监管对象在法律上具有平等的地位，监管者不再拥有直接向企业发号施令、规范生产过程的权力，而监管对象也没有义务接受监管者的行政命令，两者都同时要受到法律法规的保护和限制，因此原有的行政强制的质量管控方式必然出现某种程度的大面积失效与变形。两 G 强制认证在实施效果上并不尽如人意，同时在一定程度上异化为寻租工具，就是这一论断的形象体现。

此外，体现药品监管部门具有强行政特点监管风格、进而导致监管越位的生动例子不胜枚举，例如在药品市场监管方面，很多城市地区的药监部门都颁布过一个令人啼笑皆非的市场准入规定，即在一定距离内不能同时开两家药店，理由是要"控制零售药店的数量和规模"。根据《药品管理法》的规定，县级以上药监部门可以审批零售药店的开办，因此各地区对于开办零售药店的距离限制标准不一，例如江苏南京是 200 米，四川成都和山东潍坊是 300 米，而广东东莞则变为了 500 米[①]。零售药店开设的布局，本应完全交由市场竞争决定，药监部门只需要对零售药店的进货渠道以及售药质量进行监管即可，而其通过行政手段对零售药店开设距离进行定量化的规定，显然是监管部门的职能越位，也引发了一些药品零售商的异议与反对，他们认为药监部门插手市场事务，既不符合《药品管理法》的精神，又增加了药店的开设成本，因此是"多余之举"[②]。虽然从 2003 年开始，一些地方的药监部门逐步开始废除这一距离规定，并提出了"零售药店零距离"的思路，但仍然有不少地方的药监部门保留着这一本应由市场来决定的职能。

　　有趣的是，虽然地方药品监督管理部门已经建立了一段时间，但在许多上级领导、药监官员和企业人员看来，地方的药监部门仍然是一个类似于医药产业的行业管理机构，企业仍然将药监局视为"婆婆"、"主管单位"。根据本人在湖南省和广东省一些地市级药监局的调研发现，地市一级的药监部门每年要花费大量的时间人力和财力去搜集该地区医药产业的经济信息，包括医药产业的产值、销售利润、批发与零售企业的布局、药品价格的浮动等，对于药品安全监管本身的信息搜集反倒显得相对不足。上级的市领导也并没有从观念上真正认识到药监部门已经是一个市场经济的监管部门，而不再担负具体的行业管理和经济调控职能，"一旦遇到有关医药经济方面的任何问题，首先想到的就是找药监局而不是发改委"、"地市政府领导对于药监部门的拨款支持力度，也要视乎医药经济在当地经济中的比重和地位，一般医药经济相对越重要的地区，政府对药监部门的支持力度也就越大"、"在许多领导看来，药监局还是一个医药产业的行业主管部门"[③]。

　　药监部门严重依赖行政手段的另一个重要体现在于频繁发动的各种专

---

　　① 李冰等：《"零距离"亲密接触——南京零售药店审批条件进一步放宽》，载《医药经济报》2002 年 6 月 17 日 OTC 专版。《城区开店至少间隔 300 米》，载四川在线—华西都市报，ht-tp://www.scol.com.cn/nsichuan/cddt/20060517/2006517101658.htm。马廷刚：《开办零售药店没了距离限制　我市出台扶持医药经济发展新举措》，载《潍坊日报》2004 年 12 月 5 日。胡荣：《外来办店要"政审"？东莞药品零售市场走马》，载《医药经济报》2002 年 6 月 21 日 OTC 专版。

　　② 《食品药品监管部门能否规定药店间距?》，载《中国医药报》2005 年 1 月 15 日第三版。

　　③ 访谈编号：ET－HY－20070720－1，OF－GZ－20070803－1，OF－FS－20080109－1。

项整治运动，涉及药品生产监管、药品经营监管、两 G 认证运动、药品广告审查等方面。据不完全的统计，从 1999—2004 年仅仅在药品市场经营监管领域，国家药监部门就先后启动了 10 项专项整治运动（参见表6—1）。从 2007 年 8 月开始，一场由国务院直接发动的、涉及 16 个部门、历时 1 年多的全国产品质量与食品安全专项整治行动逐步展开，里面就包括药品质量安全专项整治，时间长、范围广、力度大，这些专项整治运动往往源于国务院的某些文件、工作会议精神或者突发事故的影响，缺乏法律授权支持，主要依靠自上而下的行政指令开展。运动伊始，监管部门利用各种资源和渠道进行发动和宣传，待运动行将结束的时候，往往草草收尾，一些违法经营现象在运动结束之后往往死灰复燃，整治效果无法持续化和制度化。从专项整治运动的名称就可以发现，前后几年针对整顿药材市场的运动就有多次，整治运动在内容和目标上也有相当大的重合部分，反映出每次专项整治运动本身治理效果的有效性，因而必须通过不断发动运动来巩固和加强整顿效果。频繁地通过发动整治运动的方式来实现监管目标，从本质上反映出药品安全监管过程中无法建立起制度化的长效机制以及监管能力不足的现实。

表 6—1　　　1999—2004 年 SFDA 所发动的主要专项整治运动

启动时间	专项运动名称
1999.8	整顿医药市场运动，取缔非法药品集贸市场
2000.11	严厉打击制售假劣药品行为，整治药品流通秩序专项行动
2002.3	药品药材集贸市场专项整治
2003.3	打击生产销售假劣药品医疗器械违法犯罪专项行动
2003.7	中药材专业市场专项整治工作
2003.11	实施食品药品放心工程，开展药品专项整治督查工作
2004.3	疫苗经营专项整治工作
2004.5	血液制品专项整治工作
2004.7	非法采供血液和单采血浆专项整治工作

因此，由于长期以来指令型与发展型体制的巨大惯性，新建的监管型体制无论是在机构本身的建立上，还是在一些具体监管政策的执行方式

上，抑或是在履行监管职能的范围上，都不可避免地带有鲜明的行政色彩，也就无法做到严格意义上的、完全依据法律授权来制定和执行监管政策。强大的行政导向的监管风格，也已经成为制约中国建立一个现代型监管国家的瓶颈性因素。

四 缺乏制约与参与的监管权力结构：
寻租导向严重的监管腐败

在对监管理论的回顾和介绍中，本书曾经提及持利益集团理论或监管的俘获理论观点的学者们认为，所有的政府监管都是基于利益集团对于监管的需求而产生的，而存在自利动机的监管机构也迟早会被利益集团所控制或俘获，甚至与利益集团进行合谋。而在政治学家詹姆斯·威尔逊（James Q. Wilson）看来，由于属于社会性监管范畴的药品安全监管，其成本比较集中的由产业集团来担负，而其收益则完全分散在散沙一团的众多社会公众中间，因此如果没有其他的政治和社会力量介入到监管政策的制定过程中的话，其在监管政治形态上必然将表现出某种"企业家政治"（entrepreneurial politics），即利益相对集中的产业界对于监管政策制定过程的影响要远远大于消费者组织。因此，为了遏制产业界游说对监管政策的强大影响，在西方发达国家中兴起了许多监督和制约产业界与监管者合谋的社会组织和力量，包括新闻媒体、消费者组织、技术专家机构等，它们往往代替社会公众、消费者以及专家学者向产业界和监管部门集体施压，以促使监管部门的政策能够最大限度地保护社会公众的利益，从而使得监管政治形态从"企业家政治"向监管的成本与收益都集中分布的"利益集团政治"（interest group politics）转变。[①]

以上的理论能够很好地解释多元民主体制下的监管政治，但在目前的中国，由于缺乏对产业界与监管部门所可能产生的"合谋"形成有效制约的社会力量，社会型监管的政治形态则结构性地带有更强的政企合谋、寻租导向以及监管腐败等特点，同时社会公众利益成为政企合谋的牺牲

---

① James Q. Wilson（1980），*The Politics of Regulation*，New York：Basic Books，pp. 357 – 394.

品。2006 年以来所披露出来的药监系统的系列腐败案件，反映出药品监管改革带来了意想不到的系统性监管腐败：国家将监管权力集中和统一行使之后，在缺乏民主制约和监督的环境下，监管权力本身异化成为监管者本身谋取私利、追求权力和利益最大化的一种工具的典型例证。根据官方公布的数据，仅 2006 年全国食品药品监管系统共查处各类违法违纪案件58 件，共有 57 名中高级官员先后受到各种不同形式的党纪、行政和法律处分①，这其中又以药品审评、地标升国标、GMP 认证三个方面的情况最为恶劣。

2006—2007 年，随着国家食品药品监督管理局原医疗器械司司长郝和平、原药品审评司司长曹文庄、化学药品处处长卢爱英、国家药典委员会秘书长王国荣以及原局长郑筱萸等一系列药监高官腐败案件的相继爆发，中国药监体制，特别是药品审评体制中的监管腐败逐渐浮出水面，药品审评官员以及部分审评专家收受医药企业贿赂的情况十分普遍，药品审评关口的设防程度越来越低，年度审评通过的药品品种数量也呈不断上升趋势，这既与 1998 年以来的药品审评的集权改革有关，也与缺乏监督与制约的药品审评体制分不开。

正如前文曾经分析到的，1998 年以前，中国的药品审评实行的是"双批双审"的二级审评体制，药品的初审权归各省，终审权归中央，导致省内的评审与中央经常出现不一致，同时药品审评权分散在各个直属单位和承办机构中，严重弱化了国家对于药品安全的审评能力和效率。1998年 12 月，集中统一的国家药品审评专业机构——国家药品审评委员会正式成立，提出将原分散在各直属单位和承办机构的各种技术审评集中到药品审评中心，统一标准，统一时限，统一审评；将申报资料收审、终审、发证全部集中到国家药监局。1999 年 4 月，国家药监局正式颁布修订后的《新药审批办法》，明确规定省级药监部门只负责所有新药（含四、五类的仿制药）的初审，并在 5 月实施的《仿制药品审批办法》中规定省级药监部门只拥有对申报的原始资料剂型核实和对企业生产条件进行现场

---

① 邵明立：《实践科学监管 促进社会和谐 努力开创食品药品监管工作新局面》（2007年 1 月 17 日），载《2007 年全国食品药品监督管理工作暨党风廉政建设工作会议文件资料汇编》（内部发行）。

考核等一些间接监督的权力，而把仿制药临床研究和生产上市的审批实权完全授予了国家药监局。至此，自新中国成立以来存在的二级药品审评体制正式转变为一级药品审评体制。与此同时，为了从根源上遏制地方继续审批药品，从1999年到2003年，在国务院和有关方面的压力下，国家药监局强力推行了一场将地方标准上升为国家标准的运动，自1985年以来各省所批准的十多万个地方批准文号在四年时间内全部上升为国药准字药品，至此国家药监局已经基本上将所有的药品审批大权牢牢地抓在手中。

相对于以前的多头分散、低效高耗的药品审评体制，实行集权和地标升国标改革后的药品审评体制无疑在审批效率、审批时限、责任归属以及技术专业性方面都取得了很大的进步，表现为审批效率有所提高、审批时限大大缩短、责任归属更加清楚以及专家审评的地位有所提升等。然而，集权改革所带来的一个副产品就是监管权力在药品注册部门和官员手中的高度集中，2002年前后的SDA药品注册司的人数编制不到20人，既要负责每年近万件的药品注册申报项目的行政审批，又要在一年左右的时间里负责对10多万种地方标准文号药品上升为国家标准药品进行逐项清查，不仅工作量繁重，也给注册部门带来了巨大的寻租空间。此外，虽然1998年的改革加重了专家审评在药品注册中的地位和作用，但到后期，由于药品注册申报量以及有待上升为国家标准的地方标准药品的剧增，以随机遴选、集体决策以及固定会议为主要特征的专家审评委员会工作机制也发生了变化，行政审评的影响力完全压过了专家技术审评，外部审评再次让位于内部审评，最后导致一种新药能否顺利上市，完全可以由少数几个药监官员决定，药监官员寻租活动的租价由此产生[1]。由于一种新药能否顺利获得批文，并获准上市，往往成为关系一个医药企业生死存亡的关键，因而导致大量的制药企业通过施展俘获监管者的"经纶之手"，开始通过直接行贿或间接入股分红的方式贿赂药监官员。此外，按照国家药监局注册司的收费标准，一、二类新药审批从临床至下发生产批文所需交纳的费用在4万元左右；然而，企业私下进行公关单个新药批文的费用最高

---

[1] 马晖、叶建国：《重新配置药品审批权》，载《21世纪经济报道》2007年3月13日。

可达上千万元①。

特别地，在为期将近两年的"地标升国标"运动中，由于许多生产销售已达十几年之久的地方标准药品根本无法达到国家标准，一旦被取消药品批号，牵涉到的生产企业和地方政府利益十分巨大，因此只能通过数据造假以及贿赂官员的办法来达到维持批文的目的。拥有决定企业生杀大权的药监官员，在缺乏监督制约的背景下，开始利用手中的职权进行大规模的集体寻租活动，一些地方的药监官员甚至成为帮助企业跑批文的公关代表，例如原吉林省药监局长于庆香在"地标升国标"期间，利用省局拥有报批初审权之便，为企业违规办理药品批号，将企业的申报时间提前到1992年，并凭空捏造了67个药品批准文号，收取企业贿赂金额100余万元②。更有甚者，一些药监官员将最初申报标准的公司所申报的标准和批文，直接用明码标价的形式倒卖给其他无法获得批文的公司，致使地下的"药品批文经济"十分兴盛，而其恶果却是加剧了中国医药产业同质化的倾向，大大降低了国家药品标准的公信力。2007年司法机构对于国家药监局原局长郑筱萸的一个重要指控就是玩忽职守罪，指出其"在全国范围统一换发药品生产文号专项工作中，违背重大事项请示报告制度和民主决策程序，草率启动专项工作；严重不负责任，对这一事关国计民生的药品生产监管工作未做认真部署，并且擅自批准降低换发文号的审批标准"、"在药品注册司临时成立一个工作组，在三个月内换发14.79万次文号，导致审核人员无法核对源文件，完全放弃监管职责"③，致使中国市面上流通的17万种拥有国药准字的药品中，相当多的一部分存在着很大的潜在质量风险，给整个中国的药品安全监管带来了系统性的安全风险。

药监官员的集体寻租行为不光是体现在药品品种准入的药品审批与标准上升的环节上，而且还波及药品生产资格准入的GMP认证部分中。始于2001年的强制推行GMP认证运动，成为许多制药企业生死存亡的关键。由于中国的大部分的中小药厂都是20世纪80年代由省级卫生部门批

---

① 访谈编号：ET - GZ - 20070813 - 2。

② 罗昌平、张映光：《郑筱萸罪与罚》，载《财经》2007年第8期。

③ 同上。

准建立的，在硬件设施、管理方式以及技术人才方面都普遍存在着各种各样的问题，而对于任何一个中小制药企业而言，实行 GMP 认证改造都是要付出上千万甚至上亿元的巨额成本，投资改造的商业风险比较大。在 SFDA 的强力推动下，制药企业除了选择直接融资改造或者停产之外，开始意图通过俘获 GMP 认证官员的方法来以较小的代价获取 GMP 证书，特别是在 2003 年 GMP 认证体系由中央一级认证变为中央、省两级认证之后，政策执行开始出现了某种程度的变形和异化。

自一开始，缺乏足够数量和训练有素的 GMP 认证队伍，一直都是困扰 GMP 认证推行的重要瓶颈因素。由于 GMP 认证员对制药企业是否能通过认证拥有生杀予夺的大权，同时他们在执行认证考核内容上又具有一定的自由裁量空间，认证过程中的设租过程由此展开，因此在一些省市地区，制药企业对 GMP 认证人员通过拉拢、收买甚至入股的方式来让他们"利益均沾"，开始出现监管部门擅自降低认证的标准和技术要求的现象。由于企业通过认证需要购买大量的制药机械、辅助设备以及信息软件等，一些地方的药监部门甚至直接规定制药企业必须在指定的企业、设计院和咨询机构购买相关设备和资料，方能通过后期的认证①，使得最后的认证带有强烈的逐利倾向。由于 GMP 认证的高额花费，在一些制药企业的内部人士看来，推行认证的药监部门则成为了只会收钱的机构②。认证部门的这种强烈的寻租倾向，使得 GMP 认证虎头蛇尾，在 2004 年底草草收场，从表面的数据上看，GMP 认证取得了丰硕的成果，但是从认证的质量来看，一些通过造假和行贿获得认证的制药企业成为中国药品生产中系统性风险的重要隐患，最为明显的例证莫过于 2006 年相继爆发的"奇二药假药案"以及"欣弗假药案"的生产厂家——内蒙古齐齐哈尔制药二厂和安徽华源生物制药公司都是通过 GMP 认证的正规企业，这些都是缺乏监督与制约的监管改革所带来的、意想不到的副产品。

美国学者毛学峰（Andrew Mertha）曾经在一篇以工商、质监、药监、证监、保监等多个监管部门的垂直管理改革为研究对象的论文中，提到垂直管理式的"软集权"（soft centralization）改革，在有效打击地方保护主

---

① 王强：《药监设租之祸》，载《商务周刊》2007 年第 2 期，第 50—54 页。
② 访谈编号：ET – GZ – 20070729 – 3。

义的同时，却带来了部门垂直保护主义（vertical protectionalism）的后果。他把这种腐败由地方政府向监管部门转移的趋势，归因于改革后"收支两条线"的经费体制，让监管执行机构的乱收费更加无法得到有效制约①。他的这一分析不无道理，但是过于简化了监管腐败的形式和原因。至少从本书药监改革的案例来看，除了乱罚款、乱收费之外，审批腐败是更为重要的腐败形式。结合本书的研究，可以发现，药监官员在药品注册、地标升国标中和 GMP 认证中的大规模集体设租寻租行为，都源于一定的结构性因素。

首先，艰巨的药品监管任务与孱弱的药品监管能力之间的差距给监管腐败提供了空间。在药品注册改革后，SFDA 每年需要审查的药品注册申报件数超过万件，在地标升国标运动中，SFDA 需要在三个月时间内对将近 15 万个以前的药品批准文号进行逐项审查，而 SFDA 的注册部门人数不足 20 人，加上国家药品审评中心、地标转国标办公室等机构人数，仍然十分有限。如此有限的监管资源，需要在较短的时间内完成巨量的审批任务，这就必然导致审批权力的高度集中、审批速度的迅速提升以及审批质量的直线下降。这也昭示出在监管部门的审批资源和能力没有得到明显改善和提升的背景下，本着良好愿望地仓促推行集中审批权力的改革，会出现始料不及的负面效果。

其次，高度专业性和过度竞争的产业性质，给监管腐败提供了可能。无论是药品注册，或是药品标准的申报，还是 GMP 认证的推行，这些药品监管领域都带有很强的专业性和技术性，对于一般的公众而言也具有强烈的信息不对称性，如果不是相关领域的研究专家，很难对监管过程中的真实优劣程度进行监督和评价。如果不是系列假药事件和药监腐败案件的相继曝光，媒体和社会公众对药品监管的了解和关注程度并不太高，这也使得之前的监管腐败可以在几乎没有太多社会舆论压力的监督下堂而皇之地进行。另外，中国医药产业中依然存在的过度竞争现象也是监管腐败的重要温床，例如由于中国的医药制造业缺乏专利新药，90% 以上的产品都是没有自主知识产权、复制国外过期新药产品的仿制药，因此导致中国制

---

① Andrew C. Mertha, China's "Soft" Centralization: Shifting Tiao/Kuai Authority Relations, *The China Quarterly*, Vol. 184, pp. 791 – 810.

药公司所申报的药品种类同质性强，同一个品种的仿制药往往有几十家甚至上百家公司同时申报和生产，一些常用药物如氯化钠、氧氟沙星、阿齐霉素、环丙沙星、罗红霉素等品种的生产厂家都超过了 100 家，这种低水平重复建设的过度竞争局面使得药监部门在审批药品和生产资格时具有太强的操作空间：由于各个申报主体的技术水平、产品质量和安全性并没有很大的差别，药监部门的审批结果，所带来的效果相差无几，而对于企业命运的影响则有天壤之别，迫使企业只能通过集体行贿的方式来换取监管部门的审批通过。从这个意义上说，医药产业中过度竞争的产业结构如果不能得到有效的改善和优化，监管者继续寻租的机会仍然很大。

最后，缺乏制约和参与的监管权力结构，成为催生监管腐败的直接诱因。2001 年前后，国家通过横向上的机构改革以及纵向上的审批集权改革，使得国家药监局基本上集中垄断了医药领域内大部分重要的审批权力，其本意是能够使统一后的监管权力结构能够得以更为高效的行使，然而却忽视了对集中后的监管权（尤其是审批权）的权力制约。与此同时，社会舆论对于药品行政审批权的日益集中也一直未能有有效的参与讨论渠道，一些重要的社会组织如医药行业协会、消费者协会以及医学药学专家协会等都被同化为政府下属的准行政组织，既无足够的意愿也无充分的能力对药监审批改革进行行之有效的监督，例如医药企业申报新药品种之后，对于新药审评的步骤和阶段却毫无所知，各个药品在审评通道上链条信息完全处于保密和不透明状态。此外，参与度极低的监管权力结构也与有限的监管资源密不可分，根据笔者在 SFDA 的访谈了解，负责政策法规意见征集的政策法规司人员总共只有 4 个人，面对堆积如山的意见汇总和反馈，根本没有时间和精力来逐条处理，间接导致许多十分宝贵的修改意见石沉大海①。因此，对于监管部门、医药企业以及社会消费者而言，在缺乏对监管权力和决策进行有效参与的背景下，社会消费者将注定在这场激烈的利益博弈中会变成永远的弱势群体。

在郑筱萸、曹文庄、郝和平、卢爱英等药监高官系列腐败案相继爆发后的 2007 年初，《药品注册管理办法》进行了重新修订，规定一方面将部分 SFDA 的职能（例如大部分补充申请）通过委托的形式授予省局行

---

① 访谈编号：SC - TJ - 20071122 - 1。

使，并针对一些简单事项的变更，明确了建立省局备案制的程序，而另一方面规定建立主审集体负责人制、相关人员公示制和回避制等，并强调注册各个环节均要接受社会监督，有基于此，SFDA 显然采用了"以权力制衡为主，以权利制约为辅"的逻辑。然而，在监管权力已经成功统一和规范之后，国家药监局意图有意识地将药品注册资源配置的天平往分权的方向有所倾斜，这种改革举措合乎情理，但却不一定符合科学监管的内在规律。由于历史和体制的惯性，省级药品监管部门与当地的医药企业有着更加说不清、道不明的利益关系，在现有的体制下政企合谋的可能性更大。同时，作为一项专业性和技术性极强的工作，药品注册需要相当的人才、技术和设备条件作为基础，省级药监部门能否具有这些相应的资源条件，也是值得怀疑的①。审批集权与分权之间的两难选择困境，从深层次反映出中国药监改革缺乏民众和社会参与的顽疾。因此，如何通过行政分权达到权力制约，以及通过扩大社会参与来实现对药品监管政策的全程监督，从而达致一个有充分制约、同时有一定社会参与度的药品监管权力结构，也是摆在中国药监体制改革中的一个重大课题。

从这个意义上看，如何有效地通过行政分权、政务公开以及扩大参与等方式，来对监管者本身进行更加严格的监管，也是自中央在成功统一和规范监管权的归属之后、建设一个优质的监管型国家需要进一步思考的问题。

五 地方发展主义与监管集权主义的冲突：滞后的监管基础设施建设

正如文献综述中提及的持发展派国家观点的学者所论述的那样，自20 世纪 70 年代末开始的中国经济发展成就，在本质上得益于"地方发展主义"（developmental localism）的分权改革模式，使得地方政府成为经济发展的推动者和得益者。然而，长达近 20 年代的地方发展主义也导致了

---

① 刘鹏：《〈药品注册管理办法〉修订的三维解读》，载《中国处方药》2007 年第 7 期，第 35—36 页。

过度竞争、环境恶化以及贫富悬殊的一系列社会问题，为了弥补这一模式的不足，从 90 年代中期开始，中央政府开始推行一系列的加强监管集权的改革，对于诸如工商、质监、国土、药监等市场经济秩序监管部门推行省以下垂直管理体制，意图以此来打击市场经济转型过程中的地方保护主义、恶性竞争以及盲目发展的行为，加速建设一个健康有序的全国统一性市场，笔者暂且把这种改革思路称之为监管集权主义（regulatory central-ism）。

　　带有监管集权主义色彩的药监系统省以下垂直管理改革，在一定程度上极大地提高了省以下药监部门的监管独立性，也有利于药监部门破除行政执法过程中的地方保护主义，并有利于一省之内药品监管政策网络的形成，但带来了另外一些意想不到的副产品：由于垂直管理改革之后的药监系统不再属于当地地方政府序列，省以下地方政府不再对药监系统具有财政拨款的法定义务，药品安全监管工作也开始从省以下地方政府工作考核系统中逐渐淡出，并转变为与地方发展主义总目标形成潜在冲突的监管目标，地方发展主义与监管集权主义的分歧与冲突逐渐体现出来。不幸的是，除了东部沿海少数几个经济相对发达的省份之外，大部分的中西部省份的财政力量十分有限，基本上无法对实行垂直管理体制以后的药监系统全额拨付所需的财政经费，也无法有效提高药品监管部门的技术监督和检验能力，直接导致发展型体制下中西部地区省份药品监督基础设施建设弱化的情况，无法得到明显改善。时任国务院副总理吴仪同志曾经在 2005 年 1 月 20 日讲话中，指出我国基层药品监督部门的基础设施和执法设备比较落后，特别是中西部地区，80% 以上的县级机构无稳定的办公用房，80% 左右的地市级药检所的检验能力达不到规定要求①。

　　以药品检验工作为例，实行药监系统省以下垂直管理改革以后，从全国范围来看，药检部门尤其是基层药检部门面临的困难比较大，经费上划的工作没有完成，药品抽验经费与实际所需之间还存在较大的缺口，使得

---

　　① 《2005 年党和国家关心支持食品药品监管工作》，载《中国食品药品监督管理年鉴 2006》，第 2 页。

的技术监督工作难以开展，影响了药品监管的政策效果①。当时全国共有国家级药检所 1 个，省级药检所 31 个，市级药检所 330 个，其中 31 个省级药检所约有 40% 建于 20 世纪 50 年代，更多的建于 70 年代，有 20% 的省级药检所建筑为危房，另有 50% 的建筑需要改造扩建，地市级药检所的基础设施更是不容乐观。以河北省为例，当时只有三分之一的地市药检所能够实现对抽验样品的全检，大部分的地市药检所全检率只有 40%—60%。难以胜任的技术条件使得药品抽验的技术公正问题退居其次，而技术能否实现反倒成了首要问题②。在 2006 年爆发"齐二药"假药事件的黑龙江省齐齐哈尔市，2002 年省药监局下达给该市匹配经费的计划抽验指标仅为 1400 件，不足 2001 年度该市完成抽验样品的三分之一，而按照覆盖率 100% 的要求本应达到 2350 件，抽验样本缺口很大③。

据中国药品生物制品检定所 2002 年 3 月的不完全统计，全国 31 个省级单位中，仅有 8 个省市对药品抽验"安排了一些经费"，总数约 3700 万元，有 23 个省的药品抽验经费尚无着落，加上中央财政安排的 4000 万元，全年度共落实药品抽验经费 7700 万元，而根据药品抽验覆盖率应当至少达到 30% 要求的测算，全国至少约抽验药品 40 万批次、需经费 5.5 亿元，实际投入与应当投入差距十分巨大④。已经习惯于依靠向企业收取抽验费用以及提供其他相关有偿服务的药检机构，在改为财政供养而又面临"皇粮不足"的情况下，陷入了"皇粮吃不饱，杂粮不能吃"的尴尬境地。

财政经费投入的不足导致地方药品检验机构，尤其是地市级药检机构的检验设备和技术条件无法得到及时改善。以情况相对较好的广东省为例，2004 年全省"地市级药检所的仪器投入每年约 100 万—200 万元，即平均每所仅 5 万—10 万元，地方财政投入也很少，约占总投入的 10%，

① 袁因:《"杂粮"变"皇粮"》，载《中国医药报》2002 年 10 月 31 日第一版。

② 袁因:《药品抽验经费改革系列报道之一：政府首次"埋单"》，载《中国医药报》2002 年 7 月 9 日第一版。

③ 赵盛忱、霍霞、李彦杰:《当前药品监督抽验工作存在的几个问题》，载《中国药事》2003 年第 5 期，第 271—272 页。

④ 袁因:《药品抽验经费改革系列报道之二：困顿的大多数》，载《中国医药报》2002 年 7 月 11 日第一版。

而地方药监局则几乎无投入，导致地市所越来越依赖于省局的集中投入，如 2003 年省局仅投资 336 万元，就占全省地市所总投入的 73%。从仪器数量上看，全省地市所共缺 403 台套仪器，平均缺 20 台套，约占要求的40%；从资金上看，全省地市所共缺 1591 万元，平均缺 80 万，亦约占要求的 40%。按每年投入 300 万的速度，地市所要完成基本配置，约需 5年，但 5 年后，仪器可能老化、落后"、"地市所的仪器则显老化，10 年前的仪器约占 30%，5% 的待报废，最老的在用仪器是肇庆所 1970 年购置的电热干燥箱"[①]，基层药检机构的检验设备条件仍然亟待改善。而在中部地区的江西省，全省 13 个药检所也面临着很多的困难，检测手段落后、经费匮乏的问题尤为突出。截至 2004 年 2 月，全省 11 个设区市药检所现有仪器设备 458 台（件），价值仅 586 万元；根据需要应装备仪器设备 678 台（件），金额约 1717 万元；目前急需增加装备的仪器设备 220 台（件），需投入 1132 万元。现有仪器设备的数量和档次，无论是与国家对市级药检所的基本装备的要求，还是与药品质量标准所需的要求相比，都有很大的差距。由于经费困难，半数以上的仪器设备得不到及时维修，个别药检所开展工作所需要的试剂、试药等消耗品得不到补充。市药检所的综合检验能力只能达到国家规定的 50%，基层药检机构承担日常检验和处理突发事件的能力非常差。

再以基层药监系统所推行的农村药品监督网络建设为例。由于地方财政紧张，加之实行垂直管理之后药品监管的责任从基层政府上升到省一级政府，因此地方政府大都没有积极性对药品监管网络建设提供足额的经费支持，与此同时省级的财政经费支持十分有限，一般只占到预算总额的60% 左右，财政上的不足导致大部分协管员和信息员属于义务性质，使得农村药品监督网络无法获得可持续发展的基础。此外，大部分的协管员和信息员都属于兼职性质，没有经过充分的医药卫生知识培训，监督工作不规范，工作记录不全，无法提供详细准确的监管信息，增加了监管成本[②]。基层地方政府为了达标，只是强调整体的网络覆盖率，而忽视了网

---

① 《广东省药品检验机构仪器配置调查报告》，参见 http：//www. 51gongwen. com/webshow. aspx？wid=47336（2011 年 6 月 1 日最后访问）。

② 郑先平等：《"两员"在农村药品监督网中的作用和存在的问题》，载《卫生经济研究》2007 年第 4 期，第 45—46 页。

络覆盖的平均分布，例如从江西省的整体情况来看，监管网络建设覆盖率已经将近100%，但是一些地区的覆盖率很低，如弋阳县乡镇监督网络覆盖率为83.33%，近17%的乡镇没有任何协管员；南丰县行政村网络覆盖率为82.66%，有30个行政村无药品信息员①。由于地方政府对监督网络建设的忽视，在局部地区，药品监督网络的建设变成了"形象工程"、"样板工程"、"随随便便走过场"，农村地区的药品监管基础设施建设并没有因此而得到有效强化。

省级垂直管理改革之后所带来的省以下地方政府责任缺失的问题，对市级和县级药监部门的正常运作产生了很大的影响。在一些省份，省级政府和市县级政府都表示对药监部门没有支持责任，药品安全监管成为各级政府相互推卸的任务。即使是在财政力量较强、支持力度比较大的部分省区，由于省级财政拨款只占到实际运作所需经费的一半左右②，为了获取地方政府的财政和工作支持，一些药监部门不得不重新担负起部分行业管理以及招商引资的职能任务，监管部门的性质逐渐发生了某种程度的异化。垂直管理体制使得省级以下地方政府难以配合药监部门的行政执法，在涉及地方一些重要企业和医疗机构的用药问题上，甚至还出面干扰和阻止药监部门的正常执法。

如果既不能获得省级财政部门的充分拨款，又不能从所在地的地方政府获取相关经费资源，再加上大部分创收的行政审批权也已上划，此时的地方药监部门就只能从日常执法稽查的罚没款项中获取收入，以弥补经费的不足。根据笔者访谈获知的结果，基层药监部门主要的创收部门仍然来自于稽查部门的罚没收入返还，2007年广东省A市药监部门共罚没收入1600多万元，先全部上缴给省财政，由省财政100%返还给省药监局，省药监局从中抽取40%作为自用，剩余60%交给A市局，这笔一年将近1000万元的经费占到该市药监部门经费来源的60%左右③。为了获得这笔财政资源，从省到县以下各级药监部门都将罚没收入进行指标分解摊派，层层下达任务，评优的部门往往是完成罚没任务较好的部门。地方药

---

① 王力、陈和利等：《农村药品"两网"建设中"两员"管理存在的问题及对策》，载《江西中医学院学报》2006年第6期，第51—52页。

② 访谈编号：OF - FS - 20080110 - 1。

③ 访谈编号：OF - FS - 20080110 - 3。

监部门过度依赖稽查罚没收入获取运作经费的做法,严重削弱了药品监管部门应有的执法公正性,但在垂直管理体制经费拨款不足的情况下,这种做法似乎又是一种十分无奈的选择。

此外,从药监部门人员的专业素养来看,虽然1998年改革以后,特别是实行省以下垂直管理改革以来,药监队伍人员的专业素养和文化程度有所提升,地方政府运用权力将一些无关人员安插进药监部门的现象有所改善,但是相对于一套专业高效的监管体系的要求而言,药监部门人员的专业素养仍然亟待提高。

美国学者毛学峰也关注到了垂直管理改革所带来的这一现象,但是他将这种情况仅仅归因于缺乏与地方政府的协调,没有看到这种缺乏协调背后的结构性原因①。在药监系统实行省以下垂直管理改革之后,监管集权主义遭遇到了来自地方发展主义结构性的阻力,即一方面监管集权主义的质量监管目标与地方发展主义的经济发展目标产生了激烈的冲突,直接导致省以下地方政府将药品安全监管淡化处理,责任缺失,甚至成为药品安全监管的阻碍因素;另一方面,刚刚建立不久的药监系统在垂直管理能力上存在很大的不足,表现在有限的财政经费、不足的人事权、与地方政府的协调有待改善、无法有效地影响和制约地方政府等,致使垂直管理改革之后的药监系统的监管能力并没有完全达到改革之初的设想,包括改善屡弱的地方监管基础设施建设、破除地方保护主义、提高监管部门的相对独立性等在内的一系列改革目标,最终并未能较好地实现。

药监改革中的监管集权主义与地方发展主义结构性冲突所导致的系列问题,也引起了中央政府的注意和重视,并逐步研究着手加以解决。2007年3月,国务院办公厅下发了《关于进一步加强药品安全监管工作的通知》,首次提出"地方各级人民政府要对本地区药品安全工作负总责"、"不得要求药品监管部门承担经济发展指标和行业发展任务,更不得干扰药品监管部门正常监管执法"、"严格实施药品安全行政领导责任制和责任追究制"等,即意图通过将药品安全监管强制纳入地方

<hr>

① Andrew C. Mertha, China's "Soft" Centralization: Shifting Tiao/Kuai Authority Relations, *The China Quarterly*, Vol. 184, pp. 791-810.

政府责任系统之内的办法，来弥补垂直管理改革的不足。有趣的是，这一改革虽然有可能加强地方政府对于药品安全监管工作的重视程度，但同时也在某种程度上削弱了垂直管理体制，使得地方政府对于药监部门的工作具有更强的干涉力度和作用，昭示出在地方发展主义仍然占主导地位的中国，监管集权主义与地方发展主义的平衡点逐渐重新向后者转移的趋势，受到两者冲突的影响，省以下的垂直管理体制改革不得不开始走"回头路"。

此外，2007 年 8 月，SFDA 新闻发言人宣布，将实施总投资 88 亿元的食品药品监管系统基础设施建设规划项目，其中中央政府投资 63 亿元，地方政府投资 25 亿元，主要用于中国药品生物制品检定所的迁建项目、国家口岸药检所改造项目、国家医疗器械检测中心的改造项目、国家药品不良反应检测体系建设项目、西部地区食品药品监督行政执法机构基础设施建设和西部地区药检所改造项目，目标是争取用三到五年的时间，使中央级基础设施达到与食品药品监管工作、经济社会发展相适应，技术手段在国际上处于比较领先水平；地方的食品药品监管体系能够承担法定赋予的各项任务①。

加大财政投入力度，只是强化监管基础设施建设的前提条件，但并不意味着政策目标就可以一蹴而就，尤其在目前省以下垂直管理体制与地方政府负总责的监管责任体系没有完全理顺的情况下，中央政府和 SFDA 的财政转移支付到了地方会否雁过拔毛，仍然是个未知数。即便所有的财政资金能够完全顺利到位，一次性的财政转移支付毕竟不是强化监管设施建设的长久之计，因此应当尽快建立起各级政府对于药品监管基础设施建设的财政投入分工责任体系，明确各级政府的角色分工与责任分担，如此才能建立起改善药品监管基础设施建设的长效机制②。

---

① 《中国投入 88 亿元加强食品药品监管基础设施建设》，参见新华网 http：//news3. xinhuanet. com/newscenter/2007 - 08/08/content_ 6495755. htm（2011 年 6 月 1 日最后访问）。

② 刘鹏：《走向优质监管的起步：2007 年药监改革的几个思考》，载《中国处方药》2008 年第 1 期，第 20—23 页。

六　走向优质监管:如何可能

从各国监管型政府的建立过程来看,一般都要经历一个由监管体系的初步建立阶段向实现优质监管（high-quality regulation）的阶段的过程,前一阶段的主要目标在于确立监管者与监管对象在体制上的分离、明确监管者监管权力的法定来源、建立监管行为的基本法律基础、规范监管权力的统一行使、为监管部门配备基本的监管资源等,而后一阶段的主要目标则在于强化监管者的行政和产业独立性、界定各级政府在监管中的分工协作关系、建立对监管权监督和制约的权力制衡体系、扩大社会公众的监管参与以及优化监管基础设施建设等。起始于 1998 年的中国药品监管体制改革,到 2005 年基本上实现了初步建立监管体系的目标,但由于受到长期以来指令型体制与分权型发展型体制的影响,中国药品安全监管体系距离优质监管的目标仍然任重道远。那么,对于一个发展中国家而言,一套优质的社会型监管体系具有哪几项基本的标准?面对来自各种因素的结构性阻力,中国应当如何才能建立起一套基础完善、优质运行的药品监管体系,从而应对日益增加的药品质量安全风险?

（一）优质监管的概念及其分析

首次提出优质监管概念的是 OECD 组织,在其 1997 年的监管改革综合报告中,该组织结合各成员国监管改革的实践,总结了一系列提高政府监管能力、优化监管质量的实践方法和标准,并通过创造一套名为"监管影响评估"（Regulatory Impact Assessment，RIA）的评估体系来对各成员国的监管改革提出政策评估和指导,其具体的内容参见表 6—2。这套指标体系的不足之处在于过于宏观而无法操作化,从某种意义上看,其似乎更像一套监管政策改革设想而非良好监管的衡量标准。

表 6—2　　OECD 国家有关增强监管能力、优化监管质量的良好规范

A. 建立一套监管的管理系统：

　1. 在最高的政治层面正式通过监管改革政策

　2. 为监管政策制定确立一套明确的标准体系

　3. 强化监管管理能力建设

B. 优化新型监管的质量：

　1. 科学评估监管政策的影响

　2. 与受影响的相关利益体进行协商

　3. 运用一些替代型的监管方式

　4. 提高监管的协调能力

C. 提升既有监管体系的质量：

　1. 评估和革新已有监管体系

　2. 减少文牍主义以及形式主义

资料来源：OECD（1997），*The OECD Report on Regulatory Reform*：*Synthesis*，Paris：OECD；OECD（2004），Regulatory Reform in France：Government Capacity to Assure High Quality Regulation，Paris：OECD，p. 12.

　　以奉行自由经济著称的世界银行也根据各国的监管改革，对监管质量提出了自己的衡量标准。他们依据各国监管政策中对于自由贸易市场经济过多的限制和障碍的程度、监管政策的透明度以及法治程度，制定出了一套"监管质量指数"（Regulatory Quality Index，RQI），对 2002 年全球 193 个国家的监管质量进行了评分测量和排序[1]，并评出芬兰、新加坡、英国和新西兰等多个优质监管国家。值得注意的是，该评价指标带有强烈的新自由主义和西方发达国家色彩，并不完全适合用于评价发展中国家。

　　综合以上有关优质监管的标准，结合发展中国家以及中国的监管改革

---

[1]　D. Kaufmann，A. Kraay，and M. Mastruzzi（2003）：*Governance Matters III*：*Governance Indicators for 1996 - 2002*，World Bank，World Bank Policy Research Working Paper 310，available at http：//www. worldbank. org/wbi/governance/pubs/govmatters2001. htm　or　http：//humandevelopment. bu. edu/dev_ indicators/show_ info. cfm? index_ id=124&data_ type=1.

实践，笔者提出以下有关优质监管的五大标准：即充分保障的监管独立性、灵活有效的监管信息能力、法治导向的监管风格、参与式的监管治理格局以及坚强有力的监管基础设施体系。在笔者看来，这五个标准是现代型监管型国家走向优质监管的必备因素，其中充分保障的监管独立性能够赋予监管机构更明确的监管意愿和保障监管的公正公益性；灵活有效的监管信息能力能够让监管者充分掌握真实、有效和及时的监管信息，有效应对监管对象规避监管政策的行为；法治导向的监管风格能够优化监管者的政策工具的组合和使用，强化监管过程的法律权威；参与式的监管治理格局能够有效防止监管权力的腐败与异化，充分保障监管政策的公共利益导向；坚强有力的监管基础设施体系则可以充分强化监管政策的执行能力，实现监管政策目标。

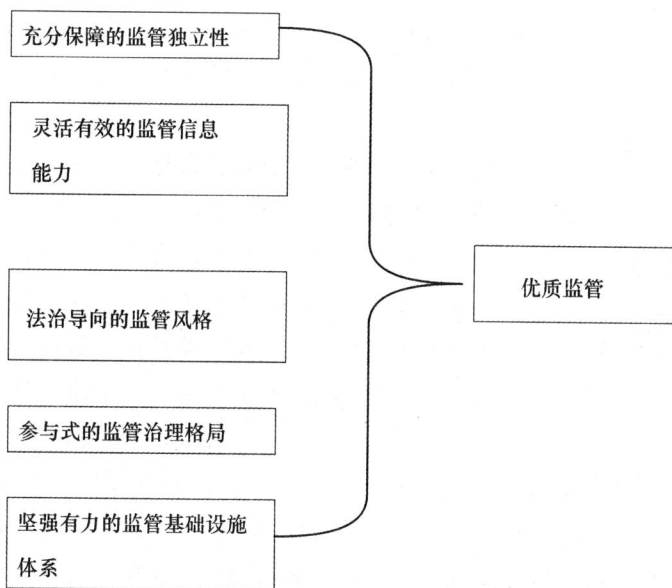

图 6—1　优质监管的五大标准体系示意图

（二）走向优质监管：中国药监体制改革的五大方向

在传统的计划经济中的政企事利益共同体关系瓦解之后，起始于 1998 年的中国药监体制改革，通过实施政企分离、机构改革、垂直管理、合并标准等一系列强势的改革政策，初步建立起了一套市场经济和风险社会下的药品安全监管体系，然而囿于旧有的指令型体制和发展型体制的惯性和局限，中国药监体制已经步入了一个改革的深水区，政府、企业、事业单位与社会公众之间的利益关系进入了重构和调整的新阶段，如何建立一套专业、透明、高效、廉洁的优质监管体系，成为未来中国药监体制改革需要重点思考的战略问题。对照笔者提出的优质监管的五大标准体系，未来中国药监体制的改革可以从强化监管独立性建设、提高监管信息能力、建立法治导向的监管风格、培育参与式的监管治理格局以及优化地方监管基础设施建设五个方面着手展开。

1. 强化监管独立性建设：明确监管意愿

正如第五章所阐述的内容，历经将近10年的中国药监改革主要通过机构改革和省以下垂直管理建立起了有效的行政独立性，通过政企分离从体制上强化了其产业独立性，但这些改革充其量只是完成了上半部分，有效摆脱相关医药利益集团对监管者的俘获，打破发展主义体制的路径依赖困局。

针对目前中国药监系统中主要的中高层官员大都具有国有医药企业的出身背景的现实状况，下一步的药监改革应当着眼于吸收和提拔一些受过较好的药学或医学训练、与医药企业和医疗机构没有太多历史渊源的科研技术型官僚，甚至可以考虑通过增派一些外系统的政治型官员来平衡企业出身的经营型官僚的比重和影响，制约企业型官僚可能与监管对象所发生的利益勾连。更进一步的是，药监官员的利益回避原则不仅仅要体现在在职官员中，也要体现在离任或退休的官员中，即通过颁布相关药监官员伦理规章，明确规定药监部门的离任或退休官员在一定时限内不得在医药企业或行业协会中担任独立董事或其他任何职务，并借助于上述清查在任药监官员持股状况的方法核查离任或退休官员的社会任职状况，如有违规也应当追究相关官员和医药企业的连带责任。

此外，药监部门必须摆正医药经济发展与药品安全监管、公共利益与商业利益之间的先后关系，在职能履行上真正把重点放到保障人民用药安全有效的监管目标上去。药监部门不仅应当从书面的政治口号上，更应当从实际的监管过程中对"监、帮、促"的后发展式监管模式予以重新定位和反思。各级地方政府应该将促进医药经济发展、加强医药行业管理的职能真正从药监部门中分离出来而划归给发改委等经济职能部门或者行业协会,不能再将招商引资、发展医药经济、兴办医药市场、为医药企业提供服务、搜集医药产业信息情报等非质量监管职能列入对药监部门的日常工作范围之中,不能将地方医药经济的发展速度与对药监部门的支持力度联系挂钩,并通过推行"药品安全地方政府负责制",迫使各级政府将药品安全纳入政绩考核工作重点,而将药监部门工作的考核目标严格限定在维护人民用药安全和有效方面,以有效地避免和化解药品质量安全事故的爆发,实现对药品质量风险的成功驾驭。

2. 提高监管信息能力:降低监管信息的获取和鉴别成本

前文曾经提到,发展型体制下形成的过度竞争的产业格局是导致监管部门难以获取和鉴别监管信息的结构性根源,也是引发中国药品质量下滑的产业性原因。为了扭转这种高速度、低质量的产业发展格局,医药产业管理部门(在现有机构的设置下,这一职能部门应当是国家发改委经济运行局医药处,而非药品监管部门)应当通过制订医药工业发展规划,鼓励和引导企业进行资产重组、兼并合并,并对经营不善的企业实施破产等产业政策,以此提高中国医药产业的行业集中度①,优化医药产业的竞争格局,保持医药企业的合理利润;财政、卫生和社保部门则应当通过给予医疗机构适当财政补偿的方式,改变"以药养医"的不正常医疗机构筹资体系,促使药品销售利润能够在药品生产、流通和使用环节的合理分配,避免各自领域内围绕有限的商业利润而展开的恶性竞争;发改委的物价监管部门也应当通过对药品价格的合理调整,在保持医疗卫生事业的公益性的前提之下,适当维持医药产业的合理利润率,以刺激生产相对比较规范的大中型企业通过资产重组、兼并小企业的方式,促使医药产业逐渐从过度竞争的态势走向有序竞争的格局。对于上述医药产业政策,应当属于经济性监管范畴,作为社会性监管部门的药品监管机构可以予以全力推动和配合,但不能直接制定和执行政策,否则会重返以经济性监管手段达

---

① 近年来,随着 GMP 强制推行,中国医药制造业的行业集中度已经有所提高,前 4 家的集中度为 9.7%,前 8 家的集中度为 15.3%,但这一数字与医药制造业高度发达的美国相比仍然很低,美国医药业的前 4 家集中度为 78%,前 8 家为 86%。参见孙国君《我国医药产业市场集中度浅析》,载《中国药房》2004 年第 10 期,第 588—590 页。

到社会性监管目的的发展型体制的老路。与此同时，药品监管部门应当以更大的力度扶持医药行业协会的发展，使行业协会能够成为监管网络上的重要节点，药监部门只需要从有限的医药行业协会搜集信息和发生直接联系，而无须耗费大量成本从数量庞大的医药企业和医疗机构搜集行业信息，从而大大节省信息获取成本。

考虑到现实条件十分有限的监管资源，药品监管部门更应当将信息获取和鉴别的重点放在药品质量安全本身方面，包括药品注册环节中申报资料的真实程度、生产环节的原料辅料及其制作过程是否符合 GMP 规范、经营环节的药品运输保存和销售是否符合 GSP 规范以及使用环节中的不良反应报告等，而对于药厂药店的具体布局、经营状况、行业规模以及医药产品的供销态势等具体的医药经济信息则可以基本忽略。另外，不同层级的药品监管部门应当根据医药的产业链条特征建立有效的监管信息分工体系：国家局应当将监管信息的重点放在对药品的研制、注册和生产多产业中上游链条上，以便从源头遏制弄虚作假、偷工减料的行为；地方监管部门则应当将重点放到完善药品不良反应报告制度以及经营使用等产业下游环节的监管，加强药品上市后的风险监管；同时，建立和强化医药企业和医疗机构药品安全信息网络，将医药企业与医疗机构的药品安全记录与企事业单位的诚信记录进行联网，使药品安全记录成为影响医药企业和医疗机构申请贷款、担保抵押、税费减免和自主定价等经营性行为的重要参考因素，并通过相关的新闻媒体对有药品安全不良记录的企事业机构予以曝光，化"一次性博弈"为"多次博弈"，激励和诱导企业或医疗机构提供真实、有效、及时的监管信息。

3. 建立法治导向的监管风格：优化监管政策工具的组合

在对监管的研究过程中，监管风格（regulatory style）被用来概括监管者在监管过程中使用不同监管工具的秩序和组合情况，以及所表现出来的不同的政策执行特征，对于社会性监管而言，一般比较常用的监管政策工具包括行政强制、法律禁止、经济奖惩、行政专营、特许制度、技术标准、信息提供等，监管者可以根据监管对象和监管环境的具体差异来选择不同的工具组合，从而形成不同的监管风格。

回顾近十年来的中国药监体制改革，在监管风格上的一个明显特征在于监管过程中过于强势的行政主导风格依然盛行，虽然法治和其他监管工具开始逐渐得以运用,但是几乎所有的重大监管政策以及监管改革都不可避免地高度依赖于行政强制手段予以推行,例如机构改革、垂直管理、两G认证等,都无法摆脱单一的行政模式的窠臼。以行政强制为导向的监管风格,虽然具有时间短、效率高、速度快等运动型治理模式的优点,但是在市场经济条件和风险社会来临的环境下,过度依赖行政方式的监管改革往往忽视监管对象的利益诉求和策略应对,同时结合运动式的突击监管治理模式,并试图采用相对机械、简单和刚性的办法改变监管对象的行为机制,这一方面使得监管改革所确立的制度和政策难以获取可持续的发展机制,另一方面也让掌握重权的监管部门获得了极大的寻租空间而陷入监管腐败的泥潭不能自拔。

因此,药监改革摆脱对行政手段高度依赖的出路在于综合运用多种监管工具,优化政策工具组合,最终建立起一套"聪明的监管体系"(smart regulation)①。监管者在制定和执行监管政策时,必须以相关的法律法规作为基础和出发点,同时作为行政机构的药品监管部门,应当与全国人大法工委、国务院法制办等立法机关或行政立法机关建立起良好的合作协调关系,对重大药监政策出台的合法性予以详尽的事前审查,以免导致出现监管政策违反上位法的现象②;地方药监部门在制定符合本地区实际情况的规章时,必须与上位法保持一致,同时报国家药监部门备案审查,国家药监部门应当定期对各级地方药监部门所制定的一些地方性规章进行合法性审查,对赋予地方药监部门的自由裁量空间予以严格控制,防止出现地方药监部门利用自由裁量空间违法行政的现象;从体制和利益上

---

① 参见 Kogan Page, Neil Gunningham and Peter Grabosky with Darren Sinclair (1998), *Smart Regulation: Designing Environmental Policy*, Oxford and New York: Oxford University Press, pp. 374 – 405. 该书以过去30多年美国、澳大利亚、西欧和加拿大的环境监管成败为例,展示出如何通过有效组合监管政策工具、设计一定的监管制度来成功实现社会性监管目的的过程。另外,加拿大、新加坡等国政府也纷纷发起了一场旨在优化监管系统、提供监管效能的"聪明的监管"运动,可以参考 *Smart Regulation: Report on Actions and Plans* (Fall 2005 Updated), Toroto: Her Majesty the Queen in Right of Canada, available at http://dsp-psd. pwgsc. gc. ca/Collection/CP22 – 80 – 2005 – 1E. pdf;新加坡的改革参见 http://app. ps21. gov. sg/newps21/default. asp? id = 22 (2011年6月1日最后访问)。

② 据本人的调研发现,药监部门在制定部门规章时还是十分重视是否与上位法相抵触,而不能完全凭着主观意志来出台相关规章制度,主要是担心在将来可能的行政诉讼中被诉违法,用一位工作人员的话说,他们制定部门规章是"带着镣铐跳舞",访谈编号:OF – BJ – 20070713 – 1。

斩断地方监管机构与司法部门的联系，防止药监机构与司法机关形成合谋，造成药监部门在行政诉讼过程中居于优势地位，给企业与消费者带来不公平的影响。

除了加强法治导向建设之外，药监部门在监管实践中还可以运用经济奖惩、特许制度、技术标准、信息提供、界定产权、使用补贴、绩效标准等多种工具，使得监管部门不仅仅单纯依赖刚性监管（hard regulation）手段，而是启用部分柔性监管（soft regulation）手段来实现监管政策目标。例如，条件成熟的情况下，可以考虑将一部分较为简单的技术标准的制定权和审评权交由相关的医药行业协会组织，药监部门只需要负责对行业协会进行有效监管，大大减轻药监部门的监管工作负担，使药监部门从审批部门真正转变为一个监管部门；对于医药企业实行绩效标准监管，即先建立药品安全监管目标，并授权被监管者找出最有效的方式实现药品质量的安全有效，由于相对于监管者而言，被监管者对药品质量拥有天然的信息优势，因此可以通过降低商品单位生产和经营成本的方式来激励监管对象保障药品质量；针对药品质量的高度信心不对称性，药监部门应当更好地与新闻媒体和消费者组织进行合作，定期公布药品质量公报和违法企业的名单；增加药品标签和说明书中的信息披露力度，强制规定药品名称应当统一使用通用名，避免因过多过复杂的药品商品名导致的用药安全问题，对公众进行有关用药安全方面的普及教育，借助于信息技术网络平台向消费者提供有针对性的用药安全信息服务，从而有效改善消费者在药品安全方面信息匮乏的不利处境。

4. 培育参与式的监管治理格局：对监管者的有效监管

以专业、独立、高效著称的独立监管机构模式，是大多数西方发达国家监管型政府的重要特征①，由于其同时兼具立法、行政与司法三个部门的混合特征，并往往拥有十分强大的权力和充裕的资源，因此也成为部门

---

① 在监管机构的独立性方面，英美法系与大陆法系国家存在各自不同的侧重特征，以英国、美国、澳大利亚等国为代表的英美法系国家通常采取的是单独设立独立监管机构的模式，将监管职能集中于一个独立政府之外的专门机构，具有很强的权威性和中立性。而以日本、德国和法国为代表的大陆法系国家则主要采用的是政监合一的监管机构模式，即监管机构仍然作为政府部门的组成部分，甚至采用政府部门直接出面履行监管职能的做法，相对而言主要强调其产业独立性而非行政独立性。

寻租腐败的重要载体①，它们也同时往往成为权力制衡和民众参与的重点。因此，在监管制度发展较为完善的西方发达国家，独立的监管机构往往成为立法、行政与司法部门重点看管的对象，立法部门主要从监管政策的合法性和监管机构的预算规模来制约独立监管权，行政部门主要看重监管机构的人事任免以及是否与其他行政机构产生权力冲突，而司法部门则可以通过司法审查、诉讼裁定以及司法解释等方式来对监管权的行使提出自己的解读。

除了运用国家内部权力部门对监管权力进行有效制约之外，社会民间力量也可以通过参与监管政策的制定和执行来对监管者实行有效监管。例如，作为监管对象的企业组织，本身同时也是监督监管者的重要主体，他们可以通过行业协会、游说组织等方式对监管者可能出现的一些影响市场公平竞争的监管合谋进行监督，对于这种建基于维护企业自身商业利益的监督行为，产业组织往往具有十分强大的动力②。此外，对于旨在维护消费者安全和利益的社会性监管而言，在消费者组织相对比较成熟的西方发达国家，消费者组织往往成为监督制约监管机构和推动监管改革的重要力量，例如美国的"全美消费者机构"（American Consumer Institute）、"美国消费者联合会"（Consumer Federation of America）、"消费者联盟"（Consumer Union）、"公众"（Public Citizen）等，英国的"全国消费者委员会"（National Consumer Council）、"消费者指引"（Consumer Direct）、"艾尔促进会"（Campaign for Real Ale，CAMRA）以及"邮政监察协会"（Postwatch）等，日本的"日本消费者联盟"（Japan Consumer Union，

---

① 例如，仅仅以与本书研究主题直接相对应的美国食品药品管理局（FDA）为例，2007 年 2 月，法官正式宣布对 FDA 前局长莱斯特·克劳福德（Lester Crawford）处以为期 3 年的监督缓刑以及 9 万美元的罚金，指控罪名包括利益冲突和虚假报告，曾经有过在 FDA 和农业部工作经历的他，和妻子同时拥有 12 家制药、医疗器械以及软饮料公司的股票，并获得了 Embrex 公司董事会提供的股票期权，同时还成为该公司的董事会成员之一，这也是 FDA 历史上继 1989 年的仿制药事件之后的又一重大丑闻，由此可见，即使是在监督机制十分完善的西方发达国家，监管机构仍然存在巨大的被俘获的可能。参见刘鹏《监管者独立性考量——FDA 股票丑闻启示录》，载《中国处方药》2007 年第 4 期，第 8—9 页。

② 例如 1989 年美国 FDA 的仿制药丑闻的揭发就是生动的例子，参见 Philip J. Hilts（2003），*Protecting America's Health：The FDA，Business and One Hundred Years of Regulation*，New York：Alfred A. Knopf，pp. 252 - 254.

JCU)、"日本消费者信息中心"（Japan Consumer Information Center, JCIC）等，这些消费者组织往往通过向监管部门发出政策建议信、定期公布组织本身所获取的产品质量信息来影响监管政策，一旦发现监管部门政策有违法消费者利益的倾向，便可以通过媒体曝光甚至直接提起诉讼的方式来限制监管部门与产业界可能产生的合谋①。在这些国家，监管部门、产业界、行业协会、消费者团体与新闻媒体都成为监管政策博弈中的重要力量，形成了多元的参与式的监管治理格局（governance of participatory regulation）。西方发达国家监管型政府建设的历史过程告诉我们，当国家的监管能力无法很好地驾驭复杂的市场经济时，适当地赋权（empowerment）给社会组织，充分利用社会舆论和消费者运动的社会性监管资源，往往能起到事半功倍、锦上添花的效果②。

重新回到中国药品监管改革的语境下，监管权力的集中与统一，大大强化了监管部门的行政权力，对于建立高效、统一、专业的药品监管体系而言是完全必要的，然而由于身处于政府权力缺乏有效监督制约的宏观环境下，以集权为导向的监管改革不可避免地带来了另一项高额的监管成本——寻租导向的制度性监管腐败。为了遏制不受约束的药监权力继续走向异化，中国政府必须对日益强大的药监权力实行有效的监督制约。为了改变因腐败风暴而蒙羞的药监系统形象，2007 年 2 月到 3 月底，SFDA 开展了重塑队伍形象的集中教育活动，10 个直属单位所办的 22 家企业已经办理脱钩手续，部分工作人员持有医药企业 350 万元股票股份清退工作完成，并上交了 260 多万的礼金礼品。在监管腐败重灾区的药品注册领域，通过修订条例强化了药品注册过程的透明度，建立主审集体负责人制、相关人员公示制和回避制等，并强调注册各个环节均要接受社会监督，同时在横向上对过于集中的药品注册权力实行分段拆分，实行药品注册受理、

---

① 例如在美国，1994 年美国的一个消费者组织曾经就转基因食品安全问题对美国卫生和人类服务部（HHS）以及 FDA 提起诉讼。2005 年消费者保护团体"公众"就写信敦促 FDA 不要允许存在明显风险的肠道疾病治疗药物 Lotronex 重新上市销售。2006 年消费者联盟组织宣布美国市场上销售的品牌鸡肉中有 83% 含有可引起疾病的细菌，这一消息使得美国食品安全监管部门面临强大的社会压力。

② 刘鹏：《药品召回制度的监管政治学分析》，载《中国处方药》2007 年第 11 期，第 39—40 页。

技术审评、行政审批相分离的工作机制，在纵向上将部分 SFDA 的职能（例如大部分补充申请）通过委托的形式授予省局行使，并针对一些简单事项的变更，明确了建立省局备案制的程序①。

　　从政治科学角度分析，对行政权力的制约主要有两种途径：一种是以权力（power）制衡权力，即在行政系统或国家权力机关内部实行分权，而另一种是以权利（right）制约权力，即发动社会力量对监管权力进行监督。从权力制衡的角度出发，下一步的改革应当对过于集中的药品注册权力实行分段拆分，实行药品注册受理、技术审评、行政审批相分离的工作机制，加强技术审评在最后行政审批中的决定权重，同时加强全国人大、国务院、中纪委、检察机关等部门对药监部门的质询和监察力度，但是不能走向地方分权的老路。从权利制约的角度来看，药监部门应当通过积极培育相对独立的行业协会和消费者组织，并通过赋权的方式将一部分非核心的监管权力交由社会组织行使，部分地借助于行业的自我监管以及社会监管力量来实现监管目标，打破监管部门完全独占监管权力的垄断局面，也可以大大降低监管部门的风险和成本，同时以更为制度化和公开透明的方式公开相关的药品监管信息，同时与新闻媒体建立更为友善和密切的沟通协商机制，自觉接受来自企事业单位、社会组织、公共舆论和消费者对药品监管过程的全过程监督，从而最大程度地实现对监管者本身的有效监管。

　　5. 优化监管基础设施建设：提升监管能力的关键

　　如果一个监管机构在监管独立性、信息能力、监管风格和监管清廉度四个方面能够得到充分保障的前提下，提升监管能力的关键就在于监管者能否具备与监管任务相匹配的监管基础设施条件，以便拥有足够的资源、条件和技术水平实现药品监管政策的各项目标。正如前文所分析的，由于地方发展主义与监管集权主义所产生的结构性冲突，导致中国地方药品监管基础设施弱化的现象并没有得到根本性的改变。为了破除这一困局，下一步的药监改革必须积极协调好地方发展主义与监管集权主义之间的矛盾，并着重从人、财、物、网四个方面优化地方药品监管基础设施建设。

────────────

　　①　刘鹏：《〈药品注册管理办法〉修订的三维解读》，载《中国处方药》2007 年第 7 期，第 35—36 页。

　　在笔者看来，有效化解地方发展主义与监管集权主义矛盾的关键在于继续推行没有完成的垂直管理改革，实行药监系统全国统一垂直管理，而非简单地回归到"地方政府负总责"的块块管理时代。实行分税制改革以来，中央政府的财政收入迅速增长，从1998年的5483亿元人民币上升到2006年的3.9万亿元人民币，已经具备充裕的财政能力对只有不到5万人编制的药监系统进行垂直管理。此外，药监系统全国垂直管理能够把产业发展与质量监管的责任主体相对区分开来，将药品监管职能完全交由中央政府统管，既能够更好地破除药品监管中的地方保护主义，也不会导致地方政府发展与监管角色的冲突，同时还有利于提高药监队伍人员的整体素质，因此能够较好地协调地方发展主义与监管集权主义的结构性矛盾。现行所谓的"地方政府负总责"体制，虽然可能使药监部门获得地方政府的更大支持，但实际上是对垂直管理体制的一种否定，不符合监管改革中的权力垂直化的趋势，致使正在进行中的药监系统垂直管理改革有可能因此半途而废。

　　在经历了艰难和激烈的争论与协调之后，2008年11月10日，国务院办公厅下发了《关于调整省级以下食品药品监督管理体制有关问题的通知》[国办发（2008）123号文]，明确提出现行食品药品监督管理机构，由省级以下垂直管理改为由地方政府分级管理，这就意味着自2000年以来实行的药监系统省以下垂直管理体系重新回到地方分级管理的道路上。虽然上海等局部地区将仍然保留垂直管理体制，但大部分省市将逐步开始取消垂直管理体系。此举改革，虽然遭到了一些县级药监部门负责人的异议，但还是体现出中央政府强力打造"地方政府负总责"的食品药品监管体系的坚定决心，力改此前监管部门与地方政府协调不力、责任不清的局面，这对于监管体系的问责性建设确实有一定的正面意义，有利于填补过去因分级管理与垂直管理相互冲突所产生的监管责任真空，但对于地方药监系统的经费来源和人事管理将带来较大的冲击，特别是对经济欠发达地区的药监基础设施建设会影响很大。同时，在地方分级管理体制下，如何有效地防止药品监管过程中的地方保护主义重新抬头，并保障以追求经济建设为核心的地方政府更加重视药品监管工作，这些都是此次改革所衍生出来的新课题，如果不能够妥善加以解决，很有可能致使此次改革走向历史循环的老路，因此需要在下一步的改革中进一步研究和探索。

由于药监工作直接关系到社会公众的公共健康,大多数西方发达国家的药政管理机构大都具有相当比例的拥有较高学历、接受过医药方面专业系统训练、法制意识较强的人才队伍,这与中国目前学历较低、业务欠精、法制意识不浓的药监队伍形成鲜明对比。因此,必须把药监机构视为政府系统中对工作人员专业素养和学历教育要求较高的部门来对待,结合目前中国的具体国情,药监系统在招募人员时必须要求大学本科学历以上,除了应当通过一般的国家公务员考试之外,还必须通过药监部门的单独业务知识考核,同时加强药监系统公务员的业务再培训,大胆聘用一批卓有成就的医药学专家、法学与公共管理学者作为药监系统的"外脑",为药监政策的制定、执行和评估提供有效的智力支持。

加大政府的财政投入是优化地方药监基础设施建设的基本前提。在国家将食品药品监管列入"十一五"计划的有利环境下,无论是中央财政,还是地方各级财政,应当适时加大对药品监管基础设施建设的财政投入力度,改变目前药监系统因预算内经费不足而必须通过行政审批、执法罚没款、认证培训甚至医药企业赞助等其他预算外收入来弥补的不正常筹资结构,逐步将各级药监部门的预算内经费占运行总经费收入的比重提升至50%以上,确保药监部门和政策的公共性[①]。此外,中央财政和国家药监局应当加大对中西部欠发达地区药监部门的转移支付,以维持基层药监部门的正常运作和日常执法。充分利用药监部门省以下垂直管理的体制优势,打破药监部门设置完全服从于行政区划设置的桎梏,在医药产业不太发达的地区可以实行若干个县级区域共建一个药监部门的做法,以集中有限的监管资源,优化监管资源的有效组合,提供监管财政资源的使用效率。

药品安全监管的前提是监管部门要有足够的检验技术设备,这就需要对作为药品监督技术机构的药品检验部门予以适当的物力支持。实行垂直管理体制之后,省级财政部门应当加大对药品检验设备的投入,改善实验条件,并根据药品检验机构的分工层次不同,引进和添置一批与国际水平

[①] 虽然笔者没有确切的数据证明,但根据笔者对 SFDA、东部和中部部分地区药监局的访谈得知,目前大部分药监机构都拥有十分可观的预算外收入,而这些预算外收入在数额上一般都要超过财政预算拨款,西部地区药监部门的情况则尚待进一步确认。

接轨的药品检验设备，使全国的省级药品检验机构都能达到《全国药品检验机构基本仪器配备标准》，地市级药品检验机构基本具备一般的检验设备，并拥有紫外分光光度计、电子分析天平、高效液相色谱仪（基本型）等必备贵重电子仪器，从而为实现国家食品药品安全"十一五"计划中提出的药品监督抽验覆盖面由现在的30%提高到80%的目标提供充足的技术设备保障。

药品安全监管的关键在于监管信息网络的互通共享，而目前全国各地药监机构的药品安全信息网络仍然存在各自为战、难以互联互通，即使是在一个药监部门系统内部之间，也都存在各自不同的监管信息网络，网际之间的信息共享性较差，因此应当考虑建设统一性的全国药品安全监管信息网络，连接药品生产、流通和使用环节的监管信息网络，整合不同监管部门以及统一监管内部不同系统的监管信息网络，促使监管部门、药厂、药店和医疗机构药品安全信息网络的互联互通，信息共享，实现药品从研发到终端消费的过程的"无缝隙监管"（seamless regulation）。2008 年 4 月，国家药监局即将开始推行建立全国统一的药品电子监管网络，逐步实施药品"电子身份证"监管制度，由国家药监部门根据药品的风险程度制定《入网药品目录》，并要求"凡生产、经营《入网药品目录》中产品的企业，必须在规定的时间内加入药品监管网。《入网药品目录》中的品种在上市前必须在产品最小销售包装上加贴统一标识的药品监管码"[①]。虽然这一举措可能会在一定程度内增加企业的负担，但将会成为强化监管信息统一网络建设的有益探索，并为推进血液制品、疫苗、中药注射剂和第二类精神药品电子监管，提高上市药品的可追溯性提供技术保障。

---

① 《国家食品药品监督管理局 4 月例行新闻发布会》，参见 http://www.china.com.cn/zhi-bo/2008 - 04/08/content_ 14422594. htm（2011 年 6 月 1 日最后访问）。

第 七 章

结论:药品监管与监管型国家的建设

通过对中国药品监管体制的制度变迁的纵贯性研究,本书发现监管型体制的建立和发展在本质上是传统的计划指令型国家在引入市场经济之后,政府、企业与事业单位之间利益关系的一次重新调整的过程,其根源在于分权式的市场经济发展主义模式引发医药产业的过度竞争,致使国家在管控意愿、信息能力以及基础设施建设三个方面都无法对企事业单位的经营行为进行有效管控,导致国家必须通过引入监管型的政经治理模式来化解以上的三大危机。然而,由于受到指令型体制与发展型体制惯性的双重影响,强有力的监管改革又依然面临着五大结构性阻力,从而表现出某种转轨监管型国家(transitionary regulatory state)的特征。

为此,首先,本章将对全书的论证过程进行简要的回顾,并对第一章中提出的核心研究问题提出自己的答案,集中阐释为什么"政企事利益共同体"能够成为解释中国独特式的"指令型国家—发展型国家—监管型国家"制度变迁轨迹的核心概念,同时将该解释概念重新置放于比较的视野之下,指明其相对于其他四种不同解释类型的长处,并与其他四种不同类型的国家进行比较;其次,本章将试图证明为什么可以使用"转轨监管型国家"这一概念来描述和总结中国建设监管型国家的核心特征,同时对这一概念的内涵和外延予以清晰界定,并指出其解释的适用范围;最后,本章将简明扼要地总结本书所可能的贡献以及不足之处,并列出下一步应当继续深入研究的方向。

一　政企事利益共同体的瓦解：从指令型国家走向监管型国家的动因

20 世纪 50 年代初，中国政府通过大规模的公私合营和福利化导向的医疗卫生管理体制建设，成功实现了对绝大部分医药企业和医疗机构的所有权和经营权的控制，企业的原料来源、购销途径和利润分配以及各级医疗机构的财政收入、服务价格、进药渠道以及人员编制等也纷纷置于国家的行政管控之中，一种颇有特色的政府、企业、事业机构利益共同体由此建立，其核心特征在于担负生产与服务性质企业与事业机构不仅在体制上高度附属于政府部门，而且由于在财务、人事、价格、生产、销售等具体方面的行为都受制于政府部门的严格管控，因而无法出现相对独立的商业利益诉求，组织运行的逻辑和行为带有很强的政治升迁和行政管理色彩，组织运行的目标也几乎完全被置换为行政组织的目标。在这种体系之下，国家意图通过各种行政与经济手段将企业与事业机构变为国家行政管理体系上的末梢组织，并尽可能地遏制其游离于政府管控模式之外的利益诉求，从而达到有效管控市场和社会的目标。具体到药品质量管理领域，这种建基于计划经济之上的政企事利益共同体使得国家不仅通过药政部门对国有企业和医院的用药质量进行管控，而且通过各种行业管理部门以直接国有化的形式控制制药售药企业的生产和经营流程，从根本上消灭企业作为市场主体的利益产生机制，使得企业无法以追求市场利润为代价来降低药品质量。

政企事利益共同体在药品质量管控体制上外化为指令型体制，该体制建基于政府、企业和事业单位高度合一的隶属关系，树立以群众监督为主、专业管控与群众监督相结合的管控风格，将覆盖面广、低水平的福利和健康发展作为管控目标，主要运用劝说教育、行政指令以及群众运动等管控工具，并推行"弱产业发展、强质量管控"的管控导向。虽然该体系在大跃进和"文化大革命"期间曾经出现过短时期失效的情况，但其根源并不在于政府、企业、事业单位三者之间发生了根本性的目标冲突，而在于政府系统内部分权配置所带来的负效应以及生产技术和条件的落后。这套维系将近了 30 年的指令型质量管控体制，使得国家在药业质量管控过程中的角色明确，意愿清晰，没有产生剧烈的角色冲突，而且能够确保管控者全面和准确地掌握管控对象的相关质量信息，同时也保障了管控者的基础设施建设得以有效维系，并能够与管控事务的复杂程度基本相适应，从而使得中国药品质量长期处于一种低水平的质量安全均衡状态，较好地维持了药品质量的低水平可控性。

　　"弱发展，强管控"的指令型管理体制使得新中国成立后 30 多年以来医药生产一直处于低速增长的状态，医药供应不足的状况并没有得到有效改变，这就使得改革开放之初的政府必须把推动医药工业高速发展、迅速扭转计划经济体制下缺医少药的局面作为一个核心的任务，为此一套以地方分权、向企业放权让利和事业单位企业化改革为主要内容的发展型体制，开始于 20 世纪 80 年代初逐步取代传统的指令型体制，该体制的核心特征在于各级政府将医药行业的定位由一项社会主义福利事业正式变更为社会主义市场经济中的重要产业，同时将推动医药行业的产值增长作为最重要的行业发展目标；政府通过成立统一的行业管理机构，以及制订各种类型的产业政策来扶植本国医药产业的快速发展；中央将原本比较集中的药业管控权下放给地方，部分管控门槛设置甚至被完全取消，以此换取地方政府和企事业机构发展经济的积极性；采取"产量优先于质量"的发展策略，以首先符合地方经济增长、增加财税收入以及扩大就业的基本要求，并优先解决人们缺医少药的问题；地方政府以追求权力和财政收入最大化为目标，企事业单位则以追求产量和利润最大化为目标。从其他的具体特征来看，发展型体制的基础变为相对分开的政府和企事业单位关系，管控风格则转变为乏力的专业管控与群众监督，将推动产业发展和市场化作为质量管控的最终目标，主要运用行政专营、法律禁止和经济奖惩作为管控工具，推行"强产业发展，弱质量管控"的管控导向。

　　从管控效果上看，这种"强发展，弱管控"的发展型体制虽然推动了中国医药产业的快速发展，但由于其遵循了一条以地方分权、放权让利和事业单位企业化为主要特征的"分权式发展"路径，其不可避免带来了医药产业中过度竞争（over-competition）现象的出现。这种无序的过度竞争诱发了企业与事业机构强大的逐利动机，使得政府与企事业机构之间的运行目标和逻辑开始出现巨大的分野，医药企业和医疗机构都表现出强大的商业利益诉求，组织运行的逻辑和行为都带有鲜明的商业色彩，并以追求利润最大化作为企业运营的根本目标，从而诱使其具有强烈的逃避政府质量管控的动机，传统指令型体制下所形成的政企事利益共同体逐渐松动并最终走向瓦解，具体表现为政府与企业、政府与事业单位、企业与事业单位以及国家内部各个管控主体之间的利益共同体关系都随之瓦解，由此而使得作为药业质量管控者的政府面临着角色冲突、信息失灵以及基础设施弱化三大挑战，政府对于药品质量的管控能力也出现了全面的下降，进而引发国家对于药品质量安全管理的全面失控，药品安全形势每况愈下。

为了有效地应对发展型体制对药品质量管控所带来的三大挑战，化解药品质量的系统性风险，从 1998 年开始中国政府开始通过引入和建立一套政企分开、权力集中、垂直管理、统一标准的药品监管型体制，并通过推行药品注册集权、统一药品地方标准为国家标准、强制推行 GMP 和 GSP 认证、整顿医疗机构制剂以及建立药品不良反应报告制度等具体改革政策，在一定程度上规范了药品监管权的统一行使，明确了监管者的监管意愿，提高了监管信息能力，强化了监管设施建设，同时也有效地改善了自 80 年代中期以来急剧下降的药品质量不断恶化的状况。与指令型体制与发展型体制不同的是，监管型体制的具体特征包括在体制基础上基本实现了政府、企业与事业单位在体制上的分离；在监管风格上推行以专业监管为主、群众监督为辅的方式；以平衡质量监管与产业发展之间的关系作为监管目标；主要的监管政策工具包括产品和技术标准、特许制度、信息提供；以"监、帮、促"、"强产业发展，强质量监管"为监管政策的导向。

然而，以"强发展，强监管"为导向、意图平衡产业发展与质量管控的激进式监管改革，并不意味着其在管治逻辑上的本质转变。由于其受到指令型体制与发展型体制的路径依赖式的影响，1998 年以后的中国药品安全监管体制建设在本质上是一种以"监、帮、促"为导向的后发展型阶段，期间的监管改革涉及中国市场经济体制下政府、企业与事业单位之间错综复杂的利益关系，反映出中国政府试图建立一个监管型国家的基本逻辑，也揭示出了中国从一个分权式发展型国家向社会主义监管型国家转变过程中的一些结构性制约因素，导致监管改革在执行过程中出现了意想不到的后果，包括冲突的监管意愿、高昂的监管信息获取成本、行政色彩浓厚的监管风格、寻租导向严重的监管腐败、滞后的监管基础设施建设等，这些问题的背后，反映出在传统的政企事利益共同体瓦解之后，计划经济模式、发展主义导向以及威权型的权力结构使得中国政府无法通过建立和引入西方式的监管型模式来有效规范政府、企业与事业单位之间的利益关系，无法有效平衡产业发展与质量监管、商业利益与公共利益之间的关系，无法迅速从建立监管基础设施的初级阶段跃升到培育优质监管的更高阶段。也就是说，政企事利益共同体的概念，不仅能够为中国由指令型国家、发展型国家向监管型国家转变提供诠释，而且能够为中国监管型国家建设中出现的阻力与问题提供思考的线索。

表 7—1   中国药品质量管控体制的历史分期（1949 年至今）

	指令型体制 （1949—1977）	发展型体制 （1978—1997）	监管型体制 （1998 年至今）
政企事利益共同体的状态（监管空间构成）	建立与强化	松动与瓦解	重构与制度化
对待市场机制的态度	消灭市场	扩展市场	监督市场
管理风格	以群众监督为主 专业管控为辅	群众监督与 专业管控皆弱	以专业监管为主， 群众监督为辅
主要的政策工具	劝说教育、政治运动、 直接行政干预	行政专营、法律禁止、 经济处罚	产品和技术标准、 特许制度、信息提供
管理导向	福利和健康 "弱发展，强管控"	产业发展与市场化 "强发展，弱管控"	安全与有效 "强发展，强监管"

正如表 7—1 所示，政企事利益共同体的状态关系不仅成为理解和解释中国药品质量管控体制的三个发展阶段的关键，同时也成为决定三种不同体制其他主要特征的结构性根源：在指令型体制下，政企事利益共同体得以建立和强化，使得国家完全可以通过消灭市场的办法来遏制管控对象的赢利动机，并主要通过以发动群众监督来达至管控目的，劝说教育、政治运动和直接行政干预成为当时有效的管控工具，药品质量管控的导向在

于维持低水平的公共卫生福利体系和基本医疗保障；在发展型体制下，由于政企事利益共同体逐渐走向松动直至瓦解，市场竞争机制作为一种推动医药产业发展的强大体制动力被广泛扩展，致使国家在群众监督与专业管控方面都同时弱化，政府只能够借助于指令型体制下的一些旧有手段以及市场经济下不成熟的法制经济手段对企事业机构予以管控，而管控的最终目的在于推动医药产业更好更快的发展；在监管型体制下，政府的职能逐步被限定于市场监管，企业的定位则被还原为以追求商业利润为目标的药品生产和经营服务的主体，而医疗事业机构则被定位为兼顾商业利益与公共利益、直接提供医疗服务的生产者，政府、企业与事业单位之间的利益关系处于重新构建、调整和制度化的阶段，专业监管取代群众监督成为主要的监管风格，除了已有的行政、法律与经济工具之外，产品和技术标准、特许制度、信息提供等一系列市场经济环境下的政策工具纷纷开始得以运用。在这一阶段，监管者意图通过实施"监、帮、促"的监管方针，协调和平衡产业发展与质量管控之间的关系，着重于保障药品质量的安全和有效，从而实现"强发展，强监管"的管理导向。可见，在以指令型国家和发展型国家为历史起点的当代中国，政府、企业与事业机构之间的利益关系状态是决定监管改革的基础性因素，也是运用监管空间理论来解释中国监管改革的具体体现。

有趣的是，相对于文献综述中所提到的其他四种解释类型，政企事利益共同体这一概念在解释中国监管型国家兴起的过程具有怎样的独特性视角和价值。政治动因说和官僚改革说将监管国家在中国兴起的原因完全归于国家本身，认为主要的政治领导人或官僚集团为了加强自身权威、巩固国家权力、加强国家制度建设而成为监管型国家建设的推动者，这两种解释都忽视了监管型国家兴起的非国家因素，包括市场经济的推动、社会风险因素的增加、危机事件的推动以及国际因素的推动等，对于官僚集团改革的自利逻辑也缺乏足够的分析；市场推动说与国际因素说则走到了另外一个极端，即将监管型国家在中国的兴起完全看做市场经济或国际影响的外在因素的结果，忽视了国家作为监管型政府建设的最重要主体本身的角色和功能。也就是说，以上的四种解释类型都没能将国家与其管控对象，以及管控本身的社会环境之间的关系很好地反映在监管改革分析过程中。政企事利益共同体这一概念的提出，从一个历史和结构的视野、并借助相对宏观和综合的环境，一方面开启了从监管者与监管对象的整体观来研究中国监管型政府建设过程的一个角度，另一方面也在一定程度上弥补了以上四种解释类型的不足，因为从本质上看，监管型国家的建设在实质上是一个各方力量相互博弈和妥协的过程，单单从哪一个主体或方面来参与和看待监管型政府的兴起机制，都是不全面的，而政企事利益共同体的概念则将监管者与监管对象的利益关系看做一个有机的整体，符合监管空间理论强调主体间制度性联系对于塑造监管体制的决定性作用的观点，能够有助于我们对监管型国家在中国的兴起提供更为全面和深入的理解。

此外，与文献综述中所总结的四种不同类型国家监管改革的动力相对应的是，政企事利益共同体的解释也不同于它们各自的成因。在19世纪末20世纪初期的美国，由于大规模公司经济的兴起使得传统的自由放任主义模式逐渐失效，导致政府必须建立监管型治理模式来介入市场；而在大规模民营化运动、国际力量的推动以及社会风险剧增的背景下，大部分欧洲国家也逐渐摆脱了"二战"后的积极型国家模式而走向了监管改革的道路；对于一些东亚和拉美的发展型国家而言，发展型道路下的放松监管与经济自由化是诱发监管型国家建立的结构性因素；而从指令型国家向监管型国家过渡的俄罗斯，急剧私有化的休克式疗法所导致的"监管黑洞"是促使其采取再造监管体系的根本原因。然而，中国式的市场经济改革并没有使中国经历早期的自由放任主义，也没有直接面临贝克式的"风险社会"①；既没有完全采用大规模的经济自由化政策，也没有模仿俄式的休克式疗法，以上的四种模式诠释都无法为中国的监管型国家改革提供完全准确的答案。相对于以上的四种解释模式而言，政企事利益共同体的解释更加切合中国从指令型国家、分权式发展型国家向监管型国家转变的历史过程，从而能够为该历史过程提供更为具体和深刻的诠释。

---

①　按照西方学者的主流观点，社会性监管于20世纪60年代以后在西方国家兴起的重要原因在于由于现代化和现代性带来的不确定风险扩散的结果，例如经济全球化、现代科学技术以及民主化等。具体到药品监管领域，其根源在于人类对于复杂的药物研发和生产技术所可能引致的安全与效果风险难以完全掌控，这在市场经济发展相对成熟、制药技术高度发展的西方发达国家中确实如此，但不能用来照搬照抄解释中国的情况。目前，中国社会的药品质量问题并不完全是因为制药科技的复杂性导致的（中国国内的化学药物98%都属于仿制药物，没有新研发药物那样具有高度风险性），而主要是因为不完善的市场经济以及政府监管体系所导致的。因此，"风险社会"并不完全适合对中国的社会性监管改革进行分析。

二 转轨监管型国家:特征及含义

由于中国的监管型国家建立在指令型国家和分权式发展型国家的独特历史基础之上,因此在监管改革上必然也具备与其他四种类型国家不同的特征。前文曾经提及,从药品监管体制的建立和改革过程来看,指令型的计划经济体制、分权式的发展主义导向以及缺乏普遍参与和有益制约的政治结构是影响中国药品监管改革的三大结构性因素,它们对中国药监改革中的监管者、监管对象以及监管过程的特征具有深刻的影响,从而表现出某种转轨监管型国家的特征。从学术研究的类型考察角度出发,任何概念类型的提出必须谨慎、严谨、清晰并具有创新性,本节将结合前文对中国药监体制改革的分析,先对转轨监管型国家的具体特征进行总结,然后对这一概念的具体含义进行明确界定,以展示出这一分析概念的严谨性和解释力。

(一) 监管者的特征:企业型官僚与政监合一

在大部分的西方国家的监管体系中,为了避免监管者与产业界产生利益合谋现象,国家有意识地让一些与产业利益相对疏远的行政官僚、技术专家或律师来组成监管机构,同时还制定了相关的"伦理法案"(Ethical Act),规定监管部门的官员在去职后的一段时期内不能到与其监管对象有关的企业中任职,从而能够使监管的公益性目标与商业性目标进行相对分离。而起始于政企合一的计划经济体制的中国监管改革,由于熟悉特定监管领域知识、技能和政策的人员往往较多地集中在国有企业及其行业主管部门中,体制上创新的监管改革在实际执行过程中仍然需要依靠这些长期从事企业和行业管理、亦官亦商的企业型官僚(entrepreneurial bureaucrat),因为只有这些企业型官僚能够为实际的监管过程提供足够的智力支持,除此之外,国家并没有其他更多的监管人才资源可以运用。这可以在相当大的程度上解释为什么 1998 年的药监机构改革成为一场"医药管理部门主导药政管理部门"的改革,其根源在于受苏联式的部门专业化管理的模式影响,熟识制药产业和药物监管的大部分人才都是在医药管理系统中,因而在监管改革中必然具有天然的优势,从这个意义上看,1998年的改革是具有一定的历史合理性的,不应当予以过多的指摘。

监管者队伍中国有企业背景出身的人占有相当比例的结构性特征,也并不是完全没有合理性。相对而言,企业型官僚比较熟悉企业的运作过程,了解医药产业环节的质量风险点,比较容易识破医药企业的监管规避行为,对医药产业的发展也有较大的宏观视野,便于对医药质量进行整个产业链条的监管,然而,更大的问题在于,长期从事企业管理的企业型官僚不仅在管理风格和思维上具有强烈的行业管理导向和产业发展色彩,而且在利益上也与企业有着千丝万缕的勾连,"对制药企业始终是很有感情的"①,企业与管理部门之间的利益仍然高度相关,因此很容易导致监管部门的发展导向强于监管导向、产业利益关怀强于公共利益关怀、为企业服务的宗旨强于维护公共健康的宗旨,从而为监管者的产业独立性埋下巨大的隐患,特别是在国家或地方政府对药品安全监管部门的财政预算投入不足的情况下,监管机构很容易被产业集团的经纪手所俘获。企业型官僚对医药企业和地方医药经济的发展予以高度关注,习惯运用行政手段对企业的非质量行为进行干预,难以摆脱长期以来行业管理的思维,同时一些地方的企业型官僚直接参与医药企业的利润分配,或在退休去职后直接到医药企业担任领导职务,监管机构甚至成为一些医药企业的利益代言人和保护机构。

与其他大陆法系国家相类似的,采用政监合一的模式是中国式监管型国家的又一重要特征,即监管机构仍然作为政府部门的组成部分,甚至采用政府部门直接出面履行监管职能的做法,相对而言主要强调其产业独立性而非行政独立性。以药监改革为例,虽然1998年的机构改革让药监部门从卫生行政部门中独立出来,但成立后的国家药品监督管理局仍然为国务院的直属机构,属于副部级单位,经费来源、人事任免都直接受国务院的领导,同时《药品管理法》还明确规定"国务院药品监督管理部门应当配合国务院经济综合主管部门,执国家制定的药品行业发展规划和产业政策"。2008年3月出台的《国务院机构改革方案》又决定将国家食品药品监督管理局改由卫生部管理,直接成为卫生部下辖的管理局。因此,药

---

① 访谈编号:OF - FS - 20080109 - 2。

监部门在实际上是集行政管理者、市场监管者以及产业政策执行者三种身份于一身，而在大多数的英美法系国家，这三种角色是相对分离的。在美国，大部分的监管机构，尤其是经济性监管机构所采用的是独立监管的监管机构模式；在英国，监管机构的设置更多的是采用独立于行政机构之外、具有独立法律人格、享有较大自主权的公法人（public corporation）的模式，而政监合一的模式更多为日本、韩国、俄罗斯等仍然处于监管转型阶段的国家所采用①。

政监合一的优点在于监管部门通常具有较强的行政权威和比较稳定的财政来源，市场监管政策与产业发展政策的协调性比较好，而弊端在于监管部门的行政独立性和专业性有待提高，监管部门的人事任免会受到政治力量的掌控，其市场监管政策不可能很好地摆脱产业政策的束缚，在监管风格上高度依赖行政手段，特别是在市场经济仍然处于转型的过程中，政监合一的模式会导致监管部门与一般的行政机构逐渐趋同。在中国威权型的政治环境下，采用政监合一的监管模式也是具有某种必然性，执政党主导和行政权主导的公共权力结构使得只有通过政监合一的模式，监管部门才能够获取相应的监管资源和权威，才能够获得其他行政部门的支持和配合，因此政监合一的模式特征仍然是具有一定合理性的。

（二）监管对象的特征：过度竞争、人为风险与灰色参政

在集权型权力结构与发展主义的宏观环境下，药监改革中的监管对象也不可避免地打上了时代的烙印。作为一项由政府严格管控的福利事业发展成为高度市场化的高利润产业，中国的医药产业在经历了 20 多年由市场化和民营化改革所带来的高速发展之后，逐渐进入了一个盲目发展、效益走低和重复建设严重的过度竞争时期，具体表现为企业数量众多、行业集中度低、中小企业占据主导地位、产品结构雷同、以仿制药品为主，缺

---

① 以 OECD 国家为例，在电信领域，有 23 个国家设立独立监管机构，只有日本 1 个国家实行由内阁部门兼任监管职能。在能源领域，有 15 个国家设立独立监管机构，采用政监合一的只有日本、韩国、俄罗斯等 4 个国家。参见 Stephane Jacobzone（2005），Independent Regulatory Authorities in OECD Countries: An Overview, *On OECD Proceedings of an Expert Meeting in London*, United Kingdom, pp. 10 - 11, January, 2005。

乏拥有自主知识产权的新产品，这与西方发达国家医药产业集中度高、高度垄断的特征行政鲜明对比。这种过度竞争的产业格局致使医药企业在激烈的市场竞争中无法完全通过正常的强化研发、改善经营管理、降低不必要成本以及市场融资等方式获得高额的商业利润，而必须借助于偷工减料、分割市场、虚报信息、从非正规渠道购进原料等降低医药产品质量的方式来维持其商业利润，也使得本应作为社会公共医疗服务提供者的医疗机构也必须从制药售药中攫取利润，这些都迫使监管对象具有强大的逃避政府质量监管的动机，从而给政府的药品安全监管带来了更大的难度和挑战。医药产业中的这种过度竞争格局，是自 20 世纪 80 年代初以来实行的分权式发展主义道路的结果，在短期内很难通过市场竞争或资产重组的方式予以彻底优化，因此是今后相当长一段时期内中国药品安全监管所必须直面的产业环境，也必然要求监管体系的建设和改革选择与西方发达国家不同的政策策略。虽然在目前中国的监管产业对象中，有相当一部分是电信、电业、铁路等垄断性产业，但在大多数已经完全市场化的一般产业中（如食品工业、建材工业、汽车工业、煤炭工业等），都不同程度地面临过度竞争的产业格局所引致的问题，从而诱使监管对象通过各种方式规避政府的监管，因此过度竞争的产业格局已经成为中国监管型政府建设，尤其是社会型监管体系中重要的结构性特征。

　　源自欧洲国家发展的监管理论认为，现代政府监管的目标和关键在于对风险的监管和控制，即由于现代化和全球化所带来的不确定风险扩散的结果，例如市场金融风险、公共健康危机风险、巨型灾害风险以及科学技术风险，等等。这些由现代化和全球化所带来的风险一旦爆发，就会给社会整体带来极大的毁灭性和伤害性，而无论是单独的公民个体，还是一般的社会或企业组织，都无法单独承受和抵御这种巨大风险所引发灾难性后果和高额成本，因此必须由民族国家或国际组织出面预防和干预。以最为典型的食品药物安全为例，由于现代化的工业生产和研发技术日益复杂，人类在享受现代科技所带来的食品药物文明的同时，也在食品药物中的安全因素中出现了认识盲区，从而导致食品安全和药害事件的累积爆发。因此，在一个市场经济发展相对比较成熟的社会中，社会风险的主要来源在于人类对于现代性文明的认知局限。

　　然而，在诸如中国的这样一个有计划的社会主义市场经济仍然处于艰难转型时期的社会而言，社会风险的滥觞则有所不同，大部分的食品安全与药害事件并非源于人类的无知，而是源于人性的贪婪，即在很大程度上是因为相关的企业为了获取高额的市场利润而有意采取违规生产或经营所引发的，因此在理论上完全是可以避免的。在药品安全监管中，由于中国市场上所流通和使用的化学药物 98% 以上都为其他国家经过长期使用、被临床证明没有较大的安全隐患的仿制药，因此只要企业严格遵循有关的生产和经营规范，安全和有效性理应完全可以得到保障。在当代中国的药品安全事故中，大部分是因为企业违反 GMP 或 GSP 等操作规范的基本要求而导致的，即使是在获取不确定因素导致的药品不良反应报告方面，也主要是由于企业为了保护自身利益而故意隐瞒和漏报药品不良反应而导致药物风险管理形同虚设。因此，与成熟市场经济监管型国家不同的是，在转轨监管型国家中，社会风险的主要来源不在于科学技术，而在于失范的市场经济环境诱使监管对象难以规范经营的人为风险。

此外，在一些西方民主国家中，作为监管对象的产业集团完全可以通过公开游说、发表研究报告、竞选捐款、动员利益相关者、发表社会舆论等方式来直接或间接影响立法和行政机构制定和执行监管政策，而在政治参与制度化水平有待提高的中国，企业集团往往很难通过完全公开合法的方式对监管政策产生直接影响，因此更多是通过暗中规避甚至俘获监管者的方式来影响监管政策的执行，而非公开的利益集团博弈，所运用的手段包括暗中行贿、检举揭发、通过人大代表或政协委员呼吁、基于个人关系的游说以及赞助政府培训和教育项目等。具体到药监改革领域，最为明显的例子莫过于在前文所提及的"地标升国标"、GMP 强制认证等监管改革政策执行过程中，医药企业大规模的集体行贿行为使得监管政策在执行中变形走样，部分医药企业还通过体制内渠道状告强制推行 GMP 认证属于违宪行为，此外一些医药企业还通过资助课题研究、赞助公务员培训项目、购买药监部门下辖的报纸杂志广告等方式来暗中影响监管政策的执行。这种转轨监管型国家下半公开、半隐秘的灰色参政风格，也与西方民主国家中的号称公开透明的参与方式大相径庭。

（三）监管过程的特征：发展导向、行政色彩、群众路线和低问责性

转轨监管型国家中鲜明的监管者和监管对象特征，决定了其在监管

过程中的独特图式。首先,转轨监管型国家中的监管过程往往带有强烈的产业发展导向。由于大多数传统国家的政治合法性在很大程度上对经济增长和发展的倚重程度较大①,导致这些国家的政府在制定和推行保障消费者利益的社会性监管政策时,仍然最终着眼于推动本国相关产业的发展,从而决定不可能从严格意义上完全贯彻对产品质量进行科学监管的方针,这一点在中国药监改革中体现的尤为淋漓尽致:无论中央的SFDA,还是地方各级药监部门,在制定药品安全监管政策过程中都不可能完全不顾产业发展利益而进行严格意义上的质量监管,而必须在质量监管与产业发展之间寻求某种策略性的平衡,所谓"监、帮、促"的方针就是基于这种背景之上而提出的。虽然在经历了"药监风暴"之后,SFDA提出了监管导向更为鲜明的"科学监管"口号,但仍然不可避免地受到产业发展与科学监管之间的困扰。不顾发展中国家具体国情的严格监管,对民族医药工业,特别是中小医药企业所可能产生的灾难性后果,由此可能影响到局部地区监管部门的生存和日常工作,加之医药企业破产重组之后所可能带来的职工下岗、就业压力增大等关乎社会稳定的政治因素,这些都是SFDA在设计和执行监管政策时所不得不考虑的现实问题②。

其次,转轨监管型国家中的监管过程往往带有强烈的行政色彩。长期以来缺乏民主与代议制传统的威权主义国家,在体制上大都属于行政主导型,也往往习惯于运用自上而下(top-down)的行政强制手段来实现对经济和社会事务的管理,而缺乏自下而上(bottom-up)的参与方式以及中观层面(middle-range)的法治资源。在中国的药监改革中,无论是监管机构的设立,还是认证政策的强制推行,抑或对于本应交由市场决定的事务进行横加干预,无不体现出其鲜明的行政导向的监管风格。此外,行政主导的另一个重要体现在于频繁发动的各种专项整治运动,这种行政主导的监管风格固然具有效率高、成本低、效果好的优点,但在市场经济环境下,过度依赖行政手段的监管过程会导致寻租风险大、缺乏灵活性和应对

① Bruce Gilley (2006), The Determinants of State Legitimacy: Results for 72 Countries, *International Political Science Review*, Vol. 27, No. 1, pp. 47–71.

② 刘鹏:《药品召回制度的监管政治学分析》,载《中国处方药》2007年第11期,第39—40页。

性等一系列严重问题，最终沦为"笨拙的监管"（silly regulation）。

再次，加强队伍建设。由于监管队伍的专业性和法制化程度较低，除了专业化监管之外，转轨监管型国家仍然需要依靠非专业性的、群众监督路线来实现监管目标。而处于市场经济转型的当代中国社会中，由于国家在特定专业性领域管理人才的缺乏，政府的专业监管能力有限，因此在强化专业性监管能力建设的同时，仍然不可避免地要依靠运动式的群众路线来弥补专业性监管能力的不足。还原到十年中国药监体制改革的语境下，典型的例证就是药监部门推行建立农村药品监督网和供应网以及不断推行的各种药品质量整治专项行动。农村药品监督网的建设，本质上是政府在专业监管能力不足的农村地区，采取专群结合、发动和利用群众性监督方式和监管资源来实现监管目标的一种改革尝试。虽然农村药品监管网的建设将建立伊始的国家药品监管体系扩展到农村地区，但由于群众性监管方式在监管专业性的局限性，以及无法获得及时和足够的财政支持，导致农村药品监督网建设的不可持续，从整体上看仍然是一种低水平的监管基础设施。随着中国医药经济的继续蓬勃发展，群众性监管路线将会继续式微，专业性监管模式将得到不断强化。

最后，转轨监管型国家的监管过程透明度较低，公众无法有效参与监管政策的制定和执行，总体上仍然属于低问责性的非参与式监管（non-participatory regulation）的范畴。一方面，由传统向现代转型的国家缺乏民主体制下公开、透明、顺畅且制度化的政治参与渠道；另一方面，监管权往往又具有很强的自由裁量性和专业性，这就很容易导致监管权因为缺乏监督制约而走向异化：社会型监管的政治形态结构性地带有更强的政企合谋、寻租导向以及监管腐败等特点，社会公众利益则成为政企合谋的牺牲品。在中国的药监改革中，具有高度自由裁量性和专业性的药品监管权在完成集权改革之后，由于无法建立与之相配套的权力制约与公众参与机制，使得监管者拥有至高无上的生杀予夺大权，直接导致药监高官的集体寻租和腐败行为，全国人大、国务院、司法部门以及社会大众都无法对高度集权的监管机构实行有效的问责。这种缺乏问责性的非参与式监管体制，在市场经济转型日趋深化的今天，已经凸显出极大的局限性，扩大社会公众对监管过程的监督和参与程度，业已成为改良药品监管体系的不二法门。

　　综上所述,转轨监管型国家在监管者、监管对象以及监管过程中都具有与成熟监管型国家显著不同的特征(参见表7—2),这也可以成为考察不同国家、不同产业、不同时期监管型国家建设差异的重要索引。转轨监管型国家这一概念,可以对尚且处于向成熟市场经济体系过渡过程中的广大发展中国家或者没有完成民主化转型的国家的监管体系进行某种程度的概括和归纳,并可以为其建设一个成熟监管体系的改革提供某种参照坐标。值得一提的是,与社会科学研究中的大多数概念化过程类似的是,成熟监管型国家与转轨监管型国家的概念在很大程度上也都是一种类型学上的理想类型(ideal type),现实生活中一个国家往往会同时兼有不同的特征要素,即使在一个国家内部,不同的时期之内、不同的产业之间也存在一定的差异,因此简单的二分法并不是要否定和抹杀现实各国监管改革的丰富性和多样性。所以,本研究的概念化过程更多的只是理论意义上的,而非经验层面的;更多的是启发性的,而非对照性的。

表 7—2　　　　　成熟监管型国家与转轨监管型国家的特征比较

		成熟监管型国家	转轨监管型国家
监管者	组成特征	主要由政治精英和知识精英组成	主要由企业型官僚组成
	政监关系	以政监分离模式为主	往往采用政监合一的模式
监管对象	风险来源	现代化所带来的认知局限	失范的市场竞争行为
	参政方式	公开,透明	半公开,半透明的灰色方式
监管过程	监管导向	公平竞争、保护消费者利益	产业发展导向;在保护消费者利益的同时,也十分强调兼顾生产者和经营者利益
	监管工具	法治主导	行政主导
	监管风格	制度化的专业性监管	专业化和制度化水平较低;仍然需要依靠运动式的群众性监督作为补充
	问责性	高	低

三 可能的贡献与局限

作为一篇博士学位论文和学术著作，其必须要对学科的知识积累（knowledge accumulation）有一定的贡献，也不可避免地存在一定的局限性。在全文写作行将结束之际，本节将对本书可能提供的学术贡献以及存在的不足进行简要评估，并大胆展望在该研究问题上下一步有待进一步深化研究的方向。

在实证研究层面，本书最显而易见的一个贡献在于第一次从制度变迁的角度比较系统、翔实地梳理了1949年以来的药政管理史，并同时没有简单地停留在史实罗列和表面分期等描述性层面，而是从政企事关系入手对近60年来的中国药政史进行了分期类型研究，对每个阶段的特征进行了全面的总结，同时归纳了这些特征背后的成因，为中国药业质量管控制度的变迁提供了一个尝试性的政治经济学解释。

然而正如第一章所提及的，本书所关注的问题并非药政管理体制本身，而是以药品质量管控体制为个案，来透视中国国家对产品质量管控体制和能力的变化动因，尤其是通过药品监管制度的建立和改革，来思考中国由传统的指令型国家向监管型国家转变的动力和阻力有哪些。相对于其他学者们从平面研究的角度所提出的四种不同解释学说而言，本书所提出的"政企事利益共同体瓦解说"建立在对制度历史变迁分析的基础之上，更具有历史的立体感，同时开启了从监管者与监管对象的整体观来研究中国监管型政府建设过程的一个角度，也在一定程度上弥补了以上四种解释类型的不足，为中国监管型国家的兴起动因提出了一个更为直接和深入的解释。在阻力分析方面，虽然以前的学者对中国的监管失灵问题有过零星的论述，但缺乏较为系统的总结和梳理，本研究以中国社会性监管改革走在最为前列的药监改革为例，分析和总结出制约中国建设监管型国家的五大结构性阻力，包括冲突的监管意愿、高昂的监管信息获取成本、行政色彩浓厚的监管风格、寻租导向严重的监管腐败、滞后的监管基础设施建设，而这五大结构性阻力的背后仍然源于长期以来指令型体制和分权式发展主义体制的强大历史惯性。暂且不论这些总结和分析是否合理，目前学术界这种对于中国监管改革阻力分析的系统研究也是不为多见的。

更为重要的是,本书通过对转型时期中国药品监管体制改革中的利益逻辑和政策过程研究,试图对目前中国监管型政府建设的特征进行某种类型定位,并尝试运用"转轨监管型国家"的概念来概括监管型政府在当下中国社会的独有含义。与成熟的监管型国家相比较,转轨监管型国家在监管者、监管对象以及监管过程三个方面的八个维度都具有一些不同的特征,这对于丰富比较政治经济学和比较公共行政有关监管型国家的比较研究具有类型学上的一定贡献,对于中国监管型国家建设的定位也是具有一定参考价值的。此外,由于现有的关于中国监管型国家的研究文献大都仅限于平面式的白描和中央层面的速写,本研究首次为中国的监管型国家研究提供了历史和地方政府的考察维度。

本书的研究也存在一定的不足之处。例如,在案例选择的代表性上,选择药品监管改革作为研究对象,很大程度上在于其经验现象的有趣性而并非完整意义上的理论代表性,特别对于一些具有自然垄断性质的经济性监管改革而言并不具有典型的代表性,导致该案例的解释力有所降低;在研究主题上,由于涉及的时间、空间以及制度内容的跨度范围都比较大,内容也比较庞杂,导致论证焦点不够集中有力,深度上仍然有所欠缺;在研究的概念化过程中,政企事利益共同体、转轨监管型国家、优质监管等具体概念的提出仍然具有可以提高和完善的空间,并在下一步研究过程中进一步予以明确界定;在研究的路径和范式上,全文的研究基本上是秉持结构功能主义范式,即从国家、市场与社会的三方互动关系来分析监管改革的动力与阻力,而在实际改革过程中,一些突发性的药品安全事件往往成为推动药监改革政策议程的重要契机,因此如何处理偶然性的危机事件与必然性的结构功能主义之间的关系,仍然亟待思考;最后在研究方法上,本研究主要采用了定性研究中的历史比较方法、焦点访谈、档案和志书查询、部分参与式访谈等方法来获取有关资料,并运用了二手数据分析(secondary data analysis)的简单定量方法来进行频次分析,计量分析的层次比较低,在一定程度上仍然没有完全摆脱宏大叙事式的研究和写作风格,在局部研究问题上的设计和论证显得有些粗糙。

有关中国监管型政府建设方面的研究就如同中国的监管型国家建设本身一样,都处于刚刚起步以及很不成熟的阶段,具体表现在关键概念和框架、不同解释之间的重复性、研究案例的局部性以及缺乏对经验事实的深度考察等。未来有关中国监管型国家的研究，必须重视以下几个方面：

第一，概念和框架的适用性。监管型国家的概念肇始于美国和西欧，将它运用到中国的语境中来，需要注意哪些问题？中国监管型国家建设的实际与西方意义上的监管型国家是否是一致的？如果是一致的，为什么不同发展起点的国家在监管型国家建设上可以殊途同归？如果避免邯郸学步，鹦鹉学舌，乃至南橘北枳？如果不是一致的，是什么原因导致这些差异的？中国的实践对于丰富监管型国家的内涵具有怎样的意义？

第二，历史与比较的视野。目前的研究更多地只是把眼光放在表面的体制或政策变革上，而很少有人从历史的角度去深入分析推动监管型国家的动因在哪里。从全能国家到监管国家，这种制度变迁背后的政治经济学逻辑是什么？作为全球监管改革浪潮的一部分，中国的监管改革处于一个怎样的位置？与其他发展中国家有何共性与区别？以上两个问题，本书的写作有所涉及和贡献，但仍然存在很大的提高空间。

第三，具体问题的深入讨论。例如有关监管者独立性方面的研究，无论认为其独立还是不独立，都把监管机构本身默认为一个被动的受体，忽视了监管机构的主动性。此外，地方政府与中央监管机构之间互动研究，立法、司法机构、行业协会以及消费者组织在监管国家建设中的角色功能研究等，都仍然是空白；有关地区和领域的区别问题，虽然有些学者已经提出了一些零散的假设①，但是还缺乏深入的行业之间、地区之间的系统性比较研究，导致对于目前有关中国监管政府改革的研究仍然出于盲人摸

---

① 例如毕业于美国马里兰大学政治学系的余有卿博士（Yukyung Yeo）在其博士论文中，以中国政府对电信和汽车产业的监管政策为比较对象，发现政府对于战略产业与非战略性的制造产业所采取的监管风格是存在差异的，即对于战略产业采取的是硬监管（hard regulation），而对非战略性的制造产业采取的是软监管（soft regulation），并指出中国的监管体系是一种双重监管（double regulation）体系。参见 Yukyung Yeo, Regulating China's Industrial Economy：A Comparative Study of Auto and Telecom Industires, Ph. D. dissertation, Department of Government and Politics, University of Maryland, College Park。另外，胡颖廉在其发表的一篇论文中对沿海十省（市）药品监管机构的能力进行了比较研究，并通过计量分析发现：地区的财政力量对于监管机构现实能力的影响要强于人力因素，即财政收入越多的地区，药品监管机构的监管能力就越强。参见胡颖廉《沿海十省（市）药品监管机构能力之比较研究》，载《公共管理学报》2007年第1期，第97—103页。这些作品都是对于监管体系在不同产业、不同地区之间的比较研究的有益尝试。

象的阶段。此外，政策目标也应当成为考察监管政策的一个重要变量，例如经济性监管与社会性监管的区别。所有的这些，都急需从类型学角度来进行相关的研究。

第四，对其他研究类型的回应。随着研究的不断深入，监管国家的研究必须正面响应其他研究类型的质疑：如何让人信服地证明，在日益完善的市场经济条件下，中国政府逐步从运动员变为裁判员？如何看待严重的监管腐败现象？当代中国所谓市场经济的缺陷，其根源到底在于市场化过快，还是在于市场化程度不够？从监管的垂直管理改革来看，如何解释有的领域效果较好，有的领域效果较差？

第五，研究方法上的改进。目前关于中国监管型国家研究的文献，基本上都是采用简单的二手资料描述和访谈的研究方法，既缺乏深入的定性分析，又缺少客观精确的定量分析。如何通过科学的指标设计，来有效测量监管体制的变化、效果及其背后的深刻动因，是未来的研究者可以努力尝试的。

参考文献

中文部分

艾乐：《GMP 认证带给我们什么》，载《北京水产》2006 年第 2 期。

安徽省地方史志编纂委员会编：《安徽省志·医药志》，方志出版社 1997 年版。

白慧良：《当前实施药品 GMP 的现状与发展》，载《中国药师》2003 年第 11 期。

白筠：《触目惊心的福建晋江假药案》，载《人民日报》1985 年 6 月 16 日。

薄一波：《关于试办托拉斯工作中的一些问题》，载《薄一波文选（1937—1992 年）》，人民出版社 1992 年版。

薄一波：《若干重大决策与事件的回顾》（上、下卷），中共中央党校出版社 1993 年版。

《当代中国的卫生事业》（上、下），中国社会科学出版社 1986 年版。

《中国卫生年鉴 1983—2007》，人民卫生出版社 1984—2008 年版。

《中国药品监督管理年鉴 1999—2003》，中国医药科技出版社 1999 年版、化学工业出版社 2000—2003 年版。

《华北制药厂厂志 1953—1990》，河北人民出版社 1995 年版。

《当代中国的化学工业》，中国社会科学出版社 1988 年版。

《夫济大事必以人为本——努力建设一支新时期的高素质药品监督管理队伍》，载《中国医药报》2000 年 1 月 11 日。

《东药厂志》，东北制药厂 1987 年版（内部发行）。

《沈阳第一制药厂厂志 1949—1988》，沈阳第一制药厂 1990 年版（内部发行）。

《上海医药志》，上海社会科学院出版社 1997 年版。

《上海卫生志》，上海社会科学院出版社 1998 年版。

《福建省卫生志》，方志出版社 1989 年版。

财政部综合计划司编：《中华人民共和国财政史料·第一辑　财政管理体制（1950—1980）》，中国财政经济出版社 1982 年版。

曹立亚、陈易新、沈璐：《关于我国药品不良反应监测技术工作发展方向的思考》，载《中国药物警戒》2004 年 10 月第 1 卷第 2 期。

曹宝成：《关于药品生产经营秩序有关问题的思考》，载《中国药事》1998 年第 3 期。

柴云龙、王本进、高军：《从"青纱帐"里走出的一代药界骄子——齐谋甲》，载《首都医药》2000 年第 1 期。

陈海荣：《权责分离是阻碍药业发展的核心问题》，载《中国医药报》1994 年 11 月 15 日。

陈方之：《卫生学与卫生行政》，商务印书馆 1934 年版。

陈乃安：《南京卫生部门为企业保驾护航》，载《中国医药报》1995 年 5 月 23 日。

陈素红：《国有医药经济改组势在必然》，载《中国医药报》1998 年 1 月 24 日。

陈涛：《规范医药市场还需配套改革——也谈整治医药市场难在何处》，载《中国医药报》1998 年 7 月 10 日。

陈希鸣、张三月：《论中国制药企业的跨国经营》，载《经济论坛》1999 年第 6 期。

陈永真：《中成药地方标准不一，检验中难于执行》，载《中成药》1994 年第 4 期。

陈勇：《加快修订审批办法　完善新药管理法规》，载《中国药事》1999 年第 5 期。

陈铮：《"驻厂监督员"驻厂之后可能出现的困惑》，载《首都医药》2007 年第 4 期。

成都市卫生局药政处：《个体诊所用药亟待加强管控》，载《中国医药报》1999 年 7 月 15 日。

《当代中国的商业》（上、下），中国社会科学出版社 1987 年版。

《但愿广东人不再用假药》，载《中国医药报》1994 年 11 月 12 日。

丁凡：《医药市场"以权经商"现象透视》，载《中国医药报》1994 年 4 月 12 日。

丁海东：《执法不严　违法不究——药品监督管理存在的主要问题》，载《中国卫生事业管理》1995 年第 10 期（总第 88 期）。

丁海东：《浅谈药品执法权》，载《中国药事》1995 年第 1 期。

董辅礽主编：《中华人民共和国经济史》（上、下卷），生活·读书·新知三联书店 2001 年版。

范仁祥：《农村药品管控工作应加强》，载《中国医药报》1998 年 11 月 17 日。

方彤：《国家经贸委推行医药电子商务试点》，载《健康报》2000 年 3 月 9 日。

方颖、王秀敏、张寒、田力莹:《谈执行药品质量标准中的问题》,载《首都医药》1997 年第 6 期。

福建省地方史志编纂委员会编:《福建省志·医药志》,方志出版社 1997 年版。

傅晶莹:《实施药品 GMP 认证是我国中药生产企业的必然选择》,载《中药研究与信息》2001 年第 4 期。

傅兴治:《我国药品监督检验取得新进展》,载《中国药事》1999 年第 6 期。

高世辑、秦海:《中国特色的"矫正器"》,载《法人》2004 年第 6 期。

高世楫、秦海:《从制度变迁的角度看监管体系演进:国际经验的一种诠释和中国改革实践的分析》,载《洪范评论》第 2 卷第 3 辑(2005 年 12 月)。

关邑:《现阶段仍需保留一个独立的医药管理机构》,载《中国医药报》1994 年 11 月 10 日。

管宁:《为企业诚信预留跑道》,载《中国医药报》2005 年 7 月 20 日。

广东省地方史志编纂委员会编:《广东省志·医药志》,广东人民出版社 2005 年版。

广东省卫生局革委会、燃料局革委会、商业局:《关于加强药品质量管理工作的报告》[(1972)粤卫革字第 176 号],广东省档案馆档号 281 - 3 - 46 - 101 - 102。

《广东省卫生医疗等部门经营医药批发的情况反映》,载国家医药管理局医药贸易情报中心编《医药贸易》(内部参考)第 6 期(总第 45 期)(1985 年 7 月 25 日)。

广西壮族自治区地方史志编纂委员会编:《广西通志·医疗卫生志》,广西人民出版社 1999 年版。

广州市地方史志编纂委员会编:《广州市志·医药志》,广州出版社 2000 年版。

《关于做好统一换发药品批准文号工作的通知》[国药监注(2001)582 号],载《中国药师》2002 年第 5 期。

郭斌:《对我国药品监督保证体系现行体制的探讨》,载《中国药房》1991 年第 1 期。

《国家医药管理局郑筱萸局长在第七届卫生部药典委员会全体委员会议上的讲话》(摘要),载《中国药事》1996 年第 4 期。

郭绍义、郭松苍:《试行药品监督员驻厂工作制的体会》,载《中国药事》1991 年第 4 期。

郭照莹:《信访工作之我见》,载《中国医药报》1995 年 12 月 28 日。

国家计划委员会计划经济研究所编:《中华人民共和国科学技术政策法规选编》,法律出版社 1986 年版。

国家科学技术委员会政策法规与体制改革司编:《中华人民共和国科学技术法规选编》第 8—15 页,中国法制出版社 1994 年版。

国家食品药品监督管理局编:《中国食品药品监督管理年鉴2004—2007》,化学工业出版社2004—2006年版;中国经济出版社2007年版。

国家食品药品监督管理局"药品抽验模式"子课题研究组:《药品抽检模式改革研究报告》,全文参见 http://www. 315jj. com/article. aspx? articleid = 106 (2011年6月1日最后访问)。

《国家药品监督管理局职能配置、内设机构和人员编制的规定》,载《中国药师》1998年第2期。

国家医药管理局医药贸易情报中心站编:《医药贸易》(内部参考)第6期(总第45期)(1985年7月25日)。

国家医药管理局编:《医药工作文件选编》(1978—1988),中国医药科技出版社1989年版。

《国家经贸委办公厅发出关于稳定各地医药管理机构问题的通知》,载《中国经贸导刊》1994年第21期。

《国务院关于加强医药管理的决定》(1981年5月22日),全文参见《人民日报》1981年6月5日。

国务院全国工业普查领导小组办公室、国家医药管理局工业普查领导小组办公室编:《中华人民共和国1985年工业普查资料(第十二分册·医药工业)》,中国统计出版社1988年版。

《国务院办公厅转发国务院体改办等部门〈关于整顿和规范药品市场的意见〉》,载《中国药房》2001年第4期。

何帆:《为市场经济立宪:当代中国的财政问题》,今日中国出版社1998年版。

何慧、徐东:《浅谈我国药品标准及其管理的发展演变》,载《齐鲁药事》2005年第24期。

衡阳市食品药品监督管理局局长龙勇:《关于加快衡阳医药经济发展的分析报告》,载《健康人》(衡阳市药学会内部刊物)2007年第1、2期(总第68期)。

湖北省地方史志编纂委员会编:《湖北省志·卫生志》(上、下),湖北人民出版社1996年版。

湖北省宜昌市药品检验所:《加强监督管理 保证输液质量》,载《中国药事》1987年第2期。

呼慧梅、侯芳红:《药品GSP实践中应注意的若干问题》,载《中国现代医药杂志》2006年第7期。

胡美芳:《当前群众性质量管理活动存在的问题及应采取的措施》,载《世界标准化与质量管理》1995年第4期。

湖南省地方史志编纂委员会编:《湖南省志·医药卫生志》,湖南人民出版社

1998 年版。

胡嘉廷：《美英药政管理机构及对我国医药管理体制改革的建议》，载《中国药业》1997 年第 1 期。

华石麟：《青田县要求：医院用药一律到县医药公司购进》，载《中国医药报》1995 年 1 月 12 日。

胡荣：《外来办店要"政审"？东莞药品零售市场走马》，载《医药经济报》2002 年 6 月 21 日。

胡宣明：《中国公共卫生之建设》，亚东图书馆 1928 年版。

胡文华：《托拉斯与建立集中统一的医药管理体制》，载《中国医药报》1996 年 8 月 27 日。

胡元佳、宋瑞霖、邵蓉、王一涛：《国内外药事法规概况及其发展趋势》，载《中国药师》2004 年第 7 期。

胡颖廉：《沿海十省（市）药品监管机构能力之比较研究》，载《公共管理学报》2007 年第 1 期。

华明艾、高传芝：《县级机构改革对药政机构的影响》，载《中国药事》1995 年第 3 期。

黄炎培：《请明确划分制药工业辖属关系》（1950 年 3 月 18 日），载《中华人民共和国经济档案资料选编 1949—1952·工业卷》，中国城市经济社会出版社 1990 年版。

黄每裕：《制药行业存在"高水平重复"隐忧》，载《中国医药报》1998 年 7 月 21 日。

宏权：《医药商业流通体制改革的回顾与展望》，载《中国药业》1996 年第 2 期。

侯玉岭：《时限不延长　标准不降低》，载《中国医药报》2002 年 11 月 12 日。

侯玉岭：《走出 GMP 认识误区》，载《中国医药报》2002 年 3 月 12 日。

《建国以来最大的制售假药致多人死亡案犯白武松被依法处决》，载《中国药事》1994 年第 1 期。

吉林省地方史志编纂委员会编：《吉林省志·医药志》，吉林人民出版社 1994 年版。

金铎、赵莹：《关了"南五"，又出"南六"——沈阳药材市场怎么拉？》，载《中国医药报》1995 年 11 月 25 日。

江苏省地方史志编纂委员会编：《江苏省志·卫生志》（上、下），江苏古籍出版社 1999 年版。

江苏省地方史志编纂委员会编：《江苏省志·医药志》，江苏科学技术出版社 1995 年版。

江西省地方史志编纂委员会编：《江西省志·卫生志》，黄山书社1997年版。

江映珠、黄翠勤：《我省制药企业实施药品GMP的现状分析与思考》，载《广东药学院学报》第22卷第3期。

可人：《GMP两级认证》，载《中国医药报》2002年11月12日。

兰迎春、陈丽、刘焕秋：《加强药品市场管理，保障人民用药安全》，载《中国药房》1993年第1期。

赖琪、吴蓬、刘良述、罗澜：《药品监督管理人员专业知识技能调查研究》，载《中国药事》1996年第1期。

雷玉萍、张建清：《加强药检所内部改革势在必行》，载《中国药事》1996年第1期。

黎殿春：《药店莫成百货店》，载《中国医药报》1998年7月11日。

李婵、陈玉龙：《陕西省GSP认证现场检查报告存在的问题及其分析》，载《西北药学杂志》2006年第2期。

李冰等：《"零距离"亲密接触——南京零售药店审批条件进一步放宽》，载《医药经济报》2002年6月17日。

李超进主编，吴蓬、唐国裕副主编：《药事管理学》，人民卫生出版社1988年版。

李丹平：《湖北省地方药品标准沿革简述》，载《中国药师》2000年第6期。

李华轩：《医药市场混乱的成因及治理对策》，载《中国医药报》1997年9月9日。

李铁民：《中小型制药厂（公司）运行疾症之我见》，载《中国医药报》1994年9月24日。

李伟等：《推行医疗机构制剂配制管理规范（试行）提高医院制剂质量》，载《河北医药》2004年第1期。

李文英、梁宏：《切实做好西药地方标准品种的再评价》，载《山西医科大学学报》1999年第S1期。

李正奇：《全面监督实施药品GSP认证工作综述》，载《医药世界》2005年第3期。

梁馨元：《药法变革：专访〈药品管理法〉制定亲历者国务院法制办医药处宋瑞霖处长》，载《医药世界》2002年第1期。

《零售药店该不该实行GSP认证》，载《首都医药》2007年第13期。

刘道揆：《工业自销扩大后的苦恼》，载国家医药管理局医药贸易情报中心站编：《医药贸易》（内部参考）第5期（总第44期，1985年6月25日）。

刘明森主编：《武汉医药商业行业志》，中国医药科技出版社1991年版。

刘良述主编，国家医药管理局科技教育司组织编写：《药事法规解说》，中国医药科技出版社 1996 年版。

柳随年、吴群敢主编：《"大跃进"和调整时期的国民经济（1958—1965）》，黑龙江人民出版社 1984 年版。

刘鹏：《混合型监管：政策工具视野下的中国药品安全监管》，载《公共管理学报》2007 年第 1 期。

刘鹏：《监管者独立性考量——FDA 股票丑闻启示录》，载《中国处方药》2007 年第 4 期。

刘鹏：《药品召回制度的监管政治学分析》，载《中国处方药》2007 年第 11 期。

刘鹏：《〈药品注册管理办法〉修订的三维解读》，载《中国处方药》2007 年第 7 期。

刘鹏：《走向优质监管的起步：2007 年药监改革的几个思考》，载《中国处方药》2008 年第 1 期。

刘鹏：《从基础建设走向优质监管：中国药监十年改革的历史逻辑》，载《中国处方药》2008 年第 3 期。

刘鹏：《风险社会视野下的美国药品规管体制变迁：教训与启示》，载《公共行政评论》2008 年第 4 期。

刘鹏：《公共健康、产业发展与国家战略——美国进步时代食品药品监管体制及其对中国的启示》，《中国软科学》2009 年第 8 期。

刘鹏：《西方监管理论：文献综述和理论清理》，《中国行政管理》2009 年第 9 期。

刘荣富：《警惕制药工业高水平重复》，载《中国医药报》1998 年 11 月 12 日。

罗菊凤、戴行锋：《17 市（地）级药检所的现状调查分析》，载《中国药事》1993 年第 4 期。

罗昌平、张映光：《郑筱萸罪与罚》，载《财经》2007 年第 8 期。

罗万渤、程遵华：《开创基层药政管理的新路子》，载《中国农村卫生事业管理》1988 年第 9 期。

罗萍：《药品质量标准的统一非常必要》，载《中国药业》2001 年第 11 期。

吕嘉戈编著：《挽救中医：中医遭遇的制度陷阱和资本阴谋》，广西师范大学出版社 2006 年版。

马丁：《抓住有利时机，加快医药经济发展》，载《制药工业》1993 年第 1 期。

马晖、叶建国：《重新配置药品审批权》，载《21 世纪经济报道》2007 年 3 月 13 日。

马廷刚：《开办零售药店没了距离限制 我市出台扶持医药经济发展新举措》，载《潍坊日报》2004 年 12 月 5 日。

马英娟：《政府监管机构研究》，北京大学出版社 2007 年版。

毛泽东：《毛泽东选集》（第五卷），人民出版社 1977 年版。

缪德骅：《对新版 GMP 起草思路的质疑》，载《上海医药》2007 年第 7 期。

倪慕慈：《试论化学药品地方标准内容的不足》，载《中国药事》1997 年第 11 期。

牛玉忠：《对发展医药零售业连锁经营之管见》，载《经济问题》1998 年第 10 期。

牛玉忠：《浅析医药零售连锁店的经营现状及发展趋势》，载《经济问题》1997 年第 7 期。

潘相敢：《广西一项调查表明——医药市场状况不容乐观》，载《中国医药报》1995 年 11 月 4 日。

庞国明：《药品不良反应监测质量亟待提高》，载《中国医药指南》2007 年第 7 期。

彭建福、曾霞：《加强村级卫生机构的药政管理　开拓农村医药事业》，载《中国卫生事业管理》1988 年第 1 期。

彭伶敏：《药品经营多元化弊端》，载《中国医药报》1994 年 3 月 10 日。

朴昌盛：《韩国产业政策》，上海人民出版社 1998 年版。

《药品审评机制的重要改革》，载《中国医药报》1998 年 12 月 8 日。

齐谋甲主编：《当代中国的医药事业》，中国社会科学出版社 1988 年版。

钱信忠：《中国卫生事业发展与决策》，中国医药科技出版社 1992 年版。

秦楚：《新药审批　谁在牟取暴利》，载《市场报》2007 年 2 月 14 日。

秦海：《中国药业：管理体制、市场结构及国际比较——中国药业研究报告》（未公开发表）。

青岛市史志办公室编：《青岛市志·医药志》，中国大百科全书出版社 1996 年版。

邱靖基、刘纪鹏、王明轩、陈文定、李洪生：《我国医药行业的现状与发展问题——对沪赣闽医药行业的调查》，载《中国工业经济》1986 年第 12 期。

邱靖基：《关于建立新型医药行业管理体制的探讨》，载《中国工业经济》1995 年第 12 期。

邱靖基：《我国制药工业体制改革纵横谈》，载《中国药业》1998 年第 7 期。

钱颖一、许成钢：《中国的经济改革为什么与众不同》，载《经济社会体制比较》1993 年第 1 期。

《全国政协副主席钱正英指出：政出多门是影响医药发展的症结》，载《中国医药报》1994 年 3 月 17 日。

《全国 4000 多家药企尚未通过 GMP 认证》，载《医药工程设计杂志》2004 年第

1 期。

陕西省地方史志编纂委员会编：《陕西省志·卫生志》，陕西人民出版社 1996 年版。

任志萍：《浅谈新形势下如何增进药检事业的活力》，载《中国药事》1994 年第 4 期。

山东省地方史志编纂委员会编：《山东省志·医药志》，山东人民出版社 1995 年版。

单宏权：《"药品大战"何时休》，载《中国医药报》1997 年 6 月 24 日。

单宏权：《医疗卫生单位联购联销的思考及建议》，载《中国医药报》1994 年 2 月 10 日。

汕头市医药联合总公司编志办公室编：《汕头医药志》（内部发行）。

沈道洪：《医药管理部门应尽快成立药品稽查机构》，载《中国医药报》1995 年 11 月 23 日。

沈鸿猷、沈艺海：《药品零售业亟待规范》，载《中国医药报》1998 年 7 月 25 日。

申敬旺：《非公经济：拥抱春天的朝阳》，载《中国医药报》1999 年 3 月 16 日。

《深入贯彻〈药品管理法〉，进一步发展我国的医药事业——卫生部药政管理局局长潘学田在〈中国药房〉杂志首届编委会第三次全体会议上的讲话》，载《中国药房》1992 年第 1 期。

《省及省以下药品监督管理系统队伍建设基本情况分析》，2003 年全国药品监督管理工作座谈会文件（内部文件）。

师晓京：《药品快检车确保农村用药安全》，载《农民日报》2007 年 1 月 22 日。

四川省医药卫生志编纂委员会编：《四川省医药卫生志》，四川科学技术出版社 1991 年版。

宋华琳、邵蓉：《药事行政法研究论纲——背景、方法与框架》，载《中国药房》2000 年第 2 期。

宋华琳、邵蓉：《药事行政法研究的背景、方法与框架》，载《中国药房》2000 年第 2 期。

宋华琳：《药品不良反应与政府监管制度改革——从安徽欣弗事件引发的思考》，载《法学》2006 年第 9 期。

宋华琳、邵蓉：《健全与完善我国药事组织立法断想》，载《云南大学学报》（法学版）1999 年第 3 期。

宋华琳：《药品标签和说明书：药品信息披露的关键》，载《中国处方药》2007 年第 8 期。

宋华琳：《保护，是前提，也是本质——"药物临床试验中的权力保护"的探讨》，载《中国处方药》2007年第9期。

宋华琳：《中国药事组织法研究》，载《药品监管与行政法治》（未刊书稿）。

宋瑞霖：《中国入世与药品监督管理》（提要），载《中国药师》2002年第7期。

宋瑞霖：《对我国现行药品管理制度的初步反思》，载《中国药房》2004年第9期。

苏怀德主编：《药事管理知识》，中国医药科技出版社1996年版。

邵明立：《实践科学监管　促进社会和谐　努力开创食品药品监管工作新局面》（2007年1月17日），载《2007年全国食品药品监督管理工作暨党风廉政建设工作会议文件资料汇编》。

《邵明立局长在药品不良反应监察研讨会上的讲话》，载《中国药事》1997年第6期。

《食品药品监管部门能否规定药店间距?》，载《中国医药报》2005年1月15日。

隋殿军：《药品监管部门要成为医药产业"快跑"的助推器》，载《医药世界》2005年第4期。

孙晨：《药监局GMP认证后遗症：中国药企负债达4000亿元》，载《中国经营报》2007年4月28日。

孙国君：《我国医药产业市场集中度浅析》，载《中国药房》2004年第10期。

孙洪涛：《改革抽验机制　加大监督力度》，载《中国医药报》1998年3月18日。

唐廷猷著：《中国药业史》，中国医药科技出版社2003年版。

田申：《但愿GMP离企业更近些》，载《中国医药报》1998年6月2日。

唐红军：《我国药品质量标准的发展趋势》，载《中国药事》1996年第5期。

唐剑波：《GSP认证与"用药安全保障"是否相辅相成》，载《首都医药》2004年第13期。

王本进等：《全国药品监督管理工作会议在京闭幕——〈药品管理法〉修改意见继续完善　与会代表座谈药品监督管理机构改革》，载《首都医药》1999年第3期。

王波：《药品生产企业进行GMP认证准备的常见失误及应对措施》，载《中国药事》2003年第2期。

汪殿华：《批判美国药典》，载《医药世界》第5卷第6期（1951年2月）。

王国华：《药品零售企业GSP认证跟踪中存在的问题与对策》，载《首都医药》2007年第4期。

王家莉：《济南药企：在GMP改造中面对生死两重天》，载《科技信息》2005年第12期。

王锦霞：《美国药店概况》，载《医药导报》2001 年第 1 期。

王锦霞、朱丹等：《美国零售连锁药店概况》，载《医药导报》2002 年第 3 期。

王康久主编：《北京卫生史料 1949—1990·医疗篇》，北京科学技术出版社 1994 年版。

王力、陈和利等：《农村药品"两网""建设中"两员"管理存在的问题及对策》，载《江西中医学院学报》2006 年第 6 期。

王强：《GMP 强制认证触动违宪敏感神经》，载《商务周刊》2004 年第 14 期。

王强：《药监设租之祸》，载《商务周刊》2007 年第 2 期。

王书城主编：《中国卫生事业发展》，中医古籍出版社 2006 年版。

王雪飞：《遏制药品不良反应》，载《健康报》1997 年 9 月 24 日。

王希：《美国进步时代的改革：兼论中国制度转型的方向》，载胡鞍钢、王绍光、周建明主编：《第二次转型：国家制度建设》，清华大学出版社 2003 年版。

王锡林：《加强药品经营管理刻不容缓——对江西赣州地区医药市场的调查》，载《中国医药报》1998 年 9 月 29 日。

汪彦斌：《试论医药分业管理》，载《中国药业》1995 年第 11 期。

王志胜：《医院制剂——生命走到尽头？》，载《健康大视野》2005 年第 9 期。

王志清：《对我国药品监督管理体制改革的设想》，载《中国药事》1995 年第 5 期。

王玉珍：《一代药界骄子的心路》，《中国保健策划网网刊》第 3 期（2006 年 8 月），全文参见：http://www.bjmgcn.net/zz_ show.asp? id = 777（2011 年 6 月 1 日最后访问）。

卫矛：《医院制剂：绝不能搞"灯下黑"》，载《中国医药报》1999 年 4 月 1 日。

卫生部政策法规司编：《中华人民共和国卫生法规汇编 1989—1991》，法律出版社 1993 年版。

卫生部药品审评办公室：《新药审批情况通报》，载《中国药事》1988 年第 1 期。

魏端、王波、朱昌蕙：《农村药品"两网"建设的现状与发展》，载《现代预防医学》2007 年第 10 期。

魏后凯主编：《从重复建设走向有序竞争》，人民出版社 2001 年版。

文先林、宋华琳、文波：《〈药品管理法〉的修改完善之我见》，载《中国药业》2000 年第 2 期。

吴德宣：《理顺药政药监药检之间的关系实行全方位监督管理》，载《中国药事》1989 年第 1 期。

吴国光、郑永年：《论中央—地方关系：中国制度转型中的一个轴心问题》，牛津大学出版社 1993 年版。

邬国刚：《药检部门的抽验费该由谁来出？》，载《中国医药报》1998 年 8 月 5 日。

吴海侠：《医药零售业现状令人忧》，载《中国药业》2007 年第 10 期。

吴俊：《地方保护主义的樊笼应拆除》，载《中国医药报》1998 年 11 月 5 日。

《我国将加速西药地方标准品种再评价工作》，载《首都医药》1998 年第 3 期。

吴蓬：《药事管理学》，人民卫生出版社 1993 年版。

吴蓬、刘良述：《药事管理学的兴起和发展》，载《华西药学杂志》1988 年第 2 期。

吾文：《全优品自"严、细"来——北京第二制药厂质量管理采访录》，载《中国工商》1989 年第 9 期。

西南制药三厂编：《西南制药三厂厂志》（内部发行）。

谢博生：《关于改革药品监督管理的思考》，载《中国药房》1996 年第 7 期。

谢博生：《浅谈药政队伍的建设问题》，载《中国药事》1987 年第 1 期。

谢博生、王世成：《抓住机遇　迎接挑战——关于把握中国药政走向的若干建议》，载《中国药事》1993 年第 3 期。

谢筠郁、金慧薇、李福黎：《西南三省一市县药品检验所现状调查分析》，载《中国药事》1987 年第 1 期。

邢培正：《揆情度理　劳而无功——三问 GSP 强制认证的必要性》，载《首都医药》2004 年第 13 期。

徐东清、杨俊斌：《海南省药品监督员调查》，载《中国药事》1998 年第 5 期。

徐富坤：《药品生产盲目布店现状及其思考》，载《中国医药报》1993 年 1 月 17 日。

许伏新：《药品 GMP 认证企业存在的问题及监管思路》，载《中国药事》2005 年第 8 期。

徐世辉：《扫衙门三级石阶，还为官一任本色：天津市医药局迈出"帮"字四步舞》，载《中国医药报》1994 年 9 月 6 日。

徐勇：《县级药政药检机构改革的探讨》，载《中国药事》1989 年第 1 期。

杨阳等：《正确对待两级认证》，载《中国医药报》2002 年 12 月 21 日。

《医疗机构药师管理由卫生行政部门负责》，载《湖南中医药导报》2000 年第 7 期。

《医院自配药将上"紧箍咒"——解读〈医疗机构制剂配制监督管理办法〉》，载《医药产业咨讯》2005 年第 7 期。

杨光主编：《北京卫生史料 1949—1990·药政篇》，北京科学技术出版社 1996 年版。

杨茂椿、钱方：《基层药品监督管帮促方法艺术研究》，载《中国卫生事业管理》1998 年第 6 期。

杨茂椿：《确立我国药品监督管理体制的探讨》，载《中国药事》1998 年第 5 期。

《药品监督管理体制改革方案》，载《中国药事》2000 年第 4 期。

《药品生产质量管理规范颁布》，载《中国新药杂志》1999 年第 8 期。

余晖：《中国药业政府管制制度形成的障碍分析》（上、下），载《管理世界》1997 年第 5、6 期。

余晖：《利益集团与中国政府药业管制制度的建立》，载《经济管理》1997 年第 9 期。

余晖：《监管权的纵向配置——来自电力、金融、工商和药品监管的案例研究》，载《中国工业经济》2003 年第 8 期。

袁伯俊、吴浩，《我国新药研究与开发的现状、问题和对策》，载《中国新药杂志》1998 年第 2 期。

袁曙宏：《尘埃落定谈"伟哥"——沈阳"飞龙"行政诉讼一案的启示》，载《法制日报》2001 年 2 月 25 日。

袁亚新：《深入贯彻〈药品管理法〉开创药政管理新局面——写在〈药品管理法〉实施两周年》，载《药学情报通讯》1987 年第 3 期。

袁因：《"杂粮"变"皇粮"》，载《中国医药报》2002 年 10 月 31 日。

袁因：《药品抽验经费改革系列报道之一：政府首次"埋单"》，载《中国医药报》2002 年 7 月 9 日。

袁因：《药检抽样经费改革系列报道之二：困顿的大多数》，载《中国医药报》2002 年 7 月 11 日。

院志办编：《国家医药管理局天津药物研究院院志 1955—1990》（内部发行）。

云南省卫生厅编：《云南卫生通志》，云南科技出版社 1999 年版。

云南省食品药品监督管理局：《抓住发展机遇　推进基本建设　提高执法监督保障能力和水平》，载国家食品药品监督管理局办公室编：《2007 年全国食品药品监督管理工作暨党风廉政建设工作会议文件资料汇编》（内部发行，2007 年 2 月）。

余晖：《政府管制改革的方向》，载《战略与管理》2002 年第 5 期。

俞松筠编著：《卫生行政概要》，正中书局 1947 年版。

曾子哲：《建立我国新型的医药管理体制——对我国医药管理模式的探讨》，载《中国医药报》1995 年 12 月 9 日。

詹永珞：《跨省连锁的政策困惑》，载《中国药店》2001 年第 6 期。

张爱萍、曹宝成：《依法管药是保证人民用药安全有效的根本措施——关于药品专营问题的浅析》，载《中国药事》1994 年第 8 期。

张岗：《"假药王"伏法记》，载《中国质量与品牌》2004 年第 9 期。

张海安：《基层药政药检应合二为一》，载《中国医药报》1998 年 12 月 1 日。

张鹤镛：《关于积极推行 GSP 的若干意见》，载《中国卫生质量管理》1995 年第 3、4 期。

张静宇、张保华：《药品管理需要适当中央集权》，载《中国药事》1995 年第 9 卷第 3 期。

张敬礼：《药品广告审查出台新办法 违法广告面临重罚》，载《中国青年报》2007 年 3 月 16 日。

张日华：《GMP 改造立下不世之功》，载《机电信息》2006 年第 17 期。

张思忠：《GMP 实施的现状、问题及建议》，载《上海医药》1998 年第 11 期。

张仁伟、胡善联：《我国当前实施药品集中招标采购的概况》，载《中国卫生经济》2000 年第 11 期。

张以成：《我国医药管理改革初探》，载《中国药事》1996 年第 3 期。

张永建：《药品监管呼唤长效机制》，载《中国质量万里行》2005 年第 12 期。

张宗明：《四川丰都理顺药品进货渠道出新招：不从主渠道进药，扣拨事业费》，载《中国医药报》1994 年 7 月 19 日。

张正兴：《药品监督管理要管帮结合》，载《中国药事》1990 年第 4 期。

张志国、周绍兴等：《药品换发批准文号的情况调查与分析》，载《中药研究与信息》2003 年第 4 期。

赵福理、王瑞士：《宝鸡市十二个县药检所的调查》，载《中国药事》1990 年第 4 期。

赵国良：《基层药政药检建设存在的问题及解决办法的探讨》，载《中国药事》1993 年第 2 期。

赵盛忱、王连政：《药政管理人员合理知识结构刍议》，载《中国药事》1988 年第 3 期。

赵盛忱、霍霞、李彦杰：《当前药品监督抽验工作存在的几个问题》，载《中国药事》2003 年第 5 期。

赵守仁、熊斌赋：《药品监督管理工作的管、帮、促》，载《中国药事》1992 年第 2 期。

赵振基：《跨省连锁的背后》，载《中国药店》2004 年第 8 期。

郑国辰：《也论医药分业管理》，载《中国药业》1995 年第 12 期。

郑国辰：《我国医药管理体制的现状、问题及改革建议》，载《中国医药报》1995 年 4 月 13 日。

郑国辰：《药品专营势在必行》，载《中国卫生年鉴 1993》，人民卫生出版社 1993

年版。

郑先平等：《"两员"在农村药品监督网中的作用和存在的问题》，载《卫生经济研究》2007 年第 4 期。

郑筱萸：《做好促进生产力发展这篇大文章——论"监、帮、促"相结合在药品监督管理工作中的现实意义》，载《中国医药报》2000 年 1 月 4 日。

郑怡君：《卫生行政单位　亦官亦商　以权谋私　应该立即制止》，载国家医药管理局医药贸易情报中心编：《医药贸易》（内部参考）第 5 期（总第 44 期）（1985 年 6 月 25 日）。

郑泽民：《一起重大销售假药案的背后》，载《健康报》1997 年 8 月 12 日。

中国社会科学院、中央档案馆：《中华人民共和国经济档案资料选编 1949—1952·综合卷》，中国城市经济社会出版社 1990 年版。

中国经济论文选编辑委员会编：《1950 年中国经济论文选第五辑》，生活·读书·新知三联书店 1951 年版。

中国社会科学院、中央档案馆：《中华人民共和国经济档案资料选编 1949—1952·工业卷》，中国城市经济社会出版社 1990 年版。

中国社会科学院工业经济研究所药品专营课题组：《关于药品专营问题的探讨》，载《中国工业经济研究》1992 年第 2 期。

中国产业地图编委会编：《中国产业地图——医药：2004—2005》，社会科学文献出版社 2005 年版。

中共中央文献研究室编：《建国以来毛泽东文稿》（第十二册），中央文献出版社 1990 年版。

中华人民共和国化工部：《中国化学工业大事记》，化学工业出版社 1996 年版。

中华人民共和国卫生部编：《中国卫生统计年鉴 2003—2007》，中国协和医科大学出版社 2003—2007 年版。

中国经济论文选编辑委员会编：《1950 年中国经济论文选第五辑》，生活·读书·新知三联书店 1951 年版。

《中华人民共和国卫生法规汇编 1978—1980》，法律出版社 1981 年版。

《中华人民共和国卫生法规汇编 1981—1983》，法律出版社 1984 年版。

《中华人民共和国卫生法规汇编 1984—1985》，法律出版社 1988 年版。

《中华人民共和国卫生部关于〈仿制药品审批办法〉的通知》，载《天津药学》1997 年第 3 期。

周海军主编：《中国药检》，黑龙江科学出版社 1995 年版。

周久俊：《打假治劣的利剑——河南省深化药品抽验机制改革纪实》，载《中国食品药品监管》2006 年第 1 期。

　　周其仁：《竞争、垄断和管制——"反垄断"政策的背景报告》，载中国基础设施产业政府监管体制改革课题组：《中国基础设施产业政府监管体制改革研究报告》，中国财政经济出版社 2002 年版。

　　朱世斌：《我国实施执业药师资格制度的现状和趋势》，载《中国药师》1999 年第 4 期。

　　朱永琪：《卫生部药政局组织药品不良反应监察的试点工作》，载《中国药事》1988 年第 3 期。

英文部分

Abraham, J. (1995), *Science, Politics, and the Pharmaceutical Industry: Controversy and Bias in Drug Regulation*, London: UCL Press.

Abraham, J. & D. Mansel-Jones, The Role of the Committee on Safety of Drugs, *British Medical Bulletin*, Vol. 26, No. 3.

Abraham, J. & Graham Lewis (2000), *Regulating Medicines in Europe: Competition, expertise and public health*, London; New York: Routledge.

Alder, M. D. & Eric A. Posner (eds.) (2001), *Cost-benefit Analysis: Legal, Economic, and Philosophical Perspectives*, Chicago, Illinois: University of Chicago Press.

Andrews-Speed, P. (2004), *Energy Policy and Regulation in the People's Republic of China*, The Hague: Kluwer Law International.

Anderson, O. E. (1958), *The Health of a Nation: Harvey Wiley and the Fight for Pure Food*, Chicago: University of Chicago Press.

Arthus, H. W. (1985), *Without the Law: Administrative Justice and Legal Pluralism in Nineteenth Century*, Toronto: University of Toronto.

Bailey, T. A. (1930), Congressional Opposition to Pure Food Legislation, 1879 – 1906, *The American Journal of Sociology*, Vol. 36, No. 1.

Barkan, I. D. (1985), Industry Invites Regulation: The Passage of the Pure Food and Drug Act of 1906, *American Journal of Public Health*, Vol. 75, No. 1.

Bartrip, P. W. (1983), "State Intervention in Mid-Nineteenth Century Britian—Fact or Fiction", *The Journal of British Studies*, Vol. 23, No. 1, pp. 63 – 83.

Beck, U. (1992), *Risk Society: Towards A New Modernity*, London, Newbury Park, California: Sage Publications.

Benson, L. (1955), *Merchants, Farmers and Railroads: Railroads Regulation and New York Politics*, 1850 – 1887, Cambridge: Harvard University Press.

Blake, J. B. (eds.) (1970), *Safeguarding the Public: Historical Aspects of Medicinal*

Drug Control, Baltimore: Johns Hopkins University Press.

Bleaney, L. (1988), *Do Socialist Economies Work? The Soviet and East European Experience*, Oxford: Basil Blackwell.

Blencher, M. (1979), Consensual Politics in Rural Chinese Communities: The Mass Line in Theory and Practice, *Modern China*, Vol. 5, No. 1, pp. 105 – 126.

Braithwaite, J. (2000), The New Regulatory State and the Transformation of Criminology, *British Journal of Criminology*, 40.

Breyer, S. (1982), *Regulation and Its Reform*, Cambridge: Harvard University Press.

— (1993), *Breaking the Vicious Circle: Toward Effective Risk Regulation*, Cambridge: Harvard University Press.

Carpenter, D. (2004), The Political Economy of FDA Drug Review: Processing, Politics And Lessons for Policy, *Health Affairs*, Vol. 23, No. 1.

— (2006), Reputation, Gatekeeping and the Politics of Post-marketing Drug Regulation, *Virtual Mentor* (Ethics Journal of American Medical Asscociation), Vol. 8, No. 6.

Chadeau, E. The Rise and Decline of State-Owned Industry in Twentieth Century France, in Pier Angelo Toninelli (eds.) (2000), *The Rise and Decline of State-Owned Enterprise in the Western World*, Cambridge, UK; New York: Cambridge University Press.

Chen, X. M. (2002), Community and Policing Strategies: A Chinese Approach to Crime Control, *Policing and Society*, Vol. 12, No. 1.

Cohen, J. (1986) "The Dynamics of the 'Revolving Door' on the FCC", *The American Political Science Review*, Vol. 30, No. 4.

Colander, D. (1996), "New Institutionalism, Old Institutionalism and Distribution Theory", *Journal of Economic Issues*, Vol. 30, No. 2.

Clark, B. (1991), *Political Economy: A Comparative Approach*, New York, Westport and London: Praeger.

Caporaso, J. & David P. Levine (1992), *Theories of Political Economy*, Cambridge and New York: Cambridge University Press.

Daemmrich, A. A. (2004), *Pharmacopolitics: drug regulation in the United States and Germany*, Chapel Hill: University of North Carolina Press.

Darby, M. R. & Edi Karni (1973), Free Competition and the Optimal Amount of Fraud, *Journal of Law and Economics*, Vol. 16, No. 1.

Davies, R. W., The Management of Soviet Industry, 1928 – 41, in William G. Rosenberg and Lewis H. Siegelbaum (eds.) (1993), *Social Dimensions of Soviet Industralization*, Bloomington and Indianapolis: Indiana University Press.

Derthick, M. & Paul J. Quirk (1985), *The Politics of Deregulation*, Washington D. C. : Brookings Institution.

Deyo, F. C. (eds.) (1987), *The Political Economy of the New Asian Industralism*, Ithaca: Cornell Univeristy Press.

Dimaggio, P. J. & Walter W. Powell (1991) (eds.), *The New Institutionalism in Organizational Analysis*, Chicago: University of Chicago Press.

Diner, S. J. (1998), *A Very Different Age*: Americans of the Progressive Era, New York: Hill and Wang.

Djankov, S., Edward Glaeser, RafaelLa Porta, Florencio Lopez-de-Silanes & Andrei Shleifer (2003), The New Comparative Economics, *Journal of Comparative Economics*, Vol. 31.

Djerassi, C. (1974), Some Observations on Current Fertility Control in China, *The China Quarterly*, No. 57.

Dukes, J. (1985), *The Effects of Drug Regulation*: A Survey Based on the European Studies of Drug Regulation. Lancaster, England/Boston: MTP Press.

Eckert, R. D. (1981), "The Life Cycle of Regulatory Commissioners", *Journal of Law and Economics*, Vol. 24, No. 1.

Eisner, M. A. (1993), *Regulatory Politics in Transition*, Baltimore and London: The Johns-Hopkins University Press.

Evans, C. P. (1995), *Embedded Autonomy*: States and Industrial Transformation, Princeton, New Jersey: Princeton University Press.

Forker, L. B. (1991), Quality: American, Japanese and Soviet perspectives, *Academy of Management Executive*, Vol. 5, No. 4.

Fukuyama, F. (2004), The Imperative of State-Building, *Journal of Democracy*, Vol. 15, No. 2.

Gellhorn, E. & Richard J. Pierce Jr. (1987), *Regulated Industries in a Nutshell*, St. Paul: West Publishing Company.

Gilley, B. (2006), The Determinants of State Legitimacy: Results for 72 Countries, *International Political Science Review*, Vol. 27, No. 1.

Glaeser, E. L. & Andrei Shleifer (2003), The Rise of the Regulatory State, *Journal of Economic Literature*, Vol. XLI.

Gould, L. L. , "The Progressive Era", in Lewis L. Gould (1974) (eds.) *The Progressive Era*, Syracuse, N. Y. : Syracuse University Press.

Grabowski, H. G. , John M. Vernon (1983), *The Regulation of Pharmaceuticals*,

Washington: American Enterprise Institute for Public Policy Research.

Graham, C. Is There A Crisis in Regulatory Accountability? in Robert Baldwin, Colin Scott and Christopher Hood (eds.) (1998), *A Reader on Regulation*, Great Clarendon: Oxford University Press.

Hancher, L. & Michael Moran (1989), "Organizing Regulatory Space", in Leigh Hancher and Michael Moran (eds.), *Capitalism, Culture and Economic Regulation*, Oxford: Clarendon Press.

Hall, P. A. & Rosemary C. R. Taylor (1996), "Political Science and the Three New Institutionalism", *Political Studies*, Vol. 44, No. 5.

Hall, P. A. (eds.) (1989), *The Political Power of Economic Ideas: Keynesianism across Nations*, Princeton, N. J.: Princeton University Press.

Harbeson, R. W. (1967), "Railroads and Regulation, 1877 – 1916: Conspiracy or Public Interest", *The Journal of Economic History*, Vol. 27, No. 2.

Harris, R. A. & Sidney M. Milkis (1996), *The Politics of Regulatory Change: A Tale of Two Agencies*, New York: Oxford University Press.

Héritier, M. M. A., Christoph Knill & Susanne Mingers (1996), *Ringing the changes in Europe: Regulatory Competition and the Transformation of the State: Britain, France, Germany*, Berlin, New York: Walter de Gruyter.

Hicks, J. (1969), *A Theory of Economic History*, London: Oxford University Press.

Higgs, R. (1987), *Crisis and Leviathan: Critical Episodes in the Growth of American Government*, New York: Oxford University Press.

Hilts, P. J. (2003), *Protecting America's Health: The FDA, Business and One Hundred Years of Regulation*, New York: Alfred A. Knopf.

Heilmann, S. (2005), "Regulatory Innovation by Leninist Means: Communist Party in China's Financial Industry", *The China Quarterly*, Vol. 181.

Holmes, S. (1997), What Russia Teaches Us Now: How Weak States Threaten Freedom, *The American Prospect*, Vol. 8, Issue. 33.

Hood, C. (1994), *Explaining Economic Policy Reversals*, Buckingham, Philadelphia: Open University Press.

Hood, C. & Oliver James (1996), *Regulation Inside British Government: The Inner Face of the Regulatory State?* London: Department of Government, London School of Economics, Discussion Paper No. 2.

Hood, C., Henry Rothstein, Rober Baldwin, Judith Rees & Michael Spackman (1999), Where Risk Society Meets the Regulatory State: Exploring Variations in Risk Regulation Regimes, *Risk Management*, Vol. 1, Issue 1.

Hood, C., Henry Rothstein & Robert Baldwin (2001), *The Government of Risk*, *Understanding Risk Regulation Regimes*, Oxford: Oxford University Press.

Howell, J., *Farewell the Developmental State*, Draft Paper, available at http: //e-journals. pku. edu. cn/Jour/GetContentFile. aspx? AID = 5631066a-a8f9-4fe2-897f-8135e7c493e2.

Reflections on the Chinese State, *Development and Change*, Vol. 37, No. 2, (2006).

Huff, W. G. (1995), The Developmental State, Government and Singapore's Economic Development since 1960, *World Development*, Vol. 23, No. 8.

Huang, Y. Z. (2009), Building Ship at Sea: Food and Drug Safety Regulation in China, Paper Submitted for American Political Science Association Annual Meeting 2009 (September 3rd – 6th, Toronto, Canada).

Immergut, E. M. (1998), "The Theoretical Core of the New Institutionalism", *Politics and Society*, Vol. 26, No. 1.

Jackson, C. O. (1970), *Food and Drug Legislation in the New Deal*, Princeton, N. J.: Princeton University Press.

Jacint, J. & David Levi-Faur. (eds) (2004). *The Politics of Regulation: institutions and regulatory reforms for the age of governance*, Cheltenham, UK; Northampton, MA, USA: Edward Elgar.

Jacobzone, S. (2005), *Independent Regulatory Authorities in OECD Countries: An Overview*, on OECD Proceedings of an Expert Meeting in London, United Kingdom, 10 – 11, January, 2005.

Japan Pharmaceutical Manufactures Association (2006), *Pharmaceutical Administration and Regulations in Japan*, available at http: //www. jpma. or. jp/english/parj/pdf/2006. pdf.

Johnson, C. (1982), *MITI and the Japanese Miracle: The Growth of Industrial Policy*, 1925 – 1975, Stanford, California: Stanford University Press.

Jordana, J. & David Levi-Faur (eds.) (2005), *The Politics of Regulation: Institutions and Regulatory Reforms for the Age of Governance*, Cheltenham: Edward Elgar Publishing.

Jordana, J. &David Levi-Faur (2005), The Diffusion of Regulatory Capitalism in Latin America: Sectoral and National Channels in the Making of A New Order, *The Annals of the American Academy of Political and Social Science*, Vol. 598, No. 1.

Kaufmann, D., A. Kraay & M. Mastruzzi (2003): *Governance Matters III: Governance Indicators for* 1996 – 2002, World Bank, World Bank Policy Research Working Paper 310, available at http: //www. worldbank. org/wbi/governance/pubs/govmatters2001. htm or http：//humandevelopment. bu. edu/dev _ indicators/show _ info. cfm? index _ id = 124&data_ type = 1.

Kanjix, N. , Anita Hardon, Jan Willem Hanmeijer, Masuma Mamdani & Gill Walt, *Drugs Policy in Developing Countries*, London and New Jersey：Zed Books Ltd.

Kato, J. （1996）："Institutions and Rationality in Politics—Three Varieties of Neo-Institutionalists", *British Journal of Political Science*, Vol. 26, Part 4.

Kirkland, E. C. （1967）, *Industry Comes of Age*：*Business*, *Labor and Public Policy* 1860 – 1897, Chicago：Quadrangle Books.

King, M. （1993）, "The 'Truth' about Autopoiesis", *Journal of Law and Society*, Vol. 20, No. 2.

Kip, W. V. , John M. Vernon & Joseph E. Harrington, Jr. （1995）, *Economics of Regulation and Antitrust*, Boston：The MIT Press.

Lampton, D. M. （1977）, *The Politics of Medicine in China*：*The Policy Process* 1949 – 1977, Colorado：Westview Press.

Lane, J. E. & Svante Ersson （1990）, *Comparative Political Economy*：*A Developmental Approach*, London and Washington：Pinter.

Law, M. T. & Gary D. Libecap, "The Determinants of Progressive Era Reform：The Pure Food and Drug Act of 1906", in Edward L. Glaeser and Claudia Goldin （2006） （eds. ）. *Corruption and Reform*：*Lessons from America's Economic History.* Chicago：University of Chicago Press.

Lewis, G. & John Abraham （2001）, The Creation of Neo-liberal Corporate Bias in Transnational Medicines Control：The Industrial Shaping and Interest Dynamics of the European Regulatory State, *European Journal of Political Research*, Vol. 39, No. 1.

Lieberman, E. S. （2001）, Causal Inference in Historical Institutional Analysis：A Specification of Periodization Strategies, *Comparative Political Studies*, Vol. 34, No. 9.

Lin, N. （1995）, Local Market Socialism in Action in Rural China, *Theory and Society*, Vol. 24, No. 3.

Liu, P. （2008）, A Foray into Drug Safety：Striking a Balance between Industry and Public Health, in *Business Forum China*, Vol. 6.

Liu, P. （2010）, Tracing and Periodizing China's Food Safety Regulation：A Study on China's Food Safety Regime Change, *Regulation & Governance*, Vol. 4.

Lofstedt, R. E. （2003）, The Precautionary Principle：Risk, Regulation and Politics, *Process Safety and Environmental Protection*, Vol. 81 Issue B1.

Loo, B. P. Y, （2004）, Telecommunications Reform in China：Towards An Analytical

Framework, *Telecommunications Policy*, Vol. 28, Issue 9 – 10.

Luedde-Neurath, R. State Intervention and Export-orientated Development in South Korea, in Gordon White (eds.) (1988), *Developmental States in East Asia*, Basingstoke: Macmillan Press in association with the Institute of Development Studies, University of Sussex.

Lu, X. B. (2000), "Booty Socialism, Bureau-Preneurs, and the State in Transition: Organizational Corruption in China", *Comparative Politics*, Vol. 32, No. 3.

— "*Beyond Developmental State: Food and Drug Safety and the Rise of Regulatory State in China*", Paper prepared for the Annual Meetings of the Association of Asian Studies, New York, March 27, 2003.

Ma, X. Y. & Leonard Ortolano (2000), *Environmental Regulation in China: Institutions, Enforcement, and Compliance*, Lanham: Rowman & Littlefield;

Mackie, T. & David Marsh, The Comparative Method, in David Marsh and Gerry Stoker (eds.) (1995), *Theory and Methods in Political Science*, New York: St. Martin's Press.

Majone, G. (1994), "The Rise of the Regulatory State in Europe", *West European Politics*, Vol. 17, Issue 3.

— (1996), *Regulating Europe*, London: Routldge.

— (1997), "From the Positive to the Regulatory State. Causes and Consequences of Changes in the Mode of Governance", *Journal of Public Policy*, 17 (2) .

Makkai, T. & J. Braithwaite, In and Out of the Revolving Door: Making Sense of Regulatory Capture, in Robert Baldwin, Colin Scott and Christopher Hood (eds.) (1998), *A Reader on Regulation*, Great Clarendon: Oxford University Press.

Manzettie, L., Latin American Regulatory Policies in the Post-Privatization Era, in Luigi Manzetti (eds.) (2000), *Regulatory Policy in Latin America: Post-Privatization Realities*, Coral Gables: North South Center Press, University of Miami; Boulder: Distributed by Lynne Rienner Publishers.

Martimort, D. (1999), "The Life Cycle of Regulatory Agencies: Dynamic Capture and Transaction Costs", *Review of Economic Studies*, Vol. 66, Issue 4.

McCluskey, J. J. (2000), Game Theoretic Approach to Organic Foods: An Analysis of Asymmetric Information and Policy, *Agricultural and Resource Economics Review* 29.

McCraw, T. K., "Rethinking the Trust Question", in Thomas K. McCraw (1981) (eds.), *Regulation in Perspective: Historical Essays*, Cambridge: Harvard University Press.

McCraw, T. K. (1984), *Prophets of Regulation: Charles Francis Adams, Louis*

D. Braneis, James M. Landis, Alfred E. Kahn, The Belknap Press of Harvard University Press.

McFadyen, R. E. (1976), Thalidomide in America: A Brush with Tragedy, Clio Medica, Vol. 11, Issue 2.

Mertha, A. C. , China's "Soft" Centralization: Shifting Tiao/Kuai Authority Relations, The China Quarterly, Vol. 184.

Michael, M. (2002), "Review Article: Understanding the Regulatory State", British Journal of Political Science, Vol. 32.

Miller, H. I. (2000), To America's Health: A Proposal to Reform the Food and Drug Administration, Stanford, California: Hoover Institution Press.

Miller, G. H. (1971), Railroads and the Granger Laws, Madison: University of Wisconsin Press.

Mitnick, B. (1980), The Political Economy of Regulation, New York: Columbia University Press.

Mkandawire, T. (2001), Thinking About Developmental States in Africa, Cambridge Journal of Economics, Vol. 25, No. 3.

Moran, M. (2001), The Rise of the Regulatory State in Britain, Parliament Affairs, Vol. 54, No. 1.

Morgan, G. & Lars Engwall (eds.) (1999), Regulation and Organizations: International Perspectives, London; New York: Routledge.

Muller, M. M. (2002), The New Regulatory State in Germany, Birmingham: University of Birmingham Press.

Muller, M. M. & Jurgen Dieringer (2000), Economic Transformation in Central and Eastern Europe: Towards A New Regulatory Regime? Journal of European Public Policy, Vol. 7, Issue 4.

Nee, V. (1989), A Theory of Market Transition: From Redistribution to Markets in State Socialism, American Sociological Review, Vol. 54, No. 5.

Nemetz, P. N. , W. T. Stanbury & Fred Thompson (1986), Social Regulation in Canada: An Overview and Comparison with the American Model, Political Studies Journal, Vol. 14, Issue 4.

Ogus, A. (1992), "Regulatory Law: Some Lessons from the Past", Legal Studies, 12 (1992) .

— (1994), Regulations: Legal Form and Economic Theory, Oxford: Oxford University Press.

Oi, J. (1992), Fiscal Reform and the Economic Foundation of Local State Corporatism, *World Politics*, Vol. 45, No. 1.

— (1995), The Role of the Local State in China's Transitional Economy, *The China Quarterly*, No. 144.

Olayode, K. (2005), *Reinventing the African State: Issues and Challenges for Building a Developmental State*, Paper for the 11th General Assembly of the Council for the Development of Social Science Research in Africa, available at http: //codesria. org/Links/conferences/general_ assembly11/papers/olayode. pdf.

Organization for Economic Co-operation and Development (OECD) (1998), *Regulatory Reform in the Global Economy: Asian and Latin American Perspective*, Paris: OECD.

— (1999), *Regulatory Reform in Korea*, Paris: OECD.

— (1999), *Regulatory Reform in Japan*, Paris: OECD.

— (2001), *Regulatory Reform in Italy*, Paris: OECD.

— (2004), *Mexico: Progress in Implementing Regulatory Reform*, Paris: OECD, p. 91.

— (2005), *Russia: Building Rules for the Market*, Paris: OECD.

— (2005), *China in the Global Economy: Governance in China*, Paris: OECD Publisher.

Pei, M. X. (2002), China's Governance Crisis, Foreign Affairs, Vol. 81, Issue 5.

— (2006), *China's Trapped Transition: the Limits of Developmental Autocracy*, Cambridge, Mass. : Harvard University Press.

Page, K. , Neil Gunningham & Peter Grabosky with Darren Sinclair (1998), *Smart Regulation: Designing Environmental Policy*, Oxford and New York: Oxford University Press.

Peters, G. B. (1999), *Institutional Theory in Political Science: "The New Institutionalism"*, New York: Pinter. Hall.

Philipson, T. Ernst R. Berndt, Adrian H. B. Gottschalk & Eric Sun, *Cost-Benefit Analysis of the FDA: The Case of the Prescription Drug User Free Acts*, Working Paper, available at http: //web. mit. edu/cbi/publications/JPubE_ Philipson. pdf.

Peltzman, S. (1976), "Toward a More General Theory of Regulation", *Journal of Law and Economics*, Vol. 19, No. 2.

Pendleton, A. (1997), The Evolution of Industrial Relations in UK Nationalized Industries, *British Journal of Industrial Relations*, Vol. 35, Issue 2.

Pearson, M. M. (2005), The Business of Governing Business in China: Institutions and Norms of the Emerging Regulatory State, *World Politics*, Vol. 57.

— (2007), Governing the Chinese Economy: Regulatory Reform in the Service of the State, *Public Administration Review*, Vol. 67, No. 4.

Pierson, P. & Theda Skocpol, Historical Institutionalism in Contemporary Political Science, in Ira Katznelson and Helen V. Milner (eds.) (2002), *Political Science: The State of the Discipline*, New York & London: W. W. Norton& Company.

Posner, R. A. (1974), "Theories of Economic Regulation", *The Bell Journal of Economics and Management Science*, Vol. 5, No. 2.

Power, M. (1994), *The Audit Explosion*, London: Demos.

Priest, M., W. T. Stanbury & Fred Thompson, "On the Definition of Economic Regulation", in W. T. Stanbury (eds.) (1980), *Government Regulation: Scope, Growth, Process*, Monetreal: Institute for Research on Public Policy.

Roth, R. L. & Allen Mackenzie (1984), Drug Development, Guidelines and the Food and Drug Administration, *Annals of Internal Medicine*, Vol. 101, Issue. 1.

Salamon, L. M. (eds) (2002), *The Tools of Government: A Guide to the New Governance*, Oxford; New York: Oxford University Press.

Sargeson, S. & Jian Zhang (1999), "Reassessing the role of the local state: a case study of local government interventions in property rights reform in a Hangzhou district", *The China Journal*, No. 42.

Sherman, R. (1989), *The Regulation of Monopoly*, Cambridge: Cambridge University Press.

Shearing, C. D. (1993), "A Constitutive Conception of Regulation", in P. Grabosky and J. Braithwaite (eds.), *Business Regulation and Australia's Future*, Canberra, ACT: Australian Institute of Criminology.

Shih, V. (2007), Partial Reform, Equilibrium, Chinese Style: Political Incentives and Reform Stagnation in Chinese Financial Policies, *Comparative Political Studies*, Vol. 40, No. 10.

Shue, V. "State Sprawl: The Regulatory State and Social Life in a Small Chinese City". In Deborah Davis, Barry Naughton, Elizabeth Perry, and Richard Kraus, (1995) (eds.) *Urban Spaces in Contemporary China: the Potential for Autonomy and Community in Post-Mao China*, New York: Cambridge University Press.

Skowronek, S. (1982), *Building A New American State: The Expansion of National Administrative Capacities* 1877 – 1920, Cambridge: Cambridge University Press.

Smith, P. H., The Rise and Fall of the Developmental State in Latin America, in Menno Vellinga (eds.) (1998), *The Changing Role of the State in Latin America*, Boulder,

Colo: Westerview Press.

Stigler, G. J. (1971), "The Theory of Economic Regulation", *Bell Journal of Economics*, Vol. 2.

Sunstein, C. (1990), *After the Rights Revolution: Reconceiving the Regulatory State*, Cambridge: Harvard University Press.

Tam, W. K. & Dali Yang (2005), Food Safety and the Development of Regulatory Institutions in China, *Asian Perspective*, Vol. 29, No. 4.

Tan, Z. X., (1999), Regulating China's Internet: Convergence toward A Coherent Regulatory Regime, *Telecommunications Policy*, Vol. 23.

Temin, P. (1980), *Taking Your Medicine: Drug Regulation in the United States*, Cambridge, Mass: Harvard University Press.

Teubner, G., Autopoietic Law: A New Approach to Law and Society, Berlin, Walter de Gruyter; W. H. Clune, "Implementation as An Autopoietic Interaction of Autopoietic Organizations", in Gunther Teubner and A. Febbrajo (eds.) (1992), *State, Law and Economy as Autopoietic Systems: Regulation and Autonomy in New Perspectives*, Milano: Guiffre.

Thatcher, M. (2002), Analyzing Regulatory Reform in Europe, *Journal of European Public Policy*, Vol. 9, No. 6, pp. 859 – 872.

— (2002), Regulation after Delegation: Independent Regulatory Agencies in Europe, *Journal of European Public Policy*, Vol. 9, No. 6.

Vogel, D. (1998), The Globalization of Pharmaceutical Regulation, *Governance*, Vol. 11, Issue. 1, pp. 1 – 22.

— (2001), *The New Politics of Risk Regulation in Europe*, London: London School of Economics and Political Science, available at http: //www. lse. ac. uk/collections/CARR/pdf/Disspaper3. pdf.

— (2003), The Hare and the Tortoise Revisited: The New Politics of Consumer and Environmental Regulation in Europe, *British Journal of Political Science*, Vol. 33, Part 4, pp. 557 – 580.

Vogel, S. K. (1996), *Freer Markets, More Rules: Regulatory Reform in Advanced Countries*, Ithaca and London: Cornell University Press.

Wallace, H. & William Wallace (eds.) (1996), *Policy – making in the European Union*, Oxford: Oxford University Press.

Walder, A. (1995), "Local Governments as Industrial Firms: An Organizational Analysis of China's Transitional Economy", *American Journal of Sociology*, Vol. 101, No. 2.

— (2006), "Regulating Death at Coalmines: Changing Mode of Governance in China", *Journal of Contemporary China*, Vol. 15, No. 46.

Wang, V. L. (1975), Training of the Barefoot in People's Republic of China: from Prevention to Curative Service, *International Journal of Health Service*, Vol. 5, No. 3.

Wax, P. W. (1995), Elixirs, Diluents and the Passage of the 1938 Federal Food, Drug and Cosmetic Act, *Annals of Internal Medicine*, Vol. 122, Issue 6.

Westfield, F. M. (1965), "Regulation and Conspiracy", *The American Economic Review*, Vol. 55, No. 3.

Wilks, S. (1998), "Utility Regulation, Corporate Governance and the Amoral Corporation", in G. B. Doern & Stephen. Wilks (eds.), *Chaning Regulatory Insitutions in Britain and North America*, chapter 14.

Wilkie, J. W., Carols Alberto Contrearas & Chirstof Anders Weber (eds.) (1993), *Statistical Abstract of Latin America*, Los Angels: UCLA Latin American Center.

Wilson, J. Q. (1980), *The Politics of Regulation*, New York: Basic Books.

Wolgemuth, R. L. (1998), Realizing the Promise of the US Food and Drug Administration Modernization Act, *Clinic Therapeutics*, Vol. 20, Supplement 3.

Woolock, S. (1996), Competition among Rules in the Single European Market, in William Bratton (eds.), *International Regulatory Competition and Coordination: Perspectives on Economic Regulation in Europe and the United States*, New York: Oxford University Press.

World Health Organization (2003), "*How to Develop and Implement a National Drug Policy*" (second edition), full text available at http://www.who.int/entity/management/background_ 4b. pdf.

World Health Organization (1988), *The World Drug Situation*, Geneva: World Health Organization; Anant Phadke (1998), *Drug Supply and Use: Towards a Rational Policy in India*, New Delhi: Sage Publications.

White, G. (eds.) (1988), *Developmental states in East Asia*, Basingstoke: Macmillan Press in association with the Institute of Development Studies, University of Sussex, pp. 12 –24.

Whiting, S. (2001), *Power and Wealth in Rural China: the Political Economy of Institutional Change*, Cambridge: Cambridge University Press.

Yang, D. L. "Rationalizing the Chinese State: The Political Economy of Government Reform", In Chien-min Chao and Bruce Dickson (2001) (eds.), *Remaking the Chinese State: Strategies, Society, and Security*, London, New York: Routledge.

— (2004) Economic Transformation and State Building in China, in Barry J. Naughton, Dali L. Yang (2004) (eds.), *Holding China Together: Diversity and National Inte-*

gration in the Post-Deng Era, Cambridge, UK; New York: Cambridge University Press.

Yeo, Y. K. , *Regulating China's Industrial Economy: A Comparative Study of Auto and Telecom Industires*, Ph. D. dissertation, Department of Government and Politics, University of Maryland, College Park.

后 记

在修订完全书最后一个标点符号之后，我终于长叹一声，总算可以将这本积淀已久的博士论文付梓出版了。本书既是我三年博士学习过程的成果结晶，也结合了我工作近三年来的研究思考。书中的一些部分内容虽然已经在国内外的一些期刊上陆续发表过，但全书的核心观点和体系仍然是初次问世。在这通篇充满了冰凉的数据与推理的书稿中，只有这样一个小小的角落能够让我留下一些感性的文字。回想全书的写作与修改过程，思绪万千，不胜感慨。

2005年8月，我怀着一颗忐忑不安的心来到香港中文大学，开始了自己正式求学生涯中最后一段的日子。感谢香港中文大学，能够在美丽的中文大学校园和吐露港畔为获得自己求学生涯中的最高学位而拼搏奋斗，既是一种锤炼，更是一种享受。

感谢我的论文指导老师王绍光教授。记得2003年年底路经香港的时候，自己就一个人跑到中文大学校园，在王师办公室前停留许久，期待以后能够有机会成为他的学生，没想到最后尽然能如愿以偿。在有限的三年求学日子里，王老师广博的知识结构、严谨的治学风格和精妙的学术观点，都让我获益无穷。在论文的构思和写作过程中，曾经与王老师进行过多次交谈，每次他都能通过寥寥数语点出问题的关键所在，让苦苦求解的我豁然开朗。在严以治学的同时，王老师对待学生则是格外的宽仁与厚爱，这成为我在巨大的论文压力面前始终能够奋进的最大动力。在工作繁忙之余，王师更是拨冗为本书的出版作序，字里行间体现出的既有老师的关爱，更是对自己为学生涯的巨大鞭策。

感谢论文答辩委员会委员香港中文大学政治与行政学系李连江、吴逢时教授。两位老师的谆谆教诲以及对拙作出版的宝贵建议，为本书的写作和出版添色不少。感谢论文的校外评审哥伦比亚大学吕晓波教授。2003年下半年，我与吕老师在夏威夷大学的一个学术讨论会上邂逅。来到香港之后，没想到有幸邀得他作为我论文的校外评审委员，并一直通过各种方式向他请教中国监管型国家的建设问题。

感谢香港中文大学中国研究服务中心。感谢关信基教授在我博士就读期间给予的帮助和教诲，感谢熊景明老师、肖今老师和各位中心工作人员辛勤的劳动，没有中心所提供的丰富的馆藏资料，就不可能有这部书稿的诞生。我为自己能有机会在这个全世界当代中国研究领域一流的研究基地从事研究而感到自豪！

衷心感谢南开大学法学院的宋华琳副教授，他不仅成为我进入药品监管研究领域的领路人，也为我的研究创造了很多的机会和条件。感谢国家行政学院胡颖廉博士，他的一些精彩观点和思想火花让我受益匪浅。感谢中山大学政务学院院长马骏教授对本书研究的关注与指导。感谢中国社会科学院工业经济研究所余晖研究员提供了许多珍贵的研究资料和访谈线索。感谢国务院发展研究中心高世楫部长在百忙之中抽出时间来修改我的书稿论文，并对论文修改提出了许多中肯和宝贵的意见。

感谢论文调研中的帮助者们，由于各种原因，在此不方便一一列出他们的名字。他们当中既有身居高位的官员，也有一线的基层执法人员，还有一些企业里的经营人士。他们从各自不同角度对药监改革提出的思考与言论，都让作为研究者的我获益良多。优秀的艺术作品源自生活，而优秀的学术作品更是源自这些难得的实证调研，衷心感谢他们的帮助与支持！

衷心感谢我现在所工作和教学的家园——中国人民大学公共管理学院。感谢董克用、蓝志勇、张成福、许光建、严金明教授等学院领导对我入职以来的提携和厚爱，以及对我从事相关研究的支持和帮助。感谢孙柏瑛、康晓光、刘太刚、朱立言、张康之、魏娜、祁光华等行政管理学系诸位教授对我的指导与关心。感谢唐钧、刘颖、刘伟、张磊、秦波、李文钊等同辈学友对我的帮助与支持。能够与这些仁厚而严谨的著名学者们成为同事，并在他们的关怀下逐步成长，是自己的幸运与造化。同时，感谢人民大学医改中心主任王虎峰教授对本研究的指导与关注。

我想特别感谢的是澳大利亚迪肯大学何包钢教授，没有他的支持和帮助，就不可能有本书的顺利问世。另外，还需要诚挚感谢中国社会科学出版社王茵博士和田文编辑，她们的辛劳付出成就了此书的出版和付梓。

　　最后，我要把这篇书稿献给我的父母和妻子祝玉红。虽然我的父母并不懂学术研究，但是他们却凭着"万般皆下品，唯有读书高"的朴素观念支持我继续求学的寒窗之路。此外，在多年与文字进行鏖战的日子里，有妻子相伴的生活成为我最开心的回忆，希望我能通过这部专著和自己的努力，逐步把这种快乐幸福的感觉变为彼此之间的永恒。

刘　鹏

2011 年 5 月 1 日星期日

于北京清河